JN243701

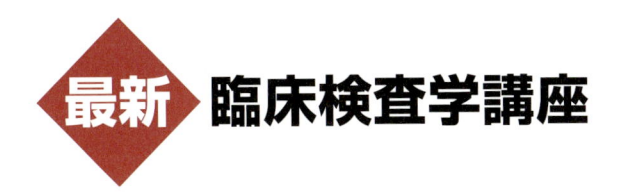

最新 臨床検査学講座

血液検査学

奈良信雄
小山高敏
東　克巳
近藤　弘
三村邦裕
小河原はつ江
西岡淳二

医歯薬出版株式会社

「最新臨床検査学講座」の刊行にあたって

　1958年に衛生検査技師法が制定され，その教育の場からの強い要望に応えて刊行されたのが「衛生検査技術講座」であります．その後，法改正およびカリキュラム改正などに伴い，「臨床検査講座」（1972），さらに「新編臨床検査講座」（1987），「新訂臨床検査講座」（1996）と，その内容とかたちを変えながら改訂・増刷を重ねてまいりました．

　2000年4月より，新しいカリキュラムのもとで，新しい臨床検査技師教育が行われることとなり，その眼目である"大綱化"によって，各学校での弾力的な運用が要求され，またそれが可能となりました．「基礎分野」「専門基礎分野」「専門分野」という教育内容とその目標とするところは，従前とかなり異なったものになりました．そこで弊社では，この機に「臨床検査学講座」を刊行することといたしました．臨床検査技師という医療職の重要性がますます高まるなかで，"技術"の修得とそれを応用する力の醸成，および"学"としての構築を目指して，教育内容に沿ったかたちで有機的な講義が行えるよう留意いたしました．

　その後，ガイドラインが改定されればその内容を取り込みながら版を重ねてまいりましたが，2013年に「国家試験出題基準平成27年版」が発表されたことにあわせて紙面を刷新した「最新臨床検査学講座」を刊行することといたしました．新シリーズ刊行にあたりましては，臨床検査学および臨床検査技師教育に造詣の深い山藤　賢先生，高木　康先生，奈良信雄先生，三村邦裕先生，和田隆志先生を編集顧問に迎え，シリーズ全体の構想と編集方針の策定にご協力いただきました．各巻の編者，執筆者にはこれまでの「臨床検査学講座」の構成・内容を踏襲しつつ，最近の医学医療，臨床検査の進歩を取り入れることをお願いしました．

　本シリーズが国家試験出題の基本図書として，多くの学校で採用されてきました実績に鑑みまして，ガイドライン項目はかならず包含し，国家試験受験の知識を安心して習得できることを企図しました．また，読者の方々に理解されやすい，より使いやすい，より見やすい教科書となるような紙面構成を目指しました．本「最新臨床検査学講座」により臨床検査技師として習得しておくべき知識を，確実に，効率的に獲得することに寄与できましたら本シリーズの目的が達せられたと考えます．

　各巻テキストにつきまして，多くの方がたからのご意見，ご叱正を賜れば幸甚に存じます．

2015年春

医歯薬出版株式会社

序

　「臨床検査学講座」は，臨床検査技師の養成課程における教科書として 1967 年（昭和 42 年）に「衛生検査技術講座」が発刊されて以来，学問の進歩や臨床検査技師教育の変遷，さらには医療そのものの変化等に対応し，幾たびもの改訂を重ね，今日まで広く利用されてきた．このたび，シリーズ名を変更し，新しく「最新臨床検査学講座」として再出発することとなった．従来の『血液検査学』は第 3 版まで発刊されたが，シリーズ全体の改変に合わせて本書も改訂することとなった．

　新版では，国家試験出題基準の改定をふまえ，「染色体に関する検査」等の解説は同シリーズの『遺伝子・染色体検査学』に移行し，教育課程のなかでより分かりやすくなるようにした．また，血液検査学の領域における最新の進歩を取り入れ，体裁も，カラー写真を本文中に移行させ，読者の便宜を図った．

　このように，内容，体裁ともに大きな改変を取り入れたことにより，従来の臨床検査学講座『血液検査学』に増して，利用しやすい教科書になったものと思う．

　本書は，臨床検査技師を目指して勉学に励む学生諸君の教科書としてのみならず，臨床検査技師として現場で活躍される方々にも役立つ書籍と自負する．臨床検査のなかでも必須の基本的検査とされる「血液検査学」について，より理解を深められ，臨床検査業務の向上に役立てていただければと願う．

　本書の刊行にあたっては，多くの執筆者にご尽力いただいた．また，医歯薬出版編集部にも，改訂作業で大変お世話になった．ここに深謝する．

　2016 年　初春

著者を代表して　奈良信雄

●**執筆者**（執筆順）

なら のぶお
奈良　信雄　日本医学教育評価機構常勤理事
　　　　　　　順天堂大学医学部客員教授
　　　　　　　大学改革支援・学位授与機構特任教授
　　　　　　　東京医科歯科大学名誉教授

こやま たかとし
小山　高敏　東京医科歯科大学医学部臨床教授（血液内科）

ひがし かつみ
東　克巳　杏林大学教授（保健学部臨床検査技術学科，医学部臨床検査医学講座兼担）
　　　　　　　杏林大学大学院教授兼務（保健学研究科臨床検査・生命科学分野）

こんどう ひろし
近藤　弘　関西医療大学教授（保健医療学部臨床検査学科）
　　　　　　　関西医療大学大学院教授兼務（保健医療学研究科）

みむら くにひろ
三村　邦裕　千葉科学大学教授（危機管理学部医療危機管理学科）
　　　　　　　千葉科学大学大学院教授兼務（危機管理学研究科）

おがわらはつえ
小河原はつ江　群馬パース大学教授（保健科学部検査技術学科）
　　　　　　　　群馬パース大学大学院教授兼務（保健科学研究科）

にしおか じゅんじ
西岡　淳二　鈴鹿医療科学大学教授（保健衛生学部医療栄養学科）

最新臨床検査学講座 血液検査学 CONTENTS

●**執筆分担**

第1, 2章		奈良信雄	第8章	Ⅰ～Ⅲ	三村邦裕
第3, 4章		小山高敏		Ⅰ, Ⅴ	小河原はつ江
第5章		東 克巳		Ⅳ	西岡淳二
第6章	A, D	東 克巳	第9章	A～D	奈良信雄
	B, C, E	近藤 弘		E～H	小山高敏
第7章	Ⅰ～Ⅵ	近藤 弘			
	Ⅶ	東 克巳			

🎗 用語解説　　🔴 関連事項　　👥 トピックス

xvi

第1章 血液の基礎

Ⅰ 血液と血液検査学

1 血液検査学の発展

血液（blood）は心臓から血管内を流れ，全身の臓器や組織をよどむことなく循環している．

その重量は人体の体重の約8％（1/13）を占め，酸素や栄養素などの運搬，ホルモンなどの輸送，血液と組織間での物質交換，二酸化炭素や老廃物の排泄，体温調節，水・電解質調節，酸–塩基平衡調節，免疫，失血阻止など，生体の維持にとってきわめて重要な役割を演じている．

このようなことから，血液は血液細胞の産生臓器である骨髄を含めて1つの臓器として考えられ，**造血器**として扱われる．

血液学（hematology）は，血液を含む造血器を対象とする学問である．関連するリンパ節と脾臓も扱うことが多い．そして血液を対象とする検査学が**血液検査学**である．

血液検査学には，**血液検査**のほか，**骨髄・リンパ節検査**も含まれる．なお，血液成分のうち，**血液検査**では血球，止血凝固に関係する検査を扱う．蛋白質・糖質・脂質・電解質・ホルモン・無機質など化学物質の検査は主として臨床化学検査で扱われ，抗原・抗体・補体など免疫反応に関する検査は免疫血清学検査で扱われる．

血液検査学の歴史は17世紀に始まった．

血液検査学のうち，**血球検査**は顕微鏡の開発とともに形態学的観察からスタートした．すなわちオランダのレーウェンフック（1632年生）がはじめて顕微鏡を考案し，微生物・赤血球・精子・横紋筋などを観察した（**図1-1**）．

その後，顕微鏡の改良が進み，かつ染色法が考案され，血球観察が血液検査の礎になった．さらにW–H–コールターが1956年に**自動血球計数装置**を開発し，その後も改良が進められた．

今日では自動血球計数器による血球検査が主流になり，すべての血球が短時間で算定されるとともに，フローサイトメトリの普及によって血球の精密な分類が可能になっている．

一方，血液凝固については，1666年にイタリアのマルセロ–マルピギーが凝血塊にフィブリンがあることを観察したことに始まり，1874年にはウィリアム–オスラーが血小板が血管外で凝血塊をつくることを報告した．

 顕微鏡
血液検査学に顕微鏡での観察は欠かせない．その礎になったのは，ロバート・フック（1635-1703）がコルクを観察して，cell（細胞）の概念を打ち出した（1665年）ことである．また，ポール・エールリッヒ（1854-1915）は組織の染色法を開発し，これが血球観察の基本となった．

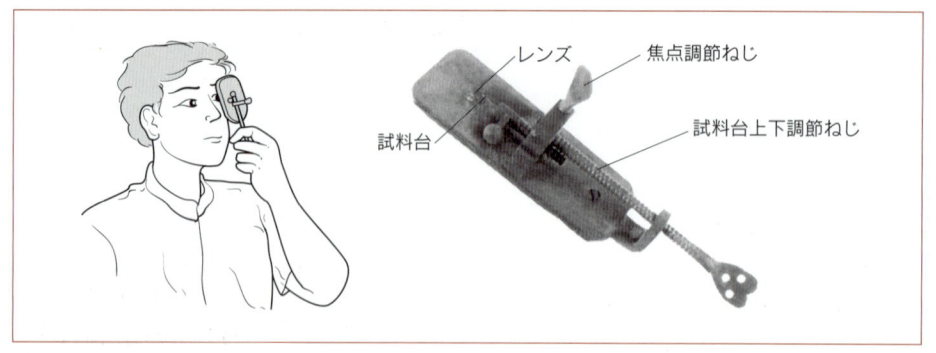

図1-1　レーウェンフックの顕微鏡

レンズ　焦点調節ねじ
試料台　試料台上下調節ねじ

　止血凝固検査は1909年にテオドール−ルンペルが毛細血管抵抗試験を行い，1910年ごろから出血時間が測定されるようになった．1913年にはロジャー−I−リーとポール−D−ホワイトが試験管内凝固時間の測定を行った．以降，止血機構の詳細な解析が進められるにつれ，より止血凝固を反映する検査法が発展してきた．

　今日では血液検査学の領域には，**血球検査**，**止血凝固検査**（**凝血学的検査**，**凝固・線溶検査**，**止血血栓検査**などとも表現される）ともに，従来の検査方法だけでなく，生化学・免疫学・遺伝学・分子生物学などの研究成果が積極的に取り入れられている．

2　血液検査の意義

　血液検査は，**貧血・白血病・出血傾向**などの**血液疾患**の病態解析，診断，治療効果判定，経過観察，予後推定に欠かせない．

　血液疾患では，発熱や紫斑など身体所見に異常がみられることもあるが，無症状であることが少なくない．むしろ，健康診断や人間ドックで受けた血液検査の結果が偶然に診断の端緒になったりする．診断だけでなく，重症度の判定や予後推定にも血液検査は重要となる．治療においても，血液検査の結果に基づいて方針が決定され，治療効果も血液検査から判定される．

　血液疾患以外の疾患に対しても血液検査は重要である．感染症・悪性腫瘍・肝疾患・腎疾患・代謝異常症・膠原病など，あらゆる全身性疾患のスクリーニング検査として血液検査は有用である．

　感染症では，白血球数や分画検査が診断や重症度の判定に役立つ．**悪性腫瘍・肝疾患・腎疾患**などでは，貧血や血小板減少の認められることが少なくない．**膠原病**は，血液検査で汎血球減少症があることから，逆に疾患が診断されることもある．

　また，薬物治療の際には，**薬物の副作用**として顆粒球減少や血小板機能異常症が起こることもある．このような薬物副作用のモニターとして血液検査は重要である．さらに，**心疾患**などには抗凝固薬療法が行われることがあり，凝固系検査が治療モニターに必須である．

> **近年の血液検査学**
> たとえば，**細胞表面マーカー検査**，**染色体検査**，**遺伝子検査**，凝固・線溶因子やインヒビターなどの**分子マーカー検査**など，病態をより詳細に解析するのに有用な検査が活用されている．

血液検査は日常の診療活動に必須であり，欠かすことができない基本的な検査である．

Ⅱ　血液の成分

　血液は体重のおよそ8％程度である．

　このうち約45％は赤血球・白血球・血小板などの有形成分である**血球**（blood cell）で，残りが無形成分の**血漿**（plasma）である．血漿の約90％は水で，それに蛋白質・糖質・脂質・電解質・無機質・酵素・ビタミン・ホルモンなどが溶解している（**図1-2**）．

　血液を試験管に入れ，そのまましばらく静置すると血液は自然に凝固して**血餅**（blood clot）をつくる（**図1-3**）．これは，血球成分に血漿中のフィブリノゲンが変化してできるフィブリンがからみついて形成される．血液から血餅を取り除いた液体成分は，**血清**（serum）とよばれる．つまり，血清は血漿からフィブリノゲンなどの凝固因子を除いたものである．

　血漿を得るには，クエン酸ナトリウムなどの抗凝固剤を添加して採血し，血液を遠心分離する．抗凝固剤の入った血液を遠心分離すると，液体の血漿成分と血球成分の沈殿物が分かれ，上清が血漿として集められる（第5章「検体の採取と保存　Ⅱ抗凝固剤の種類と使い方」参照）．

　血液を検体とする臨床検査では，全血を用いて有形成分の血球を検査するほか，血清もしくは血漿を用いて臨床化学的，免疫学的に検査する．一般に**血液検査**とよばれるのは，血球に関する**血球検査**と，止血・凝固に関する**止血凝固検査**を指す．

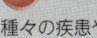
血液検査の意義

種々の疾患や病態に伴って血液成分に変化が生じたり，健常時には認められないような成分が出現したりする．このため，血液を検査することは，種々の疾患の診断や病態解析などに重要である．

1　有形成分

　血液の有形成分には，**赤血球・白血球・血小板**の3系統がある．これらは，脊椎骨・肋骨・胸骨・大腿骨近位部などの**骨髄内**で，共通の祖先である

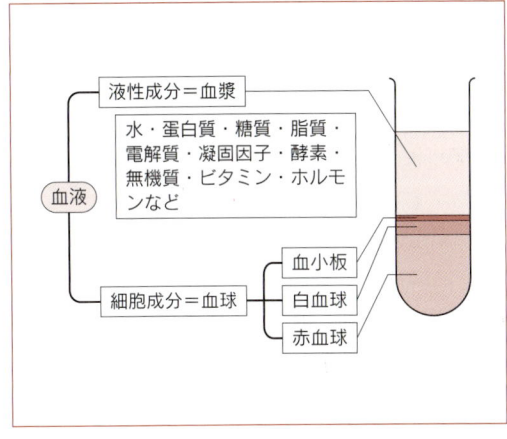

図1-2　血液の成分（遠心分離後の状態）

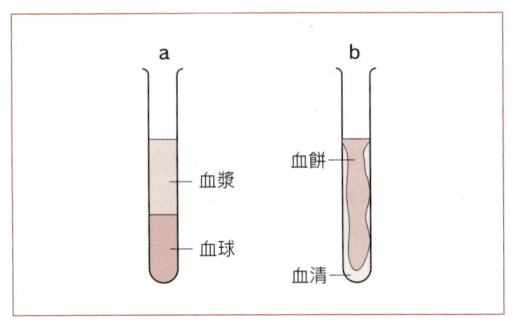

図1-3　血漿と血清
a：抗凝固剤を添加して血液を固まらない状態で試験管に入れておいた場合．血球は沈んで，上に血漿が残る．
b：血液をそのまま試験管に入れた場合．やがて凝固して血餅ができ，血清が分離してくる．

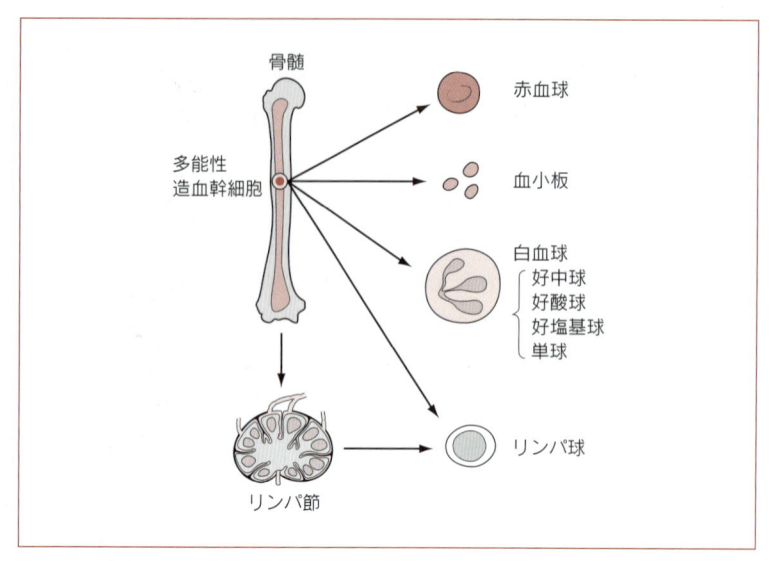

図 1-4　血液細胞の種類

多能性造血幹細胞（pluripotent hematopoietic stem cell）からつくられる（図 1-4）．多能性造血幹細胞は，**コロニー刺激因子（colony-stimulating factor；CSF）やエリスロポエチン（erythropoietin；EPO）など種々の造血因子や造血微小環境**の影響を受けながら**造血前駆細胞**を経て，分化と成熟を行う．そして，成熟した血球が末梢血液中へ流れ出る．

　血球は全身の血管内を循環するが，血小板のように血管壁に粘着していたり，脾臓などの臓器に貯留されているものもある．また，白血球は血管内皮細胞の間隙から組織に遊走し，組織において種々の働きを行う．リンパ球はリンパ節・リンパ管内などに存在する．

　各血球はそれぞれの機能（赤血球：酸素運搬，白血球：感染防御・免疫，血小板：止血）を果たしたあと，寿命が尽き，脾臓などの**単核貪食細胞系**で破壊される．健常な状態では，各血球の産生と破壊はバランスがとれており，血液中の各血球数はほぼ一定に保たれている．

　血球検査では，各血球の数と形態を調べる．貧血や白血病などの血液疾患はもちろんのこと，種々の全身性疾患のスクリーニング検査として実施される基本的な検査である．

2　無形成分

　血漿中には，蛋白質・糖質・脂質などの成分が種々の濃度で溶解し，全身組織に運ばれて栄養素として利用されたり，代謝活動，酸 – 塩基平衡の維持，生体防御，老廃物の排泄などに役立っている．

　水に次いで血漿中に最も多い無形成分は**蛋白質**である．蛋白質には，アルブミン（albumin）と，それ以外のグロブリン（globulin）と総称される蛋白質

単核貪食細胞系

老廃した血球などは単球とマクロファージで主に貪食され，単核貪食細胞系（mononuclear phagocyte system；MPS）とよばれる．ただし，わが国では今でもこのシステムを細網内皮系（網内系）とよぶことがある．

が含まれる.

　グロブリンのうち**免疫グロブリン**は，骨髄中の形質細胞など免疫担当細胞によってつくられるが，それ以外の蛋白質のほとんどは肝臓で合成され，血液中に分泌される.

　血漿中の蛋白質には，およそ 100 種類以上の成分がある. アルブミン・免疫グロブリン・リポ蛋白・糖蛋白・補体・凝固因子などが主なもので，ほかに酵素・ホルモンなどの微量物質がある. これらの蛋白質は，血漿浸透圧の維持，各種物質の運搬，凝固・線溶，防御免疫など種々の機能を営む.

　血液無形成分のうち，凝固因子・線溶因子については止血凝固検査として血液検査で扱われる. その他の蛋白質・糖質・脂質・酵素・電解質・無機質・ホルモンなどは，通常，臨床化学検査や免疫血清検査として扱われる.

Ⅲ 血液の性状

1　血液量

　人間の**血液量**は体重のほぼ 1/13（約 8 ％）で，血管内を循環している分画と，組織に貯留する分画に大別される. **循環血液量**は，血管内を循環している**循環血球量**と**循環血漿量**とを合わせたものである.

　　循環血液量 ＝ 循環血球量 ＋ 循環血漿量

　循環血球量の大部分は赤血球で占められるので，循環血球量はほぼ**循環赤血球量**に等しい. 循環血液量に対する循環赤血球量の比率が赤血球容積で，**体ヘマトクリット**（body hematocrit）とよばれる.

$$体ヘマトクリット（％）＝\frac{循環赤血球量}{循環血液量}×100$$

　循環赤血球量の測定は，放射性同位元素（^{51}Cr もしくは ^{32}P）で標識した一定量の赤血球を静脈内に注射し，一定時間後に採血して希釈された割合から計算する. 循環血漿量は，^{131}I か ^{125}I で標識したヒト血清アルブミン（RISA）またはフィブリノゲンを使って測定できる. あるいは，エバンス青水溶液を静脈内に注射して希釈度合いから計算する.

　循環血液量は，貧血，心臓や血管の機能低下，ショックなどの際に測定されることがあるが，通常の臨床検査として行われることは少ない.

　循環血液量は炎症，ショックなどで低下し，心臓弁膜症・不整脈などで高値になる. 循環赤血球量は貧血で減少し，赤血球増加症で高値になる.

2　比重 （表1-1）

　比重とは，純水の重量を基準とした等容量の物質の重さの比をいう. 血液の比重を正確に測定するには比重計を用いる. しかし臨床的には，硫酸銅溶液を用いて簡便に測定する**全血比重測定法**が，手技の簡便さと経済性から輸血にお

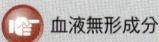

血液無形成分

無形成分のうちで血液検査学に関連の深い成分としては，免疫グロブリン（IgG, IgA, IgM, IgD, IgE），補体成分，鉄，トランスフェリン，銅，ビタミンB_{12}，葉酸，ハプトグロビン，エリスロポエチン，顆粒球コロニー刺激因子（G-CSF, GM-CSF, M-CSF），インターロイキン（IL-1, IL-2, IL-3, IL-4, IL-5, IL-6 など）などである.

インターロイキン

白血球，内皮細胞，線維芽細胞，ストローマ細胞などで産生され，分泌される液性因子で，細胞増殖抑制作用や免疫調節作用などがある. 発見された当初，リンパ球様細胞間で相互作用する分子であるとの認識から"インターロイキン"という名称がつけられた.

体ヘマトクリット

循環している血漿と組織液は，毛細血管の隙間を通して常に交換されている. このため，通常の血液検査で検査される静脈血ヘマトクリットよりも体ヘマトクリットはやや低値である.

RISA：radioiodinated human serum albumin

表1-1	血液の比重		
	成人男性	**成人女性**	
全血比重	1.055〜1.063	1.052〜1.060	
血漿比重	1.024〜1.030		
血清比重	1.022〜1.028		

表1-2	血液の粘稠度	
全血粘度	3.5〜5.4（男性平均5.0，女性平均4.5）	
血漿粘度	1.6〜2.2	

ける献血者のスクリーニングに利用されている．

一定間隔の比重をもつ硫酸銅溶液の希釈系列を用意し，血液・血漿または血清の1滴を液面上1cmくらいの高さから自然落下させる．落ちた血滴は液上面から2〜3cmほど液中を沈んでいったん停止し，それから低比重なら浮かび上がり，高比重なら沈下していく．しばらくは浮きも沈みもしない状態にある硫酸銅溶液の比重を，その血液・血漿または血清の比重と判定する．

全血比重は主として赤血球内ヘモグロビン量に相関し，**血漿・血清の比重**は血清蛋白量に依存する．このため，全血比重は貧血で低下し，赤血球増加症で高値になる．血漿・血清比重は低蛋白血症で低下し，高蛋白血症で高値になる．

献血の基準としては，全血比重1.0528以上（血液ヘモグロビン濃度にして12g/dL以上，ヘマトクリットにして37%以上）は貧血ではないとして献血可とする．それ以下の場合には献血を見合わせる．

3 粘度（粘稠度）（表1-2）

液体に外力が作用すると流動を生じ，この流動に対する抵抗力を**粘性（粘度）**とよぶ．粘度は水を基準とした相対値で表現される．血液・血漿の粘度はほぼ一定の値をとる．

血液粘度は血液ヘマトクリットの上昇に比例して高くなる．また，赤血球の大きさ，凝集の有無，赤血球の変形能などにも左右される．球状赤血球，有棘赤血球，鎌状赤血球などでは低下する．

一方，**血漿（血清）粘度**は血漿蛋白，特にマクログロブリン，γ-グロブリン，フィブリノゲンの増加と正の相関を示す．

血液の粘度はガラス毛細管粘度計で測定される．全血粘度は貧血で低値に，赤血球増加症で高値になる．血漿粘度は低蛋白血症で低く，高蛋白血症で高値になる．特に血漿粘度が5以上になると循環障害のために頭痛，四肢の冷感，出血傾向，視力障害，意識障害などが現れ，**過粘稠度症候群**（hyperviscosity syndrome）とよばれる．原発性マクログロブリン血症，多発性骨髄腫などで発症する．

Ⅳ 血液の機能

血球と血漿に含まれるさまざまな成分は，生体の機能を維持するのに重要な

機能をもつ.

1　物質の運搬

　生体外から取り入れた物質，あるいは生体内で発生した物質は血液を介して体内を運搬される．そして組織に運ばれて毛細血管壁を通して組織に移されたり，あるいは外界へと排出される.

1）ガス代謝

　細胞の代謝に不可欠な酸素は，大気中の空気から呼吸によって肺胞へ取り入れられ，肺胞で毛細血管に移行する．そして毛細血管内で赤血球ヘモグロビンと結合し，動脈血として肺静脈から動脈を経て全身の組織へ運ばれる．組織において酸素は毛細血管から組織へ放出され，利用される（**組織呼吸**）.

　一方，組織での代謝活動によって発生する二酸化炭素（CO_2）は，組織から毛細血管内へ移行し，重炭酸イオンとして血漿中あるいは赤血球内に含まれ，静脈から肺動脈を通って肺へ運ばれる．そして肺胞で毛細血管から大気中へ放出される.

2）栄養素の運搬

　消化管から吸収された糖質・蛋白質・ビタミン・電解質などは小腸粘膜の毛細血管から血液中に入り，これらを利用したり貯蔵する組織へ運搬される．脂質はまず小腸乳び管からリンパ系に入るが，胸管を経て最終的には血液へ注ぐ．肝臓などで合成される物質を組織へ運搬するのも，主として血液を介して行われる.

3）老廃物の運搬

　組織での代謝によって発生した老廃物も，血漿によって運び出される．窒素を含む尿素・尿酸・クレアチニンなどは主として腎臓から，胆汁酸・胆汁色素（ビリルビン）・コレステロール・レシチン・脂肪酸などは肝臓から腸管を介して体外へ排出される.

4）ホルモンの輸送

　内分泌臓器から分泌されたホルモンは血中に入り，遊離の状態のままで，あるいはアルブミンなどの蛋白質と結合して標的臓器に運ばれる．標的臓器に運ばれたホルモンは受容体（レセプター：receptor）と結合し，標的細胞に取り込まれて特有な作用を発揮する.

2　生体の調節

1）体液量の調節

　飲食によって水分が体内に入り，さらに組織での代謝活動によって1日約

300 mL の水分が生成される。一方，腎臓から尿として 1 日約 1,000 mL の水分が排泄され，皮膚や肺からは不感蒸泄によって約 800 mL の水分が体外に排出される。

　また，血漿蛋白質，ことにアルブミンによって調節されている血漿浸透圧，血圧，毛細血管の透過性などにより，血液と組織液との間で水が出入りし，体内の水分移動が調節されている。

　これらを通じて体液量が調節されている。

2）酸 – 塩基平衡の調節

　血液中には，**重炭酸およびリン酸緩衝系**，ヘモグロビンや血漿蛋白質による**蛋白緩衝系**などがあり，さらに肺からの二酸化炭素排出，腎臓からの酸・アルカリ排泄などにより，血液 pH を 7.3 〜 7.4 の範囲に維持する重要な作用がある。

 酸 – 塩基平衡
血液 pH が 7.35 より低下すると**アシドーシス**（acidosis），pH が 7.45 より大きくなった状態を**アルカローシス**（alkalosis）といい，いずれも高度になると生命維持に危険が及ぶ。

3）体温の調節

　体内における化学変化（代謝活動）が円滑に進行するには，温度が適度に保たれる必要がある。血液は体内の熱産生臓器・組織から熱を受け取り，全身を循環して熱を均等に分布する。さらに皮下を流れるときに体表面から熱を放散する。こうして，血液は体温を適度に維持するのに重要な役割を果たしている。

3　生体の防御

　血液を流れる白血球のうち，**好中球**や**単球**には，細菌などの異物を貪食し，殺菌する作用がある。これらは血管内から組織へ移行し，体外からの異物の侵入を防ぐ。単球は組織に移行して**マクロファージ**となり，活発な遊走能，貪食能を発揮し，免疫系への抗原提示も行う。

　また**リンパ球**は，B リンパ球が産生する免疫グロブリンが主役を演じる**体液性免疫**（液性免疫：humoral immunity）に関与するとともに，**細胞性免疫**（cellular immunity：T リンパ球が関与）にも重要な役割を果たす。

　血漿中の γ–グロブリン分画には多くの**免疫グロブリン**が含まれ，抗原に対する**抗体**（antibody）として，β–グロブリン分画にある補体（complement）とともに体液性免疫反応に関与する。

4　止血

　血管が損傷されて大量に出血すると，血圧を維持できず，さらに血液の重要な機能が障害され，生命が危うくなる。この危険性を回避するために，血液には出血を止める作用，すなわち**止血機構**が備わっている。血管の傷に対して血液中の血小板がまず粘着，凝集してこれを塞ぎ（**一次血栓**），次いで血液が凝固して強固な**二次血栓**となり，止血する。血液の凝固に関与する凝固因子は主

に血漿に含まれる.

Ⓥ 血球の産生と崩壊

1　血球の分化と成熟

　血球には，赤血球・白血球・血小板という3種類がある．これらは共通の祖先である造血幹細胞である多能性造血幹細胞に由来する．**多能性造血幹細胞**（pluripotent hematopoietic stem cell）は骨髄・末梢血液中にあり，エリスロポエチン，CSF（コロニー刺激因子），インターロイキンなどといった種々のホルモンやサイトカインの影響を受けながら分化・成熟して種々の血球に分かれていく（図1-5）．

　すなわち，多能性造血幹細胞はこれらの**造血因子**の調節を受けて，**骨髄球系幹細胞**（CFU–GEMM）と**リンパ球系幹細胞**（CFU–L）となり，骨髄球系幹細胞はさらに**赤血球系前駆細胞，白血球系前駆細胞，巨核球系前駆細胞**に分化する．

　赤血球系前駆細胞（BFU-E, CFU-E）はエリスロポエチンの作用を受けて増殖するとともに，赤芽球に分化し，成熟して，網赤血球を経て成熟した赤血球となる．

　好中球 – 単球系前駆細胞（CFU-GM）は，CSFの作用を受けて，骨髄芽球，前骨髄球，骨髄球，後骨髄球，杆状核球，分葉核球へ，また一方では単球へと分化する．好酸球と好塩基球はそれぞれの前駆細胞から分化・成熟する．

　巨核球系前駆細胞（CFU-Meg）はトロンボポエチンなどの作用を受けて巨核球へ分化する．巨核球は細胞内で核が分裂し，多核となる．そして細胞質から血小板がつくられる．

　リンパ球は多能性造血幹細胞からリンパ球系幹細胞（CFU-L），さらにTまたはBリンパ球系前駆細胞（CFU-TL, CFU-BL）を経て，それぞれTリンパ球（T細胞）とBリンパ球（B細胞）へ分化・成熟する．

2　造血因子

　造血幹細胞が増殖し，分化・成熟して血球を産生するには，**造血微小環境**（hematopoietic microenvironment；HM）と**造血因子**が重要である．

　造血微小環境は，間質細胞と総称される細胞群（マクロファージ，内皮細胞，線維芽細胞，脂肪細胞など）および細胞外基質（マトリックス）から構成される．造血微小環境は主として骨髄内にあり，造血幹細胞と直接接触して造血を刺激する．また，これらの細胞は種々のサイトカインを産生して分泌し，血球の分化・成熟に関与している．

　造血因子は，造血に関与する物質（糖蛋白）の総称であり，**サイトカイン**（cytokine）のうち血球の増殖と分化・成熟を制御するものをいう．サイトカインは種々の生体細胞によって産生され，生体の調節機構に関与する蛋白性生

 多能性造血幹細胞

赤血球，白血球，血小板の起源については，別々の細胞に由来するという説と，単一の細胞に由来するという説の論争があった．それにピリオドを打ったのが，1961年のトロントのJ.E.TillとE.A.McCullochの研究である．

彼らは放射線を照射して造血細胞を根絶したマウスに同系マウスから骨髄移植を行い，1個の脾臓コロニー形成細胞（colony-forming unit in spleen；CFU-S）から3血球系に分化することを証明した．これにより，多能性造血幹細胞の存在が実証された．この発見は，造血機構の解明だけでなく，造血幹細胞移植療法の発展につながった．

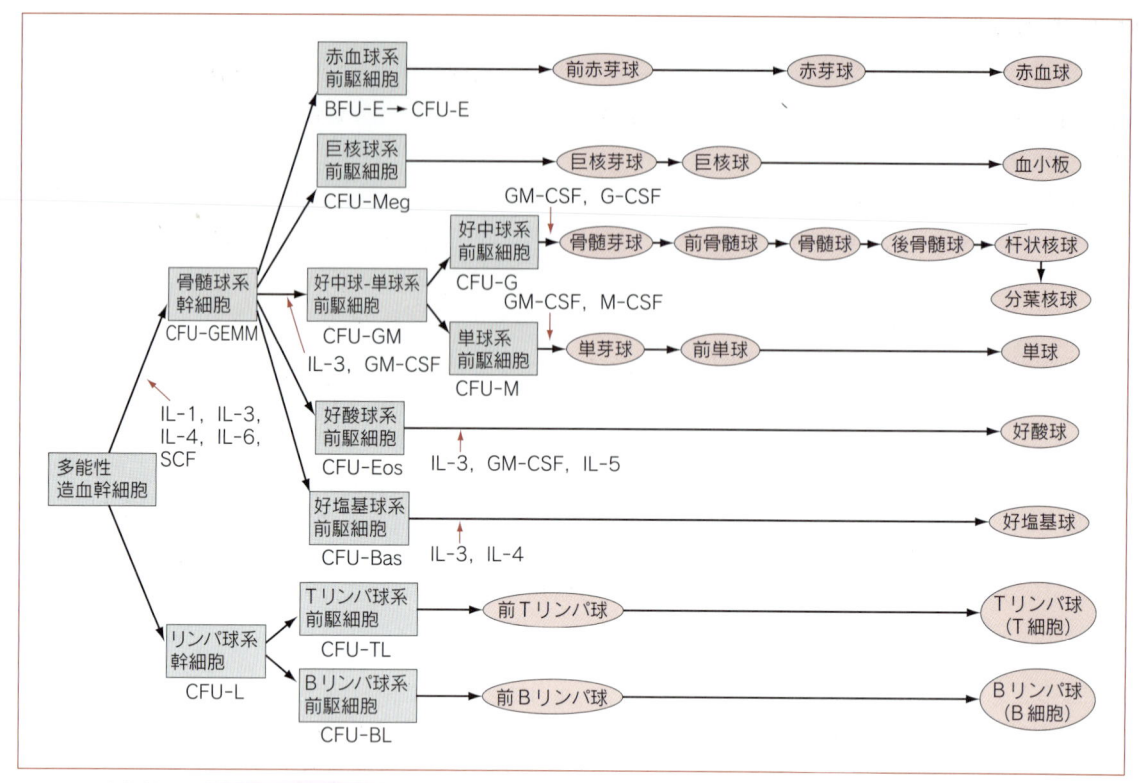

図 1-5　多能性造血幹細胞から血球への分化

理活性物質の総称である.

　造血因子には，赤血球造血に関与する**エリスロポエチン**（EPO），白血球造血に関与する**コロニー刺激因子**（CSF），血小板造血に関与する**トロンボポエチン**（thrombopoietin；TPO）などがある（**表 1-3，図 1-5**）.

　これらの造血因子は造血幹細胞，造血前駆細胞および血球の表面にあるレセプターと結合し，血球の増殖，分化，成熟を促す．造血因子には，薬剤として臨床的に使用されているものもある．たとえば，エリスロポエチンは腎性貧血，また顆粒球コロニー刺激因子（G-CSF）は無顆粒球症などに使用され，効果が確認されている.

3　造血器官

　造血器官（造血臓器）とは，血球をつくる臓器という意味で，骨髄・リンパ組織・脾臓がこれに属し，胸腺も含める．胎生期には肝臓や脾臓が造血に関与しているが，出生後に造血に関与するのは主に骨髄とリンパ組織である．赤血球・血小板・顆粒球は骨髄でつくられる．リンパ球は，骨髄と胸腺で幼若なリンパ球がつくられ，それらは末梢リンパ組織へ送られて分化・成熟し，機能を有するリンパ球になる.

インターロイキン

リンパ球・単球・マクロファージなどの免疫担当細胞が産生する蛋白性生理活性物質をインターロイキンという．このうちには，血球の分化や成熟に作用する物質がある（**表 1-3**）.

造血因子

エリスロポエチンや，G-CSF などのコロニー刺激因子は，遺伝子組換え製剤がつくられ，実際の臨床に応用され，効果が上げられている.

表1-3 主な造血因子（サイトカイン）

（手書きメモ: 腎肝臓でできる　骨髄でできる）

造血因子	主な産生細胞	刺激する血球
エリスロポエチン（EPO）	腎細胞	赤血球
コロニー刺激因子		
顆粒球コロニー刺激因子（G-CSF）	マクロファージ，骨髄間質細胞	好中球
顆粒球・マクロファージコロニー刺激因子（GM-CSF）	T細胞，マクロファージ，骨髄間質細胞	好中球，好酸球，単球
単球マクロファージコロニー刺激因子（M-CSF）	マクロファージ，骨髄間質細胞	単球，マクロファージ
インターロイキン		
IL-2	T細胞	T細胞，B細胞
IL-3	T細胞	造血幹細胞，好中球，単球，好酸球，好塩基球，巨核球，肥満細胞
IL-4	T細胞	肥満細胞
IL-5	T細胞	好酸球
IL-6	T細胞，マクロファージ	造血幹細胞，巨核球，形質細胞
トロンボポエチン（TPO）	肝細胞	巨核球➡血小板
kitリガンド〔stem cell factor（SCF）〕	骨髄間質細胞	造血幹細胞

（手書きメモ: 肝臓でできる）

1）骨髄（bone marrow）

　骨の内部にあり，血球を産生する．胎生後期から幼小児期においては全身の骨の骨髄は活発に血球産生を営む**赤色髄（細胞髄）**であるが，成長するにつれて骨髄は脂肪細胞で置き換えられ，**黄色髄（脂肪髄）**になる．

　成人では，頭蓋骨・椎骨・胸骨・肋骨・腸骨など体幹の骨と，上腕骨や大腿骨の近位部で血球産生が活発に営まれ，それ以外の骨髄はほとんどが脂肪髄である（**図1-6**）．

　骨髄は，骨内膜につながる線維組織が互いに連結した網状構造になっており，血管系がまつわりついて支持組織を形成している．血管系は，細動脈から毛細血管に移り，それが広がって類洞となって骨髄内を網羅している．類洞はやがて静脈へ注ぐ．支持組織の間には，骨髄球系・赤芽球系・巨核球系・リンパ球系の造血細胞が充満している．

> **造血機能の亢進**
> 出血や溶血によって造血機能の亢進が要求される場合には，脂肪髄は細胞髄に変換して造血機能を営むようになる．

2）リンパ組織（lymphoid tissue）

　リンパ組織は，リンパ球系の細胞が集まって組織を形成するもので，代表はリンパ管のところどころに介在するリンパ節（lymph node）である．このほか，消化管や気道粘膜にあるリンパ小節・扁桃・胸腺・脾臓もリンパ組織に属する．

　リンパ節はリンパ管の途中にある直径1〜30 mmのリンパ組織で，全身に広く分布する．リンパ節は被膜に包まれ，多くのリンパ管が出入りし，輸入リンパ管と輸出リンパ管を区別する．リンパ節の周辺部を皮質，中央部を髄質という（**図1-7**）．

　皮質には，リンパ小節とよばれるリンパ球の密集した部分が存在し，その中

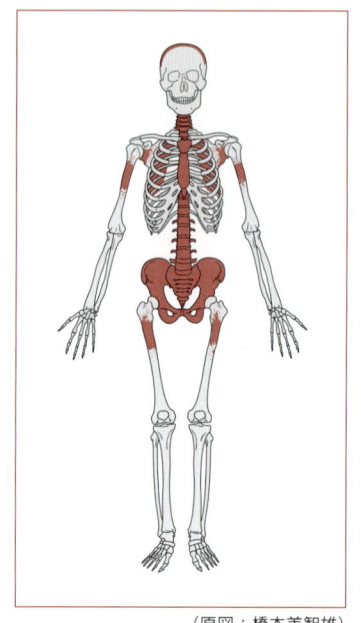

（原図：橋本美智雄）

図 1-6　健常成人における骨髄造血

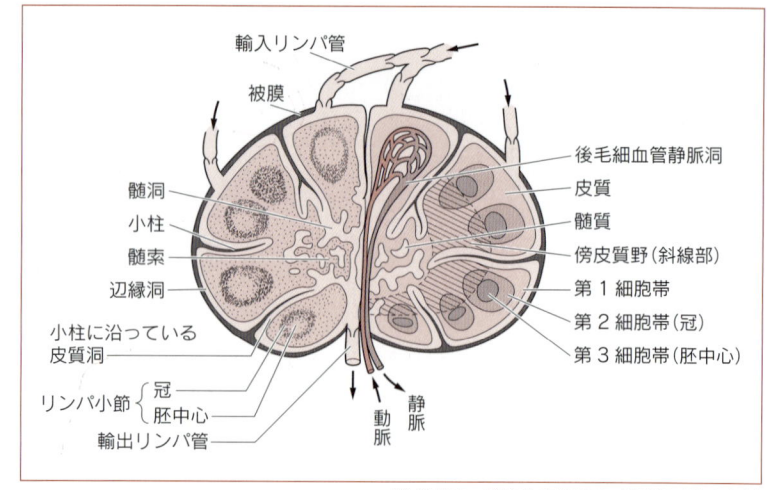

図 1-7　リンパ節の構造
右側は領域を示す．

（佐藤健次：臨床検査学講座 解剖学（第 2 版））

央部に胚中心がある．胚中心は抗原刺激によって出現し，胚中心をもつ結節を二次小節といい，ここでBリンパ球がつくられる．胚中心より深部の皮質には後毛細血管静脈洞があり，その周囲にはTリンパ球が多数存在し，傍皮質野とよばれる．髄質の外周部や髄索にはBリンパ球が主に分布する．

リンパ液の流路をリンパ洞といい，被膜直下にあるものを辺縁洞，髄索に接するものを髄洞，これらの中間にあるものを中間洞という．リンパ液は輸入リンパ管から辺縁洞に入り，中間洞，髄洞を経由したのち，輸出リンパ管へ流れ出てリンパ節を去る．

リンパ節にはリンパ液の濾過作用があり，病原体・異物・毒素などをマクロファージなど食細胞系がとらえる．また，抗原性をもった物質であれば，食細胞系が処理したときに抗原としての情報がリンパ球に伝えられ，抗原が認識され，対応する抗体を産生し，抗原抗体反応としての免疫反応を行う．

なお，リンパ球には，異なった機能を営むいくつかの細胞がある．その主体は**T 細胞（T リンパ球）**と**B 細胞（B リンパ球）**で，両者ともにさらにいくつかの亜群（サブセット）に分かれる．

リンパ球は，骨髄にある多能性造血幹細胞から発生し，分化し成熟する．リンパ球系へ分化する細胞は，Tリンパ球系前駆細胞とBリンパ球系前駆細胞に分かれる（**図 1-5**）．

Tリンパ球系前駆細胞の大部分は胸腺に移り，胸腺細胞との接触，あるいは胸腺液性因子の影響を受けて分化・成熟し，T 細胞として細胞性免疫をつかさどる．T 細胞にはサブセットとして，移植片・腫瘍細胞・ウイルス感染細胞な

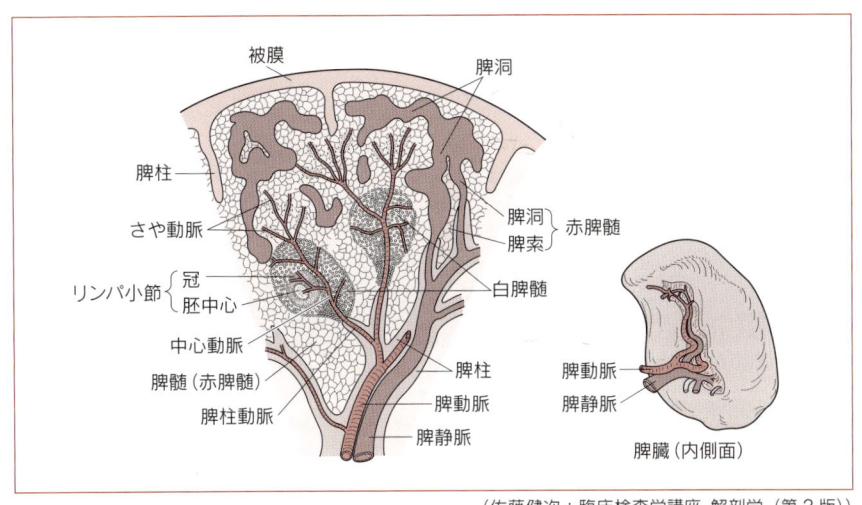

図 1-8　脾臓の構造　　　　　　　　　　　　　（佐藤健次：臨床検査学講座 解剖学（第 2 版））

どを攻撃する**細胞傷害性 T 細胞**（cytotoxic T cell；Tc），T 細胞の反応を促進する**ヘルパー T 細胞**（helper T cell type 1；T_H1），B 細胞の反応を促進して液性免疫を増強する**ヘルパー T 細胞**（T_H2）などがあり，それぞれが種々の生物活性をもつ液性因子であるサイトカインを産生し，免疫反応を統御している．

　B リンパ球系前駆細胞は，鳥類ではファブリキウス嚢（bursa of Fabricius）で分化・成熟する．哺乳類ではこのファブリキウス嚢に相当する器官は明確でないが，骨髄やリンパ組織が該当すると考えられる．

　B 細胞は，B 細胞から分化した形質細胞とともに免疫グロブリンを産生し，抗原抗体反応による液性免疫を担当する．

　リンパ球には，このほかに **NK 細胞（ナチュラルキラー細胞）**や **K 細胞（キラー細胞）**がある．これらは腫瘍細胞などの標的細胞を傷害する．

3）脾臓（spleen）

　脾臓は，腹腔の左上部で胃の左方，横隔膜に接する 80 ～ 120 g の実質臓器である（**図 1-8**）．表面は厚くて強靱な被膜に包まれ，この被膜が深部へ向かって脾柱を形成している．脾柱の間は軟らかい結合組織で満たされ，脾髄とよばれる．脾髄には，血液が豊富で赤くみえる赤脾髄と，灰白色にみえる白脾髄がある．

　赤脾髄には脾洞とよばれる特殊な毛細血管と，その間を満たす海綿状の脾索がある．多量の血液が充満し，その中にはマクロファージが存在し，細菌や異物の処理，老朽化した赤血球の食作用を行っている．

　白脾髄は小動脈を囲むリンパ組織で，脾小節という．リンパ球が多く分布している．

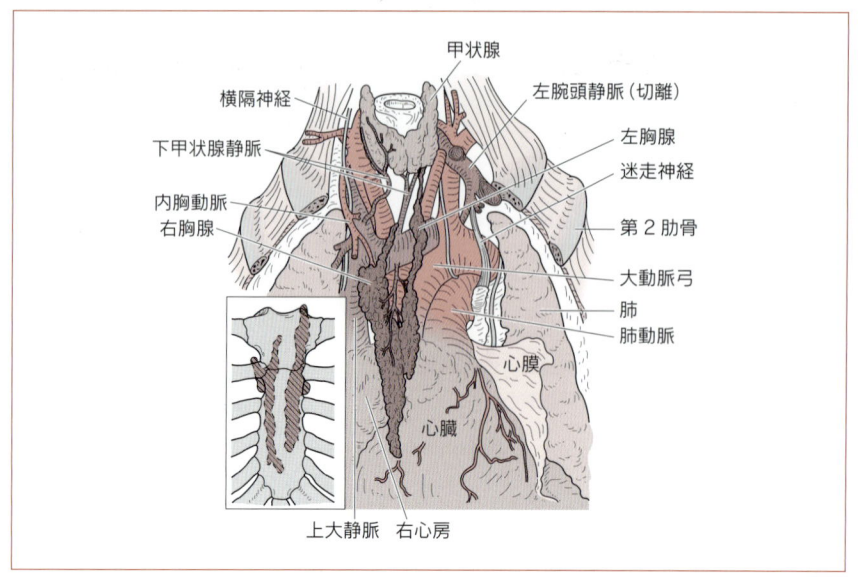

図 1-9　胸腺　　　　　　　　　　　　　　　　（佐藤健次：臨床検査学講座 解剖学（第2版））

図中ラベル：甲状腺／横隔神経／下甲状腺静脈／内胸動脈／右胸腺／左腕頭静脈（切離）／左胸腺／迷走神経／第2肋骨／大動脈弓／肺／肺動脈／心膜／心臓／上大静脈／右心房

4）胸腺（thymus）

　胸腺は，胸骨の後方で心臓の上部の前縦隔内に位置するリンパ性器官である．小児期に発達するが，思春期以降には退化して脂肪組織に変化する．重さは思春期で 30 〜 80 g，左葉と右葉に分かれる（**図 1-9**）．

　左右各葉は表面を結合組織性の被膜によって包まれ，その被膜が実質内に進入して多数の小葉に分けている．各小葉は，周辺部のリンパ球密度の高い皮質と，中央部のリンパ球密度の低い髄質とに分けられる．

　胸腺の実質は，上皮細胞，マクロファージ，樹状細胞などが網目を形成し，Tリンパ球と接することによってTリンパ球の分化・成熟を誘導している．

5）髄外造血（extramedullary hematopoiesis）

　健常人では造血は骨髄・リンパ節にほぼ限られる．しかし，病的な状態では胎生期に造血が営まれていた肝臓・脾臓・リンパ節などで造血が行われることがある．これを**髄外造血**といい，このような変化を起こした臓器の状態を**骨髄化生**とよぶ．発生学的には胎生期の状態への逆戻りといえる．骨髄線維症や，がん細胞が骨髄に広範に浸潤する骨髄がん腫症などでみられる．

4　血球の個体発生（図1-10）

　胎生初期には胎児の体内で血球の産生はない．胎生2週ごろになると，**卵黄嚢**（yolk sac）の**血島**で巨赤芽球様の原始赤芽球（一次赤芽球）がつくられるようになる．胎生6週のはじめからは肝臓で二次赤芽球，7週からは白血球がつくり始められる．そして卵黄嚢での造血は急速に衰え，10 〜 12 週には消失する．

 髄外造血

骨髄線維症では骨髄が線維芽細胞で占拠されて線維化し，造血細胞がほとんどみられなくなる．この結果，胎生期に造血臓器であった脾臓などで造血が代償的に行われる．このため，骨髄線維症の患者では，著明な脾腫が認められる．

白赤芽球症

髄外造血を起こす臓器には骨髄類洞のように成熟血球のみを末梢血液へ流出させる関門がないため，末梢血液に幼若白血球や赤芽球などが出現しやすい．

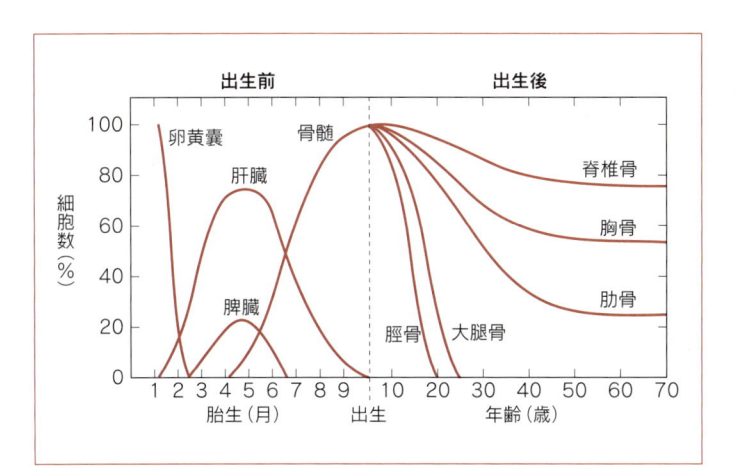

図 1-10　胎生期および成人の造血組織の広がりと退縮

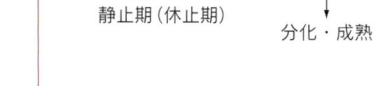

図 1-11　細胞分裂の周期と分化

これに代わって胎児の中胚葉，すなわち結合織で広く造血が始まる．肝臓での造血が活発になり，20週が頂点となる．その後肝臓での造血は次第に衰え，出生するころにはごくわずかになり，生後2週間で消失する．脾臓・骨髄・リンパ系にも造血がみられるようになるが，一般結合織と脾臓での造血は20週あたりを頂点として次第に衰える．一方，骨髄での造血が次第にさかんになり，24週で肝臓の造血と主客転倒する．それが出生後まで続き，造血の中心になる．

リンパ球の生成は骨髄造血とほぼ同時に始まるが，胎生期にはリンパ系はあまり発達せず，生後より活発に働くようになる．

5　胎生期造血

胎生期と生後とでは造血の行われる部位が異なるだけでなく，産生される血球にも差異がある．

胎生2週目以降に卵黄嚢でつくられる赤血球には核があり，巨赤芽球のような形態を示す．含まれるヘモグロビン分子も生後のものとは異なっており，Hb Gower1（$\alpha_2\varepsilon_2$）ないし Hb Gower2（ε_4）である．

胎生6週目ごろから肝臓でつくられる赤血球は，形態は生後のものと差異はないが，ヘモグロビンは胎児型 **HbF**（$\alpha_2\gamma_2$）である．胎生期に骨髄でつくられる赤血球のヘモグロビンもすべて HbF である．

出生とともに赤血球内のヘモグロビンは成人型 **HbA**（$\alpha_2\beta_2$）となる．出生後に赤血球が合成するヘモグロビンは HbA（$\alpha_2\beta_2$）が95〜98％を占め，ほかにも少量の HbA2（$\alpha_2\delta_2$）と HbF（$\alpha_2\gamma_2$）が産生される．

6　血球回転

血球は骨髄で産生され，それぞれの機能を発揮する．その一方では，機能を果たし終えて一定の寿命を経た血球は死滅する．生体内では血球に過不足がな

 HbA1

HbA に糖が結合した HbA1 が数％あり，HbA1a，HbA1b，HbA1c の亜分画に分けられる．HbA1c は糖尿病患者において，血糖コントロールの指標として用いられる．

いように産生と崩壊のバランスがとれ，かつ出血や感染症などで血球の増加が必要になった場合には血球の産生が亢進する．このように血球は産生と崩壊のバランスによって維持されており，このためには造血幹細胞の増殖，そして分化と成熟が絶えず行われている．

造血幹細胞や幼若細胞には分裂する能力があり，同種の細胞を維持，増殖させる．一部は分化・成熟して次の段階の血球になる（**図 1-11**）．

増殖を行っていない細胞は**静止期（休止期：G$_0$ 期）**にあるとされる．必要に応じて細胞分裂が行われる場合，この G$_0$ 期の細胞はまず**第一間期（G$_1$ 期）**の細胞に移行する．G$_1$ 期の細胞は 2 倍体（diploid）で，細胞質で蛋白が合成される．やがて **DNA 合成期（S 期）**に核内で DNA 合成が行われ，G$_2$ 期に入るときには 4 倍体（tetraploid）になっている．これが**分裂期（M 期）**になると，有糸核分裂をして 2 倍体の細胞 2 つに分かれる．

この細胞の一部は**娘細胞**（daughter cell）として分化・成熟の方向に進むが，他は G$_1$ 期に戻って**細胞周期（cell cycle）**を続ける．しかし，その一部は静止期（休止期：G$_0$）になり，分裂も分化もすることなく，休眠状態になる．そして，機会を得たら G$_1$ 期に戻る．

従来，小リンパ球は分化・成熟した血球の終末像と考えられていたが，フィトヘマグルチニン（phytohemagglutinin；PHA）や抗原などの刺激を受けると幼若化（芽球転化：blastic transformation）するので，G$_0$ 期に相当する細胞といえる．

 造血幹細胞

一般に成人の体内では，造血幹細胞は静止期にあり，各血球系の需要が高まったときに活動するようになる．

第2章 血球

Ⅰ 赤血球 (red blood cell, erythrocyte)

赤血球は直径 7〜8 μm の円板状の形態をした核のない血球で，血液 1 μL に約 450 万個ある．赤血球には**ヘモグロビン**が含まれ，これが酸素を可逆的に結合して組織へ酸素を運搬するという生体にとって重要な機能を果たす．

1 赤血球の産生と崩壊

赤血球は多能性造血幹細胞から骨髄球系幹細胞，さらに赤血球系前駆細胞を経て産生される（**図 1-5 参照，図 2-1**）．

1）赤血球系前駆細胞

多能性造血幹細胞は赤血球のほか，顆粒球・血小板にも分化する能力があるが，赤血球系前駆細胞は赤血球にしか分化できないように運命づけられている．**赤血球系前駆細胞**のなかでも，より幼若な **BFU-E** が数回の分裂を繰り返して CFU-E になる．

CFU-E は，腎臓の傍糸球体細胞でつくられる糖蛋白ホルモンの**エリスロポエチン**の作用を受けて分化・成熟して**赤芽球**となる．BFU-E と CFU-E は骨髄穿刺標本では形態学的に観察することは困難で，適切な細胞増殖因子を含んだ軟寒天培地で培養して確認する（**写真 2-1**）．形態学的に赤血球系の幼若細胞として確認できるのは前赤芽球である．

> **赤血球の産生と崩壊**
> 赤血球は骨髄の中で毎日 1〜2×10¹¹ 個産生され，**約 120 日の寿命**で崩壊する．出血や溶血などで赤血球の需要が高まった場合には，通常の 5〜6 倍にも赤血球産生が高まり，恒常性が保たれる．

> BFU-E : burst forming unit-erythroid

> CFU-E : colony forming unit-erythroid

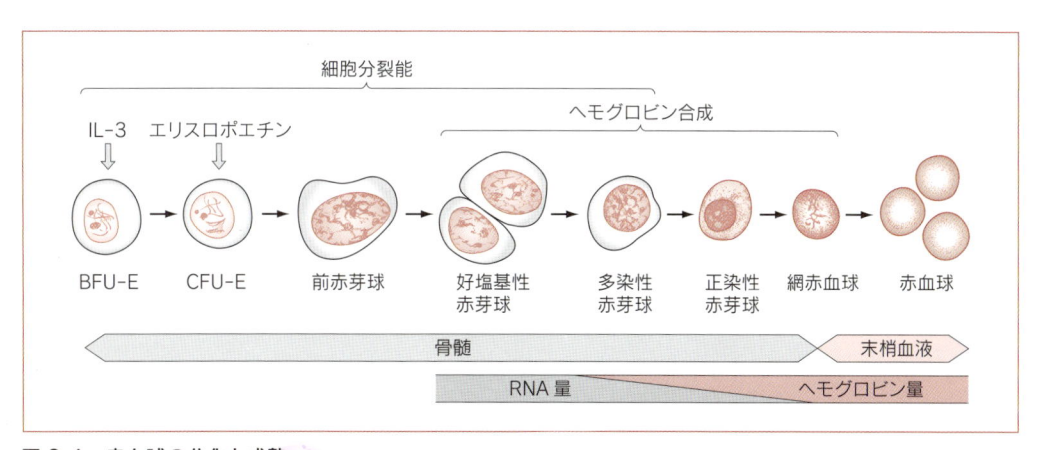

図 2-1 赤血球の分化と成熟

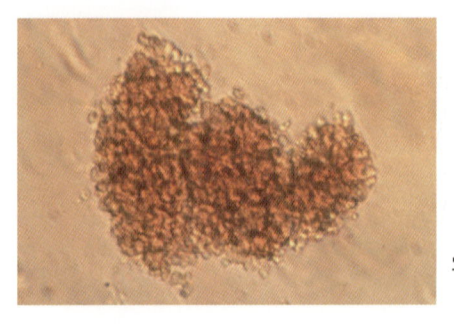

写真 2-1　赤血球系前駆細胞（BFU-E）により
形成されたコロニー

2）赤芽球（erythroblast）

　赤血球へ成熟するよう決定づけられた細胞のうち，形態学的にとらえることのできる初めてのものが**前赤芽球**（proerythroblast）である．前赤芽球は，**好塩基性赤芽球**，**多染性赤芽球**，**正染性赤芽球**を経て脱核し，**網赤血球**，さらに成熟赤血球となる（**図 2-1**）．

　前赤芽球から多染性赤芽球までは分裂能があり，計 3〜4 回の細胞分裂を行う．このため，1 個の前赤芽球から 8〜16 個の成熟赤血球ができる．細胞が分裂するにつれて細胞は次第に小さくなっていく．一方では，成熟に伴って合成されたヘモグロビンが細胞質内に増え，染色標本では赤芽球の細胞質は青色から赤色へと移行する．核は赤芽球の成熟とともに濃縮し，最後には失われて赤血球となり，骨髄から末梢血液へ放出される．

　赤血球の成熟
前赤芽球から多染性赤芽球を経て血中へ放出される状態になるまでには，4〜6日かかる．

(1) 前赤芽球（proerythroblast）（写真 2-2）

　直径は 14〜25 μm で，赤芽球のなかでは最も大きい．細胞の周囲は多少不規則になっていることがある．核は比較的大きく，クロマチン構造は均等な繊細網状で，2〜3 個の不整形の核小体をもつ．細胞質は好塩基性で，RNA が多いため濃青に染まる．核周にはゴルジ（Golgi）装置やミトコンドリアがあるため，やや淡くなっていることが多い．

(2) 好塩基性赤芽球（basophilic erythroblast）（写真 2-3）

　直径は 12〜18 μm で，比較的大きい．細胞はほぼ円形で，核は少し小さく，網状構造はやや粗になり，10 以上の染色質塊を認めるようになる．核小体はみられない．細胞質はほぼ前赤芽球に同じで，好塩基性に染色されるので，好塩基性赤芽球とよばれる．

(3) 多染性赤芽球（polychromatic erythroblast）（写真 2-4）

　直径は 8〜15 μm で，小さくはなっているが赤血球よりは大きい．細胞質の RNA 量は減少し，好塩基性の青色が薄くなる．一方，ヘモグロビンの合成が開始され，細胞質が赤みを帯びて染まる．細胞質の染色性は，ヘモグロビンの含まれる量による赤みの程度に応じて，好塩基性に近いものから正染性に近いものまで種々であり，このため多染性とよばれる．正常骨髄の赤芽球の大部分は多染性赤芽球である．核のクロマチン構造はますます粗になり，いくつかの大きな塊をつくり，いわゆる車輻状を呈するものが現れる．核膜は明瞭になる．ミトコンドリアはまだ残っているが，だんだん数が少なくなる．

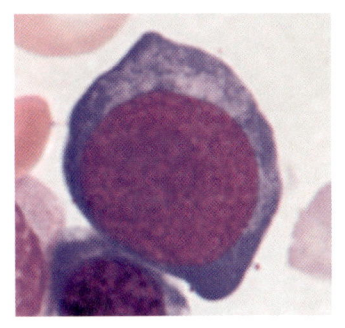

写真 2-2　前赤芽球

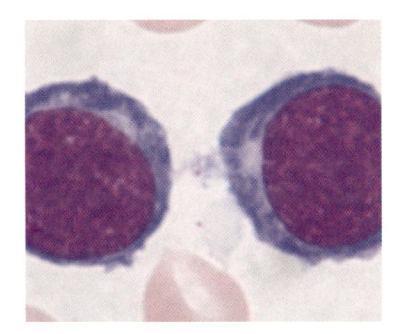

写真 2-3　好塩基性赤芽球

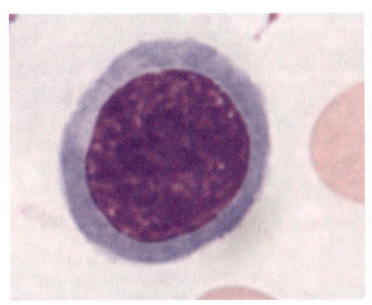

写真 2-4　多染性赤芽球

(4) 正染性赤芽球 (orthochromatic erythroblast) (写真 2-5)

直径は 8～12 μm で，成熟した赤芽球である．細胞質は青みを失い，成熟赤血球と同じ色に染まる．ただし実際には，わずかに青みを残したものも正染性とよぶことが多い．核構造はいっそう粗になり，濃縮して全体が一様に染まるものもみられる．核の形が円形でないものも少数認められる．

(5) 網赤血球 (網状赤血球：reticulocyte) (写真 2-6)

網赤血球は赤芽球が脱核しても細胞質にまだ少量のリボソームやミクロソームが残っている細胞で，これをニューメチレン青やブリリアントクレシル青などの塩基性色素で超生体染色すると RNA が網状に染まるので，**網赤血球 (網状赤血球)** とよばれる．網赤血球は成熟した赤血球よりも大きく，比重は軽い．

網赤血球は，急性の大量出血後，鉄欠乏性貧血や悪性貧血の治療開始後などに一過性に増加する．これを**網赤血球分利** (reticulocyte crisis) という．網赤血球の持続的な増加がみられるときは溶血性疾患の存在が疑われる．

貧血があるのに網赤血球が増えていないか減少していれば，赤血球造血そのものに問題があると判定できる．

3) 赤血球の崩壊

赤血球が壊れてヘモグロビンが赤血球外に放出されることを**溶血** (hemolysis) という．赤芽球が赤血球になってから崩壊するまでが赤血球の寿命 (life span) で，健常者では 120 日前後である．

赤血球が古くなると，代謝酵素の減少により ATP が少なくなり，変形能が

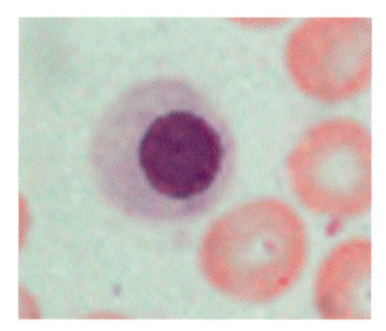

写真 2-5　正染性赤芽球

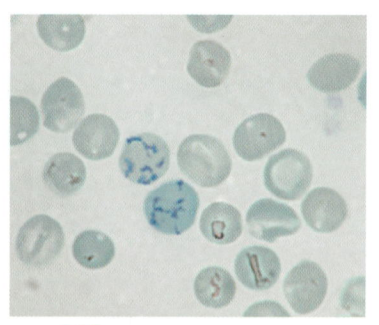

写真 2-6　網赤血球

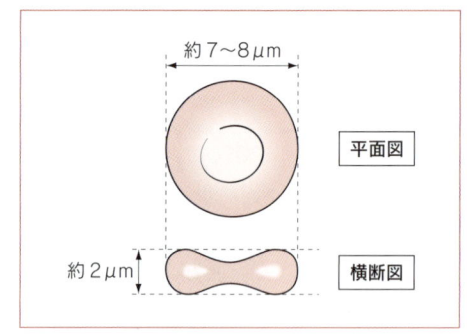

約 7〜8 μm

平面図

約 2 μm

横断図

図 2-2　赤血球の形態

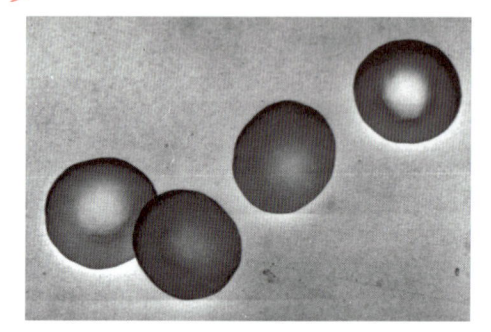

写真 2-7　赤血球の走査電顕像

衰えて壊れやすくなる．この状態になった赤血球の大部分は脾臓で選別して捕捉され，血管外でマクロファージによって壊される．一部は肝臓・骨髄・血管内でも壊れる．赤血球の約 1/120 が毎日壊れていく一方で，同数の赤血球が骨髄から新しく補給されるので，血液中の赤血球数は恒常性が保たれる．

　赤血球の寿命が短くなった状態を**溶血性疾患**（hemolytic disease）という．溶血性疾患では代償性に赤血球造血が活発になるが，造血が十分に代償しきれないと貧血になり，この病態を**溶血性貧血**（hemolytic anemia）という．溶血性疾患の多くは脾臓での溶血が主になるが，肝臓の Kupffer 細胞や骨髄のマクロファージが溶血に関与することもある．

　また，発作性夜間ヘモグロビン尿症（p.230 参照）などでは，赤血球が血管内で溶血し，ヘモグロビンが血漿中に流れ出て，ヘモグロビン血症やヘモグロビン尿症をきたす．

2　赤血球の形態と機能

1）正常赤血球の形態

　正常の赤血球は，中央が両面から凹んだ扁平な円板状の形態をしている．平面像ではほぼ円形で，直径は約 7〜8 μm，横断面では両側の厚いところで約 2 μm，中央の薄いところは約 0.8 μm である（図 2-2，写真 2-7）．

　表面は厚さ 6〜8 nm（60〜80Å）の膜でおおわれている．膜は，ほぼ等量の脂質と蛋白質からなり，膜の下には蛋白成分が網状に結合した**膜骨格**があっ

> **赤血球形態**
> 正常の赤血球がこのような特殊な形をとることの利点は，①表面積が約 140 μm² となって球形であるよりも 50％ぐらい広く，ガス交換に好都合である．②機械的な外力や浸透圧の変化に対して壊れにくい．③変形能に優れ，8 μm 以下の径の毛細血管でも，パラシュート形などになって容易に通過できる，などがあげられる．

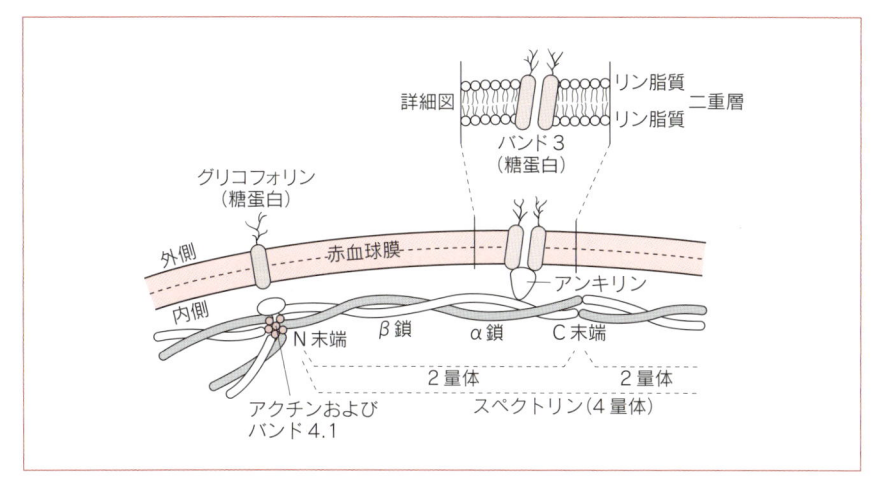

図 2-3　赤血球膜構造の模式図
スペクトリンのβ鎖がアンキリンを介してバンド3に結合することによって，膜骨格と膜はつながっている．

て，赤血球の特異な形の保持と変形能とに関与する（**図 2-3**）．

　膜の脂質部分はリン脂質の二重層からなり，その間にほぼ等量の遊離型コレステロールがはさまっている．内外の両面には親水性基があり，血漿脂質との間に出納が行われる．膜を構成する蛋白のうち**グリコフォリン**とよばれる糖蛋白は外側に糖鎖をもち，受容体や血液型物質になっている．**バンド3**に相当する糖蛋白は，陰イオンやブドウ糖などの拡散通路になっていると考えられる．

　溶血すると，膜と膜骨格は残影として残る．

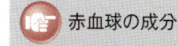 **赤血球の成分**
赤血球の約2/3は水分で，残り約1/3をヘモグロビンが占める．蛋白質・脂質・ブドウ糖・電解質・ビタミン・各種の酵素などが少量ずつあるが，合わせて約3%にすぎない．

2）赤血球の機能

　赤血球にはヘモグロビンが含まれ，酸素と二酸化炭素の運搬を行っている．

（1）酸素の運搬

　ヘモグロビンは分子量 64.5 kDa で楕円形の構造をしており，4 個の**ヘム**（heme）を含む．ヘムには Fe^{2+} があり，Fe^{2+} が酸素 1 分子と結合する．

　静脈血の赤血球ヘモグロビンは大部分が酸素をもたない**還元型ヘモグロビン**（**脱酸素ヘモグロビン**）で，肺胞の毛細血管を通過するときに肺胞へ CO_2 を放出して O_2 と結合し，**酸素化ヘモグロビン**（**HbO₂**）になる．HbO_2 は動脈血を流れて，CO_2 の多い組織の毛細血管を流れる際に O_2 を組織に放出して CO_2 を赤血球内に取り込む．そして Hb は再び還元型となって肺胞へ運ばれる．このように，ヘモグロビンは酸素を可逆性に結合して，肺から組織へ運ぶ．

$$\text{Hb} + O_2 \underset{\text{組織}}{\overset{\text{肺胞}}{\rightleftarrows}} \text{HbO}_2$$

　ヘモグロビンと酸素の親和性には次のような特徴があり，ヘモグロビンはS字状の**酸素解離曲線**を示す（**図 2-4**）．ヘモグロビンの酸素解離曲線からみられるように，ヘモグロビンは効率よく酸素を組織に放出し，かつ肺胞で酸素を結合しやすくなっている．

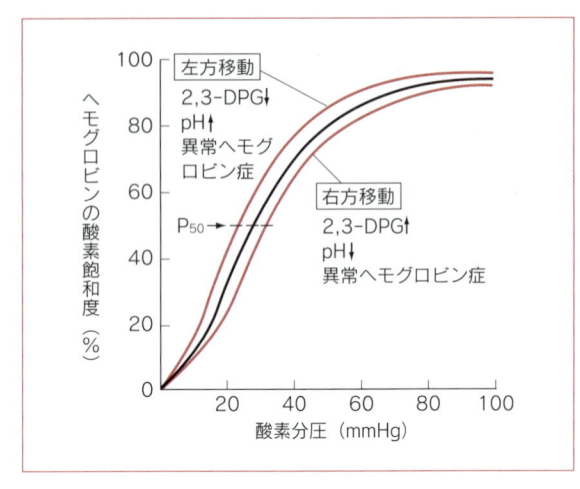

図 2-4　ヘモグロビンの酸素解離曲線
P_{50}：ヘモグロビンの酸素飽和度が 50％の時点での酸素分圧. 酸素解離曲線の右方移動（P_{50} の増加）はアシドーシスや 2,3-DPG の増加のほか, ある種の異常ヘモグロビン症でみられる. 左方移動（P_{50} の低下）はアルカローシスや 2,3-DPG の低下のほか, ある種の異常ヘモグロビン症でみられる.

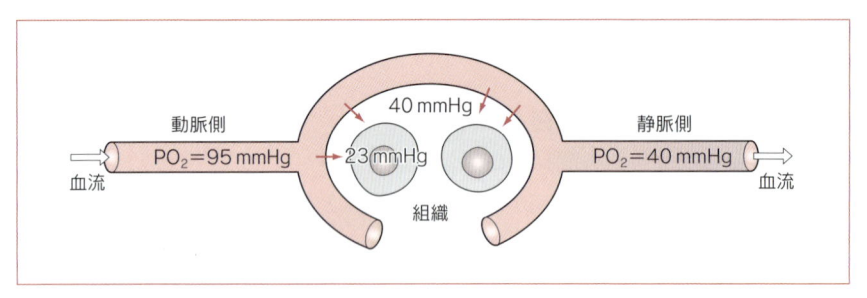

図 2-5　毛細血管から組織への酸素放散

①血液の酸素分圧

酸素分圧の高い肺胞毛細血管でヘモグロビンは酸素と高率に結合し, 酸素分圧が低い組織では酸素を解離し, 組織へ放出する（**図 2-5**）.

②血液の pH

ヘモグロビンの酸素親和性は, pH が上昇すると増加し, pH が低下すると減少する〔**ボーア（Bohr）効果**〕. 肺胞では血液から二酸化炭素が放出されて pH が上がり, 酸素を結合しやすくなる. 逆に組織では二酸化炭素が多いために血液 pH が下がり, 酸素を放出しやすくなる.

③赤血球の 2,3-DPG（2,3-diphosphoglycerate）

2,3-DPG は糖代謝の中間産物（**図 2-7** 参照）で, その増加によりヘモグロビン酸素親和性は低下し, 減少すると酸素親和性が上昇する.

(2) 二酸化炭素の運搬

組織で発生した二酸化炭素の多くは赤血球内に入る（**図 2-6**）. 約 20％はヘモグロビンと結合して**カルバミノヘモグロビン**（$HbCO_2$）となるが, 約 70％は炭酸脱水酵素の作用を受けて炭酸（H_2CO_3）に変わり, さらに重炭酸イオン（炭酸水素イオン：HCO_3^-）になる. 重炭酸イオンの約 1/3 は赤血球内にとどまるが, 約 2/3 は血漿中に流出し, 血液 pH の維持に重要な役割を果たす.

赤血球 2,3-DPG

重症の貧血では赤血球内の 2,3-DPG 濃度が増しており, 酸素解離曲線は右へずれて組織への酸素を供給しやすくし, 貧血の症状をある程度軽減することができる.

血液中の二酸化炭素

なお, 二酸化炭素の約 10％は, 血漿中に物理的に CO_2 のままで溶解した状態で運ばれる.

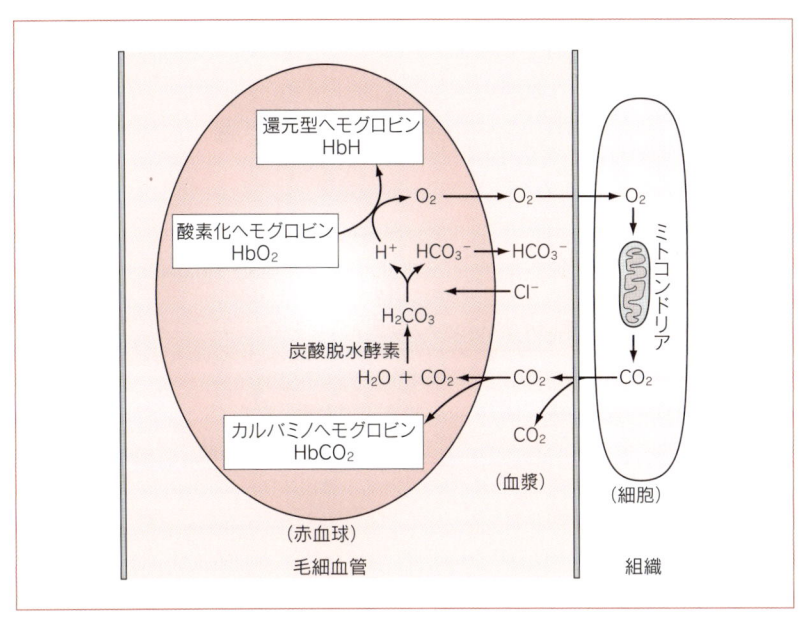

図 2-6　二酸化炭素の運搬

3　赤血球の生化学

1）赤血球のエネルギー代謝

　赤血球が正常の形態を維持しつつ約120日間にわたって機能を発揮するには，膨大なエネルギーが必要になる．しかし，赤血球には核がなく，生体における重要なエネルギー源であるATP（アデノシン三リン酸）を大量に供給するTCAサイクル（クエン酸回路，クレブス回路）もない．その代わり，赤血球には多種類の酵素があり，それらの作用によりブドウ糖が分解されて乳酸に至る過程の嫌気的な解糖系によってATPを発生させてエネルギー源とする．

　赤血球におけるATP供給の約90％は**エムデン・マイヤーホフ（Emb-den-Meyerhof）経路**により，残り約10％はその途中に介在する**五炭糖リン酸回路（ペントースリン酸回路，ヘキソースリン酸側路）**による（図2-7）．

2）ヘモグロビンの代謝

(1) ヘモグロビンの化学的構成

　ヘモグロビン（hemoglobin）は**ヘム（heme）**と**グロビン（globin）**から構成される色素蛋白で，赤血球成分の約1/3を占める．ヘムとグロビンは赤芽球内で別々に合成され，結合してヘモグロビンになる．

　健康成人ヘモグロビンの95〜96％を占める**ヘモグロビンA（HbA）**の分子量は約64.5 kDaで，鉄含有量は0.347％，1gの酸素結合能は標準状態（1気圧，0℃）のとき1.39 mLと計算される．

　ヘモグロビンの蛋白成分であるグロビンは4つのポリペプチド鎖からなる**4量体**で，各ポリペプチド鎖には1つずつのヘムが組み込まれている（**図2-8**）．ポリペプチド鎖は，α鎖が1対と，それと異なったアミノ酸組成をも

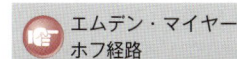

エムデン・マイヤーホフ経路

エムデン・マイヤーホフ経路には**ピルビン酸キナーゼ（PK）**，五炭糖リン酸回路には**グルコース-6-リン酸脱水素酵素（G6PD）**など多くの酵素が必要である．これらの酵素が先天性に欠損していると，エネルギーが十分に供給できず，赤血球が形態を維持できなくなって溶血性貧血を起こす．

PK：pyruvate kinase

G6PD：glucose-6-phos-phate dehydrogenase

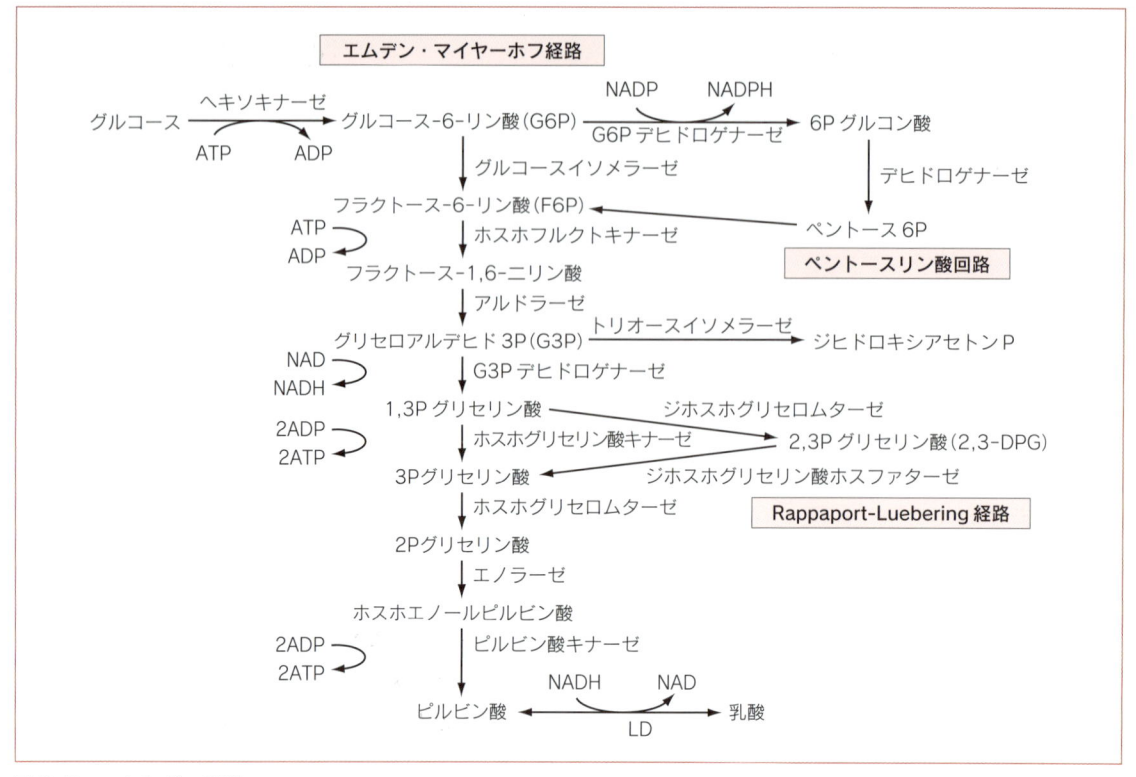

図 2-7 エネルギー代謝

つ非α鎖 1 対とからなる．α鎖は 141 個のアミノ酸，非α鎖は 146 個のアミノ酸からなる．ヘモグロビン A の非α鎖をβ鎖とよぶ．

　胎児期の主要ヘモグロビンは**ヘモグロビン F（HbF）**である．HbF はアルカリ抵抗性が強く，その非α鎖をγ鎖とよぶ．出生時にはまだ 55〜95％を占めているが，その後，急速に減り，成人では 1％以下になる．

　正常の成人には，このほかにも別のヘモグロビンが少量（約 2.5％）あり，**ヘモグロビン A2（HbA2）**とよばれる．HbA2 の非α鎖はδ鎖とよばれる．

(2) ヘムの生合成

　ヘムは，**プロトポルフィリンⅨ**（protoporphyrin IX）の中央に **2 価の鉄原子**が 1 個結合したもので，鉄原子が 1 分子の酸素を可逆的に着脱する（**図 2-8**）．

　ヘムは赤芽球の細胞質で合成される（**図 2-9**）．まず，ミトコンドリアにおいてアミノ酸のグリシンとサクシニル CoA が重合して**δ- アミノレブリン酸（ALA）**が合成される．この際，ビタミン B$_6$ が補酵素として必要である．ALA は細胞質内で ALA 脱水素酵素などの作用を受けて化学的に変化し，**コプロポルフィリノゲンⅢ**となる．そして再びミトコンドリアに移動して**コプロポルフィリノゲン**となり，酸化酵素によって**プロトポルフィリン**に変化する．これに鉄イオンが結合してヘムが完成する．

(3) グロビンの生合成

　グロビンは赤芽球の細胞質内のリボソームでポリペプチド鎖として合成され

HbA1c

ブドウ糖 1 分子が β 鎖 N 末端のバリンに結合したものを**グリコヘモグロビン（HbA1c）**といい，健常成人ではヘモグロビンの 2〜6％を占める．HbA1c は過去 1〜2 カ月間の血糖状態を反映するので，糖尿病患者での血糖コントロール状態の指標になる．

鉛中毒

鉛中毒では，ヘム合成経路でδ-アミノレブリン酸脱水酵素とヘム合成酵素の活性が阻害され，ヘムの合成が障害される結果，正球性〜小球性低色素性貧血が起こる．尿中δ-アミノレブリン酸，尿中コプロポルフィリノゲン，赤血球中プロトポルフィリンの増加が認められる．

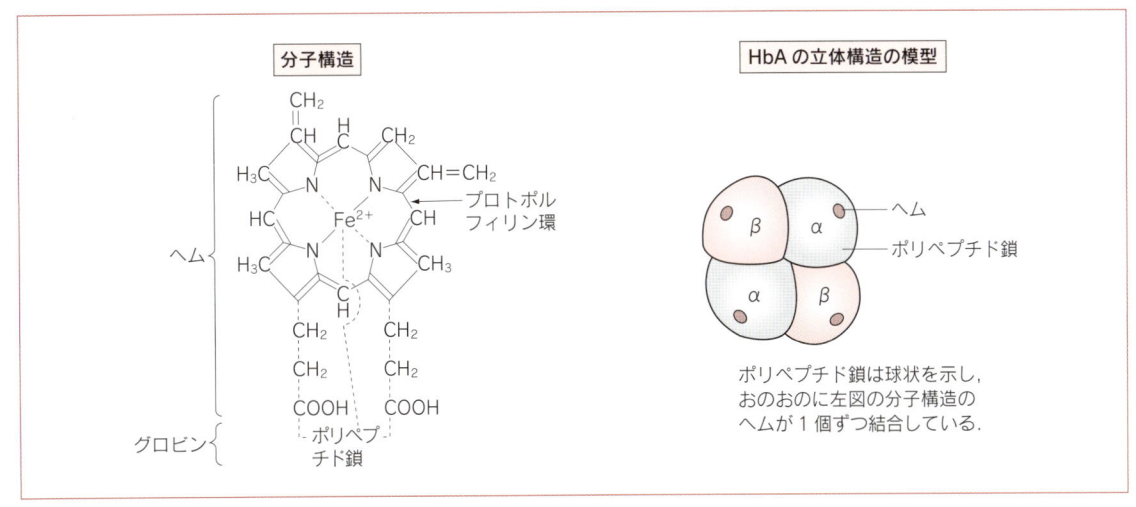

図2-8 ヘモグロビン分子の構造模型

る.

　各ポリペプチド鎖は決まったアミノ酸配列による一次構造をとり，これがらせん構造（ヘリックス）による二次構造となり，さらに安定した三次構造を形成し，グロビンのサブユニットとなる（**図2-10**）．合成されたサブユニットはさらに相互にはめ込まれた立体構造をとり，ヘムを取り込むと同時に重合して4量体のヘモグロビン分子となる．

3）ヘモグロビンの分解

　老朽化して可塑性の減弱した赤血球は脾臓でマクロファージによって貪食，消化されて崩壊（溶血）し，ヘモグロビンは**ヘム**と**グロビン**に分けられる（**図2-11**）．

　ヘムのポルフィリン環はヘム酸化酵素の働きを受けて**ビリベルジン**と**鉄**に分解される．グロビンはアミノ酸に分解され，体内で再利用される．鉄もヘモグロビン合成に再利用されるか，貯蔵鉄になる．

　ビリベルジンは，ビリベルジン還元酵素の作用により**ビリルビン**となる．このビリルビンは脂溶性で水には溶けず，遊離型としてアルブミンに結合して血中を循環し，肝臓に運ばれる．

　遊離型ビリルビンは肝細胞に入り，リボソームにあるグルクロニル転移酵素によってグルクロン酸抱合を受ける．こうしてできるビリルビンを**抱合型ビリルビン**，もしくは**直接ビリルビン**という．直接ビリルビンは水溶性である．

　抱合型ビリルビンは肝細胞から胆汁中に排出され，腸管内で腸内細菌の還元酵素によって**ステルコビリノゲン**ないしは**ウロビリノゲン**に還元され，さらに酸化を受けると**ウロビリン**となる．こうしてできる**ウロビリン体**の大部分は大便中に排泄される．ウロビリンの一部は腸で再吸収されて門脈に入り，肝臓で再びビリルビンとなって胆汁中に排泄される（**腸肝循環**）．また，ウロビリノ

異常ヘモグロビン症

グロビンサブユニットの接触面にある領域のアミノ酸が置換されると，ヘモグロビンの立体構造に変化が起こり，ヘモグロビンの機能に障害が出る（異常ヘモグロビン症）．

溶血性黄疸

遊離型ビリルビンは間接ビリルビンともよばれ，溶血が亢進する溶血性疾患では血中に増加し，黄疸を呈する．遊離型ビリルビンは高度に上昇していてもアルブミンと結合しているので，溶血性黄疸では尿中にはビリルビンが検出されない．

非溶血性黄疸

急性肝炎による肝細胞障害ではグルクロン酸抱合が障害され，胆石症や肝胆道系腫瘍では胆汁の排泄が障害される．これらの結果，血中の直接ビリルビンが優位に高くなって黄疸になる．直接ビリルビンは水溶性のため，尿中にビリルビンが出現する．

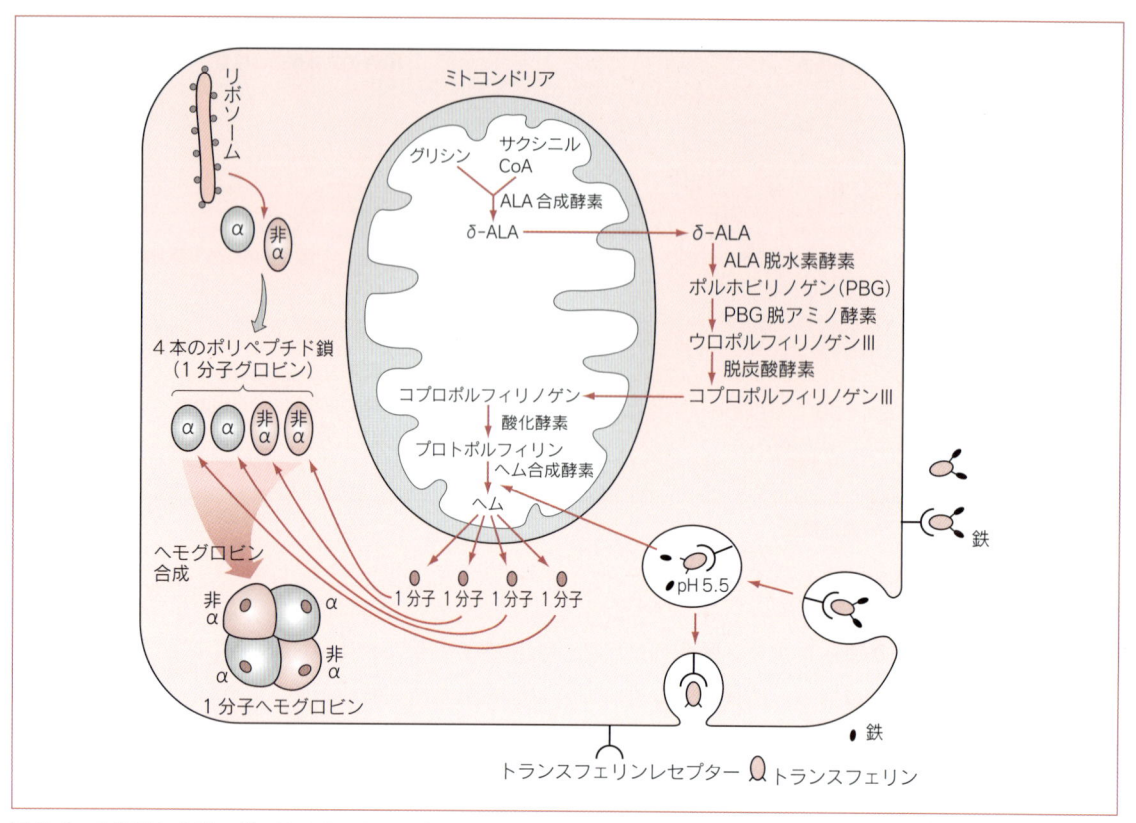

図 2-9　赤芽球における鉄の取り込みとヘム合成過程

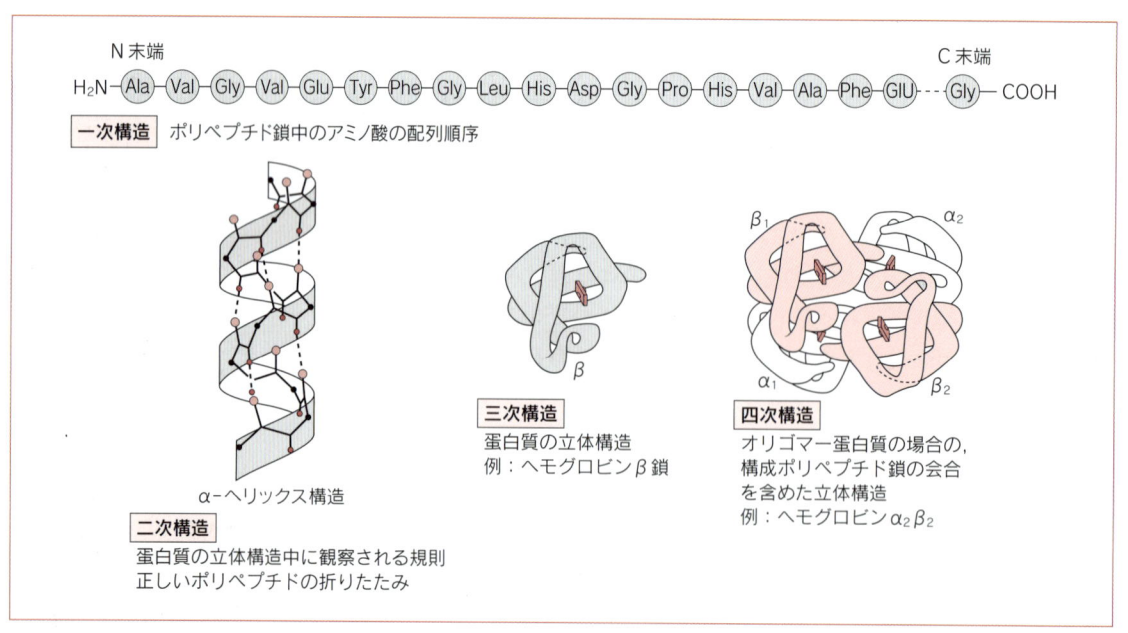

図 2-10　ヘモグロビンの高次構造

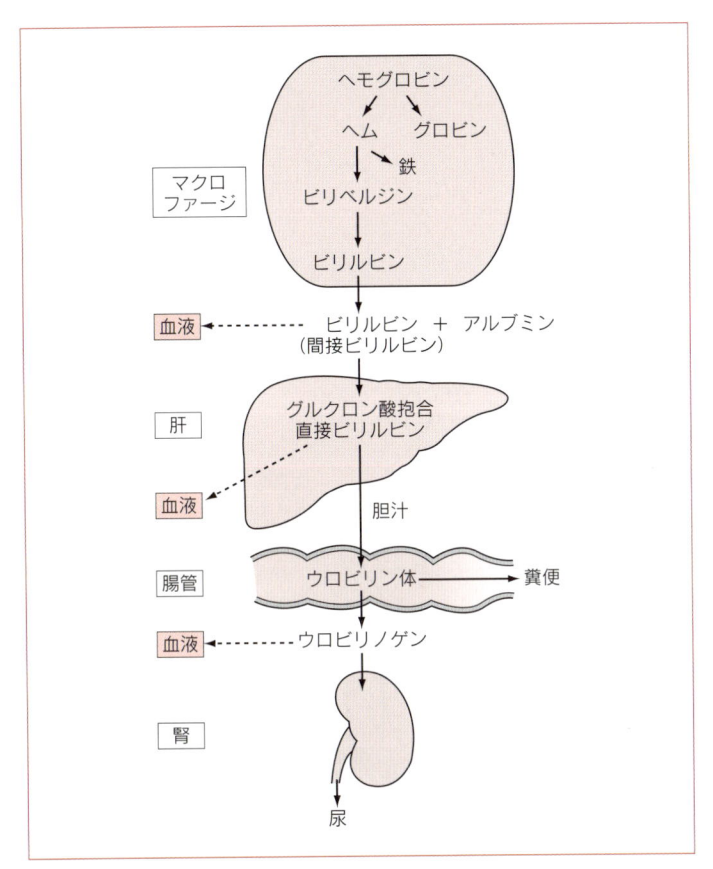

図 2-11　ヘモグロビンの分解とビリルビン代謝

ゲンの一部は肝臓を通過して腎臓から尿中に排出される．

　なお，溶血が脾臓でなく血管内で起きた場合，あるいは血管外溶血が急速で高度に起こった場合には，血漿中ヘモグロビン濃度が 50 mg/dL 以上に及ぶことがあり，血漿は肉眼的にも赤くみえる．この病態を**ヘモグロビン血症**という．血漿中のヘモグロビンはすぐに**ハプトグロビン**（haptoglobin；Hp）に結合し，すみやかに肝臓や骨髄などのマクロファージで処理される．

　ハプトグロビンは肝臓で合成されるが，その合成速度は遅く，溶血が亢進してヘモグロビン処理に多く使われると，ハプトグロビン値が低下する．ハプトグロビンが消費されてしまうと，遊離ヘモグロビンの大部分は腎の糸球体で濾過され，その後，近位尿細管で再吸収される．

4）鉄の代謝

（1）体内の鉄の分布

　成人における体内鉄総量は約 3～4 g で，その約 70 ％は**ヘモグロビン鉄**として赤血球内にあり，約 25 ％はフェリチンやヘモシデリンなどの**貯蔵鉄**として肝臓や脾臓などの実質臓器内に存在する（**表 2-1**）．

ヘモグロビン尿症

尿細管での再吸収を上回ってヘモグロビンが濾過されると，尿中にヘモグロビンが現れる（**ヘモグロビン尿症**）．血管内溶血を起こす代表的な疾患は発作性夜間ヘモグロビン尿症であるが，発作時には尿中にヘモグロビンが排泄されて赤褐色調になる．

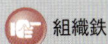**組織鉄**

このほか，少量の鉄が**ミオグロビン鉄**や含鉄酵素（チトクローム，カタラーゼ，ペルオキシダーゼ，コハク酸脱水素酵素など）など**組織鉄**として分布する．

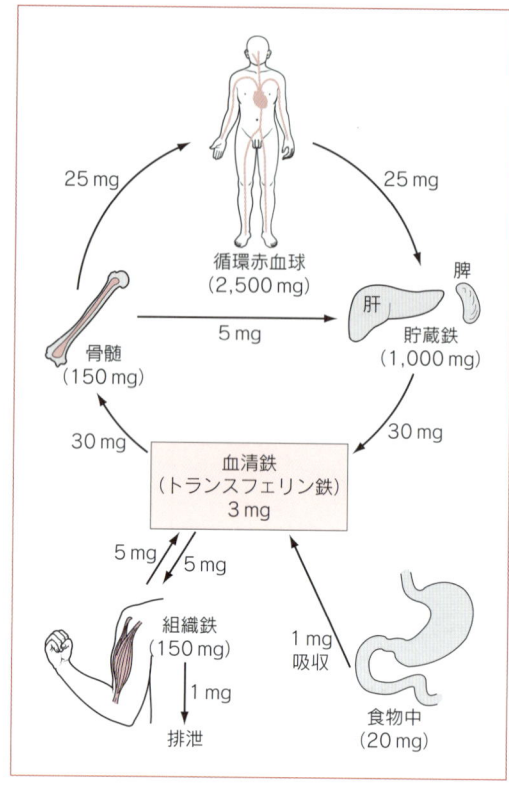

図 2-12 体内の鉄の動き

表2-1　体内の鉄分布（体重70 kgの男性例）

	鉄量 (mg)	比率 (%)
ヘモグロビン鉄	2,500	67
貯蔵鉄（フェリチン, ヘモシデリン）	1,000	27
ミオグロビン鉄	130	3.5
組織鉄	8	0.2
血清鉄（トランスフェリン鉄）	3	0.08

(2) 鉄の代謝

　鉄は，消化管や皮膚の上皮細胞の脱落によって便中や汗に毎日約 1 mg が失われる．一方では食物中に含まれる約 10〜20 mg の鉄のうち約 1 mg を**小腸上部**，特に**十二指腸**粘膜で Fe^{2+} のかたちで毎日吸収される（**図 2-12**）．食品中では鉄は Fe^{3+} として存在し，十二指腸上皮細胞にある鉄還元酵素で Fe^{2+} に還元されて吸収される．月経のある女性では 1 日平均 2 mg，妊娠中は約 3.5 mg の喪失があるので，女性では鉄を十分に補給する必要がある．

　小腸粘膜細胞で吸収された鉄は上皮内で再び Fe^{3+} に酸化され，血漿中の**トランスフェリン**と結合し，複合体となって血中を循環して骨髄に運ばれる．骨髄では赤芽球表面にあるトランスフェリン受容体を介して細胞質内のミトコンドリアに運ばれ，ヘム合成に利用される（**図 2-9** 参照）．ヘムは赤芽球細胞質で合成されたグロビンと結合してヘモグロビンを生成する．

　健常人では 1 日にヘモグロビン合成に利用される鉄は約 25 mg であり，ヘモグロビン合成に使われる鉄の大部分は貯蔵鉄から供給されている．

　小腸で吸収された鉄の一部は，**フェリチン**または**ヘモシデリン**など貯蔵鉄として貯蔵される．また，赤血球の崩壊に伴って遊離された鉄も貯蔵鉄として肝臓や脾臓などに蓄えられる．貯蔵鉄は必要に応じて血漿へ戻り，トランスフェリンと結合して循環する．

> **慢性炎症による貧血**
>
> 慢性感染症，膠原病，悪性腫瘍などの慢性炎症では，IL-1 や IL-6 β などの炎症性サイトカインが肝臓でのヘプシジン産生を高める．ヘプシジンは，十二指腸粘膜からの鉄吸収を抑制し，さらに網内系細胞からの鉄放出抑制作用がある．このため，赤血球の鉄利用が障害され，貧血になる．

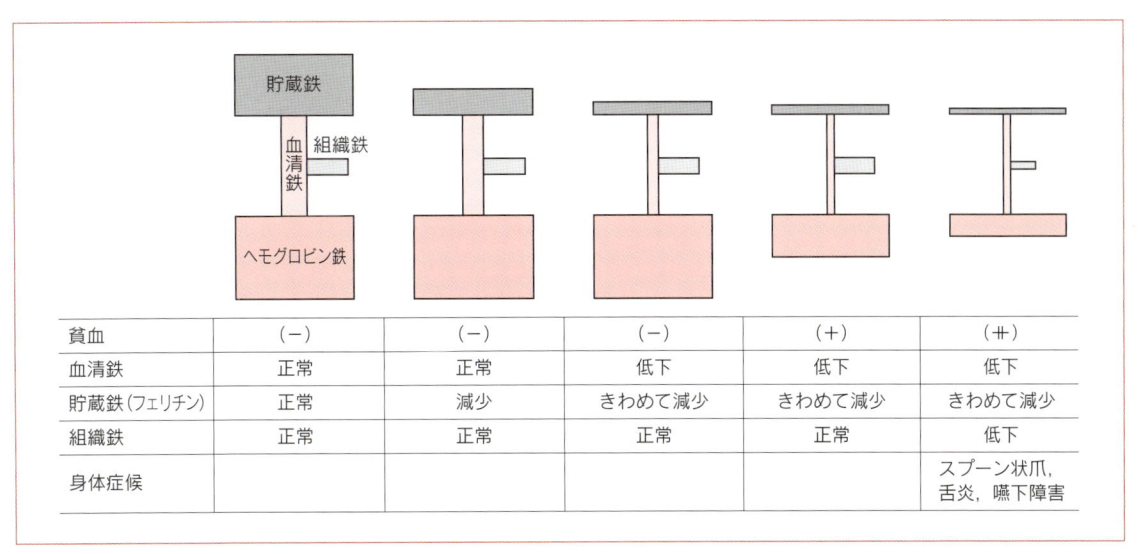

貧血	(−)	(−)	(−)	(＋)	(＃)
血清鉄	正常	正常	低下	低下	低下
貯蔵鉄(フェリチン)	正常	減少	きわめて減少	きわめて減少	きわめて減少
組織鉄	正常	正常	正常	正常	低下
身体症候					スプーン状爪，舌炎，嚥下障害

図2-13　鉄欠乏の進行

(3) 鉄の欠乏

　過多月経，子宮筋腫，消化管潰瘍・がんからの慢性出血などによってヘモグロビンに含まれたままで鉄が体外に多く失われると，鉄欠乏の状態になる．

　鉄が欠乏すると，まず貯蔵鉄が減少し，次いで血清鉄の低下をきたす（図2-13）．欠乏の程度がひどくなると貧血が起こる．さらに，高度の鉄欠乏になると組織細胞内の鉄も減り，チトクロームなどの酵素作用が衰え，爪・毛髪・舌・食道などに変化を生じる．

　血清鉄の基準範囲は40〜188 μg/dLである．血清鉄が減少すると，生体の代償作用として**総鉄結合能**（トランスフェリンが結合しうる鉄の総量：TIBC）が増加し，効率よく鉄を吸収しようとする．このため，血清鉄が低下し，かつ総鉄結合能が上昇していれば，鉄欠乏性貧血と判断できる（図2-14）．

　これに対し，血清鉄が減少しているにもかかわらず総鉄結合能が増加していない場合には，感染症や慢性疾患で鉄を利用できないと判断できる．

　なお，貯蔵鉄欠乏の有無を判定するには血清フェリチン値が有用である．**フェリチン**は鉄貯蔵蛋白の一種で，分子量約18,500のアポフェリチンサブユニット24個が集合した中空の巨大分子であり，その中空の部分に最大限2,500までの鉄原子を蓄えることができ，体内で余分の鉄を貯蔵する作用がある．フェリチンは水溶性のため血清中に存在し，血清フェリチンを検査することにより鉄貯蔵の状態を推測できる．

(4) 鉄回転（フェロカイネティクス：ferrokinetics）

　鉄の体内での動態は，下記のように放射性鉄を使って検査できる．この方法で測定する体内での鉄の動きを**鉄回転**（フェロカイネティクス）という．

　^{59}Fe をクエン酸塩として直接，あるいは被検者の血漿と孵置してトランスフェリンと結合させたのちに，静脈注射する．

TIBC：total iron binding capacity

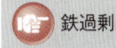 **鉄過剰**
溶血やヘモクロマトーシスなどで鉄が過剰の場合には，総鉄結合能が低下する．

孵置
一定の温度条件を保って化学反応を起こさせたり，細菌培養などを行うこと．incubation（名），incubate（動）．

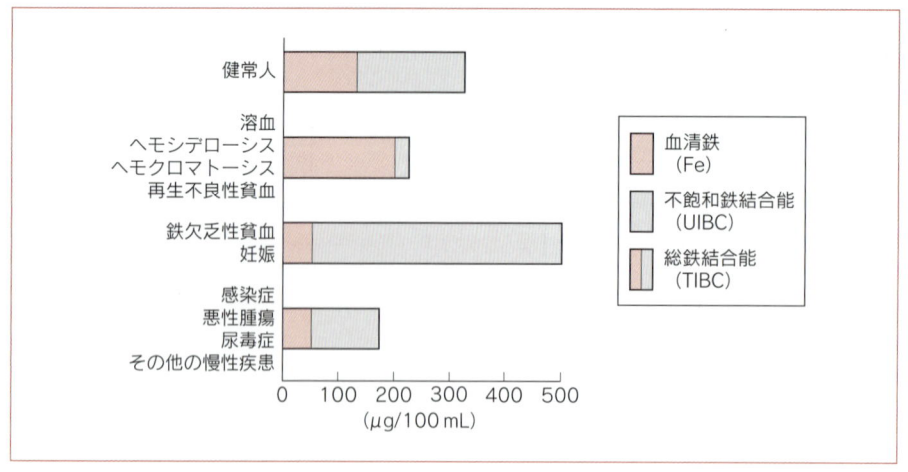

図2-14　血清鉄と総鉄結合能の関係

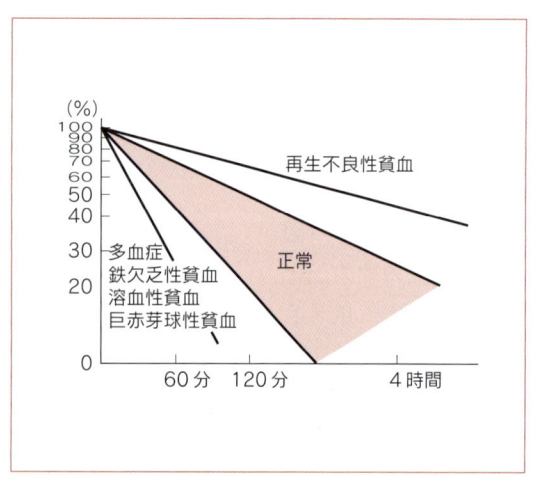

図2-15　血漿鉄消失時間（T$_{1/2}$）

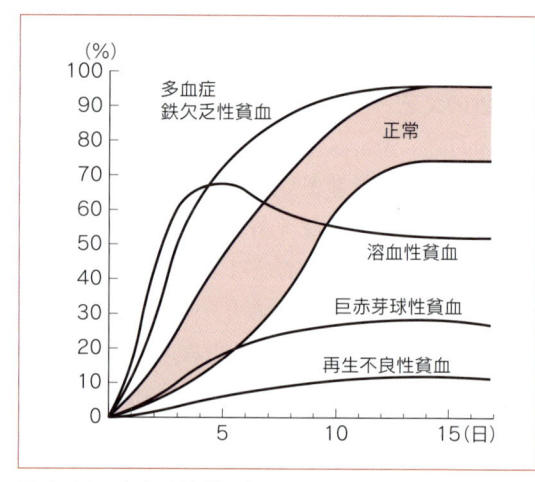

図2-16　赤血球鉄利用率

　注射直後から数時間後までは反対側の肘静脈から頻回に採血する．以降は3〜5日ごとに2週間にわたって採血する．採血した検体について，血漿と赤血球の放射活性を測定し，また骨髄・肝・脾の放射活性を体表から測定する．

　血漿中の^{59}Fe放射活性が半量に減る時間（T$_{1/2}$）を**血漿鉄消失時間（PIDT）**とし，血漿から骨髄への鉄の移動の速度，すなわち骨髄での鉄需要を反映する．通常は約90分である（**図2-15**）．

　静注された^{59}Feのほとんどは骨髄に入り，骨髄で赤芽球に取り込まれる．赤芽球の成熟に伴って赤血球となり，血中に現れる．こうして，8〜10日以内に^{59}Feの80%前後は赤血球中に証明される（**赤血球鉄利用率：RCU**）（**図2-16**）．赤血球鉄利用率は骨髄での赤血球造血状態を反映する．

　このほか，PIDT・循環血漿量・血清鉄値などから**血漿鉄交代率（PIT）**を算出することができる．

　鉄回転は鉄欠乏性貧血，溶血性貧血，再生不良性貧血などでそれぞれ特徴的

PIDT：plasma iron disappearance time

RCU：red cell iron utilization

PIT：plasma iron turnover

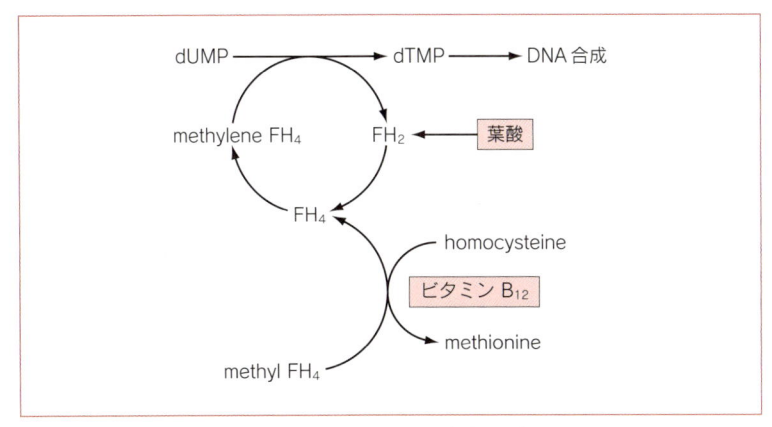

図 2-17　DNA 合成に関与するビタミン B₁₂ と葉酸の関係
ビタミン B₁₂ 欠乏では FH₄ の形成が障害され，thymidylate の合成が妨げられ，DNA 合成に支障をきたす．葉酸欠乏でも同様に thymidylate の合成が円滑に進まない．FH₄：tetrahydrofolate，FH₂：dihydrofolate，dUMP：deoxyuridine monophosphate，dTMP：deoxythymidine monophosphate.

なパターンを示すので，貧血の鑑別診断に役立つ（図 2-15，-16）．

5）ビタミンB₁₂の代謝

　血球の成熟には，バランスよく核と細胞質が成熟することが重要である．核の成熟には DNA 合成が重要であり，特に血球の DNA 合成で重要な役割を果たすビタミンに**ビタミン B₁₂** と**葉酸**がある（**図 2-17**）．

　ビタミン B₁₂ か葉酸が不足した場合，核の成熟が遅れる．にもかかわらず，細胞質でのヘモグロビン合成が正常に行われると，核と細胞質の成熟乖離（**核 - 細胞質成熟乖離：nuclear-cytoplasmic dissociation**）が起こり，赤芽球が大型の巨赤芽球になって巨赤芽球性貧血を発症する．

　食品中のビタミン B₁₂ を経口摂取すると，唾液や胃液に含まれる **R-結合因子**とよばれる糖蛋白と結合し，十二指腸に達する．ここで膵液の消化を受けてビタミン B₁₂ は R-結合因子から離れ，胃壁細胞から分泌される糖蛋白の**内因子**（**intrinsic factor；IF**）と結合する．内因子と結合したビタミン B₁₂ は，回腸遠位部で回腸上皮に存在する内因子受容体を介して吸収される（**図 2-18**）．

　吸収されたビタミン B₁₂ は血中の**トランスコバラミン**と結合して組織に運ばれ，トランスコバラミンの受容体を介して細胞内に取り込まれる．取り込まれたビタミン B₁₂ は補酵素型に転化されホモシステインからメチオニンへの転換に関与し，この際に生成される**テトラヒドロ葉酸塩**（**FH₄**）が DNA 合成にかかわる（**図 2-17**）．

　このため，ビタミン B₁₂ が欠乏すると DNA 合成が障害され，**巨赤芽球性貧血**になる．

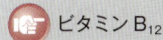 **ビタミン B₁₂**

ビタミン B₁₂ は一部の微生物によって合成されるビタミンで，動物性食品（肉・卵・乳製品など）にしか含まれず，植物性食品には含まれない．1 日の必要量は約 3 μg で，平均的な食事では 10~30 μg のビタミン B₁₂ が含まれている．また，体内には肝臓などに 2~5 mg のビタミン B₁₂ が貯蔵されている．

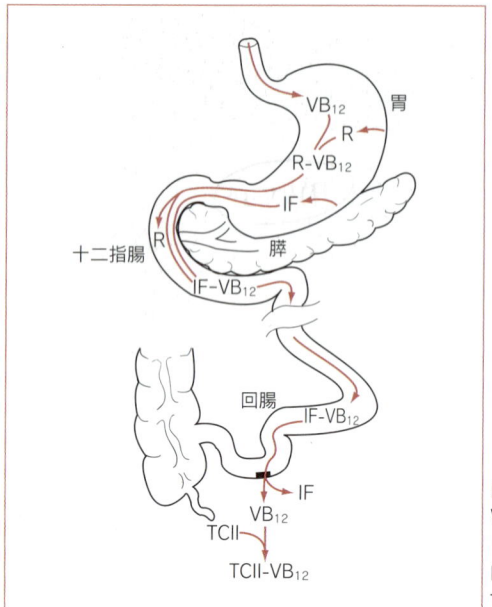

図 2-18　ビタミン B₁₂ の吸収
VB₁₂：ビタミン B₁₂,
R：R-binder,
IF：intrinsic factor,
TC Ⅱ：transcobalamin Ⅱ.

6）葉酸の代謝

　葉酸も細胞の核での DNA 合成に必要な補酵素として働く（**図 2-17**）．生体内ではプリン体・ピリミジン体・アミノ酸などの合成に関与し，欠乏すると**巨赤芽球性貧血**になる．

Ⅱ　白血球（white blood cell, leukocyte）

　白血球は赤血球よりも大きく，核をもった血球の総称で，血液 $1\,\mu$L に約 4,000～9,000 個ある．白血球は**顆粒球**（granulocyte）・**単球**・**リンパ球**に大別され，さらに顆粒球は中性・酸性・塩基性にそれぞれ染色される特殊顆粒の種類から，**好中球・好酸球・好塩基球**に分類される．

　白血球には，異物の貪食・消化，免疫反応などの作用があり，生体防御に中心的な役割を果たす．

1　白血球の産生と崩壊

　白血球のうち，顆粒球と単球は，多能性造血幹細胞から骨髄球系幹細胞を経て産生される．リンパ球は，多能性造血幹細胞からリンパ球系造血幹細胞を経て産生される（**図 1-5** 参照）．

1）顆粒球系前駆細胞

　多能性造血幹細胞は IL-3，kit リガンド〔SCF（幹細胞因子：stem cell factor）〕などの影響を受けて骨髄系幹細胞に分化する．

　骨髄系幹細胞は IL-3 や GM–CSF などを添加した軟寒天培地で骨髄細胞を

 葉酸
葉酸は，新鮮な緑黄色野菜・果物・動物性食品に含まれる．経口摂取された葉酸は十二指腸および空腸上部で吸収される．
1 日の必要量は約 50 μg であるが，妊娠時には 10 倍量近くが必要になる．体内では肝臓などに約 50 mg が貯蔵されている．

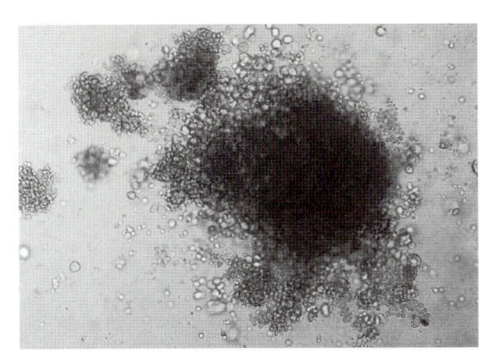

写真 2-8 骨髄球系幹細胞 (CFU-GEMM) によって形成されたコロニー

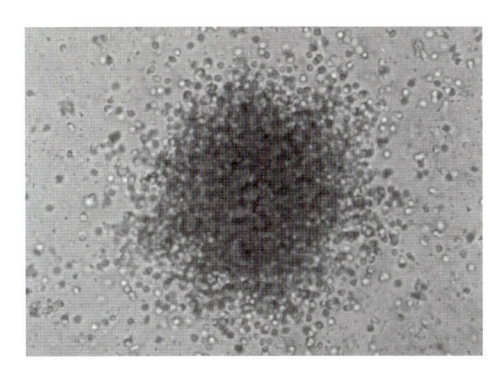

写真 2-9 好中球-単球系前駆細胞 (CFU-GM) によって形成されたコロニー

培養すると，顆粒球・単球・赤芽球・巨核球から構成されるコロニーを形成するので，**骨髄球系幹細胞 (CFU-GEMM)** とよばれる（**写真 2-8**）.

CFU-GEMM は IL-3 や GM-CSF などの刺激を受けて**好中球-単球系前駆細胞 (CFU-GM)** に分化する（**写真 2-9**）. CFU-GEMM や CFU-GM の存在は骨髄細胞の培養，あるいは細胞表面マーカーの検査で確認されるが，形態学的に同定することは困難である. CFU-GM は GM-CSF，G-CSF，M-CSF などの刺激を受けて分化・成熟し，**好中球**と**単球**になる. 単球はさらに末梢血液から組織に移行すると**マクロファージ**になる.

なお，好酸球は**好酸球系前駆細胞 (CFU-Eos)**，好塩基球は**好塩基球系前駆細胞 (CFU-Bas)** からそれぞれサイトカインの影響を受けて分化・成熟し，産生される（**図 1-5，表 1-3** 参照）.

顆粒球系のうちで形態的に観察される最も幼若な顆粒球系の細胞は骨髄芽球で，**前骨髄球，骨髄球，後骨髄球，杆状核球，分葉核球（分節核球）**へと分化・成熟が進む（**図 2-19**）. これらの形態学的特徴についてはあとで述べる.

2）白血球の細胞回転

白血球が骨髄中で産生され，末梢血液，さらに組織に出て機能を発揮し，最終的に崩壊するまでの動態を白血球の**細胞回転（カイネティクス，キネティクス：kinetics）**という.

（1）好中球 (neutrophil)

多能性造血幹細胞，骨髄球系幹細胞から成熟好中球ができる過程のうち，幹細胞から骨髄球までは細胞分裂が可能であり，増殖することができる（**図 2-19**）. その経過時間は平均して 5〜7 日で，骨髄芽球から後骨髄球になるまでに 4〜5 回，細胞分裂を行う.

後骨髄球以降は核分裂ができず，約 6〜7 日の経過で成熟して末梢血液へ出ていく. なお，感染症などの際には好中球の需要が増え，成熟期間が 2 日程度までに短縮する.

骨髄で成熟して機能を備えた杆状核球と分葉核球は，およそ半数が骨髄内にとどまって**貯蔵プール**を形成し，残りは末梢血液中に遊出する. 骨髄からは，

CFU-GEMM : colony forming unit-granulocyte, erythrocyte, monocyte/macrophage, megakaryocyte

CFU-GM : colony forming unit-granulocyte, monocyte/macrophage

CFU-Eos : colony forming unit-eosinophil

CFU-Bas : colony forming unit-basophil

 核分裂プール
骨髄芽球から骨髄球までの細胞集団を**核分裂プール** (mitotic pool) と表現する.

 成熟プール
骨髄内で骨髄芽球から杆状核球，さらに分葉核球にまで成熟する集団を**成熟プール** (maturation pool) という.

 貯蔵プール (storage pool)
骨髄に貯蔵される好中球の数は，血液中の好中球全体の 10〜20 倍に及ぶと推定されている.

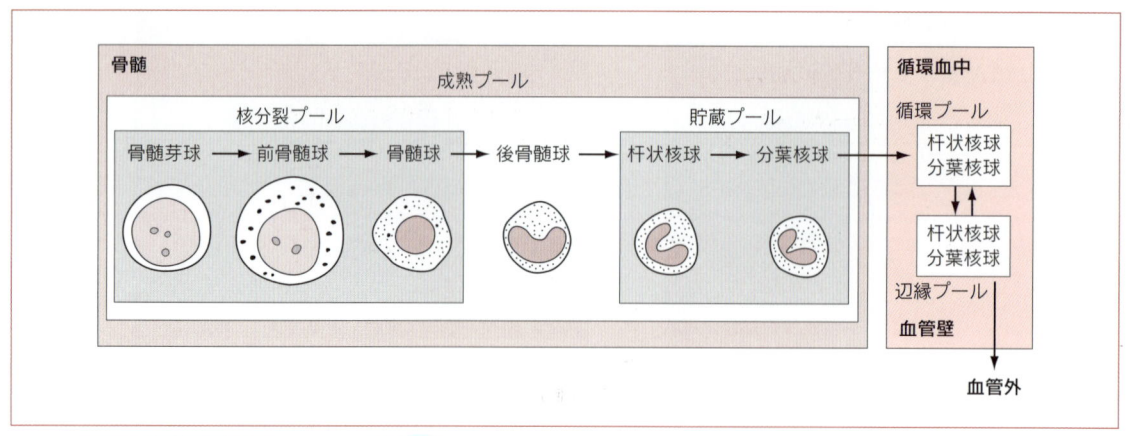

図 2-19　白血球の分化・成熟，分布と回転

好中球自身の運動で毛細血管壁を通り抜け，末梢血液中へ遊出する．

血管内に遊出した好中球の半数は，**循環プール**（circulating pool）として血管内を循環する．残りの半数は肺・骨髄・肝臓などの細い血管の内皮細胞に接着し，ほとんど循環しない（**辺縁プール**，**停滞プール**：marginal pool）．

循環プールと辺縁プールは生理的な条件によって互いに移行することができ，運動・ストレス・エピネフリン注射などの刺激が加わると，好中球は辺縁プールから循環プールへ移行する．

血管内を循環する好中球は，必要に応じて血管外の組織へ遊出する．血管外へ遊出した好中球は，組織で機能を発揮したあとに寿命を終える．

骨髄で骨髄芽球から成熟好中球にまで分化・成熟して末梢血液に出現するまでの滞在期間は約 7～14 日，末梢血液での滞在期間は約 10～12 時間で，1 日に 2 回新しい好中球に入れ替わる．組織中に出た好中球の寿命は約 2～4 日とされる．

(2) 好酸球 （eosinophil）

好酸球は，IL-3，GM-CSF，IL-5 などの作用を受けて好酸球系前駆細胞（CFU-Eos）から，骨髄芽球，前骨髄球，骨髄球，後骨髄球，杆状核球，分葉核球の順で産生される．

好酸球の生成から崩壊までの過程は好中球とほぼ同じであるが，細胞分裂を終えてから末梢血液中へ出るまでの期間は約 2.5 日と短く，組織中へ出てからの生存期間は好中球より長いとされる．また，辺縁プールは循環プールの約 3.5 倍と大きい．

血中の好酸球は体内総量の 1% 以下で，大部分は骨髄その他の組織内にある．

(3) 好塩基球 （basophil）

数が少ないため血球回転はよくわかっていないが，好中球に似ていると推測される．

(4) 単球 （monocyte）

単球は，GM-CSF や M-CSF の刺激を受けて好中球と共通の好中球‒単球

　辺縁プールから循環プールへの移行
たとえば，激しい運動をした直後には辺縁プールから多数の好中球が血液中に移行し，末梢血中の好中球数が一過性に増加する．

好酸球の成熟
骨髄芽球の段階では好中球に成熟する細胞と形態的には区別できないが，前骨髄球の段階からは好酸性顆粒が出現するので好中球と区別できる．

表2-2　リンパ球の種類と機能

リンパ球の種類	表面形質	機能
B 細胞	表面免疫グロブリンおよび CD19, CD20, CD21	抗体（免疫グロブリン）を産生する. 抗原提示細胞としても働く
T 細胞	ヒツジ赤血球レセプター CD3, CD2	
キラー	CD8 および CD28 陽性 一部は CD4 陽性	感作の過程を経て移植細胞・腫瘍細胞・ウイルス感染細胞の破壊
ヘルパー	CD4 および CD29 陽性 （CD45R 陰性）	B 細胞の分化およびキラー T 細胞の発現の促進
DTH エフェクター	CD4 および CD29 陽性	遅延型過敏反応（DTH）を担う
NK（natural killer）細胞	CD56 陽性および CD16 または CD3 陽性	感作の過程を経ずに腫瘍細胞・ウイルス感染細胞を破壊
K 細胞	CD56 陽性および CD16 または CD3 陽性	抗体の結合した細胞の破壊
LAK（lymphokine-activated killer）細胞	CD3 または CD16 陽性 活性化後 CD56 陽性	インターロイキン 2 の作用により活性化し，腫瘍細胞を破壊する

系前駆細胞（CFU-GM）さらに単球系前駆細胞（CFU-M）から，単芽球，前単球を経て単球になる．

　前単球は少なくとも 2 回，細胞分裂を行い，約 50 時間で単球に成熟する．

　単球は骨髄から末梢血液中に出るが，2〜3 日で毛細血管の隙間から血管外の組織に遊出し，マクロファージとなって機能を発揮する．単球の正確な寿命は不明であるが，組織内での生存期間は好中球よりも長く，組織にある量は血中の量の 50 倍にも及ぶと推定される．

(5) リンパ球（lymphocyte）

　リンパ球には免疫学的に異なった機能を営むいくつかの細胞がある．その主体は細胞性免疫をつかさどる **T 細胞（T リンパ球）**，液性免疫をつかさどる **B 細胞（B リンパ球）**，腫瘍細胞やウイルス感染細胞を破壊する NK 細胞で，これらの細胞はさらにいくつかの亜群（subset）から成り立っている（**表2-2**）．多能性造血幹細胞から分化した T 細胞系前駆細胞（CFU-TL）は胸腺に移動し，前 T 細胞から CD4 と CD8 を細胞表面に発現した胸腺細胞に分化する（**図2-20**）．胸腺細胞はさらに成熟して $CD4^+CD8^-$ の**ヘルパー T 細胞**などになる．

　一方，多能性造血幹細胞から分化した B 細胞系前駆細胞（CFU-BL）は，骨髄内で IL-7 や kit リガンド（SCF）などの存在下で前 B 細胞，未熟 B 細胞，成熟 B 細胞となって末梢リンパ組織に移行し，最終的には IL-6 の作用を受けて抗体を産生する形質細胞に分化する．

　リンパ球は，体内にくまなく分布し，かつ再循環して，免疫機能の中心を担っている（**図2-21**）．多くのリンパ球は骨髄や胸腺などの中枢リンパ組織で死滅し，一部が末梢リンパ組織へ到達する．そこで細胞増殖を繰り返すが，

CFU-M：colony forming unit-monocyte/macrophage

 単芽球，前単球

正常の骨髄中で単芽球・前単球を他の系統の細胞と鑑別することはむずかしく，単球系の白血病の場合に鑑別が必要になる．

 リンパ球の寿命

リンパ球は複雑な細胞回転をするので寿命は一定でなく，3〜4 日の短命のものから，半年〜数年に及ぶ長命のものまである．免疫担当細胞の多くは長命である．

 リンパ芽球

リンパ芽球も正常骨髄では骨髄芽球と類似しているので形態から区別することはむずかしく，リンパ系白血病の場合に鑑別が必要となる．

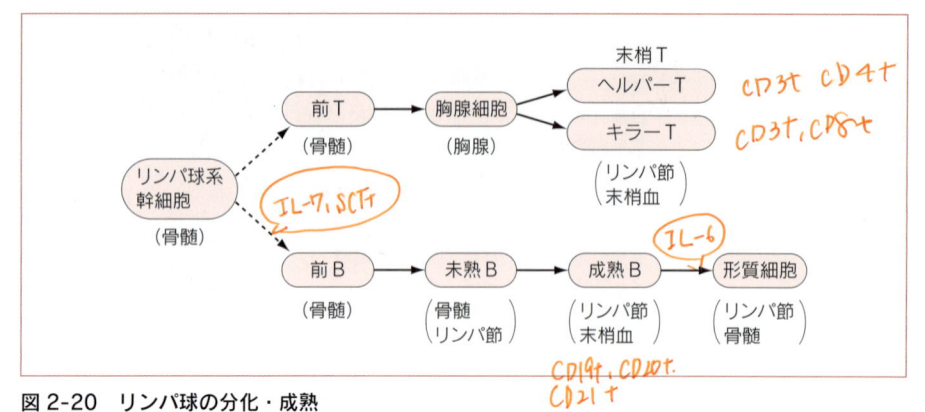

図 2-20 リンパ球の分化・成熟
前 T : T リンパ球系前駆細胞，前 B : B リンパ球系前駆細胞.

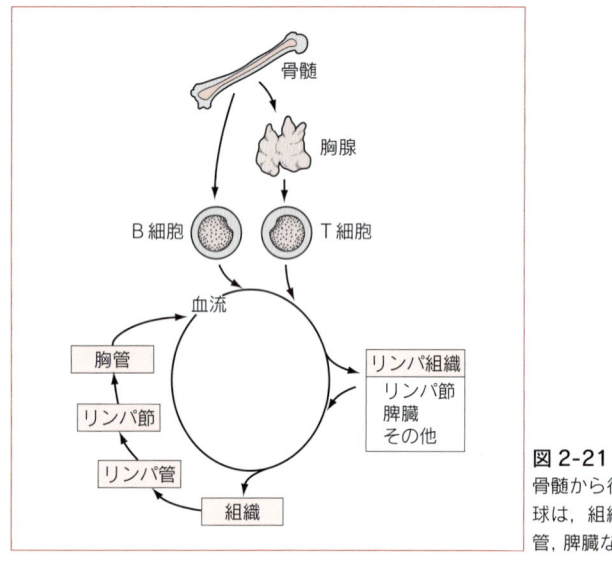

図 2-21 リンパ球の動態
骨髄から循環血液中に流入したリンパ球は，組織，リンパ管，リンパ節，胸管，脾臓などのリンパ組織を循環する.

多くは死滅し，一部が小型リンパ球となって末梢血液中に出現し，残りの一部が輸出リンパ管・胸管を経て血液中に戻る．これを再循環プールとよぶ.

2 白血球の形態と機能

1）好中球

(1) 好中球の形態

①骨髄芽球（myeloblast）（写真 2-10）

　成熟好中球よりやや大きく，直径 $12\sim20\,\mu m$ である．核は比較的大きく，ほぼ円形で，クロマチン構造は繊細網状である．核内には周囲のはっきりしない 2〜5 個の核小体を含む.

　細胞質は比較的少なく，好塩基性が強いが，前赤芽球や好塩基性赤芽球に比べると弱い．顆粒はみられない．細胞質に好塩基性の細かな濃淡の斑点があるのは，多数のミトコンドリアが広く散在するためである.

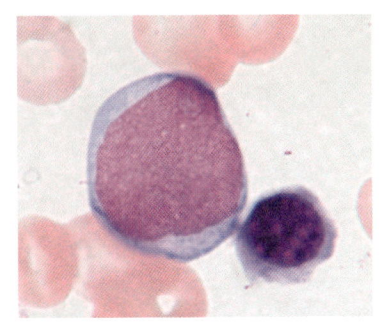

写真 2-10　骨髄芽球

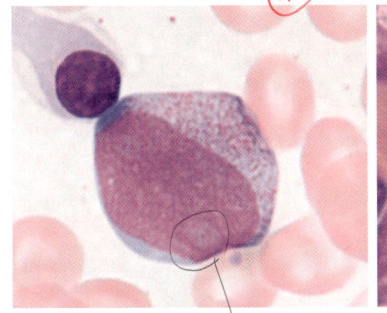

写真 2-11　前骨髄球

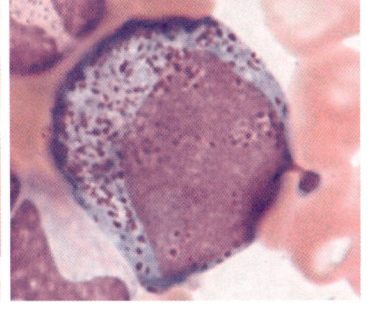

②前骨髄球（promyelocyte）（写真 2-11）

　一般に骨髄芽球よりも大きく，好中球系成熟過程のなかで最も大きい．

　核はほぼ円形で，偏在し，やや粗大構造を示す．核小体は残っているが，成熟するにつれて明らかでなくなる．細胞質の量は増え，成熟に伴って好塩基性が弱くなる．しばしば**核周明庭**（ゴルジ装置に該当）を認める．

　この段階での特徴は，細胞質内に**アズール顆粒**（azurophilic, azurophil granule）が現れることである．核に近い部分に 1 カ所に集まっていることがあるが，次第に広く散在するようになる．0.8 μm までの大きさの顆粒で，不規則円形，暗紫褐色に染まるが，大きさ・形・色は多様である．ペルオキシダーゼ染色では陽性になる．

　アズール顆粒は**一次顆粒**（primary granule）あるいは**非特異顆粒**ともいわれ，ペルオキシダーゼのほかに酸ホスファターゼ，エステラーゼ，β-グルクロニダーゼ，ムラミダーゼなどの各種酵素などを含む．アルカリホスファターゼは陰性である．超生体染色では中性赤に染まる．

③骨髄球（myelocyte）（写真 2-12）

　前骨髄球は成熟するとともに再び小さくなり，骨髄球となる．十分成熟したものは成熟好中球と同じ大きさであるが，幼若なものは前骨髄球に近い大きさである．

　核は丸く，染色質（クロマチン：chromatin）の塊（かたまり）ができて網状構造は粗大になり，核小体は普通みられない．

　細胞質は好塩基性を失い，ピンク色に染まる．アズール顆粒は著しく減少ないし消失し，それよりも小さく淡く染まる**特異顆粒（二次顆粒）**が現れる．アルカリホスファターゼが陽性になる．

④後骨髄球（metamyelocyte）（写真 2-13）

　核は凹みができて腎臓形になり，大きさは成熟好中球に近い．染色質塊が多数でき，網状ではなくなる．細胞質は成熟して，ピンク色を呈する．

⑤杆状核球（band form，ドイツ語で Stab）（写真 2-14）

　成熟好中球のうち，核の幅が狭くなり，ウィンナソーセージ状に曲がっているものである．核の構造は粗大凝塊状になる．

> 好中球アルカリホスファターゼ
> アルカリホスファターゼは好中球の二次顆粒内にあるリソソーム酵素の一種で，骨髄球から成熟好中球に認められる．

> 杆状核球
> "スタッブ（Stab）" と表現する人もいるが，英語圏の人には通じない．

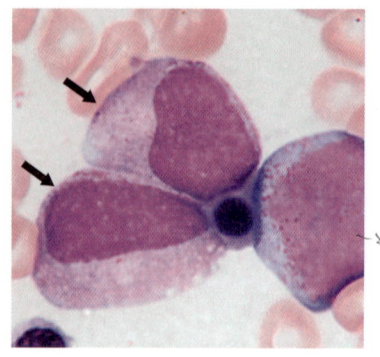
写真 2-12　骨髄球

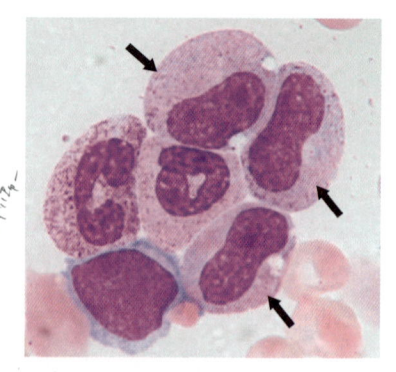
写真 2-13　後骨髄球

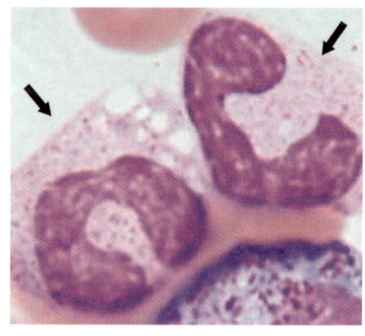
写真 2-14　杆状核球

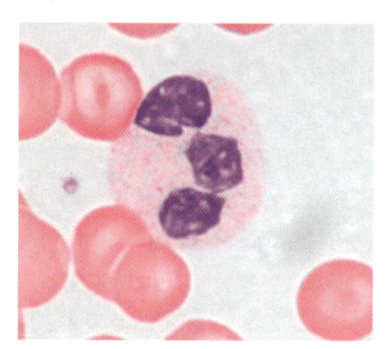
写真 2-15　分葉核球

⑥分葉核球（segmented form，分節核球）（写真 2-15）

　杆状核にくびれを生じ，いくつかの分葉となったものをいう．ただ，実際には分葉が重なり合ったりして杆状核か分葉核かの判定がむずかしいこともある．核の幅がほぼ同じ太さのものを杆状核とし，少しでもくびれが入っているか，少なくとも，細いところが太いところの 1/2 以下になっていたら分葉核とみると，臨床的には判断しやすい．

　細胞の大きさは直径 12〜15 μm 程度である．核は濃紫赤色に染まり，染色質は粗大な塊をつくり，核小体はみられない．核の分葉数に応じて，2核・3核・4核・5核と分けることがある．

　細胞質は豊富で淡いピンク色に染まり，ピンク色ないし紫色を帯びた小さな顆粒（特異顆粒，二次顆粒）が多数散在する．この色から中性好性顆粒（あるいは略して好中顆粒）とよび，細胞を**好中球**（neutrophil）と称する．

　好中球は**ペルオキシダーゼ活性**〔血小板ペルオキシダーゼやヘモグロビンと区別して**ミエロペルオキシダーゼ**（myeloperoxidase；MPO）〕を有しており，ペルオキシダーゼ染色で陽性に染まる（**表 2-3**）．MPO は骨髄芽球ないし前骨髄球の段階で出現する．Giemsa 染色で一次顆粒の存在が明瞭でない成熟好中球でも MPO は陽性である．

　エステラーゼ反応では，α-ナフチルブチレートエステラーゼなどの**非特異的エステラーゼ反応**は陰性で，ナフトール AS-D クロロアセテートエステラー

> **分葉核球の核**
> 普通の好中球は3核までで，4核のものは少なく，5核はほとんどみられない．

> **核の左方推移と右方推移**
> 好中球の杆状核球ないし分葉数の少ないものが正常より増した状態を核の左方推移（shift to the left）といい，急性炎症などが示唆される．これに反し，正常よりも分葉数の多いものが増しているのを右方推移（shift to the right）といい，巨赤芽球性貧血などの存在を疑わせる．

表2-3　各種白血球における特殊染色所見

	好中球	好酸球	好塩基球	単球	T細胞	B細胞	NK細胞
ミエロペルオキシダーゼ（MPO）	++	+++	−〜+	−〜+	−	−	−
ズダン黒B（SBB）	++	++	−〜++	+	−	−	−
エステラーゼ 　α-naphthyl acetate	−	−〜+	+	++	+ 点状，散在性	−〜±	+ 散在性
α-naphthyl butyrate		−〜+	+	++	+ 点状，散在性		+ 散在性
naphthol-AS-D-chloroacetate	++	−	−	−〜+	−	−	−
酸ホスファターゼ	+	+	+	+	+ 点状，散在性	±〜+ 散在性	+ 散在性
アルカリホスファターゼ	++	−	−	−	−	−	−
PAS	+ びまん性	+	+	+	± 点状	± 点状	± 点状

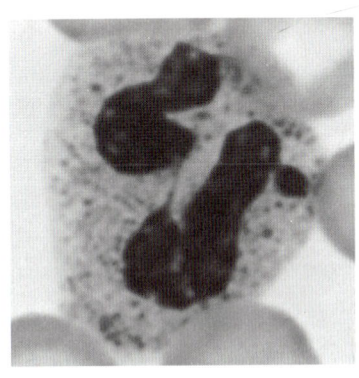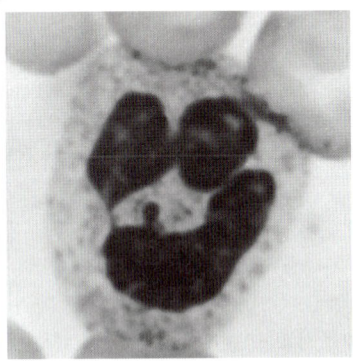

写真 2-16　分葉核好中球
左：2分葉核に drumstick のついたもの．右：3分葉核で，これについているのは drumstick ではない．

ぜなどの**特異的エステラーゼ反応**は陽性である．

　脂質を染色する**ズダン黒B（SBB）**に対する反応は，好中球ではリン脂質・中性脂肪・糖脂質などが存在するので陽性となる．

　グリコーゲンなどの多糖類を染める**過ヨウ素酸シッフ反応（PAS反応）**は，成熟好中球では細胞質にびまん性に陽性となる．

　好中球，特に分葉核球の核に小さな突起のあることが少なくない．そのうち，直径約1.5μmで充実性の丸いものが1本の糸で核につながっているものを **drumstick（太鼓のばち）**という（写真2-16）．

(2) 好中球の機能

　好中球は，細菌などの異物が体内に侵入した際に感染巣に集まり，細菌などを貪食し殺菌して処理し，生体防御に重要な役割を担っている．また，種々の刺激に反応して各種のサイトカインを放出して免疫の制御にも関与する．

　好中球の機能は，**接着能→走化能→貪食能→殺菌能**の4段階に分けること

SBB：Sudan black B

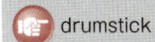 **drumstick**
女性の不活性化されたX染色体である（Lyon現象）．成熟好中球500個のなかに6個以上あれば，女性と判断してよい．

Lyon現象
女性には性染色体としてX染色体が2本ある．このうち1本はランダムに不活性化され，機能を発現しない．

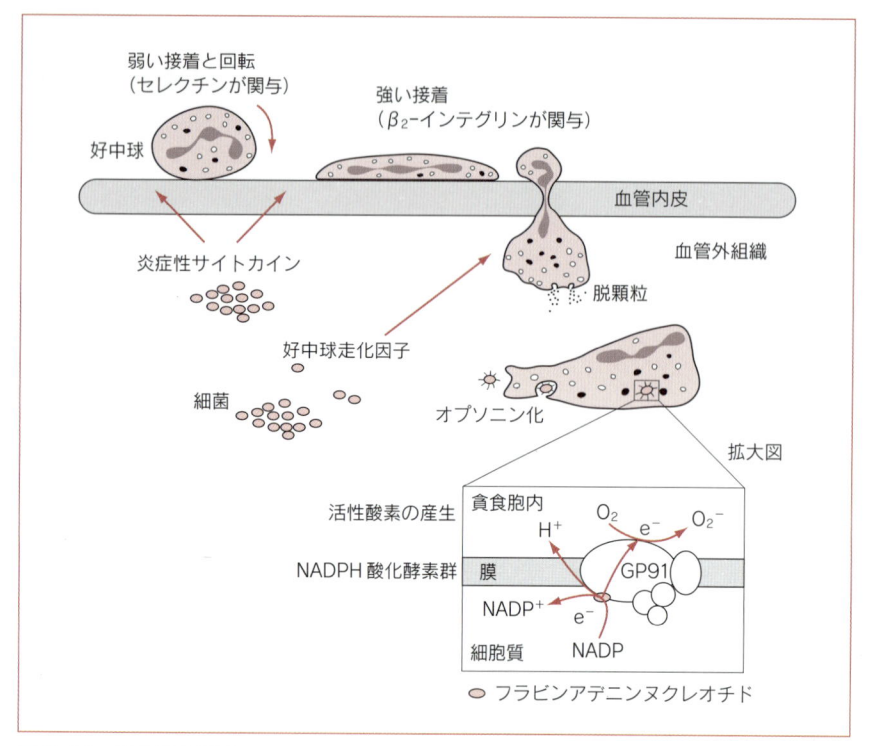

図2-22　好中球の機能

ができる（**図2-22**）.

①運動能と接着性（adherence）

　異物の侵入があると，成熟好中球は活発な運動能によって局所に移動し，セレクチンやβ_2-インテグリンなどの接着分子を介して血管内皮細胞に付着する．そして血管内皮細胞の間から組織へ移行する．

②走化性（chemotaxis）

　組織へ移行した好中球は，細菌由来の物質，炎症部位に生ずる補体成分やカリクレイン，各種白血球の分泌物，組織の破壊産物など，**走化因子**（chemotactic factors）の作用を受けて，感染局所へ集まる．

③貪食（phagocytosis）

　次いで，好中球は細菌などを殺すために細胞内に取り込む．この際，細菌の表面が免疫グロブリンや補体などのオプソニンでおおわれていると，**貪食**が効率よく行える．

④殺菌

　好中球に取り込まれた細菌の周りには貪食細胞が形成される．この空胞とリソソーム（lysosome）が融合してファゴリソソーム（phagolysosome）となる．ファゴリソソーム内の殺菌には酸化的機序と非酸化的機序とがある．

 酸化的殺菌

酸化的殺菌は，酸素がオキシダーゼによって還元されてスーパーオキサイドアニオンから過酸化水素やヒドロキシラジカルとなり，これらが殺菌作用を発揮するものである．

非酸化的殺菌

非酸化的殺菌は，一次および二次顆粒に含まれるライソザイム，プロテアーゼ，カテプシン B，D，G などの酵素や，ディフェンシン，塩基性蛋白などの殺菌活性を有する物質によって殺菌するものである．

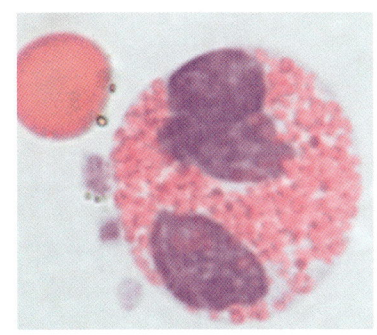

写真 2-17　好酸球

2）好酸球（eosinophil）

(1) 好酸球の形態（写真 2-17）

　成熟**好酸球**は，円形で，一般に好中球よりやや大きい（13〜17 μm）．

　核は 2 分葉のものが大部分であるが，3 分葉までみられる．核質の染まりは好中球よりも淡いことが多い．細胞質には，酸性色素のエオジンで橙赤色に染まる，比較的大粒で，丸く一様な二次顆粒の**酸好性特殊顆粒**が充満している．

　好酸球は，ペルオキシダーゼ反応は強陽性で，特異的エステラーゼ反応は陰性，非特異的エステラーゼ反応には弱陽性ないし陽性である（**表 2-3**）．SBB反応は陽性である．

(2) 好酸球の機能

　好酸球は各種のサイトカイン，ことに IL-5 に刺激されて増殖，活性化する．好酸球には**貪食能**や**殺菌能**があるが，好中球よりは作用は弱い．むしろ，種々の**アレルギー反応**や**慢性炎症**などに関与する．

　好酸球の細胞表面には IgE に対する受容体があり，**IgE 免疫反応**に関係する．好酸球は抗原抗体反応部位に遊走し，抗原抗体複合物を貪食する．また，好塩基球や肥満細胞からのヒスタミン放出を抑制する．

　好酸球の顆粒には，特殊な結晶様構造がみられる（特異顆粒，二次顆粒）．顆粒には主要塩基性蛋白（MBP），ペルオキシダーゼ，各種加水分解酵素などが含まれている．MBP や好酸球ペルオキシダーゼは寄生虫感染に対し，寄生虫，特に幼虫に対して傷害作用がある．

3）好塩基球（basophil）

(1) 好塩基球の形態

　成熟した好塩基球は直径 10〜15 μm の好中球よりやや小型の円形細胞で，核は不整形のものが多く，核の網状構造も明確でない（**写真 2-18**）．

　細胞質にある暗紫色で大粒（0.3〜0.8 μm）の顆粒が特徴的である．顆粒には，硫化プロテオグリカン，ヘパリン，コンドロイチン -4- 硫酸などが含まれ，青色アニリン色素によって暗紫色に染色され，トルイジン青によって異染性（metachromasia）を示す．

　好塩基球には MPO や特異的エステラーゼが存在するとされるが，ペルオキ

インターロイキン 5 (IL-5)

ヘルパー T 細胞，肥満細胞，好酸球などによって産生される．好酸球の分化，増殖，生存維持，スーパーオキサイド産生誘導などの作用がある．

MBP：major basic protein

好酸球ペルオキシダーゼ

好酸球ペルオキシダーゼは好中球の一次顆粒に含まれるミエロペルオキシダーゼと異なり，二次顆粒に含まれる．

好塩基球の顆粒

顆粒は水溶性なので，ギムザ液など水で薄めた染色液で染色すると顆粒が溶出して，空胞のようにみえることもある．

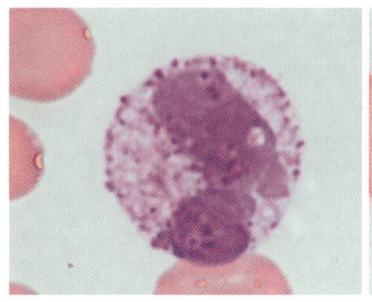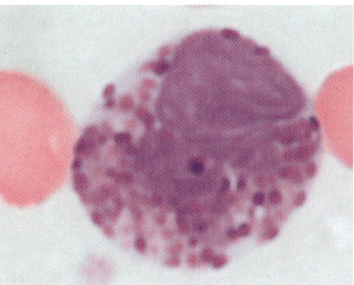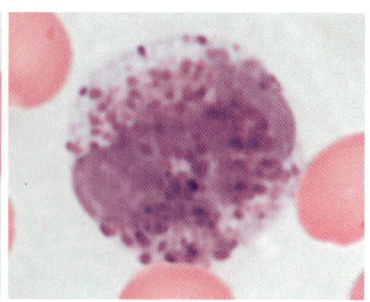

写真 2-18 好塩基球

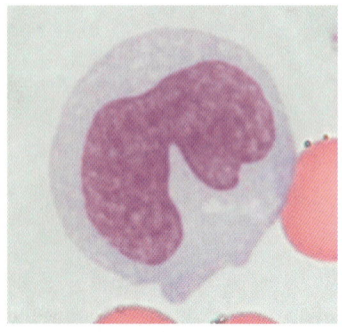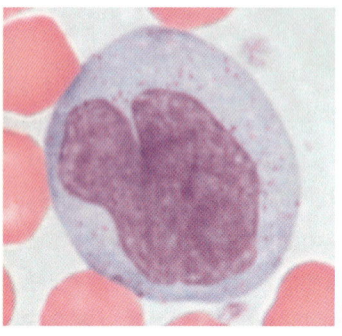

写真 2-19 単球

シダーゼ反応では陽性と陰性とが混在する.

(2) 好塩基球の機能

好塩基球の遊走能は不活発で,貪食能も弱い.顆粒には多量のヒスタミンとヘパリンが含まれ,このほか好中球や好酸球に対する走化因子,血小板活性化因子,カリクレインなども含まれる.

好塩基球は**組織肥満細胞**とともに過敏性反応に関与する.好塩基球の細胞膜にはIgEのFc部分に対する受容体がある.好塩基球に結合したIgEに種々のアレルギー反応に際して抗原が結合すると脱顆粒が起こり,ヘパリンやヒスタミンが細胞外に放出されてⅠ型アレルギー反応や炎症反応を起こす.

4)単球(monocyte)

(1) 単球の形態(写真 2-19)

単球は正常の血液にみられる白血球のなかでは最も大きく,直径 $13\sim22\,\mu$ mほどの類円形の細胞である.

核は腎臓形ないし馬蹄形で,切れ込みをもった複雑な形態をしている.核のクロマチン網状構造は繊細で,大きな染色質塊はなく,全体として淡色に染まる.核小体はない.

細胞質は豊富で,好中球よりも青みが強く,周囲はときに不整形を呈する.微細な赤紫色のアズール顆粒があり,細胞質に空胞のあることもある.

ペルオキシダーゼ反応は弱陽性ないし陰性である(**表 2-3**).α−ナフチルブチレートエステラーゼやα−ナフチルアセテートエステラーゼなどの**非特異性**

> **好塩基球の増殖因子**
>
> 好塩基球の増殖因子としてはIL-3がある.また,好塩基球を刺激する物質としては,好中球のディフェンシンや好酸球MBPなどがある.

エステラーゼ染色には強陽性で，かつフッ化ナトリウムで抑制される特徴がある．ナフトール−AS−D−クロロアセテートなどの特異性エステラーゼ反応には陰性ないしは弱陽性で，好中球系細胞との鑑別点になる．ライソザイム染色では陽性になる．

(2) 単球の機能

　末梢血液中では単球として存在するが，組織に移行するとマクロファージ（macrophage）となり，免疫系・炎症系に重要な役割を演ずる．すなわち，殺菌作用，異物の処理，血球の処理，免疫応答，種々サイトカインの分泌，抗腫瘍作用，凝固の調節など，多彩な作用を発揮する．また，粥状動脈硬化症の発生にも関与する．

　単球は周囲に膜様の偽足を出して活発に運動するが，遊走速度は好中球ほどには速くない．接着・走化・貪飲・貪食能は好中球と同様で，マクロファージは特に貪食性が強い．

　単球は細菌・真菌・原虫・ウイルスなどの微生物を貪食し，スーパーオキサイドなどの活性酸素や，ライソザイム（ムラミダーゼ），MPO などによって殺菌する．炎症部位の壊死組織なども貪食し，処理する．

　マクロファージに貪食された細菌などの異物は，ファゴリソソーム内で消化・分解され，その表面抗原の断片は主要組織適合抗原複合体（MHC）と結合して細胞表面へ運ばれ，抗原提示する（図 2-23）．これに結合したヘルパー T 細胞によって免疫応答が開始され，認識した抗原の情報を B 細胞に伝達して免疫グロブリンが産生される．

　また，単球・マクロファージは M-CSF，G-CSF を分泌して，単球や好中球の産生にも関与する．さらに IL-1，IL-6，IL-8，インターフェロン（IFN）-α，IFN-γ などのサイトカインを産生し，種々の細胞の増殖や機能発現を調節し，炎症反応などにかかわる．

脾臓にあるマクロファージ
脾臓などにあるマクロファージは，老朽化した赤血球・血小板，変形した赤血球などを貪食し，処理する．貪食した赤血球に由来する鉄はマクロファージに捕捉され，再利用される．

単球，マクロファージによる IL-1，IL-6 産生
IL-1 は胸腺細胞の増殖を刺激したり，内因性発熱因子として発熱中枢を刺激して体温を上昇させる．IL-6 は B 細胞を抗体産生細胞へと分化させたり，肝細胞に作用して CRP などの急性期蛋白の産生を促す．

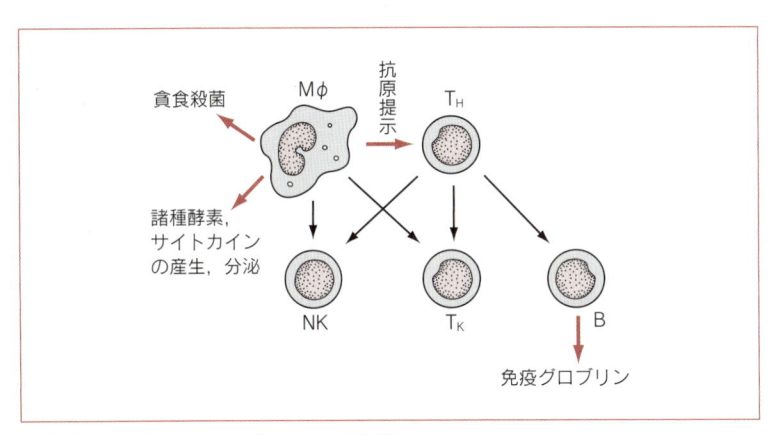

図 2-23　マクロファージによる抗原提示
マクロファージは貪食殺菌，諸種酵素やサイトカインの産生・分泌，抗原処理・抗原提示などを行う．リンパ球は相互作用によってサイトカインの産生，細胞傷害作用，抗体産生などを行う．M φ：マクロファージ，TH：ヘルパー T 細胞，NK：NK 細胞，TK：キラー T 細胞，B：B 細胞．

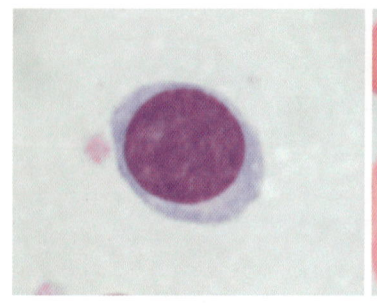
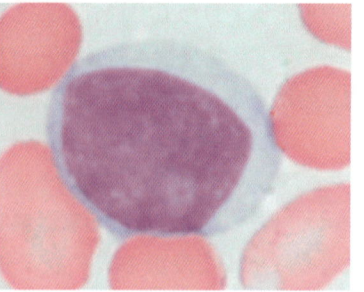
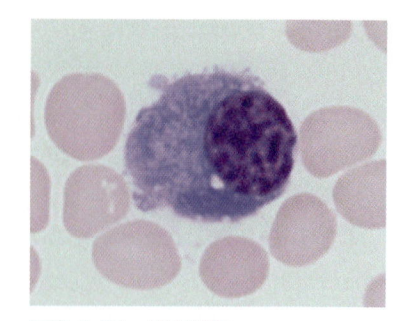

写真 2-20　リンパ球

写真 2-21　形質細胞

　サイトカインのほかにも，酵素（ムラミダーゼ，プラスミノゲン‐アクチベータなど中性の蛋白分解酵素，炎症の場で蛋白や脂質などを分解する酸性水解酵素など），酵素阻止因子（α_2‐マクログロブリンなど），補体など種々の蛋白質を産生，分泌し，生体の調節に参加する．また，各種の刺激で組織因子を発現して血液凝固の促進に働く．

5）リンパ球（lymphocyte）

(1) リンパ球の形態（写真 2-20）

　リンパ球は血液塗抹標本で観察すると，直径 6〜9 μm の**小リンパ球**と 9〜15 μm の**大リンパ球**まで種々の大きさの細胞がある．細胞は円形もしくは楕円形で，辺縁は平滑であるが，ときに波状に不整のものもある．

　核は円形のものが多いが，まれに腎臓形ないしくびれた形のものがある．核は細胞のほぼ中央にあることが多いが，大リンパ球ではやや偏在する．核のクロマチン網状構造は結節状で，濃紫色に染色される．

　細胞質は小リンパ球では少なく，好塩基性の澄んだ淡青色をして，"秋の空"の色調と表現される．ただし，RNA の含有量に応じて，淡色のものから，かなり濃青のものまである．細胞質に顆粒はみられないものが多いが，一部の大リンパ球では比較的大きな赤紫色のアズール顆粒があり，**大顆粒リンパ球**（**LGL**）とよばれる．

LGL : large granular lymphocyte

　リンパ球は，MPO 反応は陰性，SBB 反応も陰性である．PAS 染色では粗大な顆粒状に染色される．

　なお，B リンパ球が最終的に分化した**形質細胞**（**plasma cell**）（**写真 2-21**）は，末梢血液ではみられず，組織の中に広く分布する細胞で，骨髄・リンパ節・肝・脾・腸などに少数散在する．細胞の形は卵円形または円形で，直径 10〜20 μm 程度で，周囲に不規則な突起をもつものがある．

　形質細胞の核は比較的小さく，偏在し，核形は円または卵円である．核小体はない．核のクロマチン網状構造は 7〜9 個の大きな染色質塊が集合した形をとり，しばしば車輻状核とよばれる．

　形質細胞の細胞質は豊富で濃青色に染まり，淡く抜けた小斑点が散在してまだらにみえる．小空胞をもつことも少なくなく，核に接してかなりよく発達し

車輻状核

この名称は固定した組織標本での所見により名づけられたもので，塗抹標本では車の"輻"のようにみえることは少ない．

たゴルジ装置に相当する**核周明庭**をもつ．原則として顆粒はない．

(2) リンパ球の機能

リンパ球は機能の面から T 細胞（T リンパ球），B 細胞（B リンパ球），NK 細胞（natural killer cell）に大別される．

T 細胞は細胞表面に **T 細胞レセプター**（TCR）を発現し，細胞性免疫の中心をなす（**図 2-20**）．T 細胞は機能からさらに細分類され，ヘルパー T 細胞，キラー T 細胞などがある（**表 2-2**）．

ヘルパー T 細胞は TCR のほかに CD4 が陽性で，B 細胞に働きかけて形質細胞への分化，抗体産生を促す．また，T リンパ球系前駆細胞（前 T 細胞）からキラー T 細胞への分化の促進，T 細胞のサイトカイン産生の促進，マクロファージ活性化などの作用もある．

キラー T 細胞は，非自己細胞，変異した自己細胞，ウイルス感染細胞などを傷害し，破壊する作用がある．

B 細胞は細胞表面に免疫グロブリン（SmIg）を発現し，体液性（液性）免疫の中心的な働きをする．抗原を細胞表面の SmIg によって認識し，形質細胞へ分化を誘導して抗体としての活性をもつ免疫グロブリンを産生する．

NK 細胞は，抗原の感作を受けていない標的細胞を自然に破壊する働きがあり，非特異的なキラー活性によって腫瘍細胞やウイルス感染細胞を破壊する．

Ⅲ 血小板 (platelet)

血小板は血球のなかで最も小さな細胞であるが，**止血**という生体にとってきわめて重要な機能がある．健常人では，血液 $1\,\mu\mathrm{L}$ あたり約 15〜35 万個ある．

1 血小板の産生と崩壊

1）血小板の産生過程

血小板は赤血球・白血球と同じく，骨髄内で産生される．多能性造血幹細胞から分化した**巨核球系前駆細胞**（CFU-Meg）がトロンボポエチン，IL-11，IL-6 などの刺激を受けて**巨核芽球，前巨核球，巨核球**を経て血小板が産生される（**図 2-24**）．

CFU-Meg から分化した**巨核芽球**は，核は分裂するが細胞質は分裂しない独特の細胞内分裂を行って**前巨核球**から**巨核球**になる．すなわち，巨核芽球の段階では，核の DNA 量は他の体細胞と同様に 2 C であるが，細胞内分裂が進むにつれて核の DNA 量が 4 C，8 C，16 C，32 C と増えていく．

核が分裂しても細胞は分裂しないので，核 DNA が増加するにつれて細胞のサイズは大きくなっていく．すなわち，巨核芽球，前巨核球，巨核球と分化・成熟するにつれて細胞サイズが大きくなる．また，細胞質が成熟するに従って核は分葉する．

成熟した巨核球内では分離膜が形成され，分離膜によって巨核球の細胞質が

T 細胞レセプター（TCR）
T 細胞の表層にあり，T 細胞の特異的抗原認識を担う分子である．$\alpha, \beta, \gamma, \delta$ 鎖があり，遺伝子再構成によって多様性を発揮する．α 鎖と β 鎖のヘテロ二量体を TCR としてもつ $\alpha\beta$ T 細胞は，ヘルパー T 細胞，またはキラー T 細胞として作用する．$\gamma\delta$ T 細胞は抗原を直接に認識する．

大顆粒リンパ球（LGL）
形態的に LGL とされる大顆粒リンパ球の約 70％ が NK 細胞で，残りの約 30％ は T 細胞とされる．

CFU-Meg：colony-forming unit-mega-karyocyte

巨核芽球の分化
典型的な巨核球の核 DNA 量は 16C なので，一般的には巨核芽球から 3 回分裂して巨核球になるものが多い．

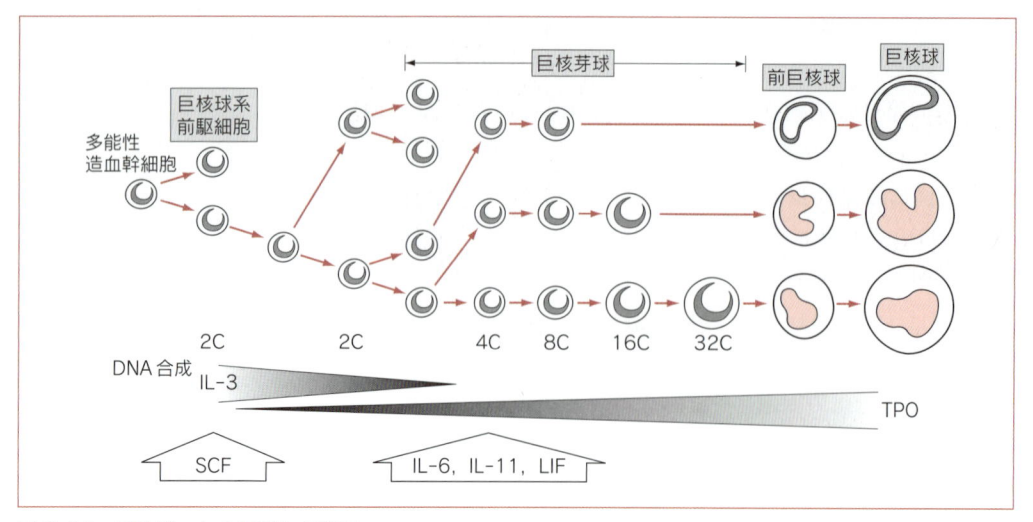

図 2-24　巨核球，血小板産生の過程

分離され，最終的には血小板と同じ大きさの細片に分離が進む．そして巨核球の数カ所に**プロプレートレット**（proplatelet）とよばれる数珠状の小腫瘤が細長い細胞突起として現れ，この細胞突起が骨髄内から内皮細胞の孔を通じて静脈洞に進入し，血液中で遊離されて**血小板**となる．

　血小板産生の過程で最も重要な造血因子は**トロンボポエチン**である．これは主として肝臓や腎臓で生成される分子量約 3.5 万の糖蛋白質で，巨核球前駆細胞の増殖を促進させ，未熟巨核球の成熟を促進させる作用がある．このほかIL-11，IL-6 なども血小板産生を刺激する．

2）血小板の細胞回転

　血小板の末梢血液内での寿命は**8〜12日**（平均約 10 日）とされる．

　体内の血小板の約 2/3 は血液中を循環し，残り 1/3 は主に脾臓に貯蔵されている．血中の血小板数が減少すると脾臓にプールされた血小板が動員される．脾臓が腫大した場合には，脾臓へ貯留される血小板が多くなるので，末梢血液中の血小板数は減少する．

　寿命を果たした血小板は主として脾臓のマクロファージに捕捉され，破壊される．一部は肝臓や骨髄でも破壊される．

2　血小板の形態と機能

1）血小板の形態

（1）巨核芽球（megakaryoblast）（写真 2-22）

　骨髄の中にあるが，全巨核球数の 10％以下にすぎない．直径 6〜24μm の円形細胞で，核は大きく不整形で染色質に富み，比較的粗大な核構造をもつ．ときに核小体を有する．細胞質は成熟巨核球に比して少なく，好塩基性が強いためにやや濃青色に染まる．顆粒はない．

エルトロンボパグオラミン（レボレード®）
トロンボポエチン受容体と特異的に相互作用を示し，トロンボポエチンのシグナル伝達経路の一部を活性化する．その結果，巨核球の増殖，分化を促進し，血小板を増加させることができる．このため，特発性血小板減少性紫斑病の治療薬として使用される．

血小板の寿命
^{51}Cr あるいは ^{111}In を使って測定した見かけ上の $T_{1/2}$ で表すと，約 4 日と短くなる．循環血液中から脾・肺・骨髄に移行する約 1/3 のプール分があるからである．

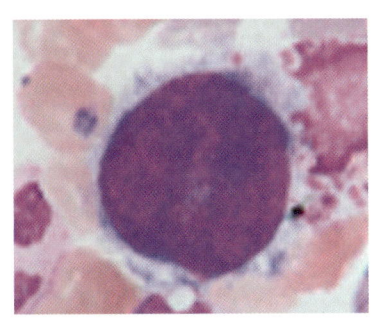

写真 2-22　巨核芽球

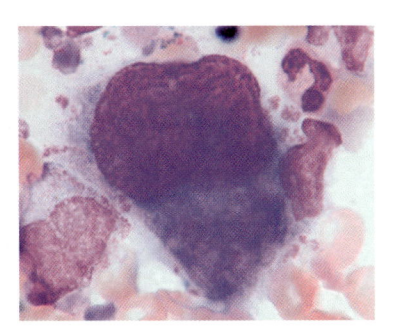

写真 2-23　前巨核球

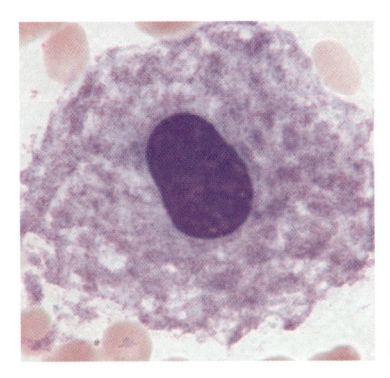

写真 2-24　巨核球

(2) 前巨核球 (promegakaryocyte) (写真 2-23)

巨核芽球がやや成熟し，直径は $14\sim30\,\mu\mathrm{m}$ と大きくなる．核は分葉し，細胞質は広がり，好塩基性は薄れ，核周からアズール顆粒が現れ始める．

(3) 巨核球 (megakaryocyte) (写真 2-24)

成熟型は全巨核球の半数以上を占め，直径は $40\sim56\,\mu\mathrm{m}$ と大きく，かつ大小不同が著明である．核は胞体に比して小さく，好塩基性が弱くなる．電子顕微鏡で観察すると，細胞質に分離膜と多くの顆粒が認められる．

1 つの巨核球から血小板が約 2,000～5,000 個産生される．血小板を放出し終えて裸核になった巨核球は，マクロファージに捕捉されて処理される．

(4) 血小板

血小板は直径 $2\sim4\,\mu\mathrm{m}$ の円板状の小さな血球で，核はない．細胞質には微細な淡紫赤色に染まるアズール顆粒がある．

血小板を電子顕微鏡でみると，**図 2-25** のような構造がみられる．

血小板の表面には血小板膜があり，糖蛋白などが存在する．血小板膜の下には束状の微小管 (microtubule) があり，環状の構造をして円板状をなす血小板の骨格を形成している．中央部には小器官がある．

顆粒として，α 顆粒・濃染顆粒・リソソームがある．最も多いのは**α顆粒**で，なかにはβ–トロンボグロブリン (β–TG)，血小板第 4 因子 (PF4)，von Willebrand 因子 (VWF)，フィブリノゲンなどが含まれる．**濃染顆粒**は特に黒く染まるもので，ADP，ATP，セロトニン，Ca^{2+} などが含まれる．このほ

 血小板の形態
顆粒のない部分と多い部分が分かれてみえる場合，前者を硝子質，後者を顆粒質とよぶ．

β-TG : β-thromboglobulin

PF4 : platelet factor 4

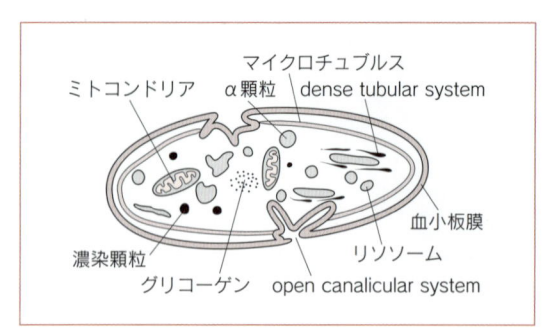

図 2-25　血小板の電子顕微鏡所見

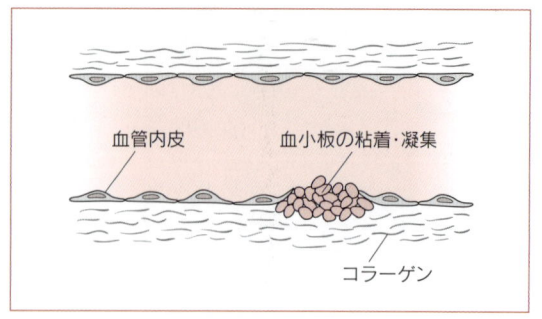

図 2-26　血小板による止血
血小板はコラーゲンに接触して粘着・凝集を起こし，血小板血栓（止血栓）を形成し，一次止血の中心をなす．

か，ミトコンドリアやグリコーゲン顆粒などもみられる．

　血小板には表面に連絡する**小管系**（OCS）が発達している．これは細胞膜が内部に陥入したもので，このシステムによって血小板はスポンジのような構造になっている．また，内部からの顆粒の放出や物質の分泌，外部からの物質の取り込みなどの通路にもなっている．

OCS：surface connecting system, open canalicular system

2）血小板の機能 （第3章「止血機構　II　血小板の機能」参照）

　血小板の主な機能は止血作用であり，粘着，凝集，放出作用によって血栓を形成する（**図 2-26**）.

第3章 止血機構

I 血管と止血 (hemostasis)

　健常な血管内皮細胞は，血液と血管内皮下組織の単なるバリアーではなく，血小板凝集抑制因子・抗凝固因子・線溶因子を産生して積極的に抗血栓性を保っている（詳細は後述）．この血管内皮細胞が機械的ないし機能的に傷害を受けると，止血機構が働く．毛細血管壁が緩んで赤血球が漏れ出すこともあるが，一般には血管が破れて血液が血管外に出る（出血：hemorrhage, bleeding）．出血が起こっている損傷部位に効果的な止血栓を形成するように，以下のような止血機序が作動する（**図3-1**）．

　血小板血栓の形成までを**一次止血**，以降を**二次止血**（フィブリン血栓形成）とよび，主に血液凝固と線溶（p.55）からなる．

1）細動脈と毛細血管内皮の収縮

　外傷などでは，局所の自律神経反射により毛細血管移行部に収縮が起こる．毛細血管も，内皮細胞に筋原線維（myofibril）様の構造があって収縮しうる．これらによって血流が減り，小さな傷では出血が少なくなる．しかし，3〜4分しか続かない．

　その後は，血小板から放出されたセロトニンやトロンボキサン A_2 などが収

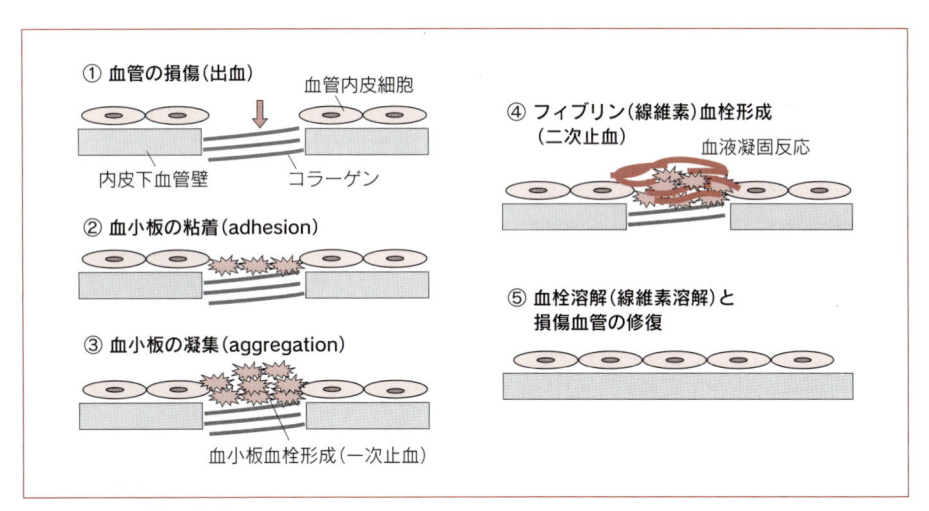

図3-1　止血栓の形成

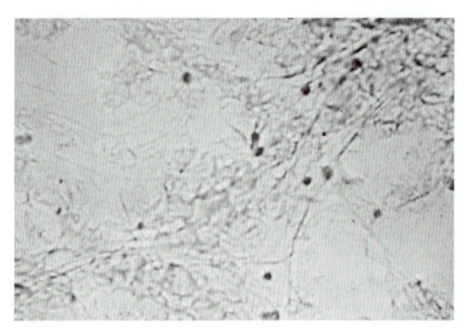

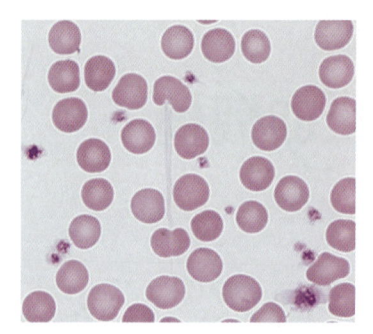

写真 3-1　血小板を中心にしたフィブリンの析出　　写真 3-2　フィブリンの析出

縮を維持する.

2）組織内圧の上昇

　血管外に出た血液がたまるとそこの圧力が高くなり，細い血管であれば外から圧迫される．出血した血液が流れ去るような条件ではこの作用は期待しがたく，止血しにくい.

3）血小板の血管内皮下への粘着と血小板同士の凝集（細胞接着）

　詳細は次項「II　血小板の機能」を参照.

4）血液凝固の進展と停止

　血小板塊表面を中心として血液の凝固が始まり，血小板にフィブリンが付着し（**写真 3-1，-2**），血球を取り込んで血餅をつくる．凝固がある程度進行すると，凝固因子の消費と抗凝固系因子ならびに線溶系活性化により凝固は停止する．凝固反応によって生成されるトロンビンは，線溶活性化因子分泌の刺激因子として働くとともに，血管平滑筋細胞増殖など血管壁の修復の刺激因子としても働く.

　血管を閉塞するような病的な血栓（thrombus）形成が起こると，臨床的には**血栓症**（thrombosis）になる.

　動脈血栓は主として**白色血栓**で，血小板とフィブリンからなる．動脈血管内皮に傷害のあるところに血小板が粘着，凝集して生ずる．通常は動脈硬化巣を素地に起こる．**静脈血栓**は**赤色血栓**が主で，血流が停滞したところに血液の凝固が始まり，フィブリン網の中に赤血球が取り込まれて生ずる.

5）血餅の収縮

　凝固した血液（血餅）は，血小板に含まれている収縮性蛋白質アクトミオシン（トロンボステニン）の作用で収縮し，強化される.

> **アクトミオシン**
>
> 血小板の形の変化，放出反応，血餅の収縮などには，血小板に含まれる細線維系が関与する．この系には血小板アクトミオシン（actomyosin or thrombosthenin）が含まれる．これはアクチン（actin，トロンボステニン A）とミオシン（myosin，トロンボステニン B）の結合したものである.

6）血餅の器質化（organization）

フィブリンは第 XIII 因子（フィブリン安定化因子）により安定化するとともに，線維芽細胞（fibroblast）の母体，すなわち基質（matrix）となり，またセロトニンが，線維芽細胞，平滑筋細胞の増殖を刺激する．一方では，プラスミンや白血球，血管内皮細胞由来のプロテアーゼがフィブリンを溶解（線維素溶解＝**線溶**）し，線維芽細胞は増殖しながら線維をつくり，血餅が結合織に置き換わり，血管内皮細胞も再生して出血部位は恒久的に修復される．なお，血管内皮前駆細胞も骨髄に由来する．

Ⅱ 血小板の機能

血小板自体の働き，血小板に固有の成分，血小板が吸着している血漿成分により，血小板は止血機構のあらゆる面に関与しているといってよい．血小板の主なエネルギー源はブドウ糖である．

1）毛細血管透過性の抑制

少量の血小板の粘着・凝集が毛細血管透過性の抑制を行っているようで，血小板数が減ると毛細血管抵抗が減弱し，Rumpel–Leede 現象（p.156 参照）が陽性になる．炎症部位では出血傾向が高まる．

2）血小板の粘着・凝集・放出（adhesion, aggregation and release, 図 3-2）

（1）粘着

血小板は，損傷を受けた血管の内皮下にあるコラーゲン（collagen）に 1～

> **毛細血管透過性抑制に関与する化学物質**
> 血小板由来の増殖因子（platelet-derived growth factor；PDGF），ADP（アデノシンニリン酸），セロトニン，スフィンゴシン-1-リン酸などが考えられる．

> **コラーゲン受容体**
> 血小板上には，コラーゲンに対する受容体 GPIa/Ⅱa，GPⅥも少数ながら存在し，VWF を介さないで内皮下組織に結合し，粘着を増強する．

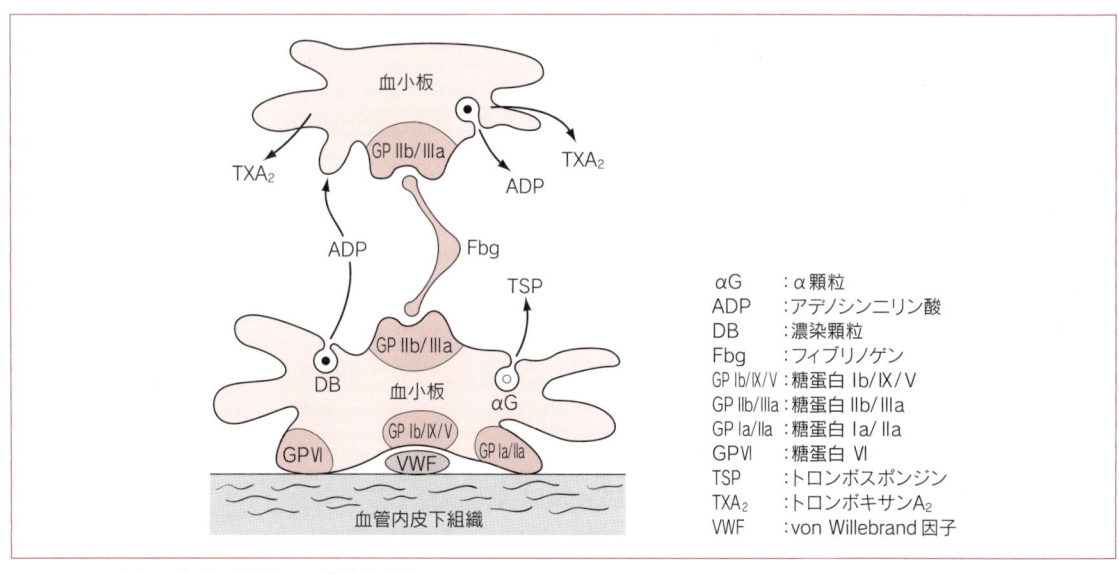

αG	：α顆粒
ADP	：アデノシンニリン酸
DB	：濃染顆粒
Fbg	：フィブリノゲン
GP Ib/IX/V	：糖蛋白 Ib/IX/V
GPIIb/IIIa	：糖蛋白 IIb/IIIa
GP Ia/IIa	：糖蛋白 Ia/IIa
GPⅥ	：糖蛋白 Ⅵ
TSP	：トロンボスポンジン
TXA₂	：トロンボキサンA₂
VWF	:von Willebrand 因子

図 3-2　血小板の内皮下組織への粘着と凝集

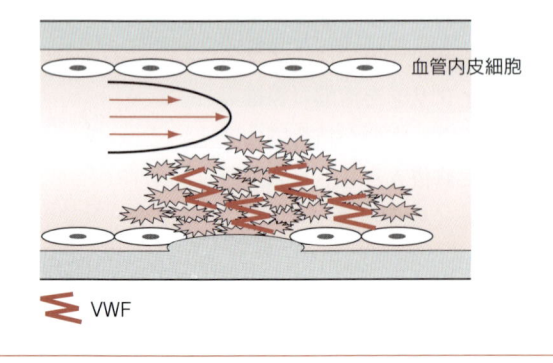
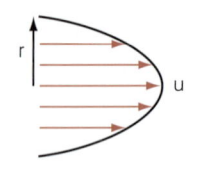

流れる血球が受ける抵抗力（摩擦力），「ずり応力」の影響を受ける

血管内皮細胞

VWF

τ（ずり応力）＝
μ（血液粘度）×du（血流速度）/dr（血管内径）

ずり速度（速度勾配）
＝$4Q/\pi r^3$（Q：血流量）

高ずり応力のもとでは VWF を介した血小板凝集も起こり，細小動脈内血栓形成に関与する．

 図 3-3　細動脈内血小板血栓形成

2秒のうちに粘着し始める．血流の中で粘着が起こるには糊の働きをする**フォン ヴィレブランド因子**（**von Willebrand factor；VWF**）の存在が必要である．VWF は糊代（のりしろ）に相当する**血小板膜糖蛋白**（**glycoprotein I b/IX/V；GP I b/IX/V**）と結合し，血小板を内皮下に粘着させる．

（2）一次凝集

血小板は刺激を受けると活性化し，表面に突起を生じ，**血小板膜糖蛋白**（**GP II b/IIIa**）が構造変化を起こし，フィブリノゲンなどの結合部位を露出する．そのためフィブリノゲンを介して血小板同士も細胞接着を起こし，凝集する．VWF は，細動脈や狭窄した動脈など速い血流部位（高ずり応力下）では，GP I b/IX/V および GP II b/IIIa に結合して，不可逆的な（ずり応力惹起性）血小板凝集にも直接に関与する（**図 3-3**）．

一次凝集までの過程は可逆性で，刺激が失われると凝集は解除される．毛細管透過性の抑制には，このようなことが繰り返されていると考えられる．

（3）放出

血小板膜のリン脂質から生成された**トロンボキサン A₂**（**thromboxane A₂；TXA₂**）や動員された Ca^{2+} が加わると，顆粒内容の分泌が始まり（**放出反応：release reaction**），ついには**脱顆粒**（**degranulation**）の状態になる．血小板の顆粒に含まれる化学物質の主なものを**表 3-1** に示した．

（4）二次凝集

放出された ADP やセロトニン（serotonin, 5-hydroxytryptamine；5-HT）の作用により凝集は非可逆性になり，ここに血小板栓子（platelet plug）ができて，出血局所の血管壁を閉じる．血小板の凝集を起こさせる物質のうち主なものを**表 3-2** に示した．

細胞膜のリン脂質からアラキドン酸代謝で TXA₂ を生ずる過程を**図 3-4** に示した．TXA₂ は血小板の凝集を促進し，血管の収縮を促す．血管内皮細胞からは**プロスタサイクリン**（**PGI₂**）ができて局所血管を拡張させる．PGI₂ は血

GP II b/IIIa
細胞同士や細胞と細胞外マトリックスの接着をつかさどる分子群を意味するインテグリン（integrin）の一つで，integrin $\alpha_{IIb}\beta_3$ と表記されるようになってきている．

放出と脱顆粒
形態学的にいうと，まず微細小管など細線維系の収縮により顆粒が中央に集まり，次に濃染顆粒からの放出（放出 I）が起こったのち α 顆粒からの放出（放出 II）も加わり，顆粒の内容は表面に連絡している小管系を通って血小板の外へ分泌される．この放出反応の結果が，形態学的には脱顆粒ということになる．

表 3-1　血小板の顆粒に含まれる化学物質

濃染顆粒 （dense bodies）	①セロトニン（serotonin, 5-HT）：血漿から取り込まれて蓄積する．血管の平滑筋収縮作用がある ②ATP（アデノシン三リン酸） ③ADP（アデノシン二リン酸） ④カルシウムイオン ⑤その他
α顆粒（α-granules）	①凝固因子：フィブリノゲン，V因子 ②血小板固有蛋白：β-トロンボグロブリン（β-TG），血小板第4因子（PF4） ③粘着性糖蛋白質：von Willebrand因子（VWF），トロンボスポンジン（TSP），P-セレクチンなど ④血小板由来成長因子（PDGF） ⑤アルブミン
グリコーゲン粒子	

表 3-2　血小板の凝集惹起物質

①トロンビン，その他の酵素
②コラーゲン（膠原）
③プロスタグランジン代謝産物（TXA$_2$）
④ADP（アデノシン二リン酸）
⑤エピネフリン，ノルエピネフリン
⑥セロトニン（5-HT）
⑦その他

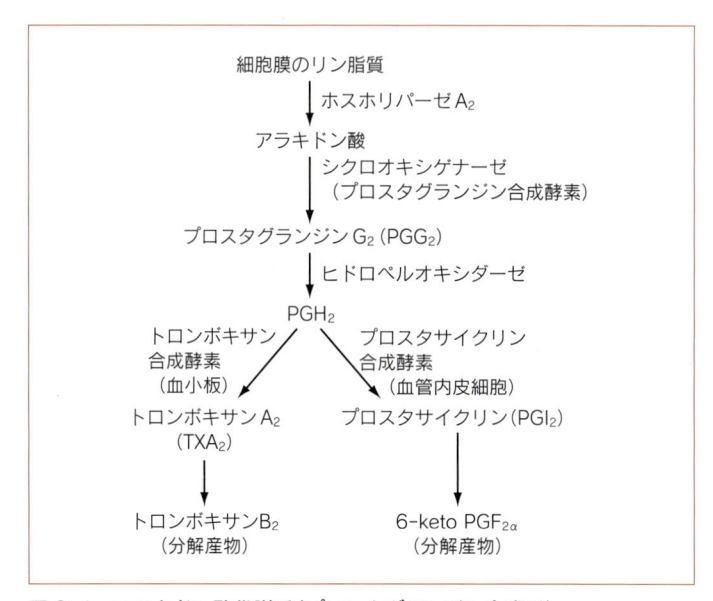

図 3-4　アラキドン酸代謝系（プロスタグランジン合成系）

小板の凝集を阻害するが，内皮への粘着を阻害しない．これらの釣り合いによって血小板の粘着・凝集が左右される．**少量アスピリン**はシクロオキシゲナーゼをアセチル化して不活化し，血小板のTXA_2産生，ADP放出反応を抑制して血小板凝集を抑制する．この作用を利用して，少量アスピリン内服療法は動脈血栓予防薬として広く用いられている．鎮痛薬として用いられる量ではPGI_2産生抑制も起こり，抗血栓薬にならない．

血小板凝集抑制には，血管内皮細胞からのPGI_2分泌のほか，一酸化窒素（NO）などの内皮細胞由来弛緩因子（EDRF）の分泌，ADP分解酵素（ecto-ADPase；CD39）の発現が寄与している．

3）血液凝固の促進

血小板は多種類の化学物質を含み，総体的に血液凝固を促進する．最も重要なのは**第3因子**（platelet factor 3；PF3）である．血小板膜およびα顆粒中にある耐熱性のリン脂質がそれで，陰性荷電のホスファチジルセリンを主とし，凝固の第1相との関連が深く，血小板機能異常症のとき，まれに検査の対象となる．血管内を正常に循環している血小板にはPF3活性は認められないが，ADPなどにより血小板が活性化されると膜表面に発現する．

第4因子（platelet factor 4；PF4）はヘパリンおよびその類似物質と結合し，トロンビンを不活化する作用を遅らせる．β-トロンボグロブリン（β-thromboglobulin；β-TG）は分泌されると血管内皮に結合し，PGI_2の産生を抑制する．

4）血餅の収縮（clot retraction）

血小板に含まれる収縮性蛋白質アクトミオシン（トロンボステニン）の作用により，凝固した血液（血餅）は時間とともに収縮し，血餅を強固にする．試験管内では血清を分離するようになる．血小板数が減るか，血小板のこの機能が悪いと収縮が不良となる．これを検査するのが血餅収縮能の測定である．

5）血管の収縮

血小板に放出反応が起こると，濃染顆粒に含まれていたセロトニンが分泌され，これが血管を収縮させ，止血しやすくする．TXA_2にも血管を収縮させる作用がある．

ADPとトロンボスポンジン

血小板の凝集にはADPが重要な役割をすると考えられるが，はじめは血漿中のADPが作用するにしても，一度放出反応が始まると，分泌されたADPはさらに凝集を促す．トロンボスポンジン（TSP）はGPIVに結合し，GPIIb/IIIaを介した血小板凝集を補助する．発達した血小板凝集塊にあっては，辺縁部の血小板は強い脱顆粒を示し，血小板の凝集はそれ以上には広がりにくくなる．これは自然の制御である．

トロンビン受容体

血小板上には，トロンビン刺激を伝達して細胞増殖作用や炎症作用を惹起するトロンビン受容体が存在する（p.58）．

接着分子

活性化血小板はP-セレクチンおよびそのリガンドなどの接着分子を発現し，血管内皮細胞に結合して内皮細胞を活性化させ，内皮細胞の接着分子発現やケモカイン分泌を亢進させる．すなわち，血小板は白血球と内皮細胞の相互作用を仲介し，炎症担当細胞として動脈硬化性病変などの形成に関与する側面ももつ．

第 4 章

凝固・線溶系

Ⅰ 血液凝固

1 血液凝固機序と凝固因子

　血液をとってガラス試験管に入れておくと，やがて血液は凝固する．この凝固には血小板が大切な役割をしているが，それ以外で凝固に関係する因子のうち国際血液凝固因子命名委員会（1962 年）で認められた因子がⅩⅢまであり，

表 4-1　凝固因子の種類・名称など

因子名	慣用名	成分	産生臓器	生成産物	出血傾向を示す境界値	分子量（×10^{-3}）	血漿中半減期（日）
Ⅰ	フィブリノゲン	糖蛋白	肝臓	フィブリン	50〜100 mg/dL	340	2〜4
Ⅱ	プロトロンビン	〃	肝臓（VK）	トロンビン（Ⅱa）（蛋白分解酵素）	20〜30%	72	3〜4
（Ⅲ）	組織因子（TF）	〃	内皮下細胞	（補助因子）		44	
（Ⅳ）	カルシウムイオン（Ca^{2+}）	無機質		（補助因子）			
Ⅴ	不安定因子	糖蛋白	肝臓その他	Ⅴa（補助因子）	15〜20%	330	1.5
Ⅶ		〃	肝臓（VK）	Ⅶa（蛋白分解酵素）	15〜20%	50	0.30
Ⅷ		〃	肝臓の類洞内皮細胞	Ⅷa（補助因子）	5〜10%，手術時 30%	330	0.3〜0.5
Ⅸ		〃	肝臓（VK）	Ⅸa（蛋白分解酵素）	5〜10%，手術時 30%	57	1
Ⅹ		〃	肝臓（VK）	Ⅹa（蛋白分解酵素）	15〜20%	59	1.7〜2.5
Ⅺ		〃	肝臓	Ⅺa（蛋白分解酵素）	15〜20%	143	1.7〜2.9
（Ⅻ	Hageman 因子	〃	肝臓	Ⅻa（蛋白分解酵素）　）			2
ⅩⅢ	フィブリン安定化因子（HSF）	A 鎖：骨髄その他B 鎖：肝臓		ⅩⅢa（トランスグルタミナーゼ）	2〜5%	320	11〜14
（	Fletcher 因子	プレカリクレイン		カリクレイン（蛋白分解酵素）　）			
（	Fitzgerald 因子	高分子キニノゲン		キニン（補助因子？）　）			

注 1：因子に人名がついているのは，その因子欠損症がはじめて発見された患者の姓．
　　2：(VK) はビタミン K 依存性に生理機能を発揮することを示す．K はデンマーク語の Koagulation に由来する．
　　3：凝固因子は英語では factor Ⅴを略して FⅤ，活性型は FⅤa などと表記する．

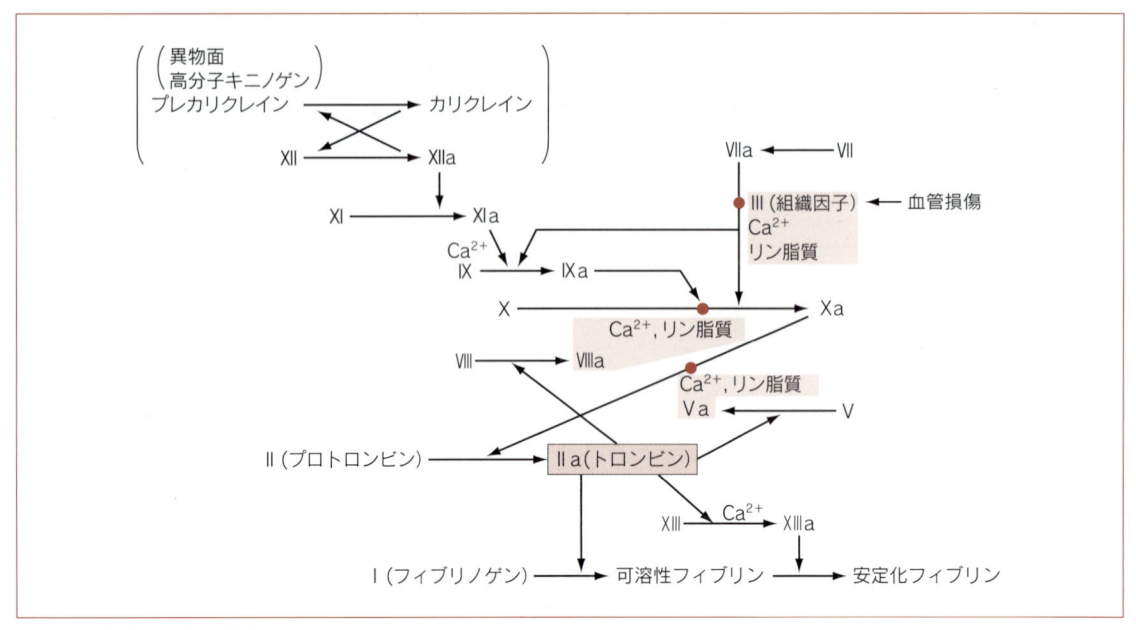

図 4-1 凝固カスケード反応

ローマ数字で表される（**表 4-1**）．日本語では順序を意味する"第"の字を付して第VIII因子などとよばれることが多いが，ローマ数字は発見の順序や反応の順序とは一致しないので，（血液凝固）VIII因子とよぶのもよい．VIは欠番なので，実際に認められている因子の数は 12 である．これに加えて，プレカリクレイン（Fletcher 因子）と高分子キニノゲン（Fitzgerald 因子）も凝固因子に分類されている．大部分は血漿中にある蛋白質で，カルシウムイオン（Ca^{2+}）は無機物，第III因子だけは血液中でなく血管内皮下に豊富である．血清カルシウムの基準範囲は 8.8〜10.1 mg/dL（2.2〜2.5 mmol/L）で，その約半分はイオン（Ca^{2+}）として生物学的活性をもち，残りの大部分はアルブミンに，その他は無機リン酸やクエン酸と結合していて活性はない．

　上記の諸因子が互いに作用して凝固を進行させ，複雑な過程をたどるわけであるが，階段状の滝（cascade）のように次々と生化学的反応が起こるという意味で，**凝固カスケード反応**という言葉が用いられる．**図 4-1** に凝固カスケード反応の模式図を示す．

1）第 1 相

　Xa・Va・リン脂質・Ca^{2+} の複合体であるプロトロンビナーゼ（prothrombinase）が生成されるまでの段階をいい，臨床検査の面では外因系と内因系に分けて考えると便利である．

（1）外因系

　外因系（extrinsic system）の凝固反応が起こるのは，血管の損傷により血液が血管内皮下組織と接触する場合で，外傷による出血のときなどがこれにあ

組織トロンボプラスチン
プロトロンビン時間（PT）測定に使う"組織トロンボプラスチン"は脳・肺・胎盤などから抽出されたもので，古い用語であるが，実態はリン脂質を含む組織因子である．

たる．血流の"外"にある組織因子（第III因子）が関与する系である．外傷の際には外因系と内因系がともに働くはずであるが，外因系は内因系に比較して反応がすみやかに進行するので，外因系が前面に立つ．凝固学的検査のなかで，プロトロンビン時間（PT）は外因系機序の異常を調べるものである．

血漿中にわずかに存在する**活性化された第VII因子（VIIa）は組織因子・Ca^{2+}**と結合して，第IX因子や第X因子を活性化する．それ以後は内因系と共通の経過をとる．血漿中の第VII因子は産生されたXaやIXaによってさらに活性化され，VIIaになる．これらが組織因子と結合して血液凝固の引き金になり，凝固がある程度進行するとIXa以降の内因系が主になると考えられている．

①**第VII因子**：ビタミンKの存在下で肝臓が合成する一本鎖の糖蛋白質で，特に組織因子と結合していると，Xaにより急速に，IXaでは緩徐に活性化されてS-S結合した二本鎖のVIIaになる．VIIaによる第VII因子の自己活性化もあるとされる．血漿中のVIIaは安定だが，TFPI（p.61側注）で不活化され，ヘパリンの結合したアンチトロンビン（AT）により緩徐に抑制される．血漿中にわずかに存在するVIIaが産生される機序として，凝固カスケード反応の開始以後に産生された活性化凝固因子以外に第VII因子を活性化させる酵素（FVII activating protease）の存在も報告されている．

②**組織因子（tissue factor；TF）**：血管内皮下の血管壁や血管を取り巻く組織細胞の細胞膜にある一本鎖の糖蛋白質でリン脂質と結合しているが，血管内皮細胞が物理的あるいは化学的に損傷を受けると，血漿中のVIIaおよびCa^{2+}と結合し，VIIaが第IX因子や第X因子を活性化する反応を加速する補助因子として働く．

内皮細胞や単球・マクロファージ系では，腫瘍壊死因子（tumor necrosis factor；TNF），IL-1，エンドトキシンなどの刺激を受けると細胞の表面に組織因子が現れ，やはり血液凝固の引き金になる（**図9-F-1**参照）．

(2) 内因系

内因系（intrinsic system）は，血管や周囲組織が混ざらないようにとった血液が試験管内などで凝固する過程でみられる．活性化部分トロンボプラスチン時間（APTT），全血凝固時間などは内因系の異常を検査するのに用いるが，生体内でこの系だけで凝固が起きているとするには疑問がある．

第XII因子が陰性荷電面（たとえばガラス）に接して活性化されることで始まる．このXIIaは**第XI因子**を活性化する．XIaはCa^{2+}の存在のもとに第IX因子を活性化する．IXaは血小板膜にあるリン脂質（血小板第3因子；PF3）表面で**活性化された第VIII因子（VIIIa）・Ca^{2+}**と複合体を形成し，**第X因子**を活性化する．Xaは，血小板膜にあるリン脂質表面で**活性化された第V因子（Va）・Ca^{2+}**と複合体をつくる．これがプロトロンビナーゼとして作用をする．

血液の陰性荷電面との接触により活性化される内因系凝固反応の初期相を**接触相**といい，第XII因子・プレカリクレイン・高分子キニノゲン・第XI因子を**接触因子**という．ガラスなどの異物面は人工的であるが，生理的な異物面として傷害細胞や活性化血小板から放出される陰性荷電物質が考えられている．接触相の活性化反応は凝固系以外へも関与する．

第XII因子・プレカリクレイン・高分子キニノゲンの欠乏症では出血性素因を

 血栓症と接触因子

第XII因子は生理的止血には不要であるが，病的血栓形成には関与するとされる．第XII因子抑制は，出血の副作用がない抗血栓療法になる，とも考えられている．第XI因子は生理的止血にも必要であるが，その抑制で出血の危険を伴わずに静脈血栓を予防できる，ともされている．

示さないことから，現在ではこの3つの接触因子は生理的な凝固カスケード反応から除いて考えられている（**表4-1**）．生理的な内因系の血液凝固反応は第XI因子の活性化から始まると考えられる．第XII因子がなくても，第XI因子はトロンビンにより活性化される．

　凝固検査に使う血漿はCa^{2+}を含まないため，XIaができた時点で反応は停止し，Ca^{2+}を加えるとその後の反応が起こり始める．

①**第XI因子**：高分子キニノゲン（HMWK）との等分子複合体として血漿中に存在し，陰性荷電表面でXIIaによって活性化され，HMWKがその活性化反応を促進する．トロンビンもVaを補助因子として本因子を活性化する．XIaは，第IX因子をCa^{2+}依存性に活性化して血液凝固反応を維持する．XIaは，C1インヒビターおよびヘパリン存在下のアンチトロンビンにより不活化される．先天性欠乏症は出血性素因となるが，ユダヤ人の子孫に多く，他人種ではまれである．

②**第IX因子**：ビタミンKの存在のもとに肝臓で合成される．**血友病B**では第IX因子活性の欠損がある．血友病B患者の出血症状には，血漿由来ないしリコンビナントの第IX因子製剤輸注が行われる．患者に第IX因子製剤を輸注すると，半減期は20〜40時間（平均24時間）で，血友病A患者に第VIII因子製剤を輸注したときの9〜18時間と比較すると長い．

③**第VIII因子**：血漿中では非共有結合によりvon Willebrand因子（VWF）と複合体（FVIII-VWF）をつくる．この複合体をイオン強度の高いNaClまたは$CaCl_2$の溶媒に入れると低分子量の第VIII因子と高分子量のVWFとに分かれる．

　FVIIIは，少量のトロンビンあるいはXaの作用により分子の一部を失ってVIIIaになると，VWFから離れて凝固活性（FVIII：C）は著しく高まる．FVIII活性が欠損している病態が**血友病A**である．血友病A患者の出血症状には，リコンビナントないし血漿由来の第VIII因子製剤輸注が行われる．

④**VWF**：リストセチン補因子（ristocetin cofactor）ないし第VIII因子（FVIII）様抗原，FVIII関連抗原といわれていたもので，血管内皮細胞や巨核球でつくられる．血管内皮細胞で産生されたVWFの95%はそのまま分泌され，残りは内皮細胞中のWeibel-Palade bodyに蓄えられる．巨核球でつくられたVWFは血小板のα顆粒に含まれている．分子量約250,000の亜成分（subunit）が多数重合した大きな糖蛋白質で，FVIIIの担体となり，その活性を安定に保つだけでなく，血小板と血管壁間，あるいは血小板間に粘着・凝集を起こさせる作用があり，検査の面からみると，血小板のリストセチン凝集に必要である．この因子の活性が30%未満に低下した状態が**von Willebrand病（VWD）**である．止血に必要なVWF活性のレベルは25〜50%である．

⑤**第X因子**：ビタミンKの存在のもとに肝臓で合成される．重鎖と軽鎖がS-S結合したもので，重鎖の一部が切り去られると凝固活性が現れる．XaはアンチトロンビンやTFPI（p.61側注）により不活化される．

⑥**第V因子**：保存に対し不安定である．抗凝固剤としてEDTAやシュウ酸塩を使うと壊れやすく，クエン酸ナトリウムには比較的安定なので，凝固検査には好んでクエン酸塩加血漿が使われる．トロンビンやXaにより活性化された第V因子はXaとともにリン脂質の表面に付着し，Ca^{2+}を介してリン脂質に結合したプロトロンビンに対するXaの作用を著明に促進する．

2）**第2相**

　第1相でできたプロトロンビナーゼが血漿中の**プロトロンビン**（prothrom-

VWFの表記について
VWFのもつ抗原性をVWF：Agと表し，以前のFVIII様抗原ないしFVIII関連抗原といったものに相当する．検査の際は，FVIII抗原量と混同しないよう注意する．
なお，国際血栓止血学会では，略語表記としてvWFやvWDより，VWFやVWDを推奨している．VWFの発見者von Willebrandはフィンランドの医師で，"フォン ヴィレブランド"が原語に近い表記である．

factor V Leiden（FV Leiden）
アミノ酸置換で生じたfactor V Leidenは欧米コーカサス人にみられ，活性化プロテインCによる不活化を受けにくくなり，凝固能が亢進するため，先天性血栓性素因となる（**表9-H-1**参照）．

bin）を分解して**トロンビン**（thrombin）にする．トロンビンはセリンプロテアーゼ（活性中心の触媒残基としてセリンを有する蛋白質分解酵素の総称）の一種で，**フィブリノゲン**に作用して第3相を形成するだけでなく，第VIII因子，第V因子，第XI因子，第XIII因子を活性化する．内因系凝固の第1相ははじめ比較的緩やかに進行するが，トロンビンのこの広範な作用によって，すみやかに展開するようになる．

①プロトロンビン（第II因子）：ビタミンKの存在のもとに肝臓で合成される．プロトロンビナーゼ中のXaにより**プロトロンビンフラグメント1＋2（F1＋2）**というポリペプチド断片が切れてトロンビンになる．この断片は凝固活性化のマーカーとなる．

②トロンビン：ポリペプチドの特定部位にあるアルギニン－グリシン結合（Arg–Gly）を切る酵素で，分子量約34,000．フィブリノゲンをフィブリンにする以外に，第VIII因子や第V因子の活性を非常に高めて凝固過程をすみやかに進行させ，血小板に対しては凝集や放出反応を促進する．

一方，トロンビンは内皮細胞上にあるトロンボモジュリンと結合すると，プロテインCを活性化して抗凝固的に働く．また，第V因子，第VIII因子，第XIII因子や血小板を活性化させる作用，フィブリノゲンをフィブリンに変える作用を減弱させる．トロンビンは血管内皮細胞からの組織型プラスミノゲンアクチベータ（t-PA）の分泌を刺激して，線溶反応が起こる刺激ともなり，止血血栓が増大し続けて血管を閉塞しないようにする機序が備わっている．

3）第3相

第2相でできたトロンビンは，血漿中のフィブリノゲン（fibrinogen）を分解してフィブリンモノマー（fibrin monomer）をつくり，これが重合（polymerize）してフィブリン（fibrin：線維素）になる．血漿について観察する場合，フィブリノゲンは溶解しているため眼でみることはできないが，フィブリンは不溶性であるので，網状に析出してくるのが認められる．トロンビンで活性化された**第XIII因子**は，Ca^{2+}を補助因子として安定な不溶性フィブリンに変える．

①フィブリノゲン（fibrinogen；Fbg）：熱に不安定で，56℃で変性する．Aα，Bβ，γという3本のポリペプチド鎖がS–S結合した2量体（dimer）で，(Aα·Bβ·γ)$_2$と表すことができる．トロンビンが作用すると，まずAαのN末端から16番目と17番目のアミノ酸の間（Arg^{16}-Gly^{17}）を切り，フィブリノペプタイドA（fibrinopeptide A；FPA）が遊離し，フィブリンへの中間体（des-A fibrin, cryoprofibrin）になる．続いてBβのN末端から14番目と15番目のアミノ酸の間（Arg^{14}-Gly^{15}）が切れてフィブリノペプタイドB（FPB）が離れ，(α·β·γ)$_2$のかたちになる．これはフィブリンモノマー（monomer：単量体）とよばれる．フィブリンモノマーは大部分がフィブリノゲン2分子と会合体をつくり，**可溶性フィブリンモノマー複合体**（soluble fibrin monomer complex；SFMC）として存在する（p.65参照）．フィブリンモノマーのγ鎖間にイソペプチド結合を生じ，α鎖の間にも結合ができることにより，重合してフィブリンになる（**図4-6**参照）．基準範囲は200〜400 mg/dL．急性期蛋白の一つで，感染症や悪性腫瘍など組織の炎症や崩壊があると高値となる．また，加齢とともに多くなる傾向がある．

トロンビン受容体

血小板や血管内皮細胞上には，トロンビン刺激を伝達して細胞増殖作用や炎症作用を惹起するトロンビン受容体が存在する．本来，抗血栓性を保っている血管内皮細胞もトロンビン受容体にトロンビンが結合して活性化されると，組織因子，炎症性サイトカイン，細胞接着因子を発現し，血栓・炎症促進的になる．いわばトロンビン受容体は，血液凝固反応が，損傷血管の修復機転や炎症反応惹起にも関与するシグナル伝達を担っている．

クリオフィブリノゲン

血漿を4℃に24時間以上おくと沈殿し，37℃に戻すと大部分が数分で溶解するフィブリノゲンの性質を有する可逆性寒冷沈降物をクリオフィブリノゲン（cryofibrinogen）という．フィブリノゲンとフィブロネクチンが主成分である．クリオフィブリノゲンが検出される病態（クリオフィブリノゲン血症）ではレイノー現象，出血傾向とともに血栓傾向もみられ，寒冷への曝露で悪化する．原因不明の本態性と，悪性腫瘍などに合併する続発性がある．

②第XIII因子（フィブリン安定化因子，fibrin stabilizing factor；FSF）：Ca^{2+}の存在下でトロンビンが作用すると，XIIIa となってトランスグルタミナーゼ活性を現し，フィブリンモノマーのγ鎖同士とα鎖同士を架橋結合させ，安定化した不溶性フィブリンにする．プラスミンインヒビターがフィブリンに架橋結合する際にも働き，フィブリン血栓の線溶への抵抗性に寄与する．A 鎖と B 鎖の各 2 本からなる糖蛋白質（A$_2$B$_2$）で，血小板にある第XIII因子は A 鎖 2 本だけからなる．

2　血液凝固の制御機構

　血管内を流れている血液が凝固しないのは，外因系の組織因子が血液と触れることなく，健全な血管内皮では接触反応が起こらないからであるが，生理的に血中や血管内皮細胞上にある凝固抑制機序も関係している．そのうち最も重要なのは**アンチトロンビン**（antithrombin；AT）と**プロテイン C**（protein C；PC）による抗凝固機序である．

　血漿中のアンチトロンビンは，血管内皮細胞上のヘパリン様物質である**ヘパラン硫酸**を補助因子として**トロンビン**や**活性化第 X 因子**（Xa）を不活化して凝固反応を抑制する．

　血漿中のプロテイン C は血管内皮細胞上の**トロンボモジュリン**に結合したトロンビンによって活性化されると，**プロテイン S**（protein S；PS）を補助因子として**活性化第 V 因子**（Va）や**活性化第 VIII 因子**（VIIIa）の活性を失わせる作用により，凝固反応を抑制する（**図 4-2**）．これらの凝固抑制が十分に行われないときは静脈系を中心とした血栓症になりやすくなる．

　ひとたび血液凝固が始まった際に，それが無制限に進行すると血栓症を起こして生命を危険にさらす可能性がある．実際にそうなることがまれなのは，①フィブリン血栓ができると血流と血管内皮下の組織因子との接触が起こらなくなる，②フィブリンはトロンビンを吸着して，新たなフィブリン形成を防ぐ，③血漿中には AT，プロテイン C，プロテイン S，TFPI などの凝固抑制物質がある，④プラスミノゲンが活性化されて線溶が起こる，⑤活性型凝固因子の一部は血液で流し去られ，薄められ，肝臓その他のマクロファージで処理され

第XIII因子欠損症

第XIII因子欠損により，出血傾向，創傷治癒遅延を呈する．先天性欠損症による出血症状や第XIII因子低下に伴う縫合不全・瘻孔に，濃縮第XIII因子製剤が補充療法として用いられるほか，フィブリノゲンとの合剤が組織接着剤として手術や外傷の治療に用いられている．濃縮第XIII因子製剤は，Shönlein-Henoch（シェーンライン・ヘノッホ）紫斑病の腹部症状・関節症状の改善にも有効である．症状を呈する先天性欠損症はまれであるが，第XIII因子活性は重症肝硬変・白血病・播種性血管内凝固（DIC）などのときに 50% 程度まで後天性に減少する．自己抗体（インヒビター）により，欠損症となることもある．

α$_2$- マクログロブリン

分子量約 740,000 の糖蛋白質で，トロンビンと 1 対 1 で不可逆性の複合体をつくり，トロンビンがフィブリノゲンに結合するのを妨げる．血漿のアンチトロンビン作用の 1/4 を受け持っているが，AT よりも作用が遅い．カリクレインとプラスミンをも抑制する．

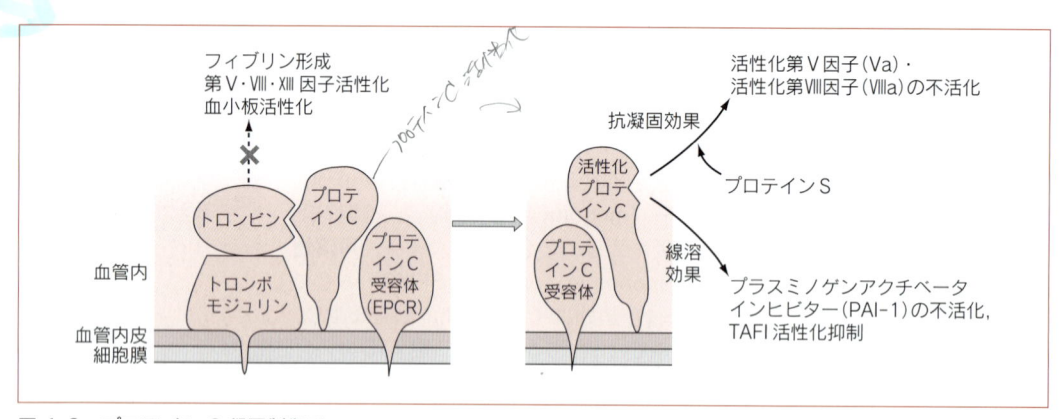

図 4-2　プロテイン C 凝固制御系

る，⑥凝固因子は消費されてしまう，などのためである．

　先天性 AT 欠損症は血栓性素因となり，常染色体優性遺伝形式をとる（p.185参照）．頻度は 1/5,000〜1/600 とかなり幅広い．遺伝子異常は通常ヘテロ接合体として認められ，AT 活性がおおむね半減する．ホモ接合体は致死的と考えられる．AT 欠損症には，AT 抗原量が欠乏する真の欠乏症（I 型）と，抗原量は基準範囲であるが活性が低下する分子異常症（II 型）がある．後天性には，DIC，重症肝疾患，ネフローゼ症候群，妊娠時，エストロゲン治療，経口避妊薬投与時などで低下する．AT が減少しているときには，ヘパリン投与による抗凝固作用は低下するため，血漿由来の AT 製剤の輸注が行われることがある．

　先天性プロテイン C 欠損症や**先天性プロテイン S 欠損症**は血栓性素因となり，若年期から静脈系を中心とした血栓症を起こしやすい．どちらも常染色体優性遺伝形式をとる．真の欠乏症と分子異常症が知られる（p.187, 190参照）．ホモ接合体では，新生児期に重篤な血栓症と広範な皮膚壊死を呈する電撃性紫斑病という病態が知られる．特定のプロテイン S 分子異常症（protein S Tokushima）のヘテロ接合体は，日本人の約 3% にも存在するポリモルフィズムの一つとなっている．

　なお，血漿中にはプロテイン S に対する阻止物質もある．

①アンチトロンビン（antithrombin；AT）：はじめヘパリン補助因子として認められ，Abildgaard（1968 年）が ATIII と命名した．現在では，III を省いてアンチトロンビン（AT）とよぶことが推奨されているが，ATIII もまだよく用いられている．α_2-グロブリン分画に属する糖蛋白質で，主として肝臓で合成される．分子量58,000．血漿中基準範囲は検査法によって異なるが 15〜27 mg/dL．1 分子がトロンビン 1 分子と不可逆性に結合し，その作用を抑制する（TAT, p.67, p.203）．この反応は即時的でないが，補助因子としてのヘパリンやヘパラン硫酸と結合すると抑制作用が急速に促進される．主としてトロンビンと Xa に働くが，他のセリンプロテアーゼ（IXa, XIa, XIIa など）をも抑制するセリンプロテアーゼインヒビター（serine protease inhibitor；SERPIN）の一つである．

②トロンボモジュリン（thrombomodulin；TM）：主として血管内皮細胞の表面にある分子量 105,000 の一本鎖糖蛋白質で，トロンビンの受容体になり，トロンビンを凝固因子から抗凝固性に働く物質に変化させる．Ca^{2+} のあるところでトロンビンに結合して複合体をつくると，トロンビンは第 V 因子，第 VIII 因子，第 XIII 因子や血小板を活性化させる作用を失い，フィブリノゲンを凝固させる作用を失う一方，プロテイン C の活性化を速めて抗凝固的に働くようになる（**図 4-2**）．

③プロテイン C（PC）：ビタミン K に依存して肝臓でできる凝固関係の蛋白質を処理して得た A，B，C，D の 4 分画のうち，C は既知のどの凝固因子にも該当しないのを見出した Stenflo は，これにプロテイン C という名称をつけた（1976 年）．分子量 62,000 の糖蛋白質である．トロンビン-TM 複合体の作用を受けると急速に活性化プロテイン C（APC，一種のセリンプロテアーゼ）となり，リン脂質と Ca^{2+} のある細胞膜表面で，別のビタミン K 依存性蛋白質であるプロテイン S を補助因子として Va や VIIIa を失活させる（**図 4-2**）．
　活性化された PC（APC）は，血管内皮細胞上のヘパラン硫酸などのグリコサミノグリカンに結合したプロテイン C インヒビター（protein C inhibitor；PCI）や α_1

活性化プロテイン C 抵抗性

第 V 因子の遺伝子異常による Arg506Gln 変異（異常第 V 因子を FV Leiden とよぶ）の存在で，活性化プロテイン C（APC）による FVa の不活化が阻害され血栓性素因となる．これは活性化プロテイン C 抵抗性として知られ，欧米の先天性血栓性素因のなかでは最多である．コーカサス人一般人口の 5% に存在するが，日本人にはみつかっていない．

TFPI（tissue factor pathway inhibitor：外因系凝固阻害因子）

分子量 34,000〜43,000 の蛋白質で，主に血管内皮細胞で産生され，大部分が血管内皮細胞上のヘパラン硫酸プロテオグリカンなどと結合して存在する．血漿中には全プールの 10〜15% が存在し，半分以上がリポ蛋白質に結合しているが，遊離型のほうが活性が高い．VIIa-TF-Xa-Ca^{2+} 複合体と結合することによって VIIa-TF 複合体および Xa の活性を阻害し，局所的に発生した組織因子が関与した外因系の凝固を抑制する．血漿中遊離型 TFPI の低下は，血栓性素因となると考えられるが，今までに見出された遺伝子変異の意義は定まっていない．

可溶性 TM

TM の細胞外断片である血漿（血清）中の可溶性 TM は，血管内皮細胞傷害の指標となる（p.190 参照）．DIC，膠原病，糖尿病などの血管障害で上昇する．TM の細胞外ドメインを表出するリコンビナント TM は，トロンビンと結合してプロテイン C 活性化を促進し，DIC の治療薬となっている．

アンチトリプシンによってその活性が制御されている.

④ **プロテインS**（protein S）：発見された地 Seattle にちなんで命名された血漿中の糖蛋白質で，分子量 75,000．主として肝臓でビタミン K 依存性に産生されるが，内皮細胞や巨核球系でも産生される．遊離型（約 40％）はリン脂質と Ca^{2+} の存在下で補助因子として活性化プロテイン C による Va や Ⅷa の不活性化を促進し，抗凝固作用を示す．

Ⅱ 線維素溶解（線溶）

1　線溶の機序

　血液凝固反応が活性化するとフィブリンが析出し血液は凝固するが，析出したフィブリンはその後，次第に溶解する．これを**線維素溶解**（fibrinolysis，略して**線溶**）という．生体内では生理的にはほとんどフィブリン形成後に二次的に線溶が起こる．これを**二次線溶**（secondary fibrinolysis）という．血管内血液凝固なしにフィブリンの前駆体であるフィブリノゲンが溶解する病的な場合もあり，それは**一次線溶**（primary fibrinolysis）とよばれる．線溶は，血栓が増大して血管を閉塞しないようにする生理的機序であるが，線溶にかかわる因子の過剰ないし線溶制御因子の欠乏により病的に亢進すると，出血性素因をきたすことがある．

　図 4-3 に示すように，**プラスミノゲン**（plasminogen；PLG）がいずれかの活性化因子（アクチベータ）の作用を受けるとアミノ酸残基結合の一部が切れ，酵素活性のない中間体を経て，広範なプロテアーゼ作用をもつ**プラスミン**（plasmin）になる．しかし，血漿中には**プラスミンインヒビター**（plasmin inhibitor；PI）があって，即時的にプラスミンの活性を失わせるため，通常はプラスミンの作用はみられない．

　PI は，プラスミンと複合体（PIC，p.67，p.191）を形成してプラスミン活性を即時に失活化するほか，プラスミノゲンのフィブリンへの結合を阻害する．また，活性化ⅩⅢ因子によってフィブリンに架橋結合されることにより効率的に過剰の線溶反応を阻害して，目的とする止血反応が完了するまで，血栓が溶解して出血症状をきたさないように制御している．**組織型プラスミノゲンアクチベータ**（tissue-type plasminogen activator；t-PA）は血管内皮細胞で産生され，血液凝固反応で生じたトロンビンの刺激で放出され，特にフィブリン血栓上でプラスミノゲンに直接作用する（**図 4-3**）．

　プラスミンはプラスミンインヒビターの量を超えたときにはじめて活性を示し，フィブリノゲンやフィブリンを分解して**フィブリン / フィブリノゲン分解産物**（fibrin/fibrinogen degradation products；FDP）を生ずる．そればかりでなく，第Ⅴ因子・第Ⅷ因子・第ⅩⅢ因子・補体などをも分解して不活化する．子宮・前立腺・肺などにも多量の t-PA があり，それら臓器を手術する際に放出される．フィブリンの除去には，プラスミン系以外にも，単球・マクロファージや好中球による貪食や細胞由来のプロテアーゼが関与する．

プロテインC受容体
血管内皮細胞上には TM とは別にプロテイン C の受容体（endothelial protein C receptor；EPCR）もあり，トロンビン–TM 複合体によるプロテイン C の活性をさらに促進する．TM が微小血管に多く発現しているのに対し，EPCR は比較的太い動脈に多く発現している.

活性化プロテインC による線溶活性化
線溶系にあっては，APC がプラスミノゲンアクチベータインヒビター 1 を抑制し，トロンビン産生を抑制しトロンビンによって活性化される線溶抑制因子 TAFI（p.64）の活性化を抑制し，総体的に抗血栓性に作用する.

先天性プラスミノゲン欠損症
先天性プラスミノゲン欠損症には欠乏症（Ⅰ型）と分子異常症（Ⅱ型）がある．常染色体劣性遺伝形式をとり，ホモ接合体ではなんらかの原因によって生じた血栓の溶解速度が低下して，血栓症を引き起こしやすくなる．特定の分子異常症（plasminogen Tochigi）のヘテロ接合体は，日本人の 3％にも存在するポリモルフィズムの一つとなっている.

抗プラスミン剤
イプシロンアミノカプロン酸（EACA）や**トラネキサム酸**（tranexamic acid）は，プラスミノゲンやプラスミン分子上のフィブリンへ結合する部位（リジン結合部位とよばれる）に結合して，これらがフィブリンに結合するのを阻害して線溶を抑制する．
合成プロテアーゼ阻害薬のメシル酸ガベキサートやメシル酸ナファモスタットはプラスミン抑制作用と抗凝固作用を併せ持ち，播種性血管内凝固（DIC）の治療に用いられている.

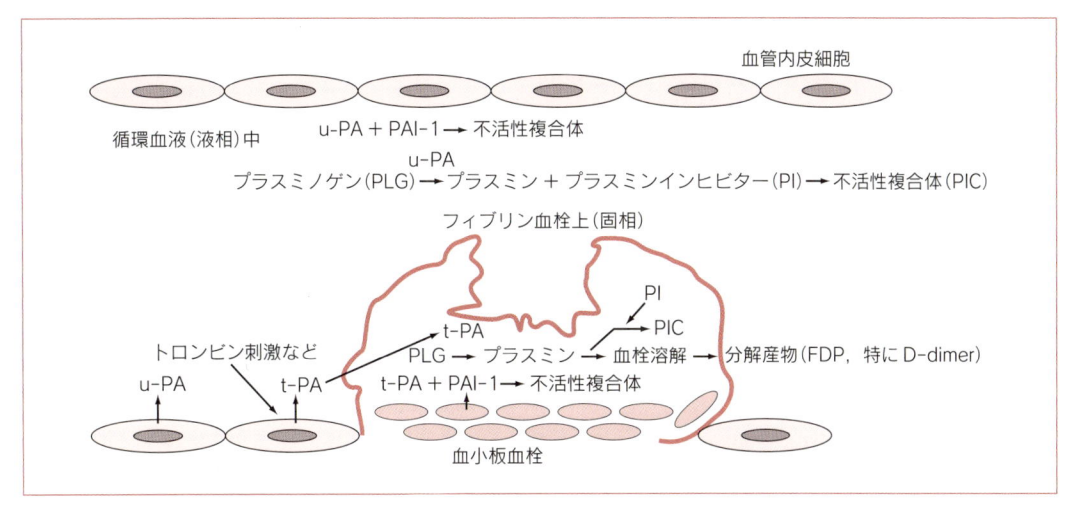

図4-3　線溶の活性化と制御

2　線溶因子の産生・構造・機能

(1) プラスミノゲン（PLG）

　一本鎖の糖蛋白質で，分子量は88,000．肝臓で合成される．血液凝固反応の結果，フィブリンが生じると，プラスミノゲンはN末端側でフィブリンのリジン残基に結合する．t-PAもフィブリン親和性があり，血栓形成時にプラスミノゲンとともにフィブリンへ結合する．この結果，フィブリン分子上でt-PAによりプラスミノゲンがプラスミンに効率よく変換され，プラスミンがフィブリンを分解して血栓が溶解する．

(2) 組織型プラスミノゲンアクチベータ（t-PA）

　血管内皮細胞で産生される分子量68,000のセリンプロテアーゼ．**フィブリンに親和性が強く**，血液凝固反応でできたフィブリンに結合したプラスミノゲンを効率よくプラスミンに変える．血漿中のプラスミノゲンにはほとんど作用しない．

　トロンビン，ストレス，虚血，発熱物質（pyrogen），キニン，エピネフリン，ヒスタミンなどにより容易に血中へ放出される．臓器組織としては子宮・卵巣・前立腺・肺・心臓・滑液膜・腹膜などに多く，手術やショックなど組織傷害があると血中へ放出される．その際は一次線溶が起こることがある．腫瘍細胞が産生することもある．

　遺伝子組換え製剤が，急性心筋梗塞での冠動脈血栓溶解や脳梗塞での脳動脈血栓溶解，肺梗塞での肺動脈血栓溶解などに応用されている．

3　線溶の制御機構

　プラスミンを抑制する因子には数種類あるが，最も重要なのは（血漿）プラスミンインヒビターで，α_2-マクログロブリン（p.60側注）は補助的に作用する．

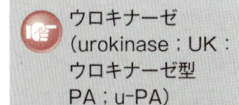**ウロキナーゼ**
（urokinase；UK；ウロキナーゼ型PA；u-PA）
尿中の酵素として発見され命名された．腎細胞で一本鎖（single chain u-PA；scu-PA）として合成，分泌され，分子の一部が主としてプラスミンによって開裂し二本鎖の高分子型u-PA（分子量54,000）になり，さらにプラスミンで分解されると低分子型u-PA（分子量33,000）になる．**フィブリンへの親和性は低**いが，いずれもセリンプロテアーゼ活性をもち，プラスミノゲンを活性化させてプラスミンに変える作用があり，血栓溶解療法に用いられる．ただし，生理的には血栓溶解反応ではt-PAが働き，u-PAは細胞上の受容体に結合し，プラスミノゲンやメタロプロテアーゼを活性化して細胞間蛋白質を分解し，細胞の移動や増殖に関与する．

(1)（血漿）プラスミンインヒビター（plasma plasmin inhibitor または単に plasmin inhibitor；PI，従来のα_2-PI ないし α_2-antiplasmin）（国際血栓止血学会，IFCC，IUPAC，合同で推奨した名称，1994年）

　分子量 70,000 の一本鎖糖蛋白質．肝臓で産生され，血小板にも存在する．肝疾患や DIC のときには基準範囲の 30% 以下になり，線溶療法では一時的に消失することがある．

　プラスミンと 1：1 で特異的に結合し，即時的に血漿中（液相）のプラスミンの活性を失わせるため，少量のプラスミンができても線溶は起こらない．フィブリンへのプラスミンやプラスミノゲンの結合は PI の結合と競合するので，フィブリンに結合している（固相）プラスミンに PI は反応しにくく，一方，PI はプラスミンがフィブリンに結合するのを阻害する．

(2) **プラスミノゲンアクチベータインヒビター**（plasminogen activator inhibitor；PAI，略してパイとよんでいる）

　普通に認めるのは PAI-1 で，内皮細胞や巨核球，肝細胞，脂肪細胞が産生する分子量 52,000 の 1 本鎖糖蛋白質で，血小板にも存在する．生理的に血液中にあるプラスミノゲンアクチベータの量より多い．血管内に生じた血栓の溶解反応の制御は PAI-1 が主体で，細胞の移動や組織改変にかかわる線溶反応の制御因子としては PAI-1，PAI-2 とも働くと考えられている．

　PAI-1 は血漿中（液相）の t-PA や u-PA と複合体をつくると，それらの酵素作用を即時的に失わせる．フィブリンと結合している（固相）t-PA には，血漿中の t-PA に対するほどの抑制効果がない．血中濃度が高値になると血栓が溶解されにくくなり，血栓症が発症しやすくなると考えられる．メタボリック症候群で，内臓脂肪が蓄積すると脂肪細胞での PAI-1 発現や分泌が増え，高 PAI-1 血症の原因となり，血栓症の危険が高まる．

Ⅲ **分子マーカー**（図4-4）

1 **フィブリン分解産物：FDP**（fibrin/fibrinogen degradation products）**と D-ダイマー**（D-dimer）

　フィブリノゲンがプラスミンで分解されると X・Y・D・E などの分画ができる（図 4-5）．これらを**フィブリノゲン分解産物**（fibrinogen degradation products；FgDP）と総称する．フィブリンからは狭義の**フィブリン分解産物**（fibrin degradation products；FDP）ができ，FgDP とは異なった点があるが，両者を併せて **FDP**（fibrin/fibrinogen degradation products）ということが多い．FgDP の D 分画はモノマー（monomer）（D）であるのに，FDPでは D 分画が 2 つつながった **D-ダイマー**（D-dimer）分画を必ず含む（図4-6）．そのため **D-ダイマーを含むフィブリン分解産物**（略して **D-ダイマー**）を測定すれば，生体内でフィブリン血栓ができて二次線溶が起こったかどうかを知ることができる．FDP，特に D-ダイマー分画を含むフィブリン分解産物

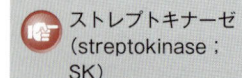

ストレプトキナーゼ（streptokinase；SK）
レンサ球菌の培養濾液にみつかった一本鎖のポリペプチドで，プラスミノゲンと 1：1 で結合して酵素活性を現し，他のプラスミノゲンをプラスミンにする．フィブリンへの親和性は低く，主に血漿中でプラスミノゲンに作用する．欧米で血栓症の治療に使うことがある．

PAI-2
胎盤とマクロファージにあり，普通，血漿中にはほとんど認められないが，妊娠末期にみられることがある．主に組織での u-PA のインヒビターとして機能する．

トロンビン活性化線溶阻止因子（thrombin-activatable fibrinolysis inhibitor；TAFI）
肝臓で前駆体として合成され，トロンビンで活性化を受けて生じる活性型 TAFI（TAFIa）は線溶系を阻害する．血液凝固系と線溶系をつなぐ調節因子として注目されている．トロンボモジュリン（TM）は，トロンビンによるプロテイン C 活性化を促進して抗凝固作用を発揮するが，トロンビンによる TAFI 活性化も促進して線溶を抑制し，抗血栓という意味では相反する作用を示す．TM の発現が低く低濃度であると線溶抑制の作用が優勢になる．TAFIa はフィブリン C 末端のリジン残基を切断するため，プラスミノゲンや t-PA がフィブリンに結合できなくなる．血友病のようにトロンビン形成が阻害される凝固障害では線溶も亢進し，出血傾向が助長される病態にも関与していると考えられる．

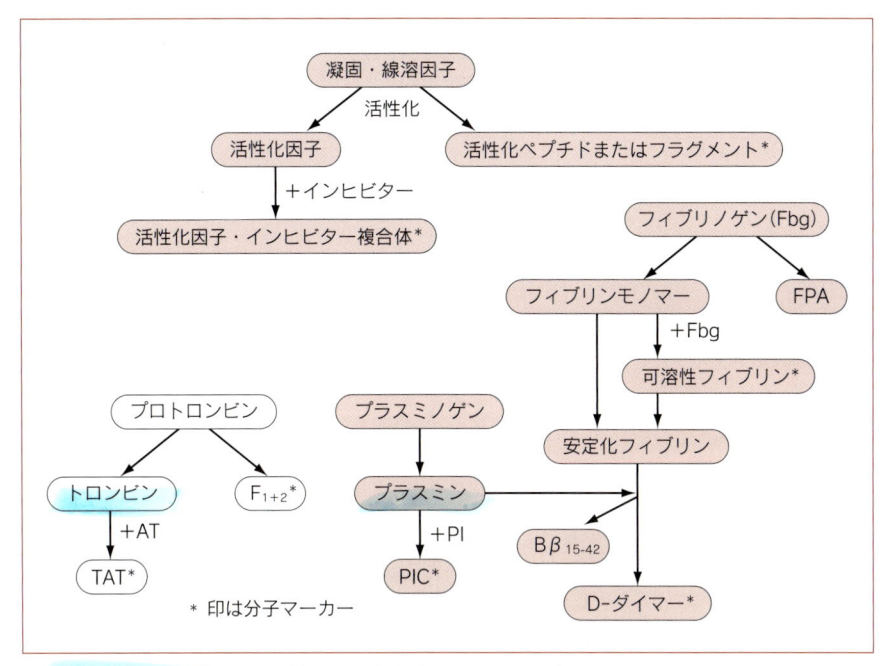

図 4-4　凝固・線溶因子の活性化・阻害と分子マーカー

は，DIC や静脈血栓症など，二次線溶亢進を検出しながら凝固亢進状態を知る分子マーカーとして広く用いられている（循環血漿中の半減期は約 6 時間）．

　FDP そのものも，①フィブリンモノマーと結合してその重合を阻止し，②アンチトロンビン作用あるいはプロトロンビナーゼ抑制作用をもち，③血小板凝集を阻害する作用があり，血液凝固を妨げる．

2　可溶性フィブリンモノマー複合体（soluble fibrin monomer complex；SFMC），可溶性フィブリン（soluble fibrin；SF）

　血液凝固系の活性化により生成されたトロンビンにより，フィブリノゲンは N 末端からフィブリノペプタイド A（FPA；Aα$_{1-16}$），フィブリノペプタイド B（fibrinopeptide B；FPB；Bβ$_{1-14}$）が放出されて，フィブリンモノマーとなる（図 4-6）．このフィブリンモノマーは重合して安定化フィブリンを形成するが，大部分は 2 分子のフィブリノゲンなどと結合して**可溶性フィブリンモノマー複合体（SFMC）**を形成して存在する．SFMC には一部 FDP やフィブロネクチンなどとの複合体を形成したものもあるが，フィブリンモノマーとフィブリノゲンが結合した複合体，**可溶性フィブリン（soluble fibrin；SF）**を特異的に検出できる．SF は SFMC と同義に用いられることもある．SF の半減期は 5～6 時間．可溶性フィブリンはそのものがフィブリン血栓に容易に変換されるため，それ自身が血栓準備物質となり，血管内のフィブリン形成，**凝固亢進**を直接反映する分子マーカーとなる．DIC や各種血栓症の早期診断を目的に測定される．

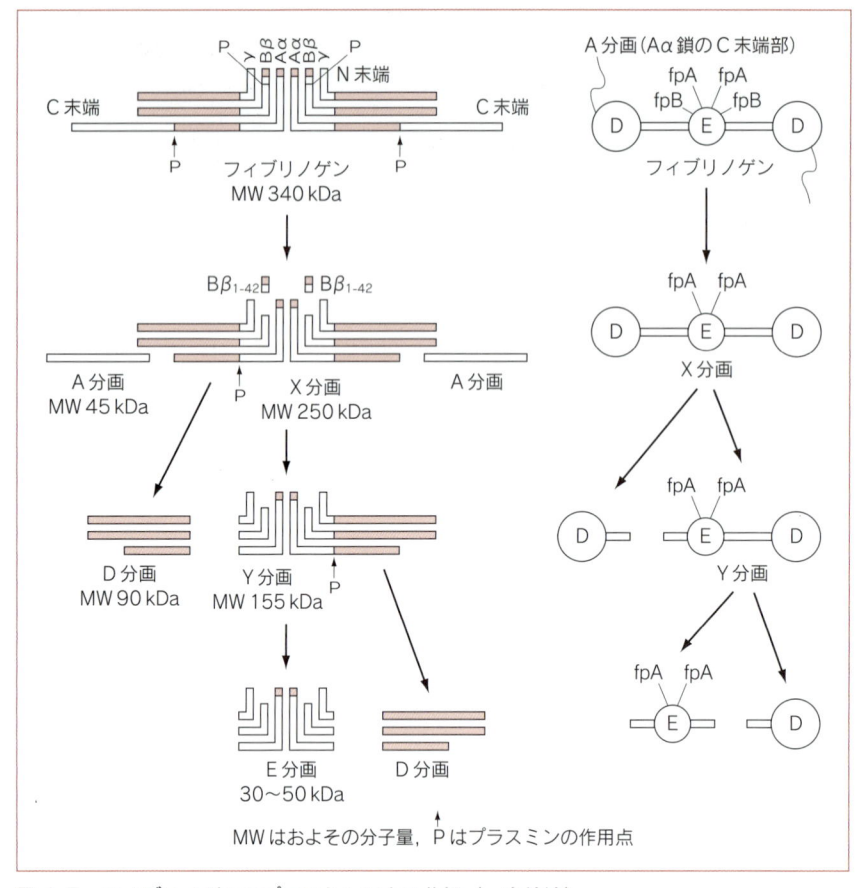

図 4-5　フィブリノゲンのプラスミンによる分解（一次線溶）
左側は Aα 鎖・Bβ 鎖・γ 鎖に分けた模式図，右側は，プラスミンによる分解産物である D 分画を Ⓓ，
E 分画を Ⓔ と表した場合の模式図.

　フィブリノゲンがプラスミンで分解される過程を模式的に示したのが**図 4-5** である．結果的にみると，フィブリノゲンは 1 つの E 分画，2 つの D 分画，その他の小分画（A 分画，$Bβ_{1-42}$ など）からできていることになる．X（DED）と Y（DE）は分解初期の産物，D と E は末期の産物である．一次線溶（**図 4-5**）か二次線溶（**図 4-6**）かによって FgDP と狭義の FDP の間に違いが出る．FDP ではトロンビンによりフィブリノゲンから FPA（すなわち $Aα_{1-16}$），場合により FPB（すなわち $Bβ_{1-14}$）も脱落しているから，FPA・FPB・$Bβ_{15-42}$ の三者，あるいは FPA と $Bβ_{1-42}$ が遊離している．これに反し，一次線溶では $Bβ_{1-42}$ が陽性に出るが，FPA は証明できない．そのため，FPA や $Bβ_{15-42}$ が検出されればフィブリノゲンでなくフィブリンが線溶を受けたことを示し，二次線溶亢進を検出しながら凝固亢進状態を知る分子マーカーとなりうるが，FDP に比べて検査の安定性の面で劣り，現在は臨床的には用いられていない．

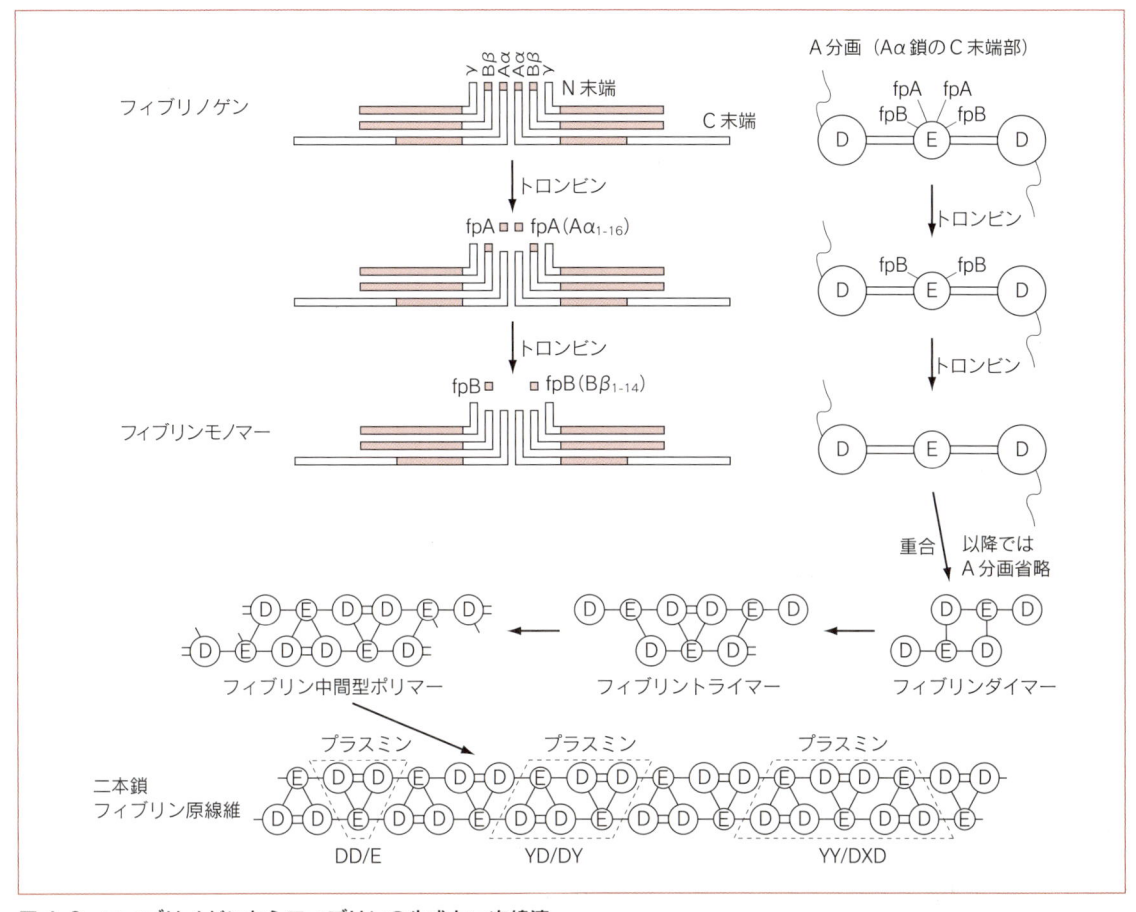

図 4-6　フィブリノゲンからフィブリンの生成と二次線溶
左上部はトロンビンによるフィブリンモノマーのでき方を示し，右上部にこれを⑩と⑥で表した場合を模式図で示した．下半分に，フィブリンの成立過程と，これにプラスミンが作用したときの各種分画過程を示した．

3　トロンビン-AT 複合体（thrombin-antithrombin complex；TAT），プロトロンビンフラグメント 1+2（prothrombin fragment 1 and 2；F1+2）とプラスミン-プラスミンインヒビター複合体（plasmin-plasmin inhibitor complex；PIC）

　凝固の中心になるトロンビンや，線溶の中心になるプラスミンはともに寿命が短いので直接測ることができない．しかし，それぞれがトロンビン–AT 複合体（TAT）とプラスミン – プラスミンインヒビター複合体（PIC）の形になると安定なので，ELISA 法で血漿中濃度を測定できる．半減期は TAT が 10〜15 分，PIC が 6 時間である．TAT の上昇は**凝固亢進状態**を示唆し，PIC の上昇は**線溶活性化**を反映する．DIC や各種血栓症診断の補助に用いられている．

　Xa によりプロトロンビンからポリペプチド断片の**プロトロンビンフラグメント 1+2（F1+2）**が切れてトロンビンになる．この断片も**凝固活性化**のマーカーとなる．F1+2 の半減期は 90 分である．

Ⅳ 出血性素因とその検査法

"けがや胃潰瘍などの局所的な原因なしに，あるいは，普通なら出血しない程度の外傷で，全身的に出血しやすい状態，ないしは出血が止まりにくい状態"を出血性素因（hemorrhagic diathesis：出血傾向，hemorrhagic tendency）という．

出血性素因があると，皮下・粘膜下・関節腔・組織内に出血が起こりやすく，また，粘膜などから外へ出血しやすい．皮下または皮内の出血斑を紫斑（purpura：purple のラテン語）といい，帽針頭大（約 2 mm）までのものを点状出血（petechia）と称し，多発することが多い．大きい紫斑には斑状出血（ecchymosis）の名がある．粘膜出血・歯肉出血のかたちでみられることも多い．ひどくなると消化管・腎臓・女性器などからも出血し，脳出血で死亡することもある．

1 出血性素因の検査法

出血傾向は，血管壁，血小板，凝固・線溶因子の異常によって引き起こされる．主な疾患あるいは病態を成因別に**表 4-2** に示す．出血傾向の原因の正確な診断には，血小板・凝固・線溶系の検査，出血時間といった止血検査の成績が不可欠であるが，既往歴に出血傾向がなく，抜歯や外傷ではじめて止血困難に遭遇して出血性素因が見出される場合も多い．また，現行の止血検査で異常のみつからない場合もあるが，それらは多くの場合，軽症である．出血傾向をどのように検出し，患者に対応していくか，順を追ってみてみよう．

診断に重要なのは家族歴を含む病歴の注意深い聴取と身体所見の正確な把握であり，検査はそれを確定するための手段である．また検査は選択的に実施して診断と治療のために利用すべきである．たとえば，活性化部分トロンボプ

表 4-2 出血傾向をきたす主な疾患または病態

血管壁の異常	先天性	血管内皮下障害：Ehlers-Danlos 症候群，Marfan 症候群 血管内皮障害：遺伝性出血性末梢血管拡張症（Osler 病）
	後天性	血管内皮下障害：単純性紫斑，老人性紫斑，壊血病（ビタミンC欠乏），ステロイド紫斑，アミロイドーシス 血管内皮障害：アレルギー性紫斑病（Shönlein-Henoch 紫斑病），自己赤血球感作症
血小板の異常	減少	特発性血小板減少性紫斑病（ITP）を含めた自己免疫性，薬物による血小板減少症，血栓性血小板減少性紫斑病（TTP），溶血性尿毒症症候群（HUS），再生不良性貧血，急性白血病，骨髄異形成症候群，先天性血小板減少症
	機能異常	内因性（先天性）：血小板無力症，Bernard-Soulier 症候群 外因性：von Willebrand 病（VWD），尿毒症，M蛋白血症，薬剤性（非ステロイド鎮痛消炎薬）
血液凝固の異常		血友病その他の先天性凝固因子欠損症，循環抗凝血素，抗凝固薬投与，ビタミンK欠乏症
線溶の異常		血栓溶解薬投与も含めたプラスミノゲンアクチベータの増加，プラスミノゲンアクチベータインヒビター欠損，プラスミンインヒビター欠損
複合異常		播種性血管内凝固（DIC），肝疾患

表 4-3 出血傾向の原因と症状

症候	血液凝固異常	血小板異常・血管異常
点状出血 (petechia) ＜径 2 mm 以下＞	まれ	特徴的
斑状出血 (ecchymosis)	多い（大きいが少数）	特徴的（小さく多発）
小切創からの持続的出血	少ない	多い
深部血腫（筋肉など）	特徴的	まれ
関節内出血	特徴的	まれ
後出血	多い	まれ
男女比	遺伝性の 80〜90％は男性	女性にやや多い

ラスチン時間（APTT）に著明な延長を認めても，第XII因子，プレカリクレイン，高分子キニノゲン欠損症では全く出血症状は呈さないので治療の必要がないし，APTT が延長していても血栓性素因を示す場合は，ループスアンチコアグラントの存在や抗リン脂質抗体症候群を考える，などの注意が必要である．

2 病歴

　過去に出血傾向の既往があれば，出血の誘因や状況，過去の抜歯・手術時の止血の具合，家族歴，随伴症状（発熱・関節痛・腹痛など），服薬歴などについて問診する．家族歴があれば先天性の疑いが強くなる．

3 身体所見

　出血があれば，その性状と広がりを評価する．すなわち，粘膜出血，皮下出血斑，関節内出血，筋肉内出血の有無をみる．一般的な内科的診察で，腫瘤（悪性腫瘍，血管腫などの有無），リンパ節腫脹（悪性リンパ腫，膠原病などの合併の有無），肝脾腫（肝・造血器腫瘍合併の有無），関節腫脹（膠原病などの合併の有無）などに注意して基礎疾患がないかを調べる．凝固系の異常と血小板・血管の異常では臨床症状に**表 4-3** のような特徴があり，参考になる．線溶系の異常では後出血が特徴的である．

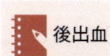

後出血

外傷や手術後，一度止血したと思われる部分が，ある程度時間が経ってから再び出血すること．

4 スクリーニング検査

　出血傾向のスクリーニング検査として，血小板数，プロトロンビン時間（PT），APTT，フィブリノゲン量（実際はトロンビン時間法で活性をみている），出血時間がある．問診で原因が特定しにくいときは，そのほかに，網赤血球，白血球分画を含んだ血算，CRP，肝・腎機能などをみる一般的な血液生化学検査も参考にする．これらの成績から**図 4-7** のように分類する．また頭蓋内・腹腔内・後腹膜の出血が疑われるときや体表からみえない出血症状の広がりをみるときの CT などの画像診断，消化管出血が疑われる際の内視鏡検査もすみやかに行う．造血器疾患が疑われる場合は骨髄穿刺も行う．

　スクリーニング検査ですべて正常の場合は，血管性紫斑病，第XIII因子欠損

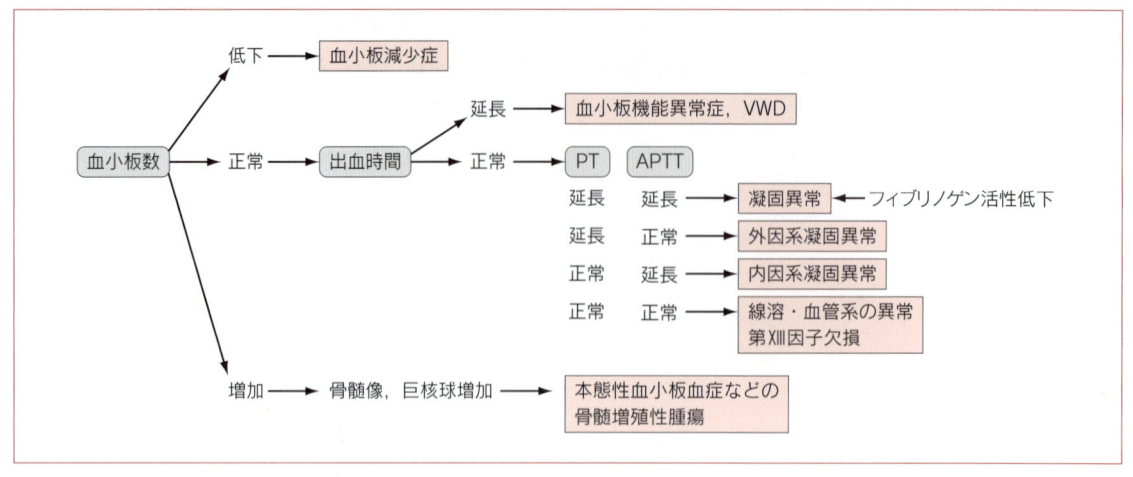

図4-7　出血傾向のスクリーニング検査

症，プラスミンインヒビター（PI）欠損症，von Willebrand病（VWD）の一部などを疑い，第XIII因子活性，PI活性，von Willebrand因子活性を検査する．

Ⓥ 血栓症と抗血栓療法

1　血栓症と検査

　血管系内で血液成分からなるかたまりを生じた状態を血栓症（thrombosis）という．代表的な疾患としては，冠状動脈血栓症（**心筋梗塞**），脳動脈血栓症（**脳梗塞**），**深部静脈血栓症**（deep vein thrombosis；**DVT**），**播種性血管内凝固**（**DIC**）などがあげられる．

　血栓症の診断は，臨床症状と画像検査でなされることが多い．動脈血栓症では，動脈灌流領域の虚血・梗塞症状，DVTでは下肢の腫脹，疼痛，だるさ，皮膚の変色といった症状が出現する．心筋梗塞では，心電図異常や血清中の心筋構造蛋白質の上昇がポイントとなる．心筋梗塞では冠状動脈・左室造影も治療のためにしばしば行われるが，現在の血栓症診断のための画像検査では，従来の血管造影よりも，超音波，CT，MRIなどの非侵襲的検査が中心となっている．たとえば，脳卒中ではCTやMRI，肺血栓・塞栓症の診断では造影CTが第1選択になっている．血液検査としては，①D–ダイマーなどのように凝固活性化，二次線溶の亢進を検出する分子マーカー測定，②DICのように血小板やフィブリノゲンなどの凝固因子の消費による減少傾向の把握，③先天性ないし後天性血栓性素因の有無を調べるための，アンチトロンビン，プロテインC，プロテインS活性，抗リン脂質抗体やループスアンチコアグラントの測定，などがある．DVTが疑われる例では，D–ダイマー検査でスクリーニングし，陰性であれば，DVTの診断は否定的となる．

　血栓症が発生する条件には，①血管壁の異常（動脈血栓で主役を演じ，アテ

ローム硬化症が最も問題となる），②血流障害，すなわちうっ滞（静脈血栓での主役），③血小板・凝固因子の病的増加または機能亢進，④抗凝固因子活性の低下（AT，プロテインC，プロテインSなど），⑤線溶活性の低下，などがある．このうち③④⑤は凝固能亢進状態（hypercoagulability）の指標になる．

2　抗血栓療法

血栓症の治療および予防法に薬物による抗血栓療法がある．抗血栓療法には3種類ある．①**抗血小板療法**（アスピリン81 mg/日，クロピドグレル経口投与など）：アテローム性動脈硬化疾患（心筋梗塞，脳梗塞，閉塞性動脈硬化症など）の動脈血栓症予防，②**抗凝固療法**（ワルファリン経口投与，ヘパリンなど）：DVT，心房細動，人工弁置換例などの血栓・塞栓症予防，③**血栓溶解療法**（t-PAなど）：急性心筋梗塞（発症後6時間以内）・脳梗塞（発症後4.5時間以内）・血行動態不安定の肺梗塞の血栓溶解，である．

抗凝固薬のヘパリンはATと結合することによってATの抗トロンビン・抗Xa作用を促進する．ヘパリン用量はAPTTを指標に決定する（1.5〜2倍に延長させる方法など）．体外循環手術の際などベッドサイドでのヘパリン用量の決定には，全血に接触相の活性化剤を入れて凝固時間を測定する**活性化全血凝固時間（ACT）**も用いられる．ACTの基準範囲は100〜120秒で，人工心肺使用時は400秒台になるようヘパリンを用いる．**ワルファリン**（クマリン系）はビタミンKの生体内での代謝に関与する酵素を阻害し，ビタミンKの肝での再利用を阻害することにより，活性のあるビタミンK依存性凝固因子の生成を抑制する．過量になると出血傾向をきたすので，PT-INRの成績により使用量を加減する．ワルファリンにより阻害されるビタミンKサイクルや薬物代謝にかかわる酵素の遺伝子多型により，ワルファリン感受性には人種差，個人差がある．

ACT : activated whole blood clotting time

(1) ビタミンK依存性凝固因子

血液凝固II・VII・IX・X因子の総称である．肝細胞のミクロソームにはカルボキシラーゼがあり，ビタミンKはその補酵素（補因子）として働き，これら因子の前駆体のN末端近くに存在するグルタミン残基（Glu）をγ-カルボキシグルタミン残基（Gla）に変えることにより，前駆体を凝固因子に変えてCa^{2+}やリン脂質との結合を可能にする．ビタミンKが欠乏すると，前駆体である蛋白質（**PIVKA**）までにしかなれないので，これら凝固因子の欠乏が起こるばかりでなく，かえって凝固過程を阻害する．特定の因子に限っていうときには，第II因子ならPIVKA-IIのように表現し，その測定はビタミンK欠乏や肝細胞がんの進展を知るマーカーとなる．

PIVKA : protein induced by vitamin K absence or antagonists

抗凝固的に作用する**プロテインC**や**プロテインS**の前駆体も肝臓でつくられ，N末端に類似の化学構造をもっているので，やはりビタミンK依存性である．プロテインCやプロテインSの欠損症患者にワルファリン投与を開始した初期1週間以内に，これらの抗凝固因子の活性減少が凝固亢進状態をも

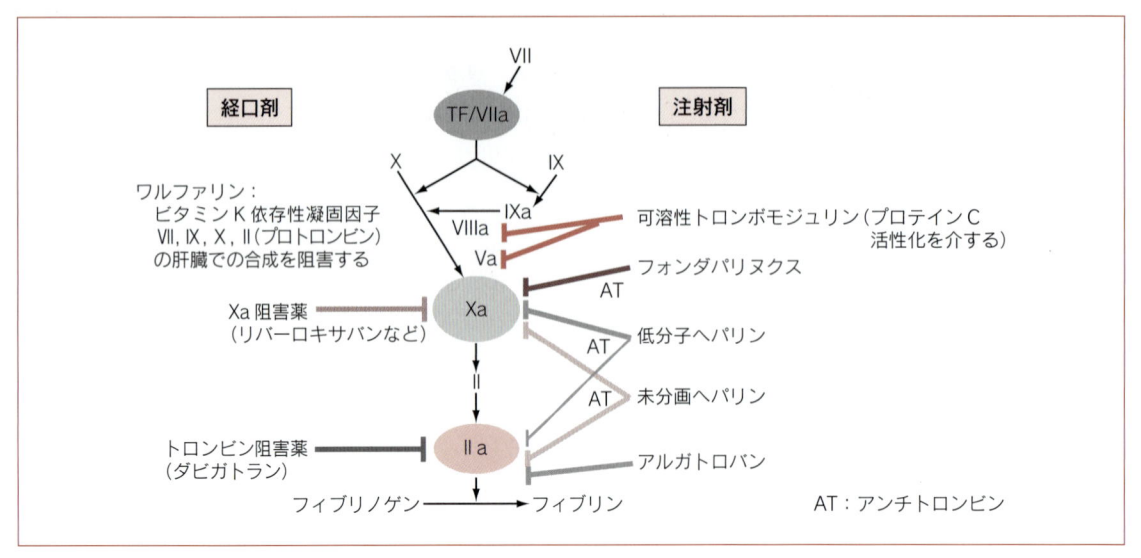

図 4-8　抗凝固薬の凝固因子作用点

たらし，ワルファリンによる皮膚壊死を起こすことがあるので，当初はヘパリン，抗 Xa 薬と併用するなどの注意が必要とされている．

(2) 新規抗凝固薬

　2011 年から，ワルファリンに代わる新しい経口抗凝固薬である直接抗トロンビン薬（ダビガトラン），直接抗 Xa 薬（リバーロキサバンなど）が発売され，心房細動患者の血栓・塞栓症予防や静脈血栓症の予防と治療に臨床現場で使用されている（**図 4-8**）．これらは，新規経口抗凝固薬（novel oral anticoagulants；NOAC）ないし，直接作用型経口抗凝固薬（direct oral anticoagulants；DOAC）とよばれる．いずれの新規経口薬も投与直後では APTT ないし PT など凝固検査の延長がみられ，投与時間が不明であると凝固検査の解釈に混乱が生じる．服用後の採血のタイミングで検査値が変動することは投与量調節モニタリングには適さないことを示しているが，過剰投与や服薬の有無の目安にはなる．

　アンチトロンビンに結合し選択的に Xa 阻害作用を表す合成 Xa 阻害薬フォンダパリヌクスや，アンチトロンビン依存性であるが未分画ヘパリンと比べ抗トロンビン作用が弱い低分子ヘパリンも，手術後の DVT 予防に皮下注射で用いられている．アルガトロバンは点滴注射用の抗トロンビン薬で，脳血栓急性期や慢性動脈閉塞症，ヘパリン起因性血小板減少症患者の抗凝固療法に用いられる（**図 4-8**）．

第5章 検体の採取と保存

Ⅰ 採血

1 概要

臨床検査は材料を採取するところから始まるといっても過言ではない．このことは，正確で精度の高い検査成績を提供するために重要である．血液は検体検査の材料として最も多く利用されている．その採取および採取後の処理は検査の目的に応じて多岐にわたるが，一つとしておろそかにできない．特に血液一般検査や血液凝固学的検査では，血液が凝固していれば検査材料となりえない．

採血は大きく分類すると少量採血と多量採血があり，前者には毛細血管採血，後者に静脈血管採血があり，2分類される．少量採血は部位として耳朶・指頭・足蹠が選択される．多量採血は肘正中皮静脈・橈側皮静脈などと，手背や伏在静脈など四肢の表在静脈が選択される．

採血は**医療行為**の一つであるが，看護師・臨床検査技師には条件つきで許可されている．

臨床検査技師に許可された条件つき採血行為は以下のとおりである（昭和45年12月通達）．

①医師の具体的指示による．

②検査の目的に限る．

③採血部位の制限（耳朶・指頭・足蹠の毛細血管，ならびに肘静脈，手背および足背の表在静脈，その他，四肢の表在静脈）．

④1回の採血量が原則 20 mL 以下であること．

⑤病院・診療所・保健所など医療機関内での採血．

なお，④の採血量に関しては，昨今の血液検査項目の増大に伴う医療現場の実態から，「患者の体調等を考慮したうえでの医師の指示のもとでは，臨床検査技師は必要に応じて 20 mL を超える採血を行うことが許容される」こととなった（平成20年1月17日，医政医発第0117001号通達）．

採血にあたっては，最新の十分な知識や技術を身につけていくことはもちろんであるが，医療人として患者への接し方についても自分のありようが直接患者に影響を与えるものであることなど患者接遇にも細心の注意を払い，事故や失敗がないよう心がけることが必要である．

病院を訪れる患者は何らかの精神的不安をもっている場合が多い．したがっ

て，術者の何気ない言動によって心理的動揺をきたすので，常に患者の身に
なって採血にあたることが肝要である．採血の具体的な解説は，他の科目を参
照願いたい（最新臨床検査学講座『医療安全管理学』）．

Ⅱ 抗凝固剤の種類と使い方

抗凝固剤は，抗凝固のメカニズムの違いにより大きく2つに分類される．1
つはカルシウムイオンをキレート結合し凝固を阻止するもので，他の1つは
抗トロンビン作用を利用して凝固を阻止する．

血液学的検査の血液一般（血算）検査に用いられている適切な抗凝固剤の条
件は，粉末であること，安定な物質であること，使用濃度の浸透圧が血球とほ
ぼ同様で形態学的変化や染色性の変化を起こさせないこと，などがあげられ
る．その選択は使用目的により行う．

1 カルシウムイオンとキレート剤

1）EDTA塩

EDTA-2K，-3K あるいは EDTA-2Na 塩があるが，血液一般（血算）検査
や血液像には EDTA-2K が用いられる．その理由は，EDTA は Na 塩に比較
し K 塩のほうがより水溶性が高いためである．現在は採血管に抗凝固剤を吹
き付ける技術が開発され，両塩とも同様に使用して差し支えないが，一般的に
は EDTA-2K が用いられる．

本抗凝固剤は白血球形態の変化も少なく，血球の凝集もないため，血球数算
定や血液像検査に使用される．白血球貪食能や血小板凝集能は抑制が強く起こ
るため使用できない．

使用濃度は血液1mLに対し，EDTA-2Kであれば1.5〜2.2mgである．

EDTA：ethylene diamine tetra acetic acid

2）クエン酸ナトリウム

クエン酸ナトリウムの使用濃度は3.2％（109mmol/L）が用いられる．血
液凝固学的検査では，血液9容に対しクエン酸ナトリウム1容の割合で，採
血後ただちに混合し用いる．赤血球沈降速度検査では，血液4容に対しクエ
ン酸ナトリウム1容の割合で，採血後ただちに混合し用いる．血小板凝集能
検査では血液凝固学的検査と同様に採血し使用する．

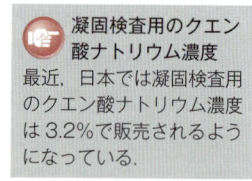

凝固検査用のクエン酸ナトリウム濃度
最近，日本では凝固検査用のクエン酸ナトリウム濃度は3.2％で販売されるようになっている．

2 抗トロンビン剤

1）ヘパリン

ヘパリンはアンチトロンビンを触媒し，血液凝固を阻止する．使用目的は染
色体検査および白血球貪食能試験・リンパ球幼若化試験・血液ガスなどの機能
検査である．ただし，血小板はヘパリンを加えることで凝集することが多いた
め，血小板機能検査である血小板凝集能検査には適さないので3.2％クエン酸

ナトリウムを用いる.

　使用濃度は血液 1 mL に対し，0.01〜0.1 mg（1.2〜12 単位）である.

Ⅲ 検体管理

　血液検査は血液一般検査（血球数算定と血液像）と血液凝固学的検査に代表されるが，そのほかにも施設によっては，溶血検査，細胞表面抗原検査，遺伝子・染色体検査など多数行われている．ここでは検査血液学の代表的な項目について概説する.

1 検体処理法

1）血液一般検査〔血球数算定（血算），血液像〕

　血液一般検査は検体の凍結などができないので，できるかぎりすみやかに測定，処理すべきである．その他は「Ⅳ　保存法」の項を参照のこと.

2）血液凝固学的検査

(1) 血漿分離までの処理

　血液凝固学的検査のために採血された血液は速やかに処理する．すぐに検査ができない場合，米国臨床検査標準協議会（CLSI：Clinical and Laboratory Standard Institute）ガイドライン H21-A5 では，血漿分離までキャップを外さずに室温に保管することとされている.

　その他は「Ⅳ　保存法」の項を参照のこと.

Ⅳ 保存法

　臨床検査が検査材料の採取から始まることは周知の事実である．また，臨床検査では検体採取はもとより，採取された検体の取り扱い，保存が適確に行われていないと，正確で質のよい検査成績は得られない．現在では精度の高い多機能の自動分析装置が開発され，検査手技以上に検体保存の影響が検査成績を左右しかねない.

　臨床検査は，検査材料が採取されたらただちに分析することが基本である．しかし，すぐに分析できない場合，あるいは検査の種類によっては，ある程度時間をおくことで数が集まったほうが効率のよい場合がある．また，自施設で測定できない場合もある．そのような場合，保存を余儀なくされるが，血液一般検査と血液凝固学的検査では保存法が異なる.

1 血液一般検査〔血球数算定（血算），血液像〕

1）血球数算定（血算）

　血算用検体は，ただちに測定できない場合，基本的には室温（20〜25℃く

らい）で5時間以内に測定する．血算の血球数とヘモグロビン濃度測定だけであれば，室温24時間後でも有意差はない．しかし，赤血球系指数，特にMCVやRDW，血小板系のMPVやPDWなどは室温8時間以内が望ましい．測定が翌日になる場合は冷蔵庫（4℃）保存がよい．冷蔵庫から出して測定する場合には，室温まで戻す．

2）血液像

血液像用標本は，ただちに作製ができない場合，室温（20〜25℃くらい）で，遅くとも3時間以内に行う．保存がきかないので，検査依頼があったら，まず血液像は標本を作製しておく．時間経過とともに白血球形態の変化が生じるため，患者自身の白血球の病的変化なのかアーチファクトなのかの鑑別が困難となる．

2 血液凝固学的検査

1）血漿分離までの保存

血液凝固学的検査のために採血された血液はすみやかに処理する．すぐに検査ができない場合，米国臨床検査標準協議会（CLSI）ガイドラインH21-A5では，血漿分離までキャップを外さずに室温に保管するよう指示されている．

2）血漿分離から当日測定までの保存

血漿分離は1,500 G，15分間以上室温で遠心する．CLSIのガイドラインでは，すぐに測定できない場合，全血のままキャップをとらなければPT測定は24時間以内，APTT測定は4時間以内であれば保管可能であるとしている．

3）血漿分離から翌日以降までの保存

血漿分離した当日に測定できない場合，CLSIでは−20℃では最大14日間，−70℃で長期保管が可能としている．

血漿を凍結する場合，急速冷凍が好ましく，血漿を1 mLサイズくらいに小分けして−80℃で急速に冷凍すると蛋白の変性が少ない．−20℃の冷凍庫しかない場合は，庫内に広口瓶にアセトン（容器の材質によっては変性するものがあるので注意すること）などを冷却しておき，これに血漿を小分けした容器を入れると急速に凍るので利用するのもよい．血漿は凍結したらその検体がすぐにわかるように保存容器に必要事項を書き入れ，所定の場所に保存する．

−20℃の冷凍庫は，可能なかぎりドアの開閉回数および開閉時間を少なくし，冷凍庫の温度が上昇しないように注意する．

MCV：mean corpuscular volume

RDW：red blood cell distribution width

MPV：mean platelet volume

PDW：platelet distribution width

保存温度
血液凝固学的検査の検体は，冷蔵保存ではコールドアクチベーションにより，凝固第VII因子が活性化したり，von Willebrand因子や第VIII因子活性が損失するとされるため，室温保存が望ましいとされる．

第**6**章　血球に関する検査

A ｜ 血球数の算定

Ⅰ　血球計算板による血球計数

　現在，臨床現場では，末梢血の血球数算定は自動血球計数装置が広く使われるようになり，血球計算板を使用して測定することはほとんどなくなった．しかし，自動血球計数装置で異常を示す結果が出たり測定ができない場合には，血球計算板を使用して再測定や確認のための測定を行っている．また，骨髄穿刺液の有核細胞数算定は，現在でも血球計算板を使用している施設が多い．血球計算板を使用しての血球数算定は，血液検査のなかで最も重要な基本操作の一つである．

　自動血球計数装置と比較すると，数えているものが血球であることを視覚的に確認できる利点のある反面，成績のばらつきが大きく，検査者の負担も大きい．

　原理はマイクロピペットなどを使用し，血液を希釈液で一定の割合に薄め，これを血球計算板に入れ，一定容積の中にある血球数（赤血球，白血球，血小板）を顕微鏡下で数える．計算により血液 $1\,\mu$L （mm³）中の数を算出する．

血球数の単位
国際的な学術論文では，SI単位（フランス語のLe Systèm International d'Unités に由来）により血液 1 L （liter）中の数として表す．しかし，日本では 1 μL 中の血球数の表記法が大多数を占め，SI 単位はまだなじみがない．

1　血球計算板 （counting chamber）

　一般的なのは Bürker–Türk 式（**図 6-A-1**）と改良型 Neubauer 式の 2 種類で，いずれも計算室の深さは 0.1 mm である．1 枚の計算板に 2 つの計算室があり，一度に 2 回の算定ができる．

　計算室底のガラス面に目盛りがあり，Bürker–Türk 式は**図 6-A-2**，改良型 Neubauer 式は**図 6-A-3** のようである．Bürker–Türk 計算板では最小の区画

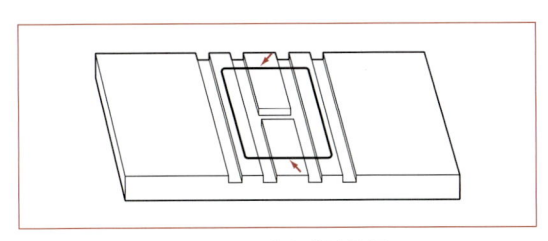

図 6-A-1　Bürker-Türk 式血球計算板
H 型の溝があり，2 つの計算室をもつ．

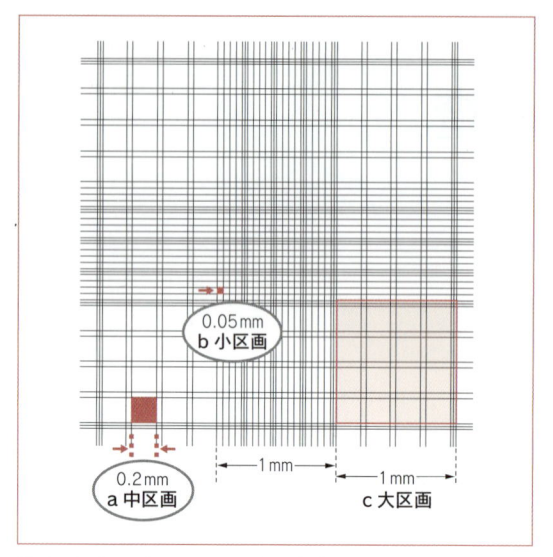

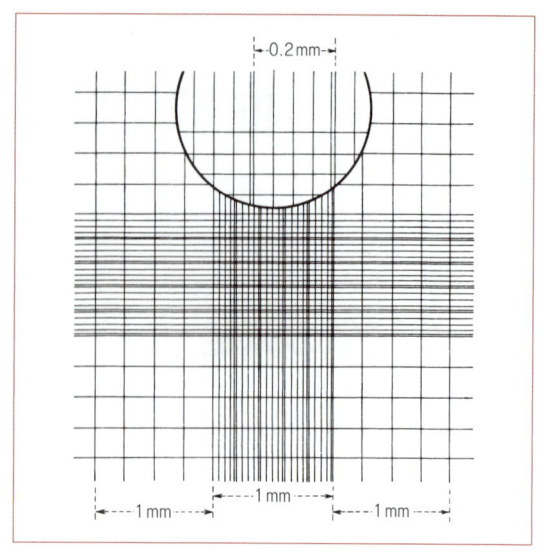

図 6-A-2　Bürker-Türk 式血球計算板の目盛り

図 6-A-3　改良型 Neubauer 式血球計算板の目盛り

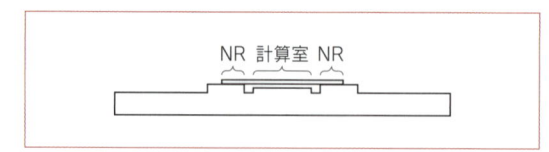

図 6-A-4　血球計算板に被いガラスをかぶ
せたところを横からみた模型図
NR：Newton 環のできる部位.

領域（0.05 mm×0.05 mm）を**小区画**（計算板中央の最も小さい区画：図中 b）とよび，**図 6-A-2** 左下の二本線に囲まれた領域（0.2 mm×0.2 mm）が**中区画**（図中 a），図中 1 辺 1 mm の正方形領域を**大区画**（図中 C）とよぶ.

　計算板を使うときは，**図 6-A-4** のように計算板用のカバーガラスが目盛り部をおおうように「こすりつけ」，計算板のガラスと密着させると光の干渉による多彩で虹のような縞模様ができる〔これを従来からニュートン（Newton）環とよんでいる〕. ガラス面が清潔であれば，カバーガラスをのせて軽く押さえ，前後に移動させるだけで容易に「**ニュートン環**」ができる.

　使用後はすぐにカバーガラスをはずし，希釈血液をペーパータオルなどで拭き取る. 中央部の目盛り部分やその両側の平滑面に指を触れてはいけない. 希釈血液が乾いてこびりついたところがあれば，少し水をたらしてペーパータオルなどで軽く拭く.

　計算室へ希釈血液が滑らかに入らない場合や泡ができやすい場合は，計算板かカバーガラスの面が油脂などで汚れていると考えられる. 水で洗っても十分でなければ，エタノールで拭いてみる.

2　試料希釈器

　血液など試料を希釈する器具は，血球分野ではメランジュールという希釈器が長く使用されていた. メランジュールには赤血球用と白血球用があり，2 本

🔴 ニュートン環

物理学のニュートン環は 2 つの凸レンズを接触させ太陽光を当てたとき同心円状に虹様の縞模様ができることをいう. しかし，計算板では従来から慣用的に「ニュートン環（リング）」という言葉が使用されてきた. 「ニュートン環」はカバーガラスと計算板が密着し，計算室の「すきま」が0.1mm である保証となる.

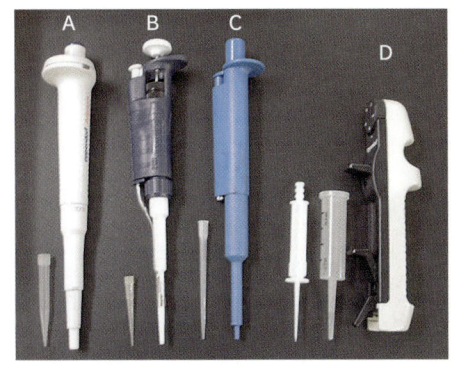

写真 6-A-1　マイクロピペットの種類
A, B, C：ピストン式ピペット, D：シリンジ型ピペット.

のメランジュールを使い分けることで希釈が幅広く可能となるため, 便利に使用されていた.

　しかし, 現在, 病院等医療施設では, 衛生・感染防御の立場から, 検査区域内の飲食はもちろん, 業務も口を使っての手技・操作は禁止とされている. したがって, 従来使用されていたメランジュールやガラスピペットの使用は禁止されている. ガラスピペットは安全ピペッターなどを用いれば使用可能である. しかし, 現在ではこれらに代わってチップ交換式のピストン式マイクロピペット (以下マイクロピペット) が広く使用されている. マイクロピペットについて概説する.

1）マイクロピペットの種類（写真 6-A-1）

(1) ピストン式マイクロピペット

　ピペット本体とチップで採取した試料との間に空気層ができ, この空気層で試料を押し出すメカニズムである. 1回だけ吸引, 吐出できる往復式である. 容量の固定式と可変式がある.

(2) シリンジ型ピペット

　プランジャーによって吸引と吐出を行うメカニズムである. 種類としては, 往復式と, 1回吸引し, 繰り返し吐出できる漸進式がある.

2）マイクロピペットの操作法

　臨床検査分野ではピストン式マイクロピペットが広く用いられているので, このピペットの操作法について説明する.

　マイクロピペットはピペットの押し込み操作が2段式になっている. この2段式の押し込み方で2つの使用方法がある. 用途によって使い分けが必要である.

(1) フォワード法

　最上段から1段目までピストンを押し込んで, そこから試料をゆっくり最上段まで吸引する. 次に1段目までゆっくり吐出し, さらにそこから2段目までゆっくり吐出させ, 試料を完全に排出させる.

メランジュール

血液などを希釈するために使用した器具. 赤血球用と白血球用がある. たとえば白血球用で, 1の目盛りまで血液をとり, チュルク液を11の目盛りまでとると1から11の中の血液が10倍に希釈できる単純な作りの器具. 目盛りは定容量を示すものではなく1までだと1容量, 11だと11容量を示す.
A：赤血球用, B：白血球用メランジュール.

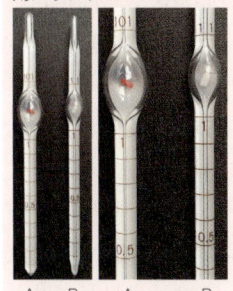

共洗い（フォワード法）
血球数算定で全血を使用する場合は, チップ内部に血液が付着する可能性が高いため, フォワード法が推奨される. チップ内部に血液の付着がみられた場合, さらに希釈液を吸引, 吐き出す操作を繰り返し行い, チップに付着した血液をすべて希釈液の中に洗い流す共洗いが必要である.

(2) リバース法

最上段から2段目までピストンを押し込み，そこから試料をゆっくり最上段まで吸引する．次に1段目までゆっくり吐出させる．

3） 一般的ピペットの操作法

①ピペットを垂直に持つ．
②試料をゆっくり吸引する．
③チップの外側についた試料をペーパータオルなどで慎重に拭き取る．
④試料を吐出する場合は，チップの先端を容器の内壁に付けてゆっくり吐き出す．

ピペット操作のポイント

①試料を勢いよく吸い込むと空気を吸い込む可能性があるので，ゆっくり吸引する．
②試料を完全に排出するには，最初吐出してから数秒待ち，チップ内壁についた残留液が落ちきってから排出させる．

Ⅱ **赤血球数算定**（red cell count）（視算法）

原理

血液を希釈液で一定の割合に希釈したものを血球計算板に流し込み，一定容積（$1\,\mu$L）中の赤血球数を算出する．希釈液は，赤血球が溶血しないものを使用する．

準備

① Bürker–Türk 式計算板
②マイクロピペット
③希釈液：Gowers（ガワーズ）液（1878年）
  ・無水硫酸ナトリウム　　11.8 g
  ・酢酸　　　　　　　　　6.2 mL
  →蒸留水を加えて 200.0 mL とする．

操作

①血球計算板とカバーガラスをアルコール綿でよく清拭し，乾いたペーパータオルなどで拭き取り，ニュートン環をつくる．
②マイクロピペットでプラスチック試験管に希釈液を 1,990 μL 分注する．
③検体を十分混和し，血液を 10 μL とり，周りをペーパータオルで慎重に拭き取り，希釈液に加え十分混和し，血液を 200 倍希釈する．
④希釈試料を計算板に流し込み，顕微鏡のステージにセットし，赤血球が計算板の底に沈むまで 1〜2 分間静置する．
⑤顕微鏡（接眼 10 倍，対物 10 倍の 100 倍拡大）で赤血球がほぼ均等に分布していることを確かめ，400 倍拡大の倍率に変え，計算板の中央にある大区画（1 mm×1 mm）内の任意の中区画5個の赤血球数をすべて加算する．算定に際しては，各中区画の上辺および右辺の線上の赤血球を数えたら下辺および左辺の線上の赤血球は数えないよう決めておく．このルールは，計算板を使用する場合はすべて適用となる．
⑥中区画5区画分の赤血球総数に血液希釈補正分 200 倍と容積補正分 50

希釈液（準備③）

①希釈液は基本的には赤血球が溶血しないものであればよい．ガワーズ液は組成に酢酸が入っており，これによりヘモグロビンが酢酸ヘマチンに変えられ，顕微鏡で観察しやすくなる．酢酸は低張なため赤血球は溶血するが，無水硫酸ナトリウムで等張にしているため溶血しない．
②希釈液は調製後，濾過をして塵埃などを除いて保管しておく．

アルコール綿（操作①）

アルコール綿で拭いてそのまま乾かすと，希釈試料を入れるときスムーズに入らないことがある．

血液の希釈（操作③）

血液の希釈は，最初 10 倍希釈し，さらにその一部を 20 倍希釈してもよい．

希釈試料（操作④）

試料を計算板に流し込むときは，計算板の溝に落ちないよう慎重に行う．また，少しずつ何回も流し込むと赤血球が計算室に均一に分布しなくなるので注意が必要である．希釈試料が溝に落ちた場合はやり直す．

倍を乗じ，$1\,\mu L$ 中の赤血球数を算出する．

結果の解析と評価

①**基準範囲**：基準範囲は性・年齢によって異なる．静脈血の基準範囲を示す．

　　成人男子：$435\sim555$ 万 $/\mu L$

　　成人女子：$386\sim492$ 万 $/\mu L$

②新生児はかなり高い値を示すが，生後急速に低下する．小児期には一時成人よりも低い値を示し，男女間に差はない．

③老人も成人よりは低い値を示すことが多く，一般に男女間にあまり差を認めない．

栄養状態のよくない人ではやや低い値になり，地方的な差もみられる．

④正常よりも低下する病態の多くは貧血であるが，水血症のこともある．ただし，鉄欠乏性貧血では赤血球の減っていないことがあるので注意．正常より増加しているのは赤血球増加症か脱水である．

1 μL への容積補正（50 倍）（操作⑥）
中区画の一辺は 0.2mm で計算板の深さが 0.1mm であるから中区画 1 区画の容積は，0.2mm × 0.2mm ×0.1mm ＝ 0.004mm^3（＝μL）である．この中区画 5 個の容積は，0.004 × 5 = 0.02mm^3（＝μL），すなわち計算板では $0.02\,\mu L$ 分しかカウントしていないので，$1\,\mu L$ に換算するには 50 倍する必要がある．

Ⅲ 白血球数算定（white cell count）（視算法）

原 理

血液を希釈液で一定の割合に希釈したものを血球計算板に流し込み，一定容積（$1\,\mu L$）中の白血球数を算出する．希釈液は，赤血球を溶血させて白血球数カウントの妨げにならないようにし，しかも白血球（有核細胞）の核を染色してゴミとの鑑別をしやすくするものを使う．

準 備

① Bürker-Türk 式計算板

②マイクロピペット

③希釈液：Türk（チュルク）液（1902 年）

　　・酢酸　　　　　　　　　　1.0 mL

　　・1%ゲンチアナ紫水溶液　　1.0 mL

　　→蒸留水を加えて 100.0 mL とする．

操 作

①血球計算板とカバーガラスをアルコール綿でよく清拭し，乾いたペーパータオルなどで拭き取り，ニュートン環をつくる．

②マイクロピペットでプラスチック試験管に希釈液 $180\,\mu L$ を分注する．

③検体を十分混和し，血液を $20\,\mu L$ とり，チップの周りをペーパータオルで慎重に拭き取り，希釈液に加え，よく混和して血液を 10 倍希釈する．

④混合希釈液を計算板に流し込む．

⑤顕微鏡（100 倍拡大）で白血球がほぼ均等に分布していることを確かめ，計算板の四隅にある大区画（$1\,mm\times1\,mm$）内の白血球を数え，平均値を計算する．

⑥大区画 1 区画の総数に血液希釈補正分 10 倍と容積補正分 10 倍を乗じ，

 希釈液（準備③）
①酢酸は赤血球を溶血させ，ゲンチアナ紫は白血球の核を染め，弱拡大での白血球の算定を容易にする．②液が古くなると酢酸が蒸発して赤血球は溶血せずに残る．観察の妨げになるだけでなく，赤血球の塊が白血球を取り込んで白血球の分布が不均等になり，正しい算定ができない．液に沈殿物を生じたときも同様である．

 アルコール綿（操作①）
アルコール綿で拭いてそのまま乾かすと，混合希釈液を入れるときスムーズに入らないことがある．

 血小板との鑑別（操作⑤）
血小板も溶けずに染まるが，通常は小さいので鑑別はむずかしくない．症例によっては，血小板が大きく，小リンパ球くらいの大きさのものもあるが，核がないので鑑別はむずかしくない．

1 μL 中の白血球数を算出する.

結果の解析と評価

①**基準範囲**：白血球数は生理的条件によって変動が激しい項目の一つである．特に増加方向への動揺が激しい．末梢血による成人の基準範囲は報告者によって多少異なるが，4,000～9,000/μL ぐらいである．いろいろな生理的条件によって動きやすいことから，少しぐらいはずれていても，ただちに異常とすることはできない．臨床上，1 回だけの測定では 3,000～10,000/μL は正常に入りうると考えられる．

新生児では正常でも 2 万/μL 前後もあり，以後急激に減少する．1 歳未満の小児では一般に成人よりやや高値を示し，老人はやや低値である．

②**増加**：増加は，顆粒球あるいはリンパ球のどちらの絶対的増加なのかをみておく必要がある．また，増加は造血臓器から動員され，実際に多くつくられたか，あるいは停滞プールの白血球が循環プールへ動員されたことを意味する．急性虫垂炎，その他の急性炎症のある場合や，各種の白血病などが代表的である．治療に G-CSF（granulo colony stimulating factor，顆粒球コロニー刺激因子）を使うと好中球の増加がみられる．

③**減少**：骨髄の働きが悪くて十分につくれないか，できた白血球がすぐに除去されることを意味し，再生不良性貧血・顆粒球減少症・脾臓機能亢進症・非白血性白血病などでみられる．感染症でもウイルス性のものでは，白血球は減ることが多い．

【付】骨髄穿刺液の有核細胞数と巨核球数 （nucleated cell count and megakaryocyte count）

解説

①有核細胞数（NCC）の測定は白血球数に準ずる．

②異なる点は次のとおりである．

・赤芽球系をも数え込むので有核細胞数と表現する．

・血液と違って早く凝固するため操作をすみやかに行う（抗凝固剤を加えれば急ぐ必要はない）．

・概数が出れば十分なので迅速を優先とする．

操作

①マイクロピペットで骨髄穿刺液と Türk 希釈液を用い，50 倍に希釈しよく混和する．

②血球計算板の大区画をカウントする．

③同じ液を使って巨核球数を算定できる．巨核球は数が少ないため Fuchs-Rosenthal（フックス・ローゼンタール）式計算板を使う．

1 μL への容積補正（10 倍）（操作⑥）
大区画の一辺は 1mm で計算板の深さが 0.1mm であるから，大区画の 1 区画の容積は，1mm×1mm×0.1mm＝0.1mm³（＝μL）である．すなわち，計算板では 0.1 μL 分しかカウントしていないので，1 μL に換算するには 10 倍する必要がある．

末梢血液に有核赤血球が出現した場合の補正
血液中に有核赤血球が出てくると，計測時には白血球として数え込まれるため補正が必要となる．塗抹染色標本で有核赤血球が出ていることが判明した場合，その標本で白血球を 100 個分類する間に認められた有核赤血球数を数え，白血球数を補正し，補正を加えたことを明記する．
たとえば，塗抹染色標本で白血球 100 個分類する間に有核赤血球 21 を認めた場合，有核細胞 121 中の白血球は 100 である．その血液で白血球（有核細胞）数が 8,600 だったとすると，真の白血球数は，
$$8,600×\frac{100}{100＋21}$$
$$＝7,100$$
となる．概算なので 100 位未満は四捨五入する．

NCC：nucleated cell count（有核細胞数）

操作にあたって
工夫すれば Bürker-Türk 計算板も同様に使える．ほかに大きな細胞がある場合には，核‐細胞質比などから判断してカウントする．

Ⅳ 好酸球数算定（eosinophil count）（直接算定法）

アレルギー性疾患・寄生虫病などが疑われるときに好酸球数が問題になるが，多くは血液塗抹標本で観察する．好酸球数の微妙な変化を知りたいときには，血液 1μL 中の好酸球数を算定する．

原 理

基本的には白血球数算定に準ずるが，白血球数算定と異なる点は，弱拡大でも好酸球を判別しやすいようにエオジンを含んだ希釈液を用いることや，好酸球は数が少ないのでなるべく正確な数値を得るために算定容積を多くすることである．容積を多くするためには，多数の計算板あるいは大きな計算室をもった特殊な計算板を使う．

準 備

①希釈用ヒンケルマン（Hinkelman）液

- ・黄色エオジン，水溶性　　0.05 g
- ・濃ホルマリン液　　　　　0.5 mL
- ・95％石炭酸　　　　　　　0.5 mL
- →蒸留水を加えて 100.0 mL とする．これを濾過して使用する．

② Fuchs-Rosenthal 式計算板 4 枚（または田多井式計算板 1 枚）

操 作

①操作の細部は白血球数算定に準ずる．

②白血球が計算室の底に沈むまで 2～3 分おいてから鏡検する．

③弱拡大（100 倍）で全計算室にある好酸球を数える．好酸球は顆粒が強く鮮紅色に染まり，核が白く抜けてみえる．好中球の顆粒も少しは染まるが，慣れれば鑑別はむずかしくない．

④ Fuchs-Rosenthal 式計算板 4 枚での計測値を 1.28 で割ると，血液 1μL 中の好酸球数になる．田多井式計算板では計測値がそのまま答えになる．

結果の解析と評価

①**基準範囲**：日内変動がかなり大きい．午前 8 時ごろ空腹状態で 70～440/μL，平均 180/μL（Best, 1953 年），昼ごろにはこれより約 20％低く，夜間は約 30％高い．

②**増加**：400～450/μL 以上．アレルギー性疾患，皮膚病，寄生虫病（特に組織に入るもの，腸管では粘膜に多数寄生した場合），猩紅熱などの感染症，急性感染症の回復期，骨髄増殖性腫瘍（慢性骨髄性白血病など），Hodgkin リンパ腫，ある種のがん（特に広範な壊死や転移を伴うもの），膠原病，下垂体副腎系の機能低下など．

③アレルギー・異種蛋白・蛋白分解産物が増加の引き金になると思われる．好酸球の分化・増殖・活性化に関与するサイトカインには，IL-1，IL-3，IL-5，GM-CSF，G-CSF などがある．

④**減少**：70～100/μL 以下．骨髄での産生低下（再生不良性貧血，顆粒球減

 計算板

Fuchs-Rosenthal 式計算板は通常，髄液の細胞数算定に使うもので，深さ 0.2mm，計算室の面積は 4mm×4mm，これを 4 枚使うと 12.8μL について数えたことになる．なお 3 本線のところでは，中央の線が真の境界線である．田多井式計算板で全体につき計測すると，希釈液 10μL 中の数が算出できる．

顕微鏡操作のポイント（操作③）

顕微鏡のコンデンサをあまり絞らないほうが好酸球と好中球の鑑別が容易である．慣れないうちは強拡大で観察してから弱拡大に変え，見え方の違いを覚えるとよい．

好酸球の増加する疾患

肺浸潤を伴う急性良性のものを Löffler 症候群といい，慢性で全身症状の強いものを PIE（pulmonary infiltration with eosinophilia）症候群という．寄生虫あるいは細菌などが原因ではないかと考えられる．

以上のどの原因もなしに著明な好酸球増加を示し，心・肺・中枢神経などの症候を呈して予後の悪い疾患がある．好酸球過剰症候群（hypereosinophilic syndrome）とよび，Löffler 心内膜炎・好酸球性筋膜炎などを含める．好酸球性白血病の報告もあるが，鑑別がむずかしい．

少症など），急性感染症の初期（ことに腸チフス），ショック・外傷・手術などのストレスに対する警告反応（alarm reaction），下垂体副腎系の機能亢進（副腎の腺腫またはがん，先端巨大症など），ACTH・副腎皮質ステロイド薬・インスリン・エピネフリンなどの投与．

Ⓥ 血小板数算定（platelet count）（視算法）

用手法による血小板数算定には直接法の Brecher-Cronkite 法と間接法の Fonio 法がある．

臨床現場では自動血球計数装置を使用しているが，3 万 /μL 以下は信頼性が低く技師が用手法で確認している．この場合は，直接法の Brecher-Cronkite 法が実施されている．その理由は，間接法の Fonio 法では染色が必要なこと，結果が概数であることによる．

1 Brecher-Cronkite 法（1950 年）（直接法）

原 理
低張希釈液で血液を一定の割合に希釈したものを血球計算板に流し込み，一定容積（1 μL）中の血小板数を算出する．低張希釈液は赤血球を溶血させて血小板数カウントの妨げにならないようにし，血小板の凝集を防ぎ，かつ膨化させる．位相差顕微鏡を使って血小板の同定を容易にする．

準 備
① Bürker-Türk 式計算板
②マイクロピペット
③希釈：1％シュウ酸アンモニウム液
④位相差顕微鏡（最近の光学顕微鏡は性能がよいため位相差顕微鏡でなくても使用可能であるが，血小板の同定がやや困難で熟練を要する．）

操 作
①静脈血採血の場合，シリンジに泡が入ったらとり直す．
②血球計算板とカバーガラスをアルコール綿でよく清拭し，乾いたペーパータオルなどで拭き取り，ニュートン環をつくる．
③マイクロピペットでプラスチック試験管に希釈液 990 μL を分注する．
④検体を十分混和し，血液を 10 μL とり，周りをペーパータオルで慎重に拭き取り，希釈液に加え十分混和し，血液を 100 倍希釈する．
⑤混合希釈液を計算板に流し込み，計算板を湿潤室に入れて乾燥しないようにし，血小板が底に沈むまで 10〜15 分待つ．
⑥顕微鏡（200 倍）で血小板がほぼ均等に分布していることを確かめ，400 倍の倍率に変え，計算板の中央にある大区画（1 mm×1 mm）内の任意の中区画 5 個の血小板数をすべて加算する．
⑦中区画 5 区画分の血小板総数に血液希釈補正分 100 倍と容積補正分 50

検体採取（操作①）
採取した血液はすみやかに EDTA と混和しないと，血小板凝集を起こし算定数が不正確になる．また，血小板は付着性が強いので採血には十分注意すること．

混合希釈液（操作⑤）
混合希釈液を計算板に流し込むときは，計算板の溝に落ちないよう慎重に行う．また，少しずつ何回も流し込むと血小板の分布ムラができるので注意が必要である．溝に落ちたらやり直す．

鏡検のポイント（操作⑥）
①血小板は円形または楕円形の小体としてみられ，淡紫色の強い輝きをもつので容易にそれと判断できる．ピントを上下に動かしてみると 1 つ以上の突起をもっているのがわかるが，慣れればこの突起をいちいち確認する必要はない．普通の顕微鏡でみるときは無色の輝きをもった小体としてみられ，輝き方は位相差顕微鏡におけるほど著明でない．②ごみには輝きがないので区別できる．赤血球の残影は薄黒くみえるが，血小板算定の邪魔にはならない．

倍を乗じ，$1\,\mu$L 中の血小板数を算出する．

結果の解析と評価

①**基準範囲**：15.8 万〜34.8 万 /μL．静脈血で 1 回測定時の誤差は 11％であるが，重複測定により誤差を縮小できる．

②5 万 /μL 以下になると出血性素因を示すことがあり，2〜3 万 /μL 以下では必ずどこかに出血が現れる．

③血小板が非常に増えると血栓症を起こしやすい．また，かえって出血性素因をきたすことがある．

④**増加**：本態性血小板増加症・慢性骨髄性白血病・真性赤血球増加症．その他，骨髄機能亢進がある場合，たとえば，摘脾後，出血後，手術後，骨折，急性感染症の極期，悪性腫瘍など．

⑤**減少**：特発性血小板減少性紫斑病・急性白血病・慢性リンパ性白血病・再生不良性貧血・Evans 症候群・DIC・薬剤中毒・放射線障害・脾臓機能亢進症・ショック・抗リン脂質抗体症候群，男児では Wiskott-Aldrich 症候群など．

2 Fonio 法（1912 年）（間接法）

解 説

血液塗抹標本で血小板の赤血球に対する比率を出し，別に測定した赤血球数に乗じて実数を算出する．基準範囲は比較的低く出るが，注意して行えば，必ずしも直接法よりも劣っているとはいえない．

利点は，標本を保存できること．欠点は，血小板の分布が一様にならないため成績のばらつきが大きいことである．

従来は耳朶など毛細管血などで行われていたが，現在は自動血球計数装置で異常値が出た場合などに確認法として行うことが多い．

準 備

①血液薄層塗抹標本作製用品一式

②滅菌 14％硫酸マグネシウム液

③小さなガラス棒（滅菌ずみのもの）

操 作

①耳朶をエタノール綿で拭いて乾かし，穿刺針で約 3 mm の深さに刺す．

②はじめの 3〜4 滴は，拭い去って用いない．

③先が球状になった細いガラス棒の先に 14％硫酸マグネシウム液をとり，きれいに拭いて乾かした穿刺創につける．液が滴状になるようにする．

④耳朶を軽くつまんで，傷口から血液が硫酸マグネシウム液の中へわき出すようにする．

⑤14％硫酸マグネシウム液をとったガラス棒で，この液をすばやく混合する．

⑥混合液の一部を引きガラスにとり，薄層塗抹標本をつくる．

⑦十分乾いたら染色（Fonio は一晩放置後に染色するとした）．

偽性血小板減少

抗凝固剤に EDTA 塩を用いると血小板同士が凝集し，自動血球計数装置で見かけ上の血小板減少がみられる．この理由は EDTA 塩の入った試験管で採血すると血小板膜蛋白 GPⅡb/Ⅲa が構造変化して，免疫グロブリンと結合し血小板同士が凝集するためとされている．健常人でもみられ，1,500 人に 1 人の割合でみられるが疾患特異性はみられない．

判定のポイント

静脈血の場合，がん転移やある種の全身病で冷式血小板凝集素があると，血液希釈までの段階で 34℃以下になったときに血小板が凝集し，誤って低い血小板値を示すことがある．（Watkins ら，1970 年）

Evans 症候群

自己免疫性溶血性貧血と特発性（免疫性）血小板減少性紫斑病が合併した病態．

自動血球計数装置の異常値の確認（準備②）

この場合には 14％硫酸マグネシウムではなく生理食塩液を用いてもよい．

穿刺（操作①）

Fonio は，指先をエーテルで消毒して穿刺した．

硫酸マグネシウム液（操作③）

14％硫酸マグネシウム液と血液との量の比は 3：1 ぐらいが適当．

⑧ Wright 染色する．もし Giemsa 染色するなら pH7.2 くらいがよい．

⑨視野縮小器を使って 1 視野に赤血球が 20〜30 個みられる程度にする．塗抹の引き終わりから引き始めに向かい，標本の長軸方向に視野を動かしながら赤血球を 1,000 数え，その間にみられる血小板を数える．

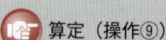 算定（操作⑨）

もし血小板が多数集合したところがあれば，本態性血小板血症などの場合を除き，その標本のつくり方が悪かったことになるから使うことはできない．

⑩たとえば，赤血球数 394 万 /μL のとき，赤血球 1,000 につき血小板が 64 あったとすれば，計算は次のようになる．

  $(3,940,000 \times 64)/1,000 = 252,160$

ただし 1,000 以下の数字は無意味なので，25.2 万 /μL とする．

[結果の解析]

①基準範囲：13 万〜35 万 /μL，平均 21 万 /μL．10 万 /μL 以下と 40 万 /μL 以上を病的と考えたい．

Fonio は，11 万〜35 万 /μL，平均 23.4 万 /μL との基準範囲を出し，その結論においては，基準範囲を 13 万〜35 万 /μL とした．

②同一人から同時に 2 枚の標本をつくった際の差は，Fonio によると 6.5 万 /μL まで，平均 2.6 万 /μL で，約 11% に相当する．

3　免疫学的血小板数算定

　本測定法の意義は，播種性血管内凝固（DIC）の破砕赤血球出現や重症熱症の極小赤血球出現の際，自動血球計数装置でこれらの赤血球が血小板に測定され血小板数の偽高値が生じることを回避できることにある．また，目視法（Brecher-Cronkite 法）でも血小板とこれらの赤血球の識別が困難であるため，正確な血小板数測定ができないときに有用である．

DIC：disseminated intravascular coagulation

　測定は，フローサイトメータを使用したフローサイトメトリ法で行われる．血小板特異抗原である CD41 や CD61 に対するモノクローナル抗体を使用し，スキャッタグラムから血小板と赤血球の比率を計算し，あらかじめ求めておいた赤血球数から血小板数を算出する．

　フローサイトメトリ法の詳細については第 7 章「形態に関する検査　VII 血液細胞抗原検査」の項を参照されたい．

VI　自動血球計数装置

[概　要]

従来，血球計数は，メランジュールという希釈器と血球計算板といわれる器具を使用して用手法で算定されていた．しかしこの方法は，種々多くの誤差要因を含むため，現在の臨床検査に求められる正確性，精密性や処理能力には対応できず限界がある．

当初，血球計数装置は，赤血球と白血球の数しか測定できなかった．しかし近年の血球計数装置では，末梢血の赤血球・白血球・血小板の数，およびヘマトクリット値・ヘモグロビン濃度測定が，1 回血液を吸引させるだけで得

られるようになった.

また, 最近の機器は, 血球数測定, ヘマトクリット値, ヘモグロビン濃度, MCV (平均赤血球容積), MCH (平均赤血球ヘモグロビン量), MCHC (平均赤血球ヘモグロビン濃度) だけでなく, 白血球分画の5分類までできる. さらに, 赤血球や血小板の大小不同や赤芽球まで測定可能な機器が登場し, 高速でしかも正確性, 精密性が高く, 臨床現場には必須の機器となってきている.

種 類

測定原理の違いで, 大きく電気抵抗法と散乱光法に分けられる.

原 理

ここでは現在, 臨床現場で普及している電気抵抗法の原理を述べる.

オームの法則は電解質の中で電流を流すことでも成り立つ. 血球算定は血球をこの法則のなかの抵抗とすると, 血球の大きさ (容積) に比例することを利用して行われる.

血球計数器の基本的な原理は, オームの法則を応用したものである. **図6-A-5** に示すように, 電解質溶液中に陽極 (+) と陰極 (-) を分けられる壁をつくり, そこに小さな穴 (アパーチャ:細孔) を開ける. 電解質溶液で希釈した血液を陰極側に入れ, 陽極側へ吸引すると, 血球成分は電解質溶液とともにアパーチャを通り, 陽極側へ移動する. このとき, アパーチャを通る電流を一定にしておくと, オームの法則は,

$$I\ (定電流) = \frac{V + \varDelta V}{R + \varDelta R}$$

となる. 血球はアパーチャ部分を通過するとき抵抗 ($\varDelta R$) として働く. また, この系では定電流にしてあるので, $\varDelta R$ の変化に従い電圧 ($\varDelta V$) も連動して変化する. **図6-A-6(a)** に示すように血球がアパーチャを通過する場合, 血球の入り始めから出終わり 〔**図6-A-6(a)** の①から③〕 の電圧変化をみると, **図6-A-6(b)** のように変化する. **図6-A-6(b)** の②がこの血球のパルス電圧のピークであり, その高さはほぼ血球の体積に比例する. 赤血球のこの平均を求めたものが平均赤血球容積 (MCV) である.

1 赤血球数・血小板数測定

本原理では赤血球と白血球の鑑別は困難である. しかし, ヒトの血液1 μL 中の赤血球数と白血球数は 1,000 倍オーダーの違いがある. したがって, 血液の希釈倍数を大きくすると白血球数はほとんど無視することが可能である.

機種によって異なるが, 赤血球数, 血小板数測定では専用バス (容器) で 500〜10,000 倍に希釈される. さらに, 容積をある閾値 (一定の容積) に, たとえば 36 fL 以上を赤血球, 2〜20 fL を血小板と設定し計数すると, 両者の測定が可能となる. **図6-A-7** にほぼ正規分布を示す赤血球ヒストグラムを, **図6-A-8** に片対数分布を示す血小板ヒストグラムを示した.

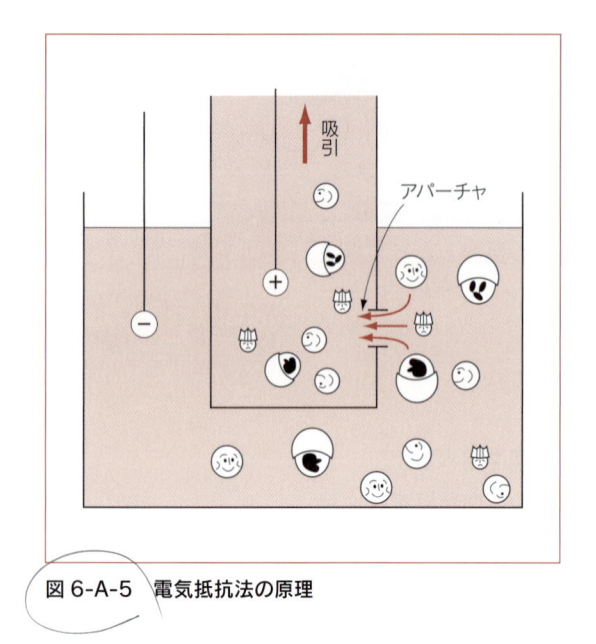

図 6-A-5　電気抵抗法の原理

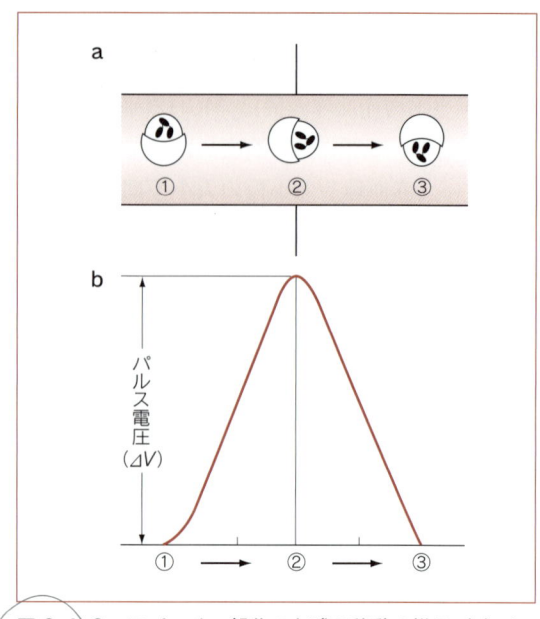

図 6-A-6　アパーチャ部分の血球の移動の様子（a）と，血球の移動に伴う電圧の変化（b）

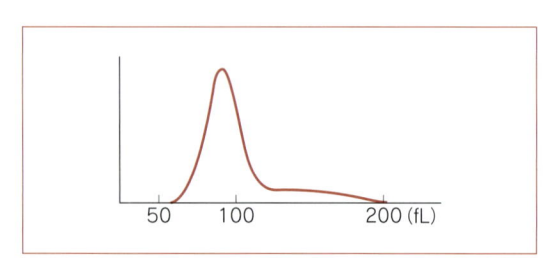

図 6-A-7　赤血球ヒストグラム

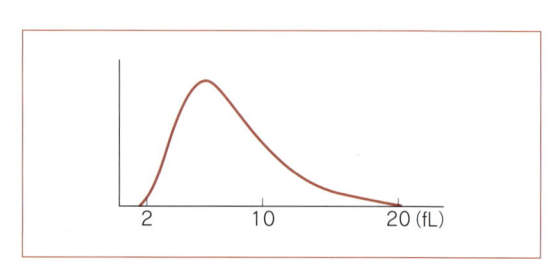

図 6-A-8　血小板ヒストグラム

①図 6-A-9 に赤血球・血小板数測定系で赤血球バス内アパーチャを通過した粒子のパルスの様子を示した．図中の②，⑥は体積が大きいので白血球かもしれないが，赤血球として計測される．図中の③,⑨は血小板として計数される．

②このとき，赤血球粒度分布幅（RDW）と血小板粒度分布幅（PDW）が同時に求められる．粒度分布幅は血球サイズの不均一性を示す指標で，閾値範囲内で縦軸に相対度数，横軸に容積をとった分布曲線から求める．

③RDW は次のようになる．

$$RDW(\%) = \frac{赤血球サイズの SD}{MCV} \times 100$$

RDW：red blood cell distribution width

PDW：platelet distribution width

SD：standard deviation

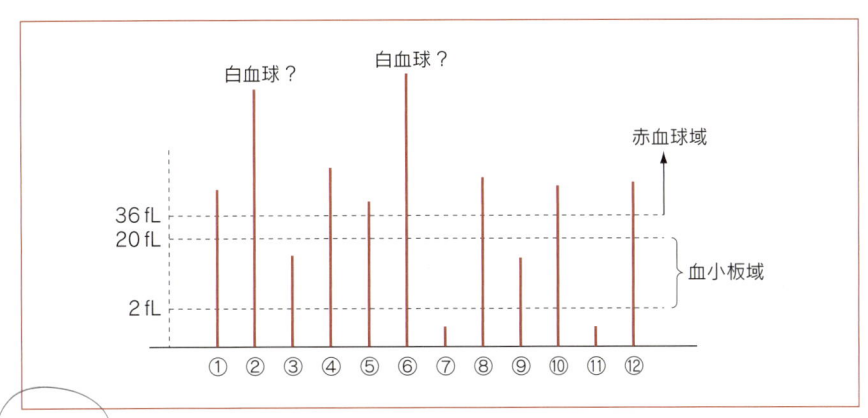

図 6-A-9 赤血球バス内アパーチャを通過した粒子のパルスの様子

表 6-A-1　自動血球計数測定値の誤差要因

項目	増加（偽高値）	減少（偽低値）
WBC	クリオグロブリン，クリオフィブリノゲン，M 蛋白，有核赤血球，血小板凝集，不溶血赤血球	白血球凝集，スマッジ細胞，尿毒症で免疫抑制薬投与中
RBC	クリオグロブリン，クリオフィブリノゲン，巨大血小板，白血球数 5 万以上	自己凝集，凝固 (in vitro)，小赤血球
Hb	カルボキシルヘモグロビン（> 10%），ヘパリン，クリオグロブリン溶血 (in vitro)，白血球数 5 万以上，高ビリルビン血症，脂質異常症，M 蛋白血症	凝集，スルホヘモグロビン
Ht	クリオグロブリン，クリオフィブリノゲン，巨大血小板，白血球数 5 万以上，高血糖（> 500 mg/dL）	自己凝集，凝固，溶血 (in vitro)，小赤血球
MCV	自己凝集，白血球数 5 万以上，高血糖，赤血球変形性低下	クリオグロブリン，クリオフィブリノゲン，巨大血小板症，溶血 (in vitro)，小赤血球
MCH	白血球数 5 万以上，偽性高 Hb，偽性低 RBC	偽性低 Hb，偽性高 RBC
MCHC	自己凝集，凝固，溶血 (in vitro, in vivo)，偽性高 Hb，偽性低 Ht	白血球数 5 万以上，偽性低 Hb，偽性高 Ht
PLT	クリオグロブリン，クリオフィブリノゲン，小赤血球，溶血 (in vitro, in vivo)，赤血球封入体，白血球や病的細胞破片	凝固，巨大血小板、ヘパリン，血小板凝塊，血小板サテライト形成

（新谷松知子ほか：レーザーフローサイトメトリーによる網赤血球自動測定の検討 II．異常赤血球および巨大血小板出現例での検討．臨床病理，37：807 ～ 812，1989）

2　白血球数測定

　白血球数は赤血球数と同様に測定されるが，白血球は数が少ないため白血球専用バス（容器）で 35～251 倍希釈される．また，界面活性剤を含んだ溶血剤を使用し，溶血処理したあと白血球数を計測する．

3　ヘモグロビン量測定

　白血球数測定時に溶血処理した液を比色し，ヘモグロビン量を測定する．ほとんどの機種でシアン化カリウムを用いない方法を採用している．シアン

> **自動血球計数装置による白血球数測定**
> 白血球数測定では赤血球は溶血するが血小板は溶解しない．そのため，大型の血小板や血小板凝集塊が存在する場合は，見かけ上，白血球数の増加がみられる．

メトヘモグロビン法ではないが，各機種それぞれの方法でシアンメトヘモグロビンと同じ数値が得られる方法を開発し測定している．

4 ヘマトクリット値

ヘマトクリット値は全血液容積中に占める赤血球容積比率である．MCVと赤血球数から算出する方法と，定量吸引された血液量に対する赤血球パルス波高から累積算出する方法がある．前者の方法であれば

$$\text{ヘマトクリット値 (\%)} = \frac{\left[\text{MCV(fL)} \times \text{RBC}(10^6/\mu\text{L})\right]}{10}$$

で求める．

5 自動血球計数装置の誤差要因

自動血球計数装置は，血球計算板を用いて人が目で血球を1個1個識別しながら数えるような方法ではない．それぞれの血球と同サイズの物質はすべてそれぞれの血球として数えられる．したがって，特に正確性については留意する必要がある．細かい測定時の留意点については**表6-A-1**にまとめた．

B 網赤血球数

網赤血球（reticulocyte）とは，骨髄で正染性赤芽球が赤血球になるときに脱核してから間もない未熟な赤血球のことである（p.19，**写真 2-6** 参照）．細胞質にはリボ核酸（RNA）が多く含まれ，用手法ではこれを超生体染色して算定する．普通染色標本上では多染性の（全体に青みがかった大型で中くぼみのない）赤血球として観察される．血液中の網赤血球数は少ないが，その増減は骨髄における赤血球産生能をよく反映する．

原 理

血液を固定することなく，ある種の塩基性色素で染色すると，顆粒状あるいは網状構造物が染め出される赤血球がある．赤血球に存在する構造物は必ずしも網状ではないが，これを網赤血球という．このように生体から取り出した生活細胞を固定せずに染色することを**超生体染色**（supravital staining）という．網赤血球の超生体染色で染め出される物質は **RNA** を含む**リボソーム**が染色の際に凝集し，ほかの細胞小器官やフェリチンなどを巻き込んだものである．

使用できる塩基性色素にはニューメチレン青（new methylene blue）やブリリアントクレシル青（brilliant cresyl blue）があるが，染色性が良好なニューメチレン青を使用する Brecher 法が広く用いられている．なお，ニューメチレン青とメチレン青は別物なので注意する．

> **網赤血球染色の国際標準測定操作法**
> ICSH（国際血液検査標準化協議会）/CLSI（臨床・検査標準協会）の基準計数法の染色液は，色素含量約90％のニューメチレン青結晶（色素係数番号C.I. No.52030）0.1gをpH7.4の等張緩衝食塩液100mLに溶解したものを使用する．血液と染色液を等量混和して，室温で3～10分染色後，ミラーディスクを用いて総合倍率1,000倍で鏡検し，赤血球2,000個中の網赤血球数を計測して百分率を算出する．染色顆粒が2個以上あるものを網赤血球として計数する．

1 Brecher（ブレッカー）法

準 備

①ニューメチレン青染色液
- ・ニューメチレン青　0.5 g
- ・シュウ酸カリウム　1.6 g
- →蒸留水を加えて 100 mL とする．褐色瓶に保存し，濾過後，使用する．

②ミクロヘマトクリット用ガラス毛細管

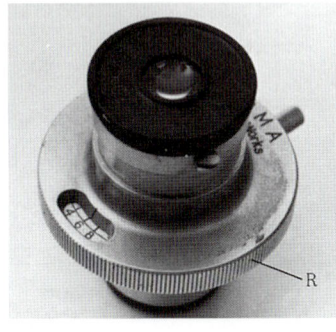

写真 6-B-1　Ehrlich視野縮小器
回転盤（R）を回すと，視野の広さが変化する．

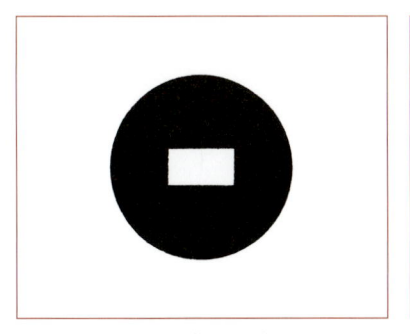

図 6-B-1　簡便な視野縮小器
不要のX線フィルムの黒い部分やハトロン紙などを丸型に切り，中央に小孔をあける．

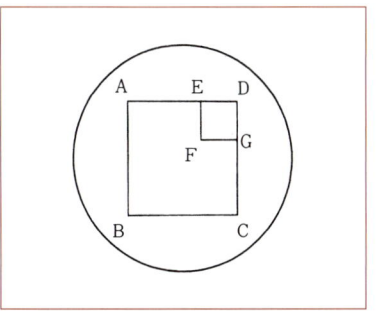

図 6-B-2 Miller（ミラー）の接眼板
正方形が刻まれており，全区画 ABCD：小区画 EFGD の面積比は 9：1 である．

③塗抹標本作製器具一式

④視野縮小器（**写真6-B-1**, **図6-B-1**）または Miller（ミラー）の接眼板
（**図6-B-2**）

⑤数取器2個

操作

①ガラス毛細管に約 1/3 量の染色液をとり，さらに検体（EDTA 血）をほぼ等量とる．検体は室温保存で6時間，4℃保存で24時間まで測定可能である．

②染色後の試料をスライドガラスの上に出して，毛細管を用いて混和し，毛細管に戻して10分間放置する．

③スライドガラスの上に出して混和し，その一部を用いてやや厚めの塗抹標本を作製し，すみやかに乾燥する．染色液と血液を，ピストン式ピペットでそれぞれ等量を試験管などに採取して混合後10分間放置し，混和後，その一部を用いて塗抹標本を作製してもよい．

④まず，弱拡大で鏡検観察して赤血球の重なりがない場所を選び，油浸レンズ（総合倍率 1,000 倍）で算定する．

判定

赤血球は淡青緑色に染まり，網赤血球には青色の顆粒状あるいは網状構造物がみられる（**図6-B-3**, **写真2-6** 参照）．網赤血球の典型的な染色像は，青色の顆粒状や糸状の構造物が種々の程度に網状に分布している．しかし染色像はさまざまで，顆粒のみのものもある．赤血球のなかには淡黄色にみえるものもあるので，数え落とさないようにする．赤血球の表面にできた傷や凹みは，顕微鏡のステージを上下に移動させると，黒くなったり，光ったりするので網状構造と区別できる．重なったごみは色と形で区別する．白血球は核が紫色，細胞質は顆粒状に青く染まり，血小板は青く染まる．血小板が赤血球に重なっているのは，形と顆粒の状態から判断する．**図6-B-3** に，網赤血球のほか超生体染色で染色される赤血球封入体を示す．

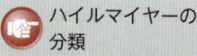

> 🔴 **ハイルマイヤーの分類**
> ハイルマイヤー（1931年）は，網赤血球を青染物質の分布により0〜IV型（0型は赤芽球，I型は団塊状，II型は網状，III型は不完全な網状，IV型は成熟型）に分類し，正常ではIV型，次いでIII型が多いとしたが，現在はあまり用いられない．

> 🔴 **網赤血球染色標本の保存**
> ニューメチレン青で染めたものは退色しやすい．標本作製後2日以内に鏡検することが望ましい．標本を長期保存する際はメタノール固定後，Giemsa 染色するか Wright 染色すると色素が置換されて退色しなくなる．

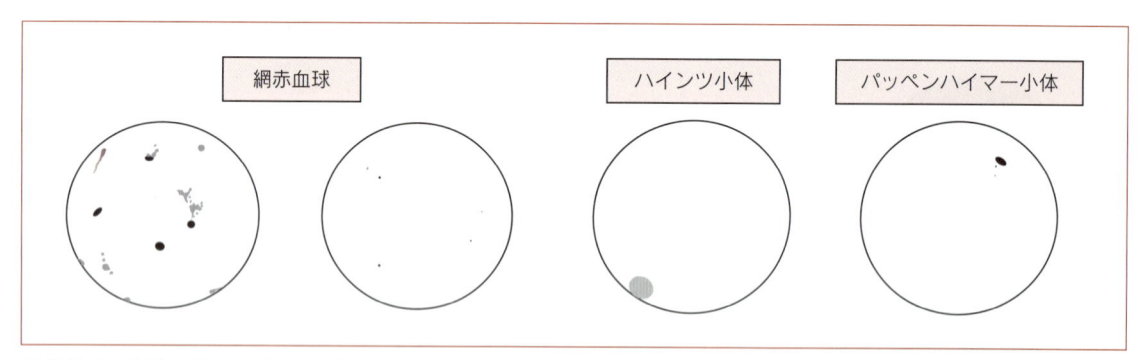

図6-B-3　網赤血球，ハインツ小体，パッペンハイマー小体の模式図
網赤血球は，網状構造を観察できるものから小顆粒状のものまで種々のタイプがある．ハインツ小体は光を強く屈折する小体（直径 0.3〜3μm）で，赤血球の辺縁に1〜2個認められる．ステージを上下に移動させながら観察すると鑑別しやすい．パッペンハイマー小体は小顆粒状で濃青色に染まる．非ヘム鉄が染まる．

算定時は，網赤血球を含めて赤血球 1,000 個を数える間に，網赤血球がいくつあったかを記録し，結果は％で表す．算定には視野縮小器かミラーの接眼板を用いる．ミラーの接眼板を用いる場合は，**図 6-B-2** の小区画 EFGD 内の赤血球を計数しながら，全区画 ABCD 内の網赤血球を計数し，次式で計算する．式中の 9 は面積比である．

　網赤血球（％）＝計数した網赤血球数×100/計数した赤血球数×9

ミラーの接眼板を用いない場合は次式で計算する．

　網赤血球（％）＝網赤血球数×100/（網赤血球数＋赤血球数）

結果の解析と評価

①**基準範囲**：成人では 0.8〜2.2％，新生児では高値（2.5〜6.5％）を示すが，生後まもなく成人値に近似する．男女差はない．貧血時に検査することが多いので，赤血球に対する割合（％）では骨髄における造血能の実態を反映しにくいため，増減の程度をみるときは次式により網赤血球の絶対数（個/μL）を算出し，**絶対数で比較**する．網赤血球数の増減は骨髄の赤血球産生能を反映し，一般に増加は赤血球産生の亢進，減少はその低下を示す．

　網赤血球絶対数（個/μL）＝網赤血球（％）×赤血球数（個/μL）/100

基準範囲は約 5 万/μL（2.4 万〜8.4 万/μL）である．

②**増加**：溶血性貧血（慢性型では持続的に増加），鉄欠乏性貧血への鉄剤投与後，巨赤芽球性貧血の治療後に回復に向かうとき，および大量出血の回復期には，5〜7 日目ごろに一過性の著明な増加がみられる〔**網赤血球分利**（reticulocyte crisis），p.19 参照〕．

溶血性貧血などに伴い骨髄に造血刺激が加わり，代償的に赤血球産生が亢進し網赤血球が増加しているときは，本来ならば骨髄中に存在している網赤血球までもが早期に血中に放出される．これらの網赤血球は通常に比べて血中に存在する時間が長いため，網赤血球数は実際の増加に加えてさらに高値を示すことになる．

③**減少**：再生不良性貧血，赤芽球癆，無効造血（巨赤芽球性貧血，骨髄異形成症候群），急性白血病，脾腫．

骨髄の赤芽球が過形成であっても，無効造血例では網赤血球は増加しない．脾臓機能亢進症では網赤血球が脾臓に取り込まれやすいため，実際に血中に骨髄から放出される網赤血球数よりも低値を示す．

④**超生体染色で染まる赤血球封入体**：ニューメチレン青染色をはじめとする超生体染色で染まるそのほかの封入体に，ハインツ小体（Heinz body，p.213 参照，**図 6-B-3**），パッペンハイマー小体（Pappenheimer body，p.138，214 参照）などがある．

2　フローサイトメトリ法

　網赤血球の自動算定は，フローサイトメトリによる網赤血球測定系が組み込まれた自動血球分析装置，専用分析装置またはフローサイトメータで行われて

網赤血球比率の単位

わが国では古くから‰（パーミル：千分率）を用いてきたが，国際的には％（パーセント：百分率）が一般的である．このため，わが国でも％の使用が一般的になりつつある．

いる.

原理

自動血球分析装置による計測では，赤血球中の RNA を色素で染色し，それにレーザ光を照射して得られた RNA 量，さらに血球形態，ヘモグロビンを反映する光学的情報により成熟赤血球と網赤血球を識別する（**図 7-10** 参照）．電気抵抗法による容積情報を組み合わせた装置もある．RNA を染色する色素の種類は自動血球分析装置メーカーにより異なり，蛍光色素〔チアゾールオレンジ（thiazole orange），オキザニン（oxanine），オーラミン（auramine）など〕やニューメチレン青が使用されている．

チアゾールオレンジで染色してフローサイトメータで検出するフローサイトメータ法では，まず前方散乱光（FSC）および側方散乱光（SSC）で赤血球領域を設定する．次にチアゾールオレンジのヒストグラム上にチアゾールオレンジ染色試料および未染色試料で得られる赤血球領域のイベントをそれぞれ展開して，染色試料で得られる陽性イベント比率から，未染色試料による対照イベント比率を減じたものが網赤血球比率である．

 未熟網赤血球分画

自動血球分析装置には未熟網赤血球分画（immature reticulocyte fraction；IRF）の測定が可能な機種もある．未熟網赤血球は網赤血球よりも 4～5 日先行して上昇することから，骨髄における赤血球産生をより早期に検出する指標となる．また，網赤血球絶対値と未熟網赤血球の割合を組み合わせて評価することにより，血液造血器疾患の推定に役立つ．

C 赤血球沈降速度

原理

赤血球沈降速度（erythrocyte sedimentation rate；ESR）は赤沈または血沈ともよばれ，抗凝固剤を加えた血液を赤沈管に入れて立て，一定時間内に赤血球が沈む速さを血漿層の長さとして測定する．簡便な検査だが，炎症，組織の崩壊，血漿蛋白異常をよく反映することから，初診時，慢性疾患の経過観察などにおける有用性は高く，古くから汎用されている．

赤沈には，グロブリンやフィブリノゲンなどの血漿蛋白成分，赤血球形態や容積，赤血球膜の荷電状態などが影響する．血液中の赤血球膜表面は主にシアル酸により陰性に荷電し，その周りを陽性の電解質が囲んで電気的二重層を形成している．赤血球が移動するときに付随する荷電状態の指標をゼータ電位という．通常，赤血球同士はゼータ電位の反発によって，凝集が抑制される．血漿中に陽性荷電のγ-グロブリンやフィブリノゲンが増加して赤血球の陰性荷電表面に結合すると，ゼータ電位による赤血球同士の反発は減少するため，凝集が亢進し，赤沈は促進する．陰性荷電のアルブミンが増加すると，凝集は抑制され，赤沈は遅延する．

1 Westergren（ウェスターグレン）法（ICSH 参照法）

準備

①静脈血採取用具

②ESR ピペット（ウェスターグレン管，または赤沈管，血沈棒などともよぶ）

③ESR ピペットは内径 2.55 mm 未満のガラスまたはプラスチック製で，上端（0）から下端（200）まで **1 mm ごとに目盛り**が刻んである．

④赤沈管を立てる台

⑤時計

⑥滅菌した 3.2％クエン酸ナトリウム溶液（109 mmol/L）：クエン酸ナトリウム 2 水塩（$C_6H_5Na_3O_7 \cdot 2H_2O$）32.8 g を 1 L の蒸留水に溶解する．

操作

①EDTA（2 カリウム塩または 3 カリウム塩）で抗凝固した血液を 3.2％クエン酸ナトリウム溶液と 4:1 の割合で希釈したもの，または採血時に 3.2％クエン酸ナトリウム溶液 1 容の入ったシリンジに血液 4 容を採取したものを用いる．これらのクエン酸ナトリウムで抗凝固した試料は室温で 2 時間，4℃で 4 時間以内に使用する．抗凝固剤の比率が高いと赤沈は遅延するので，血液との混合比（血液：クエン酸ナトリウム＝4:1）を厳守する．

②抗凝固した血液を 8 回以上転倒混和したあと，ESR ピペットの目盛りの上端まで満たし，正確に目盛り 0 に合わせる．

③赤沈台に垂直に立て，直射日光，通風，振動のない環境で温度を 18〜

自動赤沈測定装置

採血管そのものを ESR（赤沈）管として利用することで感染対策を考慮し，少量検体での測定が可能な迅速・簡易型の各種装置が発売されており，多数検体の自動測定が可能である．

赤血球沈降速度とC反応性蛋白（CRP）

急性炎症反応では急性期蛋白である CRP の上昇は赤沈に先行し，赤沈は炎症症状が軽快し CRP 濃度が低下したあとも残存フィブリノゲンの影響で長時間にわたって亢進する．

急性炎症性疾患時には蛋白の合成調節によりフィブリノゲンは上昇し，アルブミンが低下する．これらの傾向は CRP が正常化しても続くため，赤沈は急性炎症の経過観察に役立つ．

慢性炎症性疾患では，CRP などの急性期蛋白産生量は低く，基準範囲を示すことも少なくないが，赤沈は明らかに亢進する．その好例が結核であり，このため国際的にも結核の活動度判定に赤沈が利用されている．

表 6-C-1 赤沈値の促進および遅延をきたす疾患

	促進	遅延
病態	①フィブリノゲンおよびグロブリンの増加 　感染症：肺結核，肺炎，敗血症，亜急性心内膜炎など 　炎症性疾患：関節リウマチ，全身性エリテマトーデス，慢性骨髄炎など 　組織損傷：心筋梗塞など 　悪性腫瘍 ②血漿蛋白異常：マクログロブリン血症，多発性骨髄腫など ③重症貧血：自己免疫性溶血性貧血，再生不良性貧血など ④低アルブミン血症：慢性腎炎，ネフローゼ症候群など	①赤血球異常：赤血球増加症，赤血球形態異常 ②低フィブリノゲン血症：線溶亢進，播種性血管内凝固（DIC），重症肝障害など ③高アルブミン血症
生理的	①高齢者 ②妊娠（10週以降，産後1週で最も高い） ③月経およびその直前（軽度） ④運動・食後（軽度）	
測定条件	①高温 ②赤沈管の傾斜	①低温

25℃（温度変化は1℃以内）に保つ．ESR管は**垂直に立てる**．1度傾いていると＋10％，2度傾いていると＋28％促進するとの報告がある．

④1時間後に，沈降した血漿層の長さを mm 単位で読み取る．赤血球沈降速度が非常に速いときには，赤血球層の上界が不鮮明なことがある．この場合は，赤血球層が明らかに柱状になっているところの上界，すなわち赤血球の密度が一様に見えるところまでの目盛りを読む．

結果の解析と評価

①**基準範囲（1時間値）**：男子2〜10 mm，女子3〜15 mm．個人差・生理的変動が大きい．

②赤沈の促進および遅延の主な原因は**表6-C-1**に示すとおりである．促進する病態は，血漿蛋白のフィブリノゲン，グロブリンの増加またはアルブミンの減少時と重症貧血である．一方，遅延する場合は，赤血球増加症（真性，二次性），フィブリノゲンの著しい減少〔線溶の亢進，播種性血管内凝固（DIC）など〕．周産期に赤沈が遅延しているときには線溶亢進の疑いがあり，大量出血の危険が大きい．

D │ 赤血球に関するその他の検査

1 ヘモグロビン（血色素）濃度（hemoglobin concentration；Hb）

末梢血中のヘモグロビンは，酸化ヘモグロビン，一酸化炭素ヘモグロビンや還元型ヘモグロビンなどいろいろなヘモグロビンを含んでいる．

したがって，ヘモグロビン濃度は，血中のすべてのヘモグロビンを安定なある一種類のヘモグロビンに置き換え，ヘモグロビンの総量として評価する必要がある．

1）シアンメトヘモグロビン法（国際標準法）

原理

血液を試薬で一定の割合に薄め，試薬に含まれるフェリシアン化カリウムでスルフヘモグロビン以外のすべてのヘモグロビンをメトヘモグロビンとし，さらにシアン化カリウムで安定なシアンメトヘモグロビンに転化させたのち，分光光度計を使って比色する．

準備

①シアンメトヘモグロビン用試薬

②ピストン式マイクロピペット

③試験管

④分光光度計

⑤標準ヘモグロビン溶液

⑥シアンメトヘモグロビン用試薬の組成：フェリシアン化カリウムとシアン化カリウムの必要量を含んだアルカリ性溶液であればよい．

　a）van Kampen & Zijlstra（1961 年）の処方：
　　・フェリシアン化カリウム　0.20 g
　　・シアン化カリウム　0.05 g
　　・リン酸二水素カリウム　0.14 g
　　・Sterox SE（ポリオキシエチレンチオエーテル）　0.5 mL
　　→蒸留水を加えて 1,000.0 mL とする．
　　この処方は国際的に推奨されていて，室温に 1 カ月以上保存できる．凍結させてはならない．わが国でもこれとほとんど同じ処方のキットが発売されている．Sterox SE は界面活性剤で，溶血操作に有用である．界面活性剤は必ずしも Sterox SE に限らず，非イオン性界面活性剤であればよい．

　b）松原ら（1979 年）の処方：van Kampen & Zijlstra の処方では，高γ-グロブリン血症の血液を加えると混濁が起こる．これを防ぐために松原高賢らは下記の処方に改変した．
　　・フェリシアン化カリウム　0.20 g

 標準ヘモグロビン（準備⑤）
標準ヘモグロビンをつくることは非常に手間がかかるため，市販品を使うと便利である．市販品の多くは 251 倍希釈測定法で約 16.0g/dL に相当する溶液で販売されている．正確な値はそれぞれの容器に記載してある．現在では希釈していない標準血液（ウマ血）も販売されている．

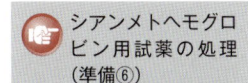 **シアンメトヘモグロビン用試薬の処理（準備⑥）**
シアンメトヘモグロビン用試薬には毒性の強いシアン化カリウムが含まれている．廃液は通常の流しに捨てることなく廃棄容器に回収し，適切に処理すること．

・シアン化カリウム　0.05 g

・Sterox SE　0.5 mL

→ 1/30 mol/L リン酸緩衝液（pH7.2 ± 0.2）を加えて 1,000.0 mL とする.

操　作

①マイクロピペットを使い，シアンメトヘモグロビン用試薬 5 mL を正確に試験管にとる.

②マイクロピペットで血液を正確に 20 μL（0.02 mL）とり，チップの周りを注意深くペーパータオルで慎重に拭き取り，試験管の試薬の中へ入れ共洗いする.

③よく混和し，最低でも 25℃で 2～3 分，15℃なら 5 分おいてから光度計で比色する.

④試薬のみ約 5 mL 入れたものを対照として，吸光度を読み取る.

⑤検量線からヘモグロビン濃度を求める.

検量線作成

①試験管 A，B，C の 3 本を用意する.

②標準ヘモグロビン溶液のアンプルを切って試験管 A に移す.

③マイクロピペットで試験管 A から 2.5 mL ずつ，試験管 B と C に移す. A には約 5 mL 残る（**図 6-D-1**）.

④マイクロピペットで試薬を 2.5 mL とり，試験管 B に加える. 試験管 C には 2.5 mL ずつ 2 回加える.

⑤比色計の波長は 540 nm を選択する.

⑥内容をよく混和後，試薬のみをブランクとし，試験管 A・B・C の吸光度を読み取る.

⑦最後にもう一度ブランクを確かめる.

⑧試験管 A でのヘモグロビン濃度は 16 g/dL である. 試験管 B はこの 1/2，試験管 C は 1/3 のヘモグロビン濃度に相当する.

⑨正規方眼紙の横軸にヘモグロビン濃度，縦軸に吸光度をとると，**図 6-D-2** のように 3 つの点を記入し，検量線とする.

2）その他の方法

ヘモグロビン濃度測定はシアンメトヘモグロビン法が国際標準法になっている. 自動血球計数装置の検定の方法としても本法が行われる.

しかし，従来，いくつかの方法が行われていたので紹介しておく. 開発途上国ではこれらの方法あるいは改良法が行われている.

Sahli 法（Sahli- 小宮法）は一定量の血液をとり，希塩酸で赤血球を溶血させるとともに，ヘモグロビンを塩酸ヘマチンに変え，それを希釈して標準色に合わせ，そのときの目盛りを読んでヘモグロビン濃度を求める. 本法は特別な試薬は必要ないが，半定量的で多検体処理には不適である.

共洗い（操作②）

チップの中には血液が付着しているので，チップに血液がなくなるまで共洗いする.

この場合の共洗いとは，チップに血液が付着しておりマイクロピペットで押し出しても一回で全部出しきれないので，希釈液で何回かチップをすすぎ，すべての血液を希釈液中に押し出す操作をいう.

反応時間（操作③）

反応がすべて終了するまでには時間が必要である.

分光光度計（操作④）

分光光度計の使用法は各器種により違うので，それぞれの正しい使い方に従う. フィルタは 540nm（緑色）のものを使う.

検量線作成のポイント

①検量線は原点を通る直線になる.

②直線になることが確かめられれば，以後は試験管 C を省略してもよい.

③市販の標準シアンメトヘモグロビン溶液では，16g/dL より濃いほうでの検量線の保証は得られないが，約 20g/dL 相当までは信頼性があるので A，B，C 直線を延長して使用する. しかし，検量線の直線性は検証しておくことが必要である.

④最近では動物由来の標準血液（ヘモグロビン濃度 15g/dL）が販売されているので，利用すると便利である.

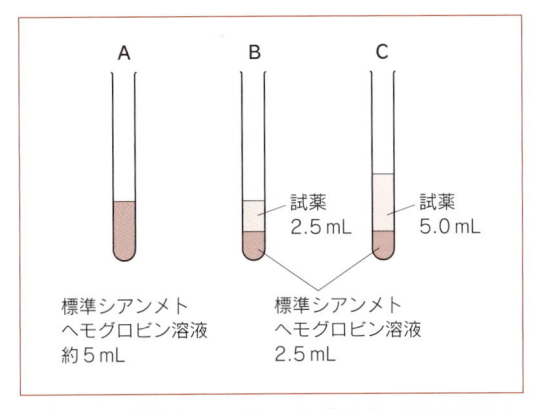

図 6-D-1　標準シアンメトヘモグロビン溶液の薄め方

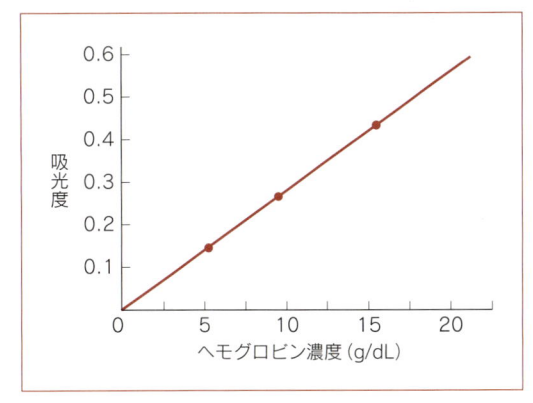

図 6-D-2　ヘモグロビンの検量線
試験管 A，B，C のそれぞれの吸光度を測定する．A の標準液が 16 g/dL であれば B は 8 g/dL，C は 5.3 g/dL である．それぞれの吸光度を Y 軸に，ヘモグロビン濃度を X 軸にプロットすると，原点を通る直線が得られる．

　分光光度計法は肉眼に比して色濃度の識別能がはるかに高い．本法の一つにオキシヘモグロビン法が行われていたが，溶液が不安定で退色が早いという欠点がある．

3）結果の解析と評価

基準範囲

性・年齢によって異なる．静脈血のデータを示す．

　　成人男子：13.7〜16.8 g/dL

　　成人女子：11.6〜14.8 g/dL

臨床的意義

①新生児はかなり高い値を示すが，生後急速に低下する．小児期には一時成人よりも低い値を示し，男女間に差はない．
②老人も成人よりは低い値を示すことが多く，一般に男女間にあまり差をみない．
③栄養状態のよくない人ではやや低い値になり，地方的な差も認められる．妊娠末期には正常状態でもヘモグロビン濃度がやや低下することが多い．
④正常より低下する病態はしばしば認められ，その多くは貧血であるが，水血症のこともある．正常より増加しているのは赤血球増加症か脱水かである．

2　ヘマトクリット値（hematocrit；Ht，Hct）

　ヘマトクリット（hematocrit）は，hemato（血液）と crit（分離）という言葉からなっている．全血液中に占める赤血球容積の割合をいう．一般には遠心法によりパーセントで表す．
　測定は，簡便で能率がよいミクロヘマトクリット法が普及した．この方法

> **全血液中に占める赤血球容積の割合**
> packed cell volume（PCV）という表現もある．これは自動血球計数装置では直接ヘマトクリットを測定せず，赤血球数と MCV（平均赤血球容積）から算出する．赤血球測定では赤血球だけでなく理論上白血球も含まれているのでこのような表現となった（自動血球計数装置の項参照）．

は，現在では自動血球計数装置に取って代わられているが，異常検体での自動血球計数装置のヘマトクリット確認方法として現在も使用されている．

　貧血や赤血球増加の有無の診断に，赤血球数やヘモグロビン濃度の測定の代わりに用いられるだけでなく，貧血がある場合にはこれらの検査と並行して行うことにより貧血の種類の鑑別に役立つ．

1）ミクロヘマトクリット法

原理

赤血球に容積変化をきたさない抗凝固剤を使用した血液をガラス毛細管に入れ，一定の遠心力で遠心し，血液中に占める赤血球の容積を赤血球層の高さとして読む．

準備

①ヘマトクリット用毛細管
②管を封ずるためのパテ
③ミクロヘマトクリット用高速遠心機（**写真 6-D-1**）
④読み取り用のグラフまたは器具

操作

①ガラス毛細管の約 2/3 まで血液をとり，周りをガーゼやペーパータオルできれいに拭き取る．
②毛細管に採取後はなるべく早く管を封ずる．国際法ではパテで封ずる（**写真 6-D-2**）．血液を吸入したら毛細管を水平に保ち，血液吸入側のできるだけ下端を持つ．パテを面が垂直になるように持ち，毛細管を回転（錐もみ）させながらパテに押し込む．底に達したら引き抜くと封ができている．
③封じた端を遠心機の外縁に向けて毛細管を回転板の溝に入れ，端が外縁に

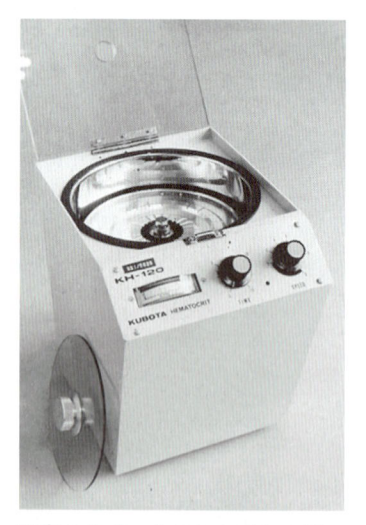

写真 6-D-1　ミクロヘマトクリット用高速遠心機

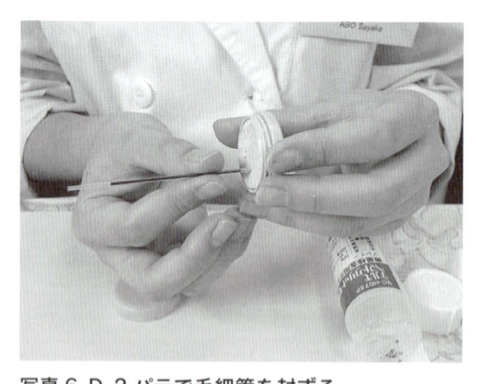

写真 6-D-2 パテで毛細管を封ずる
血液を入れた毛細管を写真のように持ってパテに押し込む．血液をとったほうの端を下にする．

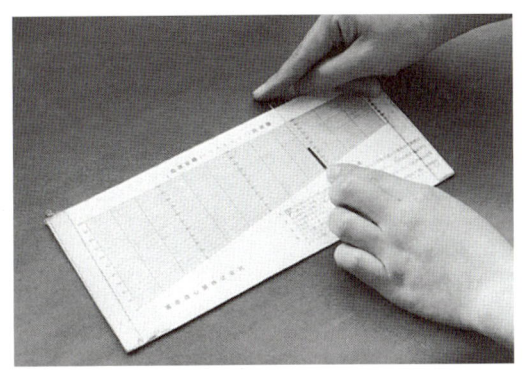

写真 6-D-3　毛細管によるヘマトクリットをグラフで読む

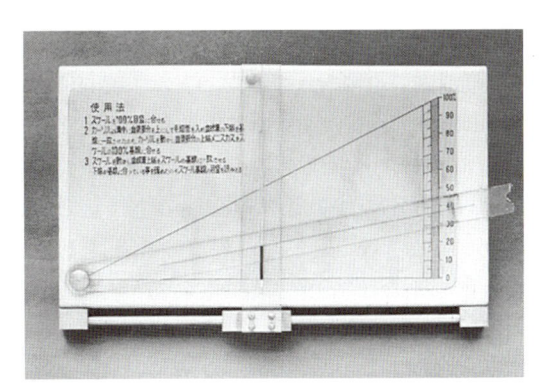

写真 6-D-4　毛細管ヘマトクリットの読み取りの一例

ぴったり接するように置く．遠心機の内蓋をねじ込む．次いで外蓋を閉じる．

④スイッチを入れ，ゆっくり回転数を上げ，約 30 秒かけて目的の回転数に達するようにする．目的の回転数に達したらタイムスイッチを 5 分に合わせる．

⑤遠心機が止まったら，毛細管を取り出し，グラフに合わせて読み取る．**写真 6-D-3** のように毛細管をグラフの上にのせ，赤血球層の底を 0 線に合わせて平行にずらしながら，血漿の上界が 100 の線に一致する場所を求める．そのときの赤血球層の上界の目盛りを読めばよい．1 目盛りの半分（小数点 1 位）まで読む．

2）自動血球計数装置法

自動血球計数装置では種々の方法でヘマトクリット値が算出されている．表示されるヘマトクリット値の大部分は，赤血球の容積と赤血球数から算出する．絶対値が得られないため，正常の血液を自動血球計数装置で測定し，得られたヘマトクリット値を同じ血液で得たミクロヘマトクリット値の数値に置き換えてある．

3）結果の解析と評価

基準範囲

性・年齢によって異なるばかりでなく，方法や採血部位によっても異なる．静脈血で行った成績では，

　　成人男子：40.7〜50.1％

　　成人女子：35.1〜44.4％

ミクロヘマトクリット法でも，末梢血を使用するとやや高値を示す．

臨床的意義

正常より低下あるいは上昇している場合の解釈は，ヘモグロビン濃度に同じ．

 判定（操作⑤）

遠心後すぐに読み取らないときは垂直に立てておき，のちに読み取る．横にしておくと赤血球層の上界が斜めになり正確に読み取れなくなる．あまり時間をおくのは好ましくない．

読み取りを簡便迅速にするために各社で測定板がつくられている．**写真 6-D-4** のようなものがあるが，眼の位置で読み取り値が違う場合があるので注意する．

自動血球計数装置

①製造会社の理念により種々求め方が異なり，ミクロヘマトクリット値にそのまま合わせたものや残留血漿量を除いた値に合わせたものなどがある．

②電気抵抗法では希釈液により赤血球の容積が変わらないこと，変わるとすれば一定の比率で変わり経時的変化がないこと，赤血球の容積が正確に電気パルスの大きさに比例すること，の 3 つを前提に測定されている．

③遠心法では血漿の残留が避けられないのに対し，電気抵抗法ではこれを含んでいない点が有利であるが，その測定値を遠心法の値に置き換えざるをえない．正常に近い血液ではよいが，病的血液では残留血漿量の割合が異なることが予想され，遠心法による値との間に乖離を生ずるため解釈には注意が必要である．

[参考] 初期のヘマトクリット法〔Wintrobe（ウィントローブ）法〕

現代血液学の祖の一人であり，また系統的に血液学をつくり上げた一人である Wintrobe が，貧血の診断に有効との意義で測定系をつくった．

Wintrobe は，はじめの論文で遠心条件を 3,000 rpm と記しただけだったが，のちに遠心条件として遠心機の半径が 22.5 cm の場合，遠心力（RCF）は 2,260 G になることとした．この RCF を選んだ理由は，Ponder らが色素法で出した値によく一致することにあった．しかし，Ponder らの色素法が正しいとの証明はない．

ミクロヘマトクリット法での RCF は 10,000〜15,000 G で，Wintrobe 法の値より著しく大きいから，当然 Wintrobe 法より低いヘマトクリット値になる．

要するに，遠心法によるヘマトクリット値は比較的なもので，条件を一定にしないと違ってくる可能性が大きい．測定方法による変動をなるべく少なくするには，遠心機を標準化するとともに採血の量を一定にする以外に方法はない．

3 赤血球指数の計算と解釈

健常者では，赤血球数（R），ヘモグロビン濃度（Hb），ヘマトクリット値（Ht）に多少の変動はあってもほぼ平行して動く．また，赤血球1個のヘモグロビン量や濃度あるいは容積もほぼ一定である．そこで，これらの数値から各種の赤血球指数を計算すると，形態学的な貧血の分類ができ，その原因推測のスクリーニングに応用できる．一般に Wintrobe の平均赤血球指数（indices of the average red blood cell）が用いられる．

1）MCV（mean corpuscular volume：平均赤血球容積）

1つの赤血球の容積の平均値を絶対量で表したもので，計算式は，

MCV（fL）＝[Ht(%)/R(百万/μL)]×10　である．

基準範囲　83.6〜98.2 fL

基準範囲にあれば正球性（normocytic），小さければ小球性（microcytic），大きければ大球性（macrocytic）とよぶ．

2）MCH（mean corpuscular hemoglobin：平均赤血球ヘモグロビン量）

1つの赤血球に含まれるヘモグロビン量の平均値を絶対量で表したもので，計算式は，

MCH(pg)＝[Hb(g/dL)/R(百万/μL)]×10　である．

基準範囲　27.5〜33.2 pg

 MCV

赤血球直径の大小により大・正・小赤血球性という表し方もあるので，混同しないように注意する．容積からみても直径からみても赤血球の大小は違わないことが多いが，球状赤血球は，容積は基準範囲内（正容積性）でありながら，直径が小さくなるので注意すること．

1fL(femto litre)＝10⁻¹⁵L（リットル単位）

1pg(pico gram)＝10⁻¹²g

3）**MCHC**（mean corpuscular hemoglobin concentration：平均赤血球ヘモグロビン濃度）

一定容積の赤血球の中にあるヘモグロビン濃度を w/v%（g/dL）で表した数で，ヘモグロビンの飽和度を示す．計算式は，

MCHC(g/dL)＝[Hb(g/dL)/Ht(%)]×100　である．

基準範囲　31.7〜35.3 g/dL

基準範囲内にあれば正色素性（normochromic），低ければ低色素性（hypochromic）という．正常ではヘモグロビンがほぼ飽和状態なので，基準範囲より高くなることはほとんどない．

4　赤血球の大きさの測定

顕微鏡を使って赤血球の直径を測定するには，多大の労力と時間を要するばかりでなく熟練を要するので，現在では臨床的にはほとんど使われない．MCVの計算と血液塗抹標本の観察を併用すれば，その目的はほぼ達成される．

健常者でも赤血球は多少の大小を示すが，病的なとき，特に貧血ではそれが著明になることが多い．また，全体として小さいほうへ，あるいは大きいほうへ傾くこともある．

平均赤血球容積（MCV）を算出すれば全体的な傾向をとらえることができる．しかし，赤血球の大小不同を数量的に表すには赤血球の直径を測定しなければならない．自動血球計数装置のなかには，大小不同を容積の不同として数量的に表すことが可能なものがあり，RDWとして表される（p.88参照）．

1）赤血球直径測定法（Price-Jones曲線）

顕微鏡を使って寄生虫卵や細菌の大きさを測定するのと，原理的には全く同じである．

手順

① 10倍の接眼レンズに接眼ミクロメータ（ocular micrometer：接眼測微計）を装着する．

②ステージに対物ミクロメータ（objective micrometer）をのせ，弱拡大でのぞきながら目盛りが視野の中央にくるように位置を決める．

③油浸用の対物レンズにして油浸にする．ガラスに目盛りを刻んだだけの対物ミクロメータだと目盛りがみえなくなるので，その場合には被いガラスをかけた上から油浸にする．

④対物ミクロメータの目盛りに焦点を合わせ，接眼ミクロメータの目盛りいくつが対物ミクロメータの目盛りいくつに相当するかを読む．計算により，接眼ミクロメータの1目盛りが何μmに相当するかがわかる．

⑤対物ミクロメータをステージから取り外し，血液標本と替え，対物ミクロメータをみた状況と同じ条件で焦点を合わせる．

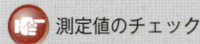

測定値のチェック

MCHCを計算して37g/dL以上になり，ことに40g/dLを超えたら，測定値の異常を考慮し，測定機器のヘモグロビン校正などをチェックする．

測定値の解釈

たとえば赤血球数400万/μL，ヘモグロビン10.0g/dL，ヘマトクリット28％であった場合，Wintrobeの平均赤血球指数は次のようになる．
・ＭＣＶ＝[28(%)/4.00(百万/μL)]×10＝70.0fL
・ＭＣＨ＝[10.0(g/dL)/4.00(百万/μL)]×10＝25.0pg
・MCHC＝[10.0(g/dL)/28(%)]×100＝35.7g/dL

目盛り（手順④）

筒長を変えられる顕微鏡なら，それを加減することによって，対物ミクロメータと接眼ミクロメータの目盛りをちょうど合うようにすることができる．うまくすれば，接眼ミクロメータの読みに半端がなくなり，以後の計算が楽になる．

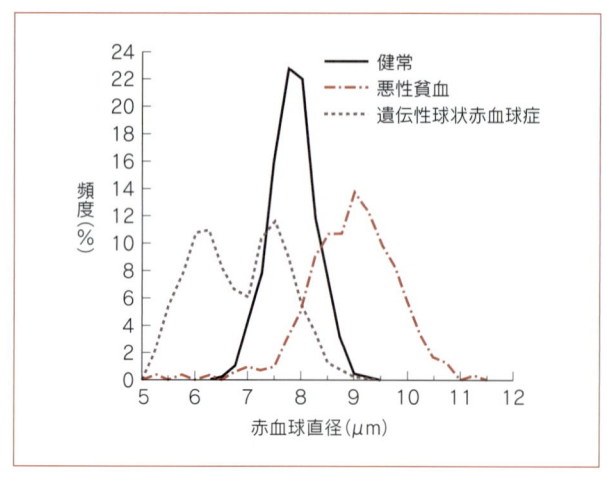

図 6-D-3　Price-Jones 曲線

⑥赤血球の直径を接眼ミクロメータの目盛りで読み取る．標本を移動しながら，視野の中央部にくる赤血球を無選択的に次々に測定し，500〜1,000 個観察測定する．

⑦読み取った値を，あらかじめ測ってあった接眼ミクロメータの目盛りの値から μm に換算する．赤血球を直径何 μm おきかの群に分け（たとえば，0.25 μm おきなど），その群に属する赤血球の数を出す．

⑧各群に属する赤血球数を，実測した全赤血球数に対する割合で表し，**図 6-D-3** のようなグラフをつくる．これを Price-Jones 曲線という．同時に全体の平均値を計算しておく．

 血液標本（手順⑥）
血液標本は塗抹染色したものを用い，赤血球が重ならずに均等に分布した引き終わりの部分で測定する．理想的には生の標本であるべきだが，血清（漿）に浮いたままの赤血球は動くので測定しにくく，光学的にもいろいろ問題がある．

2）その他の方法

血液標本を顕微鏡写真に撮って一定の拡大率で焼きつければ，物差しで測ることができるし，顕微鏡投影装置で映したものを測ることもできる．この場合，同一条件下で対物ミクロメータを撮影ないし投影して，倍率を決めておく．

3）結果の解析と評価

基準範囲

健常者の平均赤血球直径（mean corpuscular diameter；MCD）は 7.5〜7.8 μm 程で，全体は 6〜9.5 μm あたりに分布するが，方法により，また検査者により差が大きい．各人の方法により基準範囲を出しておくべきである．

臨床的意義

Price-Jones 曲線で分布の幅が健常より広がっているのは赤血球大小不同症（anisocytosis）を意味する．健常曲線より右に寄っているのを右方推移（shift to the right：右方移動），左へ寄っているのを左方推移（shift to the left：左方移動）といい，それぞれ大球性および小球性であることを示す．

 球状赤血球
球状赤血球は赤血球直径と MCV（平均赤血球容積）に乖離がみられる赤血球の代表である．

E 溶血の検査

1 赤血球浸透圧抵抗（osmotic fragility of erythrocytes）

溶血性貧血の原因を検査するために低張食塩液に対する赤血球膜の浸透圧抵抗性をみるもので，赤血球抵抗試験または赤血球脆弱性試験ともよぶ．抵抗が減弱する（脆弱性が亢進する）代表的な疾患が，**遺伝性球状赤血球症**である．検査所見は赤血球形態と強い相関性があり，球状赤血球は抵抗性が低下し，扁平赤血球は亢進する．

原理

各種濃度の低張食塩溶液をつくっておき，これに患者からとった赤血球を加えて混和し，どの食塩濃度から溶血が始まり，どの濃度で完全に溶血するかをみる．

1）Giffin-Sanford 法

準備

①小試験管 24 本

②駒込ピペットまたはメスピペット 1 本

③0.50％食塩溶液：食塩溶液は，よく乾燥した化学的に純度の高い NaCl を用いて，正確に 0.50％になるように作製する．

④精製水：つくりたての精製水，または煮沸して CO_2 を追い出したものを用いる．

操作 （図 6-E-1）

①小試験管 12 本に 25，24，23……と 14 まで番号をつけたものを，患者血液用，健常対照用に 2 組用意する．

②ピペットに 0.50％食塩溶液をとり，各試験管にその試験管番号と同じ滴数を入れる．滴量を一定にするためにピペットの**角度を常に一定**にする．

③同じピペットを精製水でよく洗い，精製水をとり，試験管 25 番には入れずに，試験管 24 に 1 滴，試験管 23 に 2 滴……と加え，試験管の内容をそれぞれ 0.50％食塩溶液と精製水の合計を 25 滴にする．

④試験管の内容をよく混和する．

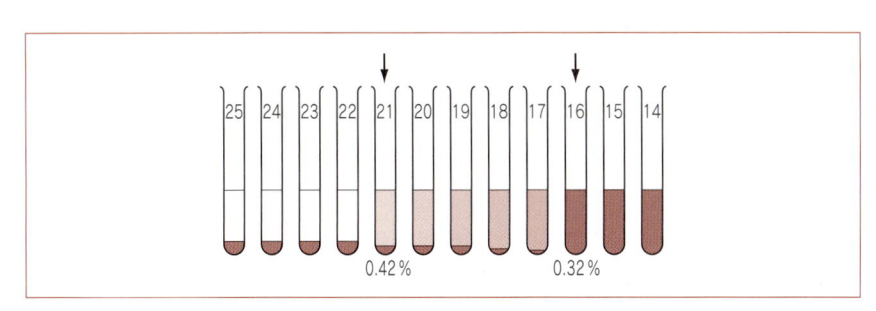

図 6-E-1 赤血球の浸透圧抵抗試験（Giffin-Sanford 法）

> **精製水の pH による影響（準備④）**
> 使用する精製水は，pH の変化を考慮して，CO_2 をなるべく吸収しないように保存する．溶血は pH による影響を受け，pH0.1 の違いが食塩濃度にして 0.01％の差を招くからである．

> **赤血球浸透圧抵抗試験に使用する検体**
> 新鮮血液，脱線維素血またはヘパリン加血を用いる．脱線維素血は滅菌ずみのガラス玉入り三角フラスコに無菌的に血液を入れて回転させ，フィブリンをガラス玉で除去して得られるが，煩雑なので現在はヘパリン血が用いられる．抗凝固剤としては，ヘパリンが最適である．EDTA 塩，クエン酸塩は浸透圧に影響を及ぼす．

> **低張食塩溶液調整時の注意点（操作②）**
> 滴数で食塩溶液の濃度を決めるため，ピペットは同じものを使う．ピペットの口の太さは滴の大きさに影響するからである．このため，0.50％食塩溶液と精製水を滴数ではなく，メスピペットで 0.1mL の倍数量をとり，合計が 2.5mL になるようにする変法もある．

⑤静脈血を採取し，注射針から直接各試験管に血液を1滴ずつ加える．採血後2時間以内に検査する．4℃に保てば6時間までは検査可能である．

⑥各試験管を**穏やかに混和**する．

⑦室温（約20℃）に2時間静置する．

⑧食塩濃度の高いほうからみて，溶血のため上清にヘモグロビンの色がつき始めた試験管の番号（**最小抵抗：溶血開始**）と，完全に溶血して試験管の底に赤血球が沈んでいない最初の試験管の番号（**最大抵抗：完全溶血**）とを読む．各試験管番号に0.02％を掛けたものが食塩濃度，最小抵抗と最大抵抗の差を**抵抗幅**という．

結果の解析と評価

①健常者：最小抵抗0.46〜0.40％，最大抵抗0.36〜0.30％．

②溶血性貧血，特に遺伝性球状赤血球症では，最小・最大抵抗とも著しく減弱し，最小抵抗0.86〜0.52％以上，最大抵抗0.48〜0.38％になる．

2）スクリーニング検査

準 備

①食塩溶液（0.50％，0.85％）

操 作

①各食塩溶液1mLに抗凝固血0.1mLを添加し，混和する．

②遠心後，肉眼で溶血を判定する．

結果の解析と評価

0.50％食塩溶液で溶血を示せば浸透圧抵抗は減弱していると考え，定量的検査を実施する．

3）Parpart 法（パーパート法，Dacie 変法）

準 備

① 10％緩衝食塩溶液（pH7.4）：

- ・食塩（NaCl），特級　180.00 g
- ・リン酸水素二ナトリウム（Na_2HPO_4）　27.31 g
- ・リン酸二水素ナトリウム（$NaH_2PO_4 \cdot 2H_2O$）　4.86 g

→精製水で溶解し正確に2,000mLとする．これは緩衝成分を加えて10％食塩溶液と等張にしたもので，密栓すれば数カ月は保存がきく．

②緩衝食塩溶液の希釈系列：10％緩衝食塩溶液（pH7.4）を精製水で10倍に希釈して1％緩衝食塩溶液とする．これを用いて**表6-E-1**のように，0.85％から0.10％までの希釈系列をつくる．

操 作

①各濃度の緩衝食塩溶液5mLにヘパリン採血した血液を各0.05mL添加し，試験管の口を閉じて，**静かに混和後**，室温で30分間静置する．

②2,500rpmで5分間遠心して，上清を分離し，試験管1番（食塩濃度

🔴 **菲薄赤血球の赤血球浸透圧抵抗**

菲薄赤血球など赤血球の表面積／体積比率の増大があるとき，たとえば鉄欠乏性貧血やサラセミアなどがその例で，赤血球浸透圧抵抗は増強する．

🔴 **最小抵抗が0.50％以上のとき**

Giffin-Sanford法では，0.50％より濃いほうは測定できない．最小抵抗が0.50％以上のときは，生理食塩液から希釈しはじめる系列をつくる．

🔴 **測定温度の影響**

溶血は温度による影響を受け，温度5℃の違いは食塩濃度0.01％の差に相当する．

表6-E-1　希釈系列（Parpart法）

試験管番号	1%緩衝食塩溶液 (mL)	精製水 (mL)	食塩終濃度 (%)
1	10	0	1.00
2	8.5	1.5	0.85
3	7.5	2.5	0.75
4	6.5	3.5	0.65
5	6.0	4.0	0.60
6	5.5	4.5	0.55
7	5.0	5.0	0.50
8	4.5	5.5	0.45
9	4.0	6.0	0.40
10	3.5	6.5	0.35
11	3.0	7.0	0.30
12	2.0	8.0	0.20
13	1.0	9.0	0.10
14	0	10.0	0

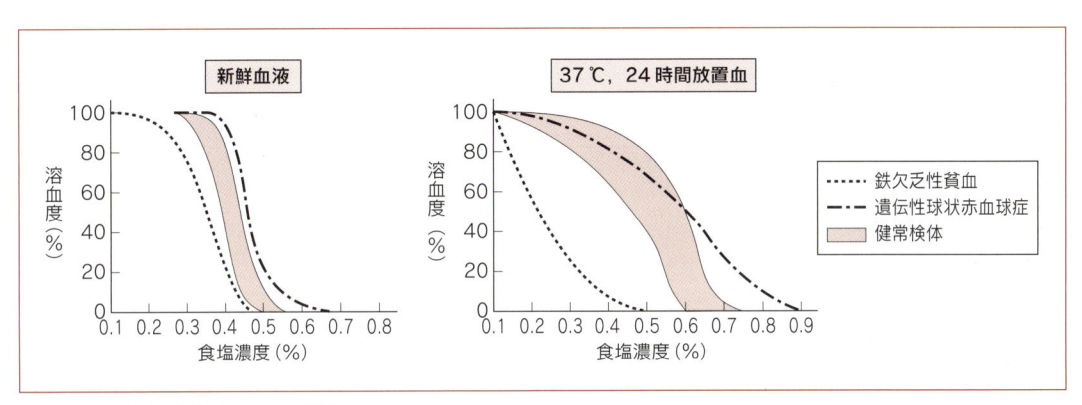

図6-E-2　溶血曲線（Parpart法）

1.0%）の上清を対照にして，540 nm で吸光度を測定する．

③試験管14番（精製水）の上清を100％溶血として，各上清の溶血度（％）を算出する．

溶血度（％）＝各上清の吸光度×100（％）/100％溶血の吸光度

④グラフ用紙の縦軸に溶血度，横軸に食塩濃度をとる（**図6-E-2**）．

結果の解析と評価

①新鮮血液の溶血曲線を**表6-E-2**に示す．健常検体では完全溶血（100％溶血）を示す食塩濃度は0.30％以下であり，0.45％以上は認められない．

②グラフ上で健常検体の曲線と比較することで，容易に異常を判定できる．遺伝性球状赤血球症や増悪期の自己免疫性溶血性貧血では抵抗が弱くなり，曲線が右にずれる．健常値内にあることもあるが，37℃に24時間置いた血

37℃，24時間放置血液を用いる検査

無菌的に37℃で24時間放置した血液を用いて同様に検査する．赤血球浸透圧抵抗の減弱例では新鮮血液の場合に比べて溶血は強くなり，検出感度は高くなる．この場合は1.20％緩衝食塩溶液を作製し，これを用いたときの吸光度を対照（溶血0％）とする．球状赤血球症の軽症例では，新鮮血では健常値を示し，37℃，24時間放置血による検査で異常が明らかになる例もある．

液では異常がはっきりする．ただし，甲状腺機能低下症でもこの現象がみられる（福岡良男）．

③赤血球抵抗の増強がみられる疾患は，鉄欠乏性貧血・サラセミア・Banti症候群・甲状腺機能亢進症・閉塞性黄疸・肝炎・肝硬変症など．

【付】 発作性夜間ヘモグロビン尿症（PNH）のための溶血試験

発作性夜間ヘモグロビン尿症（PNH）は後天性溶血性貧血で，赤血球膜に存在する補体制御因子が欠損しているため，赤血球膜が自己補体により溶血しやすい（p. 230 参照）．診断には砂糖水試験，Ham 試験が用いられる．通常，まず砂糖水試験を行い，陽性なら Ham 試験により診断を確定する．

1）砂糖水試験（sucrose hemolysis test, ショ糖溶血試験）

原理

等張ショ糖溶液のような**イオン強度**の低い溶液中では，PNH 患者の赤血球は，活性化された補体により溶血しやすい性質を利用する．健常赤血球は同一条件下では溶血しない．

表 6-E-2　健常検体の溶血度（Parpart 法）

試験管番号	食塩濃度（%）	新鮮血溶血度（%）	37℃，24 時間後の溶血度（%）
1	1.00	0	0
2	0.85	0	0
3	0.75	0	0〜2
4	0.65	0	0〜19
5	0.60	0	0〜40
6	0.55	0	5〜70
7	0.50	0〜5	36〜88
8	0.45	0〜45	54〜96
9	0.40	50〜90	65〜100
10	0.35	90〜99	72〜100
11	0.30	97〜100	80〜100
12	0.20	100	91〜100
13	0.10	100	100
14	0	100	100

表 6-E-3　基準範囲（MCF，他）

	溶血開始	完全溶血	MCF（50%溶血）
新鮮血液（g/L NaCl）	5.0	3.0	4.0〜4.45
37℃，24 時間加温血液（g/L NaCl）	7.0	2.0	4.65〜5.9

 MCF

従来は，測定結果を完全溶血（最大抵抗），溶血開始（最小抵抗）を示す食塩液濃度で示してきたが，50 %溶血を示す食塩溶液濃度（median corpuscular fragility；MCF）を記録し，溶血曲線を確認する方法も利用されている．MCF，他の基準範囲を**表 6-E-3** に示す．

準備

①ショ糖溶液：ショ糖9.24 gを精製水に溶かして100 mLとする．用時調製．

②健常者血清：患者血液型と適合するか，AB型の健常者血清0.05 mL．37℃で凝固させるか，脱線維素後，遠心して採取する．新鮮血清または－20℃で保存して1週間以内の血清を用いる．

③50%患者赤血球浮遊液：患者血液3～4 mLを採取し，3.2%クエン酸ナトリウム液で抗凝固し，これを遠心して血漿および白血球層を除去し，生理食塩液（生食）で3回洗浄し50%浮遊液とする．

操作

①短試験管2本（A，B）を用意し，**表6-E-4**に示すように，健常者血清，ショ糖溶液，患者赤血球浮遊液を加え，すぐに混和する．

②37℃で30分間，加温する．

③遠心（2,000 rpm，5分）して，肉眼で溶血の有無を判定する．

④上清に溶血を認めれば，上清をシアンメトヘモグロビン法により540 nmで比色して溶血度（％）を算出する．試験管Aの遠心後，上清0.1 mLにシアンメトヘモグロビン試薬5 mLを添加して吸光度を測定する．

なお，対照（試験管B）は健常者血清0.05 mLに生理食塩液0.85 mLを添加したもの，100%溶血液は50%患者赤血球浮遊液0.1 mLにシアンメトヘモグロビン試薬0.9 mLを添加したものである．

計算方法は以下のとおりである．

溶血度（％）＝患者溶血液の吸光度×100（％）/100%溶血液の吸光度

結果の解析と評価

①陰性：10%溶血未満．

②陽性：10%溶血以上．

③陽性（10～80%溶血）：PNHの疑いがあるが，特異性が低く，巨赤芽球性貧血や自己免疫性溶血性貧血などでも弱い溶血を認めることがあるので，Ham試験で確認する．

陰性時の解釈

多量輸血した直後でないかぎり，溶血がなければPNHを否定してよい．

2）Ham試験（酸性化血清溶血試験）

原理

補体を含む健常者新鮮血清を**塩酸酸性化**した患者赤血球に添加し，37℃で60分間加温したのちに溶血強度を観察する．PNH患者赤血球は補体感受性

Ham試験の溶血%と補体感受性赤血球%

溶血度（％）は補体感受性赤血球の%にほぼ相当するが，通常はそれよりも低い．

表6-E-4　砂糖水試験

試薬	試験管A	試験管B
健常者血清	0.05 mL	0.05 mL
ショ糖溶液	0.85 mL	−
生理食塩液	−	0.85 mL
50%患者赤血球浮遊液	0.1 mL	0.1 mL

が高いため，塩酸添加により活性化された補体により溶血する．

準 備

① 0.2 mol/L 塩酸溶液

② 50%健常者・患者赤血球浮遊液：患者および健常者血液 3～4 mL を採取し，3.2%クエン酸ナトリウム液で抗凝固し，これを遠心して血漿および白血球層を除去し，生食で 3 回洗浄し，50%患者および健常者赤血球浮遊液とする．

③健常者血清・健常者不活化血清：患者血液型と適合するか AB 型の健常者血清，および 56℃で 30 分間加温して作製した健常者不活化血清．血清は新鮮または－20℃保存で 1 週間以内のものを使用．

操 作

①短試験管 6 本を用意し，**表 6-E-5** に示すように検体・試薬を混合する（溶血の至適 pH は，血清に赤血球を入れた時点で 6.5～7.0）．

② 37℃で 60 分間加温後，遠心して上清を分離する．

③遠心（2,000 rpm，5 分）して，肉眼で溶血の有無を判定する．

④上清に溶血を認めれば，上清をシアンメトヘモグロビン法により 540 nm で比色して溶血度（%）を算出する．各試験管（1～6）の遠心後の上清からそれぞれ 0.5 mL をとり，シアンメトヘモグロビン試薬 5 mL に添加して吸光度を測定する．

なお，対照は健常者血清 0.5 mL に生理食塩液 0.85 mL を添加したもの，100%溶血液は 50%健常者赤血球浮遊液 0.05 mL にシアンメトヘモグロビン試薬 0.9 mL を添加したものである．

計算方法は以下のとおりである．

$$溶血度（%）＝（試験管 1 の吸光度－試験管 6 の吸光度）× 100（%）/100\%溶血液の吸光度$$

結果の解析と評価

陽性：試験管 1 が 5～80%（多くは 10～50%）溶血，試験管 2 に痕跡（＜2%溶血）をみることがある．その他の試験管には溶血を認めない．

表 6-E-5　Ham 試験の検体・試薬の混合

試験管	本試験			健常対照		
	1	2	3	4	5	6
健常血清	0.5 mL	0.5 mL		0.5 mL		0.5 mL
不活化血清			0.5 mL		0.5 mL	
0.2 mol/L 塩酸	0.05 mL		0.05 mL		0.05 mL	0.05 mL
50%患者赤血球	0.05 mL	0.05 mL	0.05 mL			
50%健常者赤血球				0.05 mL	0.05 mL	0.05 mL

 偽陰性

まれ．ただし，溶血の程度は血清中の補体活性によって異なり，同一人でも変動するため，健常血清の補体活性低下を疑うときは，既知 PNH 赤血球を使って補体価を確かめる．補体感受性赤血球の減少を疑うときは，遠心して上層の軽い赤血球を使用してみる．網赤血球に富み，感度は高くなる．

 偽陽性

まれな遺伝性疾患である先天性赤血球異形成性貧血Ⅱ型（HEMPAS）（p.235 側注）患者の 30%が偽陽性を示すが，補体結合性 IgM 抗体によるもので，自己の酸性化血清では溶血せず，砂糖水試験は陰性．

 試験管 3 に溶血を認めたとき

試験管 3 の溶血は，球状赤血球や老化赤血球の著明な出現を認めるときにみられることがあり，PNH とは診断できない．

第**7**章　形態に関する検査

Ⅰ　末梢血液標本の作製法

　末梢血液標本の観察は血液形態学のなかで最も重要であり，疾病の診断，病態の経過観察のために世界中の検査室で広く行われる検査法の一つである．熟練者が観察すれば，血球の形態学的な異常だけでなく数的な変動も把握することができるため，1つの検査でこれほど多くの情報が得られるものはない．

　むずかしい手技ではないが，十分に習熟していないと失敗しやすい．不良な標本では適切な部位での観察ができないことや，特殊な細胞をみつけても意味づけができないことがある．

　血液塗抹標本には，薄層塗抹標本と濃塗（厚層）標本があり，血液形態観察には薄層塗抹標本が，また出現率が少ないマラリアなどの寄生虫の検出感度を高めるためには濃塗標本が用いられる．血液検査室で頻用される薄層塗抹標本の作製法には，用手法によるウエッジ（引きガラス）法，カバーガラススリップ（被いガラス）法，自動装置によるウエッジ（引きガラス）法，スピナー（遠心）法がある．カバーガラススリップ法は，ウエッジ法に比べて塗抹面積が小さいことや扱いにくいなどの点で，現在はあまり利用されなくなった．

　検体には毛細血管血または静脈血を用いる．毛細血管血では穿刺部から直接新鮮血を採取して用いるが，通常は血球計数などの検査と同様に EDTA 塩で抗凝固した血液を使用する．しかし，**血球は抗凝固剤と混和後，保存時間とともに形態変化**するので，採血後はなるべく早く塗抹し，抗凝固静脈血は遅くとも 3 ～ 4 時間以内に塗抹を終える．抗凝固血を塗抹する際には，検体を十分に混和（180 度の反転を 10 回）してから使用する．塗抹後の標本は 1 時間以内に染色または固定する．

> **血液試料の保存**
> 異形成を評価する際は，なるべく新鮮な血液試料を用いて標本を作製する．抗凝固後 2 時間が経過した血液試料では，満足な結果は得られない．

1　薄層塗抹標本（blood smear）

準 備

①スライドガラス：スライドガラスのサイズは，76×26 mm で厚さが約 1 mm，一端に書き込み可能なスリガラスまたはコーティング部分のあるものが便利である．蛍光顕微鏡観察を行う場合は，自家蛍光を発生しないスライドガラスを選ぶ．塵や指紋などが付着しておらず清浄で乾燥したスライドガラスを使用する．開封後は湿気や汚れに注意する．
②引きガラス：血球計算板のカバーガラス，専用の市販スメアスライドガ

> **スライドガラスの洗浄（準備①）**
> 汚れが付着したものは 60℃の洗剤溶液に 15 ～ 20 分浸し，乾燥させずにお湯で流してきれいにし，純メタノール中で保存し，脱脂した清潔なガーゼで拭いて乾燥させて使用する．

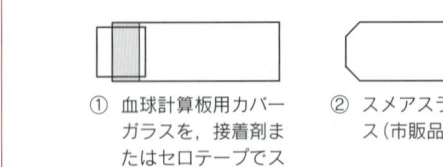

① 血球計算板用カバーガラスを，接着剤またはセロテープでスライドガラスの一端に貼りつけた引きガラス

② スメアスライドガラス（市販品）

③ やや薄いスライドガラス（厚さ約0.7mm）の一端の，隅から4〜5mmのところにやすりなどで傷をつけ，折り取って作製する

④ 22×22mmのカバーガラス

図7-1　引きガラス

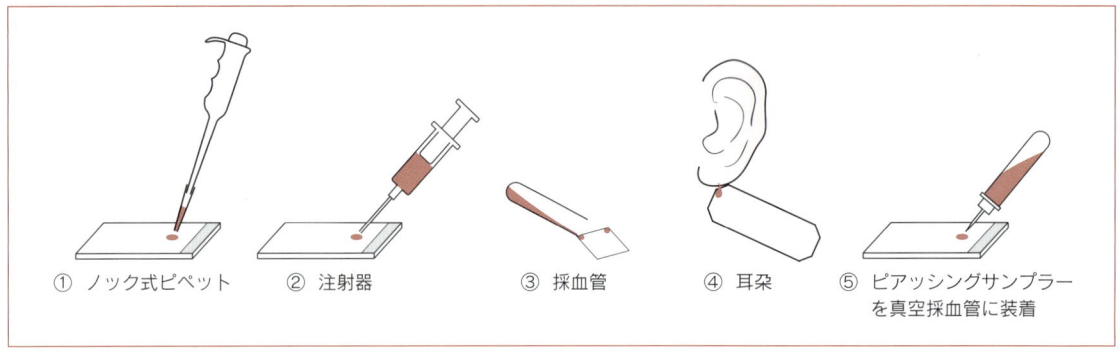

① ノック式ピペット　　② 注射器　　③ 採血管　　④ 耳朶　　⑤ ピアッシングサンプラーを真空採血管に装着

図7-2　血液のとり方

ラス，薄め（厚さ約0.7mm）の縁磨きスライドガラスの両端を切り落としたものなどで，塗抹部の幅は18〜22mmとする（**図7-1**）．計算板用のカバーガラスはスライドガラスに接着剤やテープで固定し，カバーガラスを下面にして使用すると操作しやすい．

引きガラスは使用後に廃棄するか，再使用前に十分に清拭し乾燥させてから使用する．引きガラスの塗抹部が滑らかであることが大切である．**塗抹部に前検体の血液が付着していると，前検体により汚染したり，均質な塗抹ができないなど大きく影響する．**

③乾燥用器具：ドライヤー，扇風機，市販の専用送風機など．

操作

①**図7-2**に示す方法で血液（約5μL）をとる．

②引きガラスを母指と中指（または示指）で**写真7-1**のように持ち，スライドガラスの端から約15mmの位置またはスリガラスやコーティング部分の横に滴下した血液をスライドガラスと引きガラスの隙間に均等に広げる．または，引きガラス塗抹部の中央または両端に血液の小滴をとり，スライドガラスにのせて均等に広げる．血液を5μL採取すると，スライドガラスとカバーガラスの隙間に広げた血液の幅は，健常者血液の場合，約1mmになる．

③血液が左右に均等に広がったところで，引きガラスを持っている母指と中

血液が均等に広がらないとき（準備②）
スライドガラス上にのせた引きガラス端の左右を上下させる．それでも広がりにくいときは，引きガラスの端が脂肪などで汚れていることが多い．引きガラスの端を洗浄するかアルコール綿で清拭して，乾燥後，やり直す．

毛細血管血使用時の注意点（操作①）
毛細血管血をとる際に引きガラスが皮膚に触れると，はがれた皮膚細胞や脂肪で汚染されることがある．皮膚の細胞を血液中の細胞と間違えるおそれもあり，カバーガラスが皮膚に触れないよう湧き出た血滴の頂点から血液をとる．

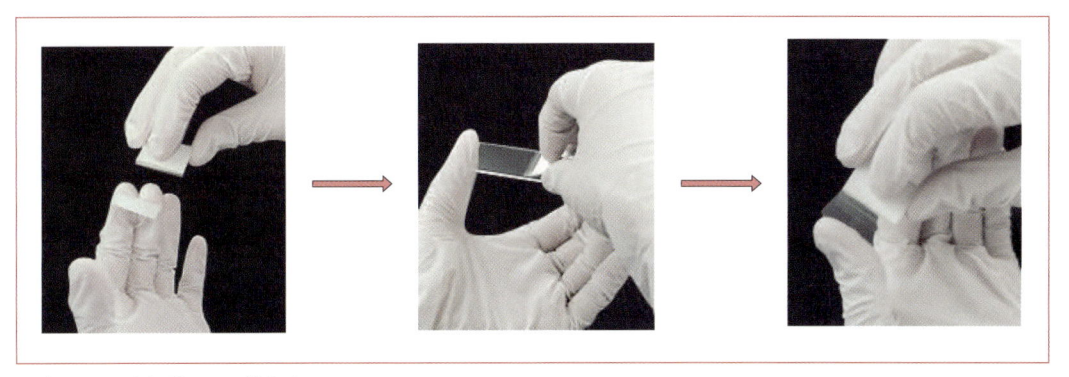

写真 7-1　引きガラスの持ち方

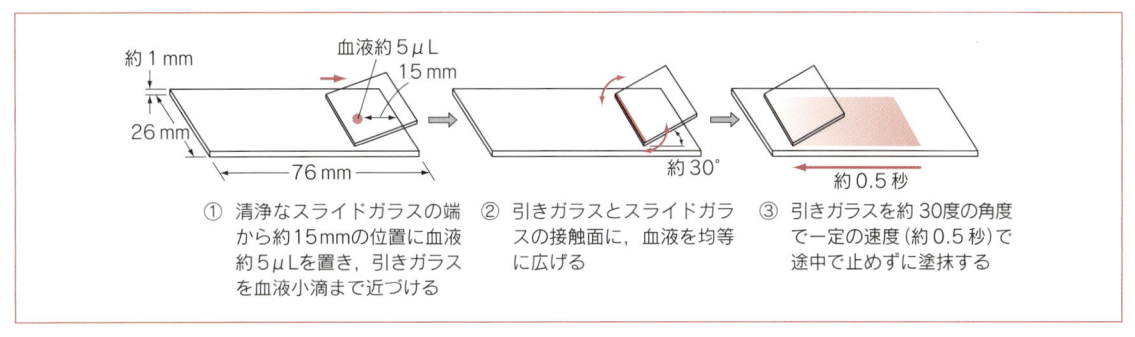

約1 mm

26 mm

76 mm

血液約5μL

15 mm

約30°

約0.5 秒

① 清浄なスライドガラスの端から約15mmの位置に血液約5μLを置き，引きガラスを血液小滴まで近づける

② 引きガラスとスライドガラスの接触面に，血液を均等に広げる

③ 引きガラスを約30度の角度で一定の速度（約0.5秒）で途中で止めずに塗抹する

図 7-3　血液薄層塗抹標本の作製方法

指（または示指）でスライドガラスを軽く挟み込むようにして，**図 7-3**のように約30度の角度を保ちつつ，矢印の方向に**一定の速度**（約0.5秒）で軽く滑らせる．右手の母指と中指（または示指）の腹をスライドガラスの長辺に沿って滑らせると，まっすぐにきれいに引ける．引く速度は一定にし，途中で，引きガラスをスライドガラスから離さずに引く．スライドガラスを作業台の上に並べて置き，引き終わりの端を指で固定して塗抹してもよい．血液量が均一のとき，引きガラスとスライドガラスとの**角度が小さいと薄くて長い標本ができ**，**角度が大きいと厚くて短い標本になる**．引く**速度が遅いと薄くて長い標本になり**，**速いと厚くて短い標本になる**．また，血液量を多くすれば厚くて長い標本になり，少ない場合は短くて薄い標本になる．貧血症・赤血球増加症や白血病検体などで，細胞数の増減が著しいときには，塗抹速度，引きガラスの角度，血液量などを加減して観察に適した塗抹標本を作製する．

④塗抹が終わったら，ただちに冷風で約10秒間乾燥する．乾きの遅いときには，塗抹面に同心円の縞模様ができたりして標本が汚くなる．乾燥用の装置・器具がない場合は，スライドガラスの両短辺を母指と示指（または中指）で挟み，よく振って乾燥させる．塗抹後の乾燥は十分に行う．一見，乾燥したようにみえても不十分なときは，染色中にはがれたり，赤血球周囲に

> **塗抹乾燥後の標本の取り扱い（操作④）**
> 塗抹乾燥後の血液標本は，固定・染色するまでは少しの湿気でも溶血するので，汗をかいた指で標本を扱ってはいけない．特に長辺を持たないようにする．また，ほこりが付かないようにするだけでなく，塗抹面が傷つかないように保管する．

ギザギザが生じる.

⑤標本のスリガラスなどの記入部には，作製の月日（あるいは年月日），被検者名，またはコード番号などを書き込む．固定液や染色液の成分（アルコールなど）で消えない筆記具（黒鉛筆など）を使う．

1）薄層塗抹標本作製のポイント

観察に適した良い標本，悪い標本の例を**図7-4**に示す．良好な塗抹標本（**図7-4-a**）の条件とその理由は以下のとおりであり，これらを満たす塗抹標本を作製できるように十分に習熟する必要がある．

（1）塗抹面の長さと厚さ

塗抹標本は，スライドガラスの途中で自然に引き終わっていること．塗抹面の全長はスライドガラス長辺の $1/2 \sim 2/3$ とする．観察に適した塗抹部分は，赤血球の分布が均一で，かつ赤血球2個の重なりが視野全体にみられる赤血球の50％以下であることが必要であり，この部分の面積は広いほうが観察しやすい．

図7-4-bは血液量が多すぎて引き終わりに血球が残ってしまった例である．引き終わりに集まりやすい傾向を認める血球もあるため，分布が均一でなくなる．**図7-4-c**は短すぎて十分な数の血球を観察できないことがある．長すぎても短すぎてもよくない．

（2）塗抹面の幅

塗抹がスライドガラスの幅いっぱいにならないこと．**図7-4-d**は，幅いっぱいになっている．①特殊な少数の細胞は辺縁部に分布することが多い，②**顆粒球や単球は辺縁部**に集まりやすく，**リンパ球は中央に多く分布**するから，辺縁部も観察しないと白血球の百分率に偏りができる，③顕微鏡の標本移動装置によってはスライドガラスの縁まで観察できないものがある．この場合は幅の狭い引きガラスを用いて塗抹する．

（3）引き終わり

途中で止まっておらず直線に近いこと．**図7-4-e**は，塗抹を途中で止めた

 自動血液薄層塗抹標本

自動血液薄層塗抹標本作製装置は，質の高い標本を得ることができ，標本上の細胞分布の再現性も良好である．塗抹原理によりスピナー法とウエッジ法の標本作製装置がある．自動血球分析装置に搭載されている塗抹原理のほとんどはウエッジ法である．スピナー法は遠心力で血球をスライドガラス上の広い範囲に広げることにより，鏡検に適した単層の標本を得る．均一な単層の標本を得るには，装置に適合した血液量をマイクロピペットで正確にとり，決められた位置に滴下する．旧型のスピナー標本作製装置のなかには，血液の飛散などによる感染の危険性が高い構造のものもあるので注意を要する．

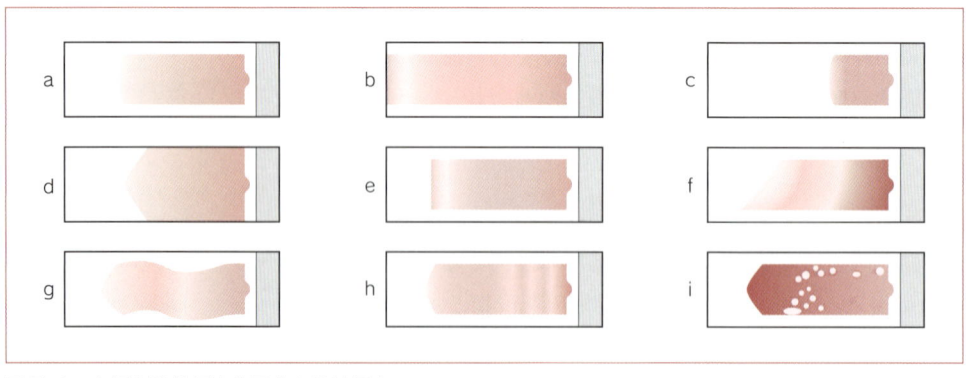

図7-4　良好な塗抹標本と不良な塗抹標本

り，引きガラスをスライドガラスから離したりするとできる．分布が均一でなくなる．**図7-4-f** は，引き終わりが上下対称でない．血液を均等に広げずに塗抹すると，このようになる．白血球分類時は標本を上下に動かしながら観察するため，引き終わりが上下対称になっていないと，片側では厚く他側では薄くなっていて観察に支障をきたす．

（4）塗抹面の長辺

スライドガラスの長辺と平行であること．塗抹の縁がスライドガラスの縁に平行になっていないと（**図7-4-g**），辺縁部に集まりやすい細胞を観察したいときに不便である．引きガラスを持った指の腹をスライドガラスの縁に沿って滑らせるように心がける．

（5）塗抹面の模様

縞模様や抜け穴が認められないこと．**図7-4-h** のように縞ができるのは，引きガラス圧の過剰や，引く速度が遅すぎたときなどである．**図7-4-i** のように標本面に多数の抜け穴ができるのは，スライドガラスに指紋などの脂肪分の汚れが残っていたためである．ただし，骨髄穿刺液の標本でみられた場合は，検体に含まれる脂肪のためで，スライドガラスが汚かったからではない．

2　血液濃塗（厚層塗抹）標本（thick drop preparation, thick blood film）

濃塗標本を観察すると，血液中の少数成分をすみやかに発見できるため，マラリア，フィラリア症，回帰熱など，血中に寄生体が証明される可能性がある場合に便利である．寄生体によって，1日のうちで証明しやすい時間があるので，それに適した時間に採血する．

操作

①新鮮な血液の1滴をスライドガラス上に落とし，ガラス棒か引きガラスの端で，直径10〜15 mm の円になるようにすみやかに約4倍に広げ，乾くのを待つ．普通，**図7-5** のように2カ所につくる．50〜60℃で7〜10分または37℃で30〜60分，乾燥する．十分に乾かないうちに染色し始めると，標本の中心部がガラスからはがれ，流れ去ることがある．ゆっくり十分に乾かしてから染色する．ただし，一部がはがれても，残った部分で観察は可能である．

②未固定のまま，Giemsa 染色する．緩衝液は pH7.0 のほうがよく染まる．

③少し揺り動かしながらみていると，数分で赤血球がほとんど溶けてしま

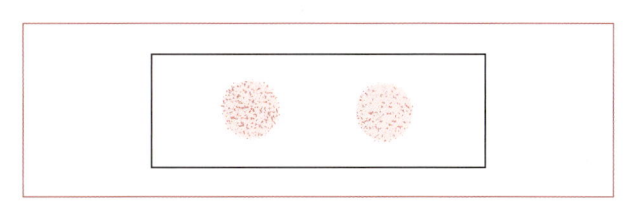

図7-5　血液濃塗標本

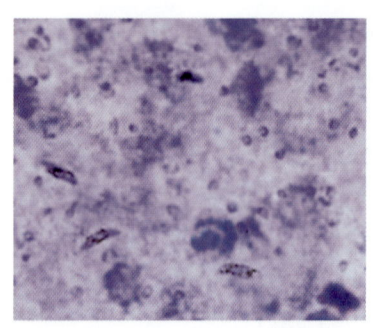
写真 7-2　マラリア原虫（濃塗標本）

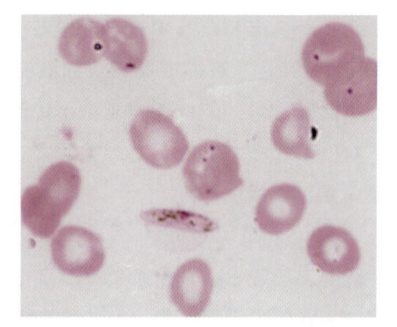
写真 7-3　マラリア原虫（薄層塗抹標本）

う．そこで新しい希釈 Giemsa 液と取り替える．

④ 20～30 分染色したら水洗する．薄層標本と違ってはがれやすいので，器に入れた水道水の中に漬けて，静かに標本を揺り動かし，途中で水を一度交換する．

⑤乾燥にも時間がかかるので，その間に標本を汚損しないように注意する．

⑥はじめ弱拡大で概観し，次いで油浸にして観察する．

⑦マラリアの同定については，濃塗標本は薄層標本に比べて約 10 倍検出感度が高いとされるが，マラリア原虫の種類を判別するには薄層標本のほうが容易である．濃塗標本上のマラリア原虫は**写真 7-2** に示すとおりであり，薄層塗抹標本上での見え方（**写真 7-3**）と差がある．実施にあたっては，形態学的な観察に十分に習熟し，注意深く行う．

Ⅱ　骨髄標本の作製法

1　骨髄検査（bone marrow examination）

造血器の異常は，末梢血液中の血球数の増減や形態観察などからある程度の様子をうかがい知ることはできる．しかし，血球の分化，増殖，成熟は大部分が骨髄で行われているため，末梢血液だけでは造血過程に生じた変化を観察することはできない．一方，骨髄検査では，末梢血球数増減の原因，造血器腫瘍細胞の細胞系統や分化・成熟段階，また，がんの骨髄転移の有無などを判別することが可能である．このため骨髄検査は，血液疾患や二次的な血液異常の診断，治療，予後の判定には欠かすことができない．また，診断に直接つながらないときでも，ある種の病気を除外する助けになる．

骨髄検査には，骨髄穿刺による薄層塗抹標本・圧挫伸展標本・骨髄組織切片標本の検査，および骨髄穿刺よりも太い針で穿刺して採取した組織を用いる骨髄生検がある．骨髄穿刺は，手技が比較的容易で，個々の細胞の詳細な観察が可能であり，また有核細胞数の算定も可能なため，骨髄の細胞密度を定量的に把握することができる．血液学的検査としては主に骨髄穿刺を行い，穿刺液が得られない場合（dry tap）などに骨髄生検を行うことが多い．骨髄生検は細

dry tap

ドライタップとよび，無効穿刺，すなわち骨髄穿刺時に骨髄液を吸引採取できないことをいう．たとえば骨髄線維症では，骨髄の広範な線維化のために骨髄の液性成分が減少しドライタップ状態となる．このような場合は骨髄生検を行う．ドライタップで穿刺液がとれないときでも，穿刺針に付着したわずかな液が認められたら，これを採取して塗抹標本を作製しておく．

胞形態の詳細な観察には不向きだが，組織構造をよく観察でき，末梢血混入が少ない利点がある．

骨髄穿刺液を材料とする検査には，骨髄有核細胞数・巨核球数の算定，形態検査，遺伝子・染色体検査，造血幹細胞検査，表面マーカー検査などがある．

骨髄検査材料の採取は医師が行う．臨床検査技師は採取材料の処理を行うだけでなく，穿刺の準備，介助なども行う場合が多く，検査術式以外の関連事項も理解しておく必要がある．

2 骨髄穿刺（bone marrow aspiration）

穿刺部位は腸骨・胸骨・棘突起などで行われ，成人では他の部位に比べて細胞密度が高い胸骨で実施することが多いが，主に腸骨での穿刺を行っている施設もある．小児や骨折の危険性の高い患者では，危険性の少ない腸骨を選択する．幼児では脛骨上部で実施する．

被検者には最初に検査について説明する．胸骨穿刺時は仰臥位，前腸骨稜穿刺時は側臥位，後腸骨稜穿刺時は伏臥位をとらせ，皮膚を消毒後，局部麻酔を行う．骨髄穿刺針を穿刺部位の骨に対して直角に立てて穿刺し（ねじ込み），針の先が骨髄に達したら内針を抜いて注射器を接続し，骨髄液約 $0.2 \sim 0.3$ mL を迅速に強く吸引採取する．この穿刺液をスライドガラス，時計皿，小シャーレなどに出す．凝固しやすいので，なるべく迅速に，塗抹，有核細胞数・巨核球数算定のための希釈などの操作を行う．穿刺部位は圧迫止血する．

骨髄有核細胞数・巨核球数の算定については，第6章「血球に関する検査 A-Ⅲ 白血球数算定の【付】」（p.82）を参照のこと．

1）塗抹標本

操作

基本的な手技は血液薄層塗抹標本の作製法（p.111）に準じてウエッジ法で行う．ただし，骨髄穿刺液は血液に比べて有核細胞の密度が高く，粘稠度も高いので，薄く引くように心がける．すなわち，引きガラスとスライドガラス間の角度はやや小さくし，やや遅い速度で引く．標本は特殊染色を実施する可能性もあるので，10〜15枚は作製しておく．

骨髄穿刺液には脂肪や組織の小塊が混ざっているため，血液のように均等な標本にはならない．この小塊はストローマ部分を含む造血組織を反映するため，塗抹の際にはなるべくこの小塊を含むように心がける．骨髄穿刺液は細胞密度が高いので塗抹標本は乾燥しにくく，乾燥が不十分だと細胞が萎縮して観察できない．塗抹したら，なるべく早く冷風で十分に乾燥する．塗抹標本にはスライドガラスのスリガラスまたはコーティング部分に，患者氏名またはコード番号，作製日時，検体の種別，染色法を記入し，大切に保管しておく．同一患者に骨髄穿刺を繰り返し実施することや，血液塗抹標本を同時に作製することが多いためである．

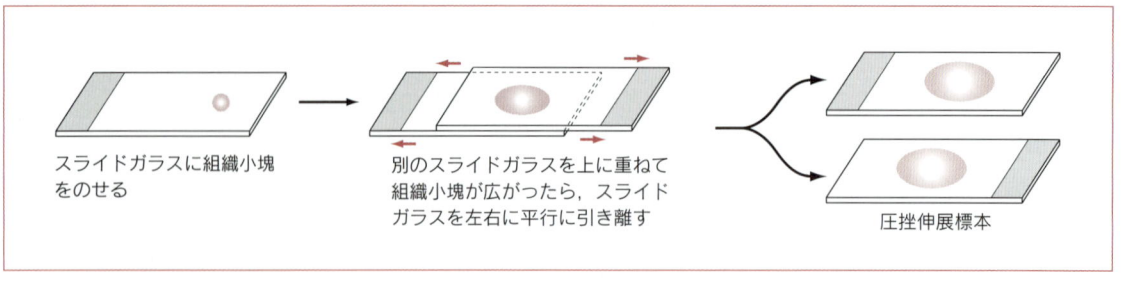

図 7-6　圧挫伸展標本の作製法

スライドガラスに組織小塊をのせる

別のスライドガラスを上に重ねて組織小塊が広がったら，スライドガラスを左右に平行に引き離す

圧挫伸展標本

2）圧挫伸展標本（squash preparation, crushed particle smear）

　骨髄の組織小塊をスライドガラスに伸展したもので，簡便な操作で細胞密度を評価できる．欧米では薄層塗抹標本よりも圧挫伸展標本が用いられることが多い．

　操作（図 7-6）

①骨髄穿刺液の一部を毛細管ピペットなどでスライドガラスの上にのせるか，ピンセットで組織小塊をとる．

②別のスライドガラスを重ねる．

③2 枚のスライドガラスの間で小塊が圧迫され，広がったことを確認する．

④スライドガラスを左右に平行に保って迅速に引き離す．

⑤ただちに十分に乾燥する．

3）組織切片標本

　骨髄組織の全体的な観察，すなわち細胞髄と脂肪髄の割合，腫瘍細胞の浸潤，結核などによる肉芽腫の有無を同定するのに適している．

　操作

①細胞数の算定，塗抹標本の作製後，濾紙で血液を吸い取る．

②残った組織小塊をピンセットで集めて塊にする．

③凝固後，固定する．固定液は通常，10％中性緩衝ホルマリンまたは 20％ホルマリン水が用いられる．

④通常の病理標本作製法に準じてパラフィン切片をつくり，染色する（hematoxylin-eosin 染色，Giemsa 染色など）．

3　骨髄生検

　骨髄生検は，個々の細胞形態の詳細をみようとするときには骨髄穿刺に劣るが，骨髄線維症などで dry tap により骨髄穿刺液をとれないときや，骨髄穿刺液の検査だけでは悪性リンパ腫などの腫瘍細胞の浸潤状態を十分に把握できないときなどに実施される．

　生検針は一般に操作しやすい Jamshidi 針が用いられ，穿刺部位は後腸骨棘

を選び，骨髄組織片を 1.5 〜 3 cm 採取する．

1）骨髄生検

操 作

組織切片標本に準じて，固定操作から実施する．

注 意

固定液の種類や固定時間が染色結果に影響する．

2）捺印標本

　捺印標本は**スタンプ標本**とよぶことも多く，新鮮な未固定の組織片（骨髄生検材料）をスライドガラス上に迅速かつおだやかに押しつけて作製する．ほかにリンパ節，脾組織などに利用される．アズール顆粒の有無なども観察でき，組織切片標本よりも個々の細胞の詳細な観察に適している．

操 作

①骨髄生検で得られた組織片をガーゼにとる．組織片に血液が多量に付着しているときは，血液だけをガーゼで軽く吸い取る．
②組織片をスライドガラスに軽く押しつける（捺印）．
③冷風で迅速に乾燥する．
④普通染色し，鏡検する．

Ⅲ 染色法

1 普通染色（Romanowsky 染色）（conventional, regular, or polychrome stain）

　エールリッヒ（Ehrlich；1877 年）は酸性色素と塩基性色素を用いて血球を染め分ける方法を考案し，その後，多くの改良が加えられた．ロマノフスキー（Romanowsky；1891 年）はメチレン青（塩基性色素）とエオジン（酸性色素）を混合した染色液で塗抹標本を染め，それまでにない良好な染色性を得たが，染色結果が不安定だったのでさらに多くの改良が行われた．改良された方法をロマノフスキー染色とよび，現在，Giemsa 染色，Wright 染色，Wright-Giemza 二重染色，May-Grünwald-Giemsa 二重染色（パッペンハイム染色ともよぶ）が広く利用されている．わが国ではこれらを総称して普通染色（conventional stain）とよぶ．

原 理

　普通染色はメチレン青（methylene blue）またはメチレン青とその酸化生成物，およびエオジン（eosin）B またはエオジン Y を利用する染色であり，Giemsa 染色液，Wright 染色液は塩基性，酸性色素のアルコール溶液である．染色結果は pH に影響されるが，良好な染色条件では核は紫色，細胞質は青色および桃色，特異顆粒はそれぞれ固有の色調に染まる．

捺印標本作製時の注意点

組織片が乾燥しない間に迅速に全体を捺印する．また，細胞が壊れやすいので組織片をスライドガラス上で強く引きずらないように注意する．

メチレン青

塩基性色素で，核および細胞質構造を青または紫に染める．**好塩基性**（塩基性物質と高親和性：酸性物質）の成分，たとえば DNA，RNA，好塩基性顆粒（メタクロマシー：異染性）などが染まる．

エオジン

酸性色素で，細胞質構造を橙赤色に染める．**好酸性**（酸性物質と高親和性：塩基性物質）の成分，たとえば赤血球，好酸性顆粒が染まる．

好中性

普通染色標本における塩基性成分と酸性成分の混ざった細胞質構造の染色性を指し，桃色または薄紫色に染まる．

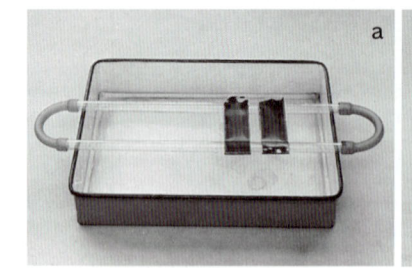
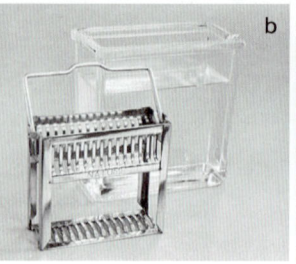
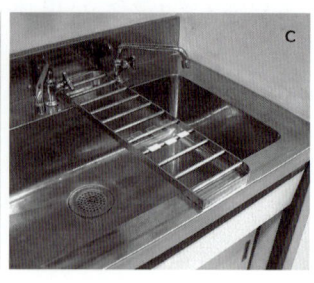

写真 7-4　用意する器具
a：染色用バットでの染色，b：染色瓶と標本かけ架，c：流し台に設置した染色台.

準　備

①染色台または染色瓶：**写真 7-4-a** に示すように，大型バットに標本をのせるためのガラス棒を 2 本のせ，ガラス棒はゴム管などでつなぎ染色台とする．一度に多数の標本を染めるときは，染色瓶を使用する（**写真 7-4-b**）．水道の流し台に染色台を設置すると，水洗しやすい（**写真 7-4-c**）．

②駒込ピペット，中試験管，試薬調製用の三角フラスコ・メスフラスコ，時計など．

③各染色液：市販品を使用する．Giemsa 染色には純メタノールも必要．

④ **pH6.4 の 1/15 mol/L（67 mmol/L）リン酸緩衝液**：

　・無水リン酸二水素カリウム（KH_2PO_4）　6.63 g

　・リン酸水素二ナトリウム 2 水塩（$Na_2HPO_4 \cdot 2\,H_2O$）　3.20 g

　→精製水で溶解して 1,000 mL にする．作製後 pH を確かめて，pH6.4 から外れているときは pH を調整する．**使用時は精製水で 10 倍に希釈する**．

1）Giemsa（ギムザ）染色

染色液は色素としてアズールⅡ-エオジン（Azur II Eosin），アズールⅢ，ほかにグリセリン，メタノールを含む．**核はよく染まる**が，好中球・単球・好塩基球の**顆粒の染まりは悪い**．

操　作

①標本を純メタノールで 1〜2 分間固定後，液を捨てて乾燥する．固定用純メタノールは，使い古したものや保存の悪いものでは，水分を含むため固定作用が低下するので，容器は密封し，ときどき交換する．

②固定している間に希釈 Giemsa 液をつくる．標本 1 枚につき約 3 mL の割合で **10 倍希釈リン酸緩衝液**を試験管などにとり，その **1 mL** に対し **Giemsa 液 1〜1.5 滴**の割合で滴下し混和する．このとき Giemsa 原液用のピペットを，Giemsa 液の希釈混和に使ってはいけない．

③染色時間は室温で 15〜30 分．途中で 1〜2 度標本を傾ける，口で液面を吹く，または振動を与えるなどして混和し，染色液にムラが生じないようにする．

染色時間の調整
室温が低いときは染色時間を長めに，温度が高ければ短めに調節する．染まり具合をみて染色時間を加減する．また，有核細胞数が多い標本では染色時間を長めにする．

緩衝液の pH と染色性
緩衝液の pH が酸性側にずれていると至適条件よりも全体に赤みを強く帯びた標本，塩基性側にずれていると青みを強く帯びた標本になる．

染色瓶による染色
写真 7-4 に示すような標本カゴとヒダなしの染色瓶を用いる．固定液，各染色液の入った染色瓶を用意し，時間がきたら標本カゴを瓶から上げて液を切り，次の操作に移る．固定時は勢いよく上下させて均等に固定させ，染色中は標本立てを 2〜3 回激しく上下させて染色ムラを防ぐ．染色後は流水でよく洗い，水を切ってから乾かす．染色液濃度，染色時間などは適宜調節する．

④染色が終わったら，**液を捨てることなく**，流水またはビーカーなどを用いて標本の端から染色液を洗い流す．水洗時，水で洗う前に染色液を標本面から捨てると，染色液中の色素の塊や表面に浮いた色素膜が，乾燥後も塗抹面に残ってしまい，あとで水洗してもなかなか取れず，観察の妨げになる．

⑤水を切り，なるべく早く乾かす．水洗後，乾燥する前に標本裏面の染色汚れをガーゼなどで拭き取っておく．

2）Wright（ライト）**染色**

Wright 染色液は色素として多染性メチレン青，エオジン，ほかにグリセリン，メタノールを含む．染色液はメタノール溶液なので色素はイオン化せず，Wright 液を標本にのせてもほとんど染色されないが，固定作用がある．固定後にリン酸緩衝液を等量添加すると，よく染まる．Wright 染色では細胞質の**顆粒がよく染まり**，染色液の品質が良好であれば核・顆粒ともに染まり，簡便かつ短時間での普通染色が可能である．

> 操 作

①標本 1 枚あたり Wright 液 12〜15 滴を全体に分散させて滴下し，1〜3 分おく（主に**固定**）．

② **Wright液を捨てずに，希釈したリン酸緩衝液を Wright液と同量**（12〜15 滴）分散滴下する．なるべくすみやかに Wright 液と混和し，2〜6 分間染色する．標本上の液をこぼさないように口で液面を吹き，あるいは振動を与えて，緩衝液と染色液をよく混和する（染色）．

③染色が終わったら水洗，乾燥する．

3）Wright-Giemsa（ライト・ギムザ）**染色**

まず Wright 染色を行い，続いて Giemsa 染色を施す二重染色法で，細胞質の**顆粒と核構造の両方をよく染める**．

> 操 作

① Wright 染色液を 12〜15 滴のせて，5 分間静置する．

②リン酸緩衝液を等量のせて，2〜3 分後ただちに水洗する．

③ Giemsa 染色 10〜20 分，水洗後，乾燥．

4）May-Grünwald-Giemsa（メイ・グリュンワルド・ギムザ）**二重染色**〔パッペンハイム（Pappenheim）**染色：メイ・ギムザ染色**〕

May-Grünwald 液はエオジン酸メチレン青（中性色素）を含む．May-Grünwald 液で**固定**，細胞質顆粒を**染色**後，Giemsa 染色する．二重染色法では，**顆粒と核の両方をよく染める**ことができる．

> 操 作

① May-Grünwald 液を 12〜15 滴のせて，2〜5 分間静置する．

②リン酸緩衝液を等量のせて，2〜3 分後ただちに水洗する．

自動染色装置

染色瓶による染色法を自動化したものや，塗抹した標本を順次染色するものなどが各社から発売されている．染色・水洗・乾燥時間・染色温度・順序などを任意に設定でき作業を省力化できるため，多くの施設で利用されている．

③ Giemsa 染色 10〜20 分，水洗後，乾燥．

2　特殊染色

　細胞内に含まれる酵素，多糖類，脂質，金属イオンなどを，化学反応を利用して染色する方法を特殊染色と総称し，細胞化学（cytochemistry）ともいう．細胞鑑別のための形態観察の基本は普通染色標本所見にあるが，形態学的に判別困難な幼若細胞や異常細胞の鑑別には，それぞれの細胞種に特徴的な物質や機能を観察することができる特殊染色が不可欠である．

　特殊染色法は目的物質を確実に染色し，その陽性物質の局在を良好に保存し，細胞形態観察も行えるように，固定，染色反応，後染色（カウンター・ステイン）などの方法を組み立てている．染色の目的物質によりこれらの手順は大きく異なるため，臨床的意義とともに手技も十分に理解しておく必要がある．

1）peroxidase（ペルオキシダーゼ）染色

　ペルオキシダーゼは水素供与体の水素を過酸化水素に転移させる酵素であり，その酸化作用により，貪食した細菌に対する殺菌作用を発揮する．ペルオキシダーゼは顆粒球と単球のリソソームに存在し，特に顆粒球系細胞では分化段階の比較的早い時期から発現するため，顆粒球系細胞の有力なマーカーとなり，ミエロペルオキシダーゼ（myeloperoxidase；MPO）ともいう．ペルオキシダーゼ染色は急性白血病の**FAB分類**には不可欠であり，その検査所見が診断および治療に直結するため，特殊染色のなかで最も基本的で重要な染色法である．

原理

　染色は発色性合成基質と過酸化水素を用い，基質から水素が奪われたときに発色することを利用する．

$$AH_2 + H_2O_2 \xrightarrow{\text{ペルオキシダーゼ}} A + 2H_2O$$
（基質）　　　　　　　　　　　　（基質の酸化物：発色）

　国際血液検査標準化協議会（ICSH，1985年）は，基質としてベンチジン誘導体の DAB（3,3'-diaminobenzidine），BDH（bentidine dihydrochloride），カルバゾール誘導体の 3AC（3-amino-9-ethylcarbazole）を用いる3法を標準法として提案したが，わが国では発がん性のためベンチジンの製造と使用が法的に制限されており，BDH は入手できない．また染色感度が鋭敏，キット化されているなどの理由により，わが国では DAB，フルオレン誘導体の 2,7-FDA（2,7-fluorenediamine，2,7-diaminofluorene），α-ナフトールを基質とする染色法が多用されている．

(1) α-ナフトール法

準備

①固定液（10%ホルマリン・エタノール溶液）：

  ・37%ホルムアルデヒド　10 mL

  ・エタノール　90 mL

②反応液 I：

  ・α-ナフトール（1-ナフトール）500 mg

  ・40%エタノール　100 mL

  →溶解後，3%過酸化水素水（局法）1 mL を添加．

③反応液 II：

  ・ブリリアントクレシル青　500 mg

  ・40%エタノール　96 mL

  →溶解後，アニリン 4 mL を添加．

④後染色液：0.5%サフラニン O 水溶液（または Giemsa 染色）

ブリリアントクレシル青：
brilliant cresyl blue

操作

①新鮮塗抹標本を作製．

②固定液を標本にのせて 1 分間固定し，十分に流水水洗し水を切る．固定作用はメタノールほど強力ではないので標本の厚い部分がはがれやすい．

③ただちに反応液 I をのせて 30 秒間染色し，流水水洗後，水を切る．

④ただちに反応液 II をのせて 5 分間染色し，流水水洗後，水を切る．

⑤0.5%サフラニン O 液で 20〜60 秒間染色（または Giemsa 染色 15 分間）．

⑥水洗，乾燥．

サフラニン O：safranin O

判定

陽性顆粒は鮮明な青色に染まり，サフラニン O による後染色で細胞は赤染する．Giemsa 染色のほうが後染色後の形態観察は容易である．油浸で長時間の観察が可能だが，キシロールでやや退色する．

(2) 2,7-フルオレンジアミン（2,7-FDA）法

FDA：fluorenediamine

準備

①固定液：0.5%硫酸銅（$CuSO_4 \cdot 5 H_2O$）溶液

②反応液：長期保存可能な下記 a〜c をあらかじめ作製しておき，使用前に混合する．反応液の最終 pH が 7.3 前後になるように c の量を加減する．

  a．2,7-FDA 飽和トリス塩酸緩衝液（pH8.5〜9.0）　10 mL

  b．3%過酸化水素水　1 滴

  c．20%硫酸アルミニウム溶液（$Al_2(SO_4)3 \cdot 16 H_2O$）　3〜4 滴

③後染色液：0.5%サフラニン O 水溶液

操作

①硫酸銅溶液で 2〜5 秒固定．

②固定液を捨てる．

③水洗せずに反応液をのせ，室温で2〜3分染色する．

④水洗し，後染色液をのせて約30〜60秒染色する．

⑤水洗後，乾燥．

judge 判定

陽性顆粒は鮮明な青色に染まる．

(3) ジアミノベンチジン（DAB）法

DAB : diaminobenzidine

judge 準備

①固定液：

　・アセトン　　60 mL

　・精製水　　　40 mL

　→溶解後，70%グルタルアルデヒド4.3 mL を添加し，冷凍保存．

②反応液：

　・3,3'-ジアミノベンチジン　10 mg

　・0.05 mol/L トリス塩酸緩衝液（pH7.6）　40 mL

　→溶解後，3%過酸化水素水（局法）0.13 mL 添加後2〜3分間強く振盪
　混和し，濾過後すぐに使用．

③後染色液：マイヤーの hematoxylin 液

judge 操作

①固定液で1分間固定（冷凍室）．

②流水水洗後，反応液で10分間染色（室温）．

③流水水洗後，後染色液で10分間染色．

④流水水洗後，乾燥．

judge 判定

陽性顆粒は黄褐色に染まる．

(4) 結果の解析と評価

　正常血球のペルオキシダーゼ活性は，好中球の各成熟段階の細胞で認められ，単球は弱陽性を示し，リンパ球系，赤芽球系，巨核球・血小板系は陰性となる（表7-1）．好酸球は強い陽性像を示すが，好中球や単球のペルオキシダーゼとは異なり，シアン化カリウム耐性である．好塩基球も陽性であるが，その顆粒は水で抜けやすいため，多くのペルオキシダーゼ染色法では陰性の所見を呈する．

　骨髄標本では，好酸球系・好中球系の幼若型は陽性である．骨髄芽球および

表 7-1　正常血球のペルオキシダーゼ染色所見

骨髄芽球	−/＋	杆状核球	＋＋	単球	±/＋
前骨髄球	＋/＋＋	分節核球	＋＋	リンパ球系	−
骨髄球	＋＋	好酸球	＋＋	赤芽球系	−
後骨髄球	＋＋	好塩基球	＋	巨核球・血小板系	−

＋＋：強陽性，＋：陽性，±：弱陽性，−：陰性．

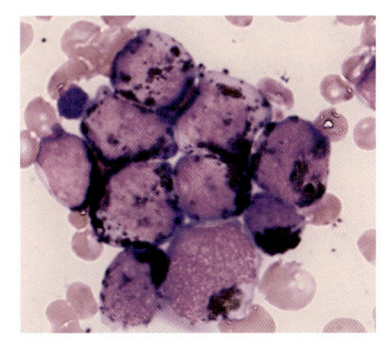

写真 7-5　ペルオキシダーゼ染色
（M1 の骨髄芽球）

単芽球のうち，未熟なものは陰性である．急性白血病の FAB 分類では骨髄標本上で芽球の 3％以上が本染色陽性であれば，急性骨髄性白血病（AML）と診断する（**写真 7-5**）．**3％未満であれば，急性リンパ性白血病（ALL）または AML の M0，M7，ときに M5a の可能性がある**．また，骨髄異形成症候群（MDS）の好中球はペルオキシダーゼ陰性となることが多い．AML の芽球や顆粒が微細な前骨髄球において，普通染色ではアズール顆粒を認めにくい場合でも，本染色は陽性となる．なお**アウエル小体**はアズール顆粒が融合したもので本染色陽性となる．

3　好中球のアルカリホスファターゼ（NAP）染色（朝長法）

好中球アルカリホスファターゼ（NAP）は，リン酸エステルをアルカリ性下で加水分解する酵素である．成熟好中球の細胞質に存在し，骨髄球から分葉核球までの各段階で認められる．国際血液検査標準化協議会（ICSH，1985年）は，基質として naphthol AS-BI phosphate（ナフトール AS-BI ホスフェート）を使う Kaplow 法（1963 年）および naphthol AS-MX phosphate を使う朝長法（1963 年）を推奨した．ともにアゾ色素法である．わが国では朝長法が広く用いられている．

NAP：neutrophil alkaline phosphatase

原　理

基質のリン酸エステル（naphthol AS-MX phosphate）が NAP によって加水分解され，生成したナフトール産生物がジアゾニウム塩と化合し，青色のアゾ色素を産生する．

$$\text{リン酸エステル} \xrightarrow{\text{NAP}} \text{ナフトール＋リン酸} \xrightarrow{\text{ジアゾニウム塩}} \text{不溶性アゾ色素}$$

（基質）　　　　　　　　　　　　　　　　　　　（青色）

これが酵素の局在部に沈着して細かい青色の陽性顆粒として認められる．新鮮血液塗抹標本を染色し，成熟好中球を観察して陽性指数，陽性率を求め，疾患の鑑別に利用する．

準　備

①固定液：

・メタノール　90 mL

・37%ホルムアルデヒド　10 mL

→溶解後，酢酸 0.01 mL を加えてよく混ぜ，**−5℃以下**で保存（6 カ月間は安定）．

②基質液：

・ナフトール AS–MX ホスフェートナトリウム塩 10 mg

・N, N′–ジメチルホルムアミド　4 mL

・蒸留水　120 mL

・0.2 mol/L プロパンジオール緩衝液　76 mL

→これらを順に溶解後，4℃で 6 カ月は安定．室温に戻して使用．

③0.2 mol/L プロパンジオール緩衝液：

・2–アミノ–2–メチル–1,3–プロパンジオール　2.1 g

・1 mol/L 塩酸　14 mL

・蒸留水　86 mL

→溶解後，pH メータで pH8.6 に調整．4℃で 6 カ月間は安定．

④反応液：

・ファースト青 RR 塩（ジアゾニウム塩）1 mg

・基質液（室温）　1 mL

→反応液は使用直前に作製する．

⑤後染色液：1％サフラニン O 水溶液，室温保存．

| 操 作 |

①新鮮血塗抹標本を作製し，**冷風**でただちに乾燥．塗抹標本が厚いと染色中にはがれやすいので，厚い標本は避ける．

②できるかぎりすみやかに**−5〜−3℃で 5 秒間固定**（温度および時間を厳守）．

③流水で **15〜30 秒水洗**し（時間厳守），乾燥．

④反応液を調製し，染色瓶に入れ標本を浸し 37℃で 2 時間染色．標本面に反応液をのせて染色する場合は，反応液の蒸発を避けるために湿潤箱中で染色する．

⑤十分に流水水洗し，1％サフラニン O 水溶液で 2 分間後染色し，水洗後乾燥．

⑥グリセリン・ゼリーで封入後，鏡検．油浸で観察する．

| 判 定 |

陽性顆粒は境界鮮明な青色に染まる（**写真 7-6**）．**好中球アルカリホスファターゼ活性度**は図 7-7 に示すように 6 型に分類する．成熟好中球を観察し，活性度を**陽性率**（rate）と**陽性指数**（score）で表現する．

・**陽性率**（rate）：陽性好中球の百分率．

・**陽性指数**（score：スコア）：好中球 100 個を観察したときの，0〜V 型の各好中球数とそれぞれの点数の積の総和．

ジアゾニウム塩の使用方法（準備④）

ジアゾニウム塩は比較的溶けにくいので，十分に振って混ぜるか，乳鉢ですりつぶしながら溶解し，およそ溶け切ったところで濾過し，すぐに使用する．濾液を染色瓶に入れ，標本をその中に浸す．

アルカリホスファターゼ染色標本の固定（操作②）

新鮮血液を塗抹してから 30 分以内，遅くとも 3 時間以内に固定しないと酵素活性が低下する．**EDTA 加血では染色性が低下することがある**．また，固定液の温度，固定時間，固定後の水洗時間は染色成績に大きな影響を与えるので正確に行う．固定が終了すれば，暗所室温で 3 日，−5℃以下で 2〜3 週間放置してもその後の染色成績は変わらないが，早く染色するに越したことはない．

アルカリホスファターゼ染色標本の鏡検（操作⑥）

封入剤はグリセリンやポリビニルピロリドンではサフラニン O が溶出し，細胞がだんだん不鮮明になる．流動パラフィンでは陽性顆粒が退色する．封入しないで観察すると，油浸用オイルおよびキシロールで陽性顆粒が退色する．余分に染色標本をつくって封入せずにおけば 3 カ月以上保存できる．

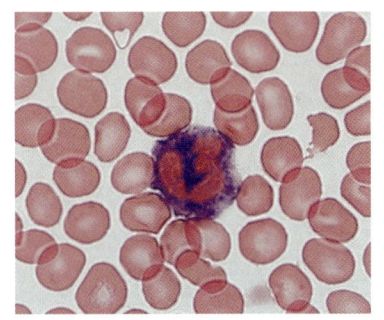

写真 7-6　アルカリホスファターゼ
染色（Ⅳ型）

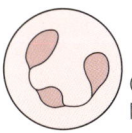
0型（0点）：
陽性顆粒なし

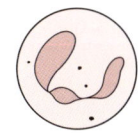
Ⅰ型（1点）：
陽性顆粒 5 個まで

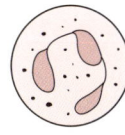
Ⅱ型（2点）：
容易に数えること
ができ，30 個まで

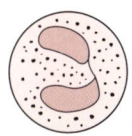
Ⅲ型（3点）：
不均等に分布，
30 個以上

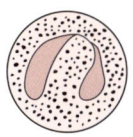
Ⅳ型（4点）：
均等に分布するが，
間隙がある

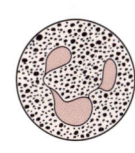
Ⅴ型（5点）：
均等に密に分布

図 7-7　好中球アルカリホスファターゼ活性度の分類

結果の解析と評価

①健常者：成人では陽性率は男性で平均 85％（61〜100％），女性で平均 89％（68〜100％），陽性指数は男性で平均 264（221〜307），女性で平均 285（240〜330）と女性のほうが高値を示す．一般に新生児は非常に高値，小児は成人よりも高値を示し，70 歳以上では低値を示す．

②低値：**慢性骨髄性白血病**で特徴的であるが，**治療や急性転化で高値**になる傾向がある．**発作性夜間ヘモグロビン尿症**，急性骨髄性白血病（症例の約 1/3，特に M2），骨髄異形成症候群（MDS）の一部などでもみられる．

③高値：重症感染症や腫瘍などでみられる反応性の好中球増加症（**類白血病反応**），再生不良性貧血，**真性赤血球増加症**（ただし二次性赤血球増加症では健常値か低値），急性リンパ性白血病（ALL），妊娠後半，特に周産期，骨髄線維症（症例の約 80％），副腎皮質ステロイド薬投与時，G-CSF 投与時，経口避妊薬投与時など．

4　エステラーゼ染色

　脂肪族および芳香族エステルを加水分解する酵素を，一般にエステラーゼと総称する．エステラーゼは好中球・単球・リンパ球の一部に認められ，アイソザイムが存在し，その多くは細胞の種類により異なる．そこで白血球エステラーゼは用いる基質により，短鎖エステルを加水分解する非特異的エステラーゼ（α-ナフチルブチレートエステラーゼ，α-ナフチルアセテートエステラー

ゼ）と長鎖エステルを加水分解する特異的エステラーゼ（ナフトール AS-D クロロアセテートエステラーゼ）に大別される．**特異的エステラーゼをクロロアセテートエステラーゼ**ともよぶ．**特異的エステラーゼは主に好中球系細胞**に認められ，**非特異的エステラーゼは単球・血小板系・リンパ球・形質細胞**などに広く認められるためこの名がある．**単球のエステラーゼはフッ化ナトリウムによる阻害**を受けるが，好中球のエステラーゼには阻害効果はみられない．

原 理

アルカリホスファターゼ染色の染色原理と同様に，アゾ色素法を応用している．基質であるナフトール（またはその誘導体）のカルボン酸エステルをエステラーゼが加水分解してナフトール類を遊離する．これにジアゾニウム塩を加えるとカップリングを起こして不溶性のアゾ色素になり，酵素の局在部位に沈着する．

1）**非特異的エステラーゼ染色**（ICSH 標準法）

準 備

①固定液：緩衝ホルマリン・アセトン混合液（pH 約 6.6）

  ・Na_2HPO_4　20 mg

  ・KH_2PO_4　100 mg

  ・精製水　30 mL

  →溶解後，アセトン 45 mL，37％ホルマリン液 25 mL を加え，4℃で保存．

②基質液：

  ・α- ナフチルブチレート　10 mg

  ・エチレングリコール・モノメチルエーテル（EGME）　0.5 mL

  →溶解後，4℃で保存．

③4％パラローズアニリン・2 M 塩酸溶液

  ・蒸留水 20 mL に濃塩酸 5 mL を徐々に添加（約 2 mol/L）

  ・パラローズアニリン　1 g

  →緩やかに温めて溶解し，冷却後，濾過して室温に保存．

④呈色液：4％ヘキサゾタイズド・パラローズアニリン溶液（用時調製）

  ・4％パラローズアニリン　50 mL

  ・4％亜硝酸ナトリウム（$NaNO_2$）　50 mL（用時調製）

  →混和し 1 分後に使用．

⑤反応液：

  ・67 mmol/L のリン酸緩衝液（pH6.3）　9.5 mL

  ・呈色液　0.05 mL

  ・基質液　0.5 mL

  →使用直前に混合し，濾過後ただちに使用．

⑥後染色液：1％メチルグリーン水溶液

操 作

①固定液（4〜10℃）で30秒間固定.

②流水水洗後，乾燥.

③反応液で45分間染色後（室温），水洗.

④後染色液で2分間染色後，流水水洗.

⑤乾燥後，合成封入剤で封入.

判 定

陽性細胞の細胞質は，暗赤色ないし赤褐色の顆粒状に染まる.

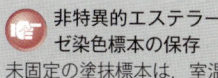

**非特異的エステラー
ゼ染色標本の保存**

未固定の塗抹標本は，室温
で少なくとも2週間保存
可能.

2）非特異的およびクロロアセテートエステラーゼの二重染色法

準 備

①固定液：緩衝ホルマリン・アセトン液（非特異的エステラーゼ染色法と同じ）

②反応液 I（非特異的エステラーゼ染色用）：

　・A液（ジアゾニウム塩溶液）

　　67 mmol/L リン酸緩衝液（pH6.3）　9.5 mL

　　ファーストガーネット GBC 塩　10 mg

　・B液（基質液）

　　α-ナフチルブチレート　10 mg

　　エチレングリコール・モノメチルエーテル　0.5 mL

　→A液とB液を混和し，濾過後，ただちに使用.

③反応液 II（クロロアセテートエステラーゼ染色用）：

　・A液（ジアゾニウム塩溶液）

　　67 mmol/L リン酸緩衝液（pH7.4）　9.5 mL

　　ファースト青 RR　5 mg

　・B液（基質液）

　　N, N'-ジメチルホルムアミド　0.5 mL

　　ナフトール AS-D クロロアセテート　1 mg

　→A液とB液を混和し，濾過後，ただちに使用.

④後染色液：マイヤーの hematoxylin 液

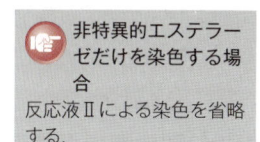

**非特異的エステラー
ゼだけを染色する場
合**

反応液 II による染色を省略
する.

**エステラーゼ染色後
標本の普通染色によ
る観察**

観察後キシロールに60分
間浸漬し，その後，メタノ
ールで15〜30分間脱色
し，普通染色で染めると，
細胞形態を確認することが
できる.

操 作

①固定法は非特異的エステラーゼ染色と同じ（p. 128 参照）.

②反応液 I（室温）で20〜30分染色後，精製水で3回水洗.

③反応液 II（室温）で15分染色後，流水水洗.

④後染色液で10分間染色後，流水水洗.

⑤乾燥後，油浸で鏡検.

判 定

非特異的エステラーゼ陽性は暗赤色顆粒状，クロロ酢酸エステラーゼ陽性は青色顆粒状に染まる（**写真 7-7**）.

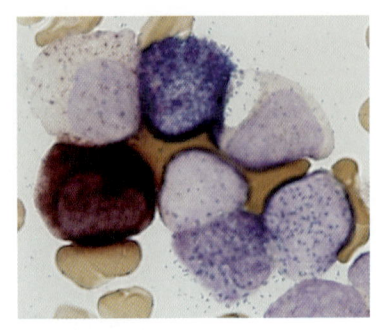

写真 7-7　エステラーゼ染色
（二重染色像）

表 7-2　正常血球のエステラーゼ染色所見

	非特異的エステラーゼ		特異的（クロロアセテート）エステラーゼ
	α- ナフチルアセテート	α- ナフチルブチレート	ナフトール ASD クロロアセテート
好中球	−	−	++
単球	++ *	++ *	−〜±
リンパ球	±	±	−
巨核球	+	±	−
赤芽球	−〜±	−	−

++：強陽性，＋：陽性，±：弱陽性，−：陰性.
*：単球の非特異的エステラーゼは，反応液にフッ化ナトリウムを添加すると阻害され，陰性化する.

3）結果の解析と評価

①非特異的エステラーゼ染色が強陽性になるのは**単球**に限られ，巨核球とリンパ球の一部が弱陽性になるくらいで，好中球系はほぼ陰性である．区別しにくいときは，**フッ化ナトリウム阻害試験**を行えば，単球系では阻害されて染まらなくなるので鑑別が容易である．クロロアセテートエステラーゼでは**好中球系**が強く染まり，単球系は陽性であっても弱い．基質ごとのエステラーゼ染色所見は**表 7-2** に示すとおりである．

②非特異的エステラーゼは FAB 分類の **M4，M5** で認められる芽球で陽性となることが多い．二重染色像では，M4 は非特異的およびクロロアセテートエステラーゼ両系の陽性細胞や両染色ともに陽性の細胞が，M5a は非特異的エステラーゼ陽性細胞が，M1，M2，M3 はクロロアセテートエステラーゼ陽性細胞が認められる．

③正常好酸球はクロロアセテートエステラーゼ染色陰性であるが，M4Eo の好酸球は陽性となる．

 フッ化ナトリウム阻害試験
フッ化ナトリウム（NaF）で反応が阻止されるかをみるには，非特異的エステラーゼ染色用の反応液 10mL に NaF15mg を加えた液もつくり，NaF 添加の有無における染色性を比較する．単球系では阻害されて染まらなくなる．

5 PAS染色（反応）

原 理

PAS染色（過ヨウ素酸シッフ反応）はグリコーゲン，ムコ多糖類などを検出するもので，過ヨウ素酸で多糖類に含まれるα-グリコール基を酸化してアルデヒド基に変化させる．塩基性フクシンを過剰量の亜硫酸で脱色したシッフ試薬がアルデヒド基と反応して赤く発色する．血球で認められる陽性物質の大部分はグリコーゲンである．陽性物質がグリコーゲンの場合は，アミラーゼ処理により陰性化する（**アミラーゼ消化試験**）．

準 備

①固定液：

- ・ホルマリン　30 mL
- ・アセトン　60 mL
- ・酢酸　10 mL
- → 1週間ごとに新調．

固定液は，10％ホルマリン・メタノール溶液を使用してもよい．

② 1％過ヨウ素酸液：用時調製

③シッフ試薬（市販品）

④亜硫酸水

- ・A液：

  亜硫酸水素ナトリウム（$NaHSO_3$）　2.5 g

  精製水　25 mL

- ・B液：

  蒸留水　450 mL

  1 mol/L塩酸　25 mL

- → A液とB液を混合して用時調製する．

⑤後染色液：マイヤーの hematoxylin液

操 作

①塗抹標本は作製後数日以内に染めるのが望ましいが，数年経過したものでも染色可能であり，普通染色標本をエタノールに30分間浸して脱色してから染色することもできる．

②固定液で10分間固定．

③流水で5分間流水水洗．

④ 1％過ヨウ素酸液で5分間処理（酸化処理）．

⑤蒸留水で5分間2回水洗．

⑥シッフ試薬（室温）に15分間浸す．

⑦亜硫酸水に5分間2回浸漬．

⑧流水で10分間水洗．

⑨後染色液で10分間染色．

⑩ 60℃の湯に15分間浸漬（発色）．

PAS反応：periodic acid-Schiff reaction, 過ヨウ素酸シッフ反応

シッフ試薬の調製（自家調整する場合）

パラローズアニリン1gを沸騰させた蒸留水200mLに少しずつ加え，突沸しないように混ぜながら約5分間煮沸後，50℃に冷却して濾過．すぐに1mol/L塩酸15mLを加えて混和．さらに25℃に冷やして亜硫酸水素ナトリウム（重亜硫酸ナトリウム）1gを加え，強く振って溶かし，密栓して冷暗所に一夜おく．液が淡黄色であれば，活性炭0.5〜1gを加えて1分間振り，濾過して無色にする．冷蔵庫に保存．赤色調が現れたものは使用できない．

アミラーゼ消化試験

アミラーゼ消化試験では，固定後の標本（なるべく新しいもの）を用意し，ヒトから採取した新鮮唾液を濾過したもの4mLと67mmol/Lリン酸緩衝液（67mmol/L Na_2HPO_4 61.1容と67mmol/L KH_2PO_4 38.9容を混和；pH7.0）1mLを混合したものを用いて37℃15分間で2回処理した後，PAS染色（操作③以降）を実施する．

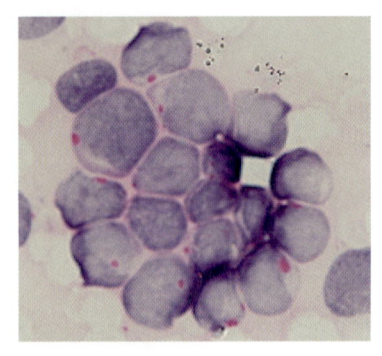

写真 7-8　PAS 染色（急性リンパ性白血病のリンパ芽球）

⑪乾燥して鏡検.

判定

① PAS 染色陽性のとき，細胞質がびまん性あるいは顆粒状に赤く染まる．グリコーゲン，デンプン，セルロース，アミロイド，ムコ多糖体，ムコ蛋白，糖脂質などの存在を示すものである．

②グリコーゲンであればアミラーゼ消化試験で染まらなくなる．

結果の解析と評価

①正常血球では好中球系は成熟するにつれて，びまん性に強陽性を示すようになる．骨髄芽球は陰性または弱陽性，血小板・巨核球はびまん性強陽性，好酸球では細胞質は陽性だが顆粒は陰性，単球はびまん性または微細顆粒状陽性．赤芽球および赤血球は陰性．

② **ALL** の多くでリンパ芽球に細〜粗大顆粒状または塊状の陽性物質を認める（**写真 7-8**）．CLL では微細陽性顆粒のほかに粗大陽性顆粒がみられる．

③巨赤芽球性貧血や健常者の赤芽球は PAS 染色陰性だが，AML（赤白血病：M6）や骨髄異形成症候群（MDS）でみられる**異常赤芽球はしばしば陽性**となるため診断の補助となる．陽性像は紅色斑状を呈し，粗大顆粒状になる．細胞質全体が紅色に染まったものもある．このほかに鉄芽球性貧血，サラセミアなどで PAS 陽性赤芽球を認めることがある．

ALL：急性リンパ性白血病

CLL：慢性リンパ性白血病

AML：急性骨髄性白血病

6　鉄染色（Prussian blue stain）

原理

赤芽球または赤血球の中にある 3 価の非ヘム鉄を染色する方法で，**主にヘモシデリン鉄が染まり，ヘモグロビン鉄は染まらない**．酸処理により非ヘモグロビン鉄から遊離した Fe^{3+} が**フェロシアン化カリウム**（$K_4[Fe(CN)_6]$）と反応して，青色のプルシアン青〔ベルリン青（Berlin blue）ともいう〕（$Fe_4[Fe(CN)_6]_3$）に変化することを利用する．各種貧血の鑑別診断に用いられ，特に**鉄芽球性貧血の診断には不可欠**である．

準備

①固定液：ホルマリン（約 37％ホルムアルデヒド溶液）蒸気で固定．10％ホルマリン-エタノールまたはメタノールでもよい．

鉄染色標本の固定と染色性

ホルマリン蒸気固定では赤芽球の核周囲に裂け目ができて，判定を妨げることがある．メタノール固定では細胞の構造はよく保たれているが，鉄顆粒は黒色に近くなり，同定しにくく，ホルマリン-エタノール固定では両者の中間的な所見となる．

②反応液：

- ・2%フェロシアン化カリウム水溶液　50 mL
- ・2%塩酸溶液　50 mL．2%塩酸溶液は，精製水 68 mL に 36%塩酸（濃塩酸）4 mL を徐々に加えながら混合して作製する．

　→使用直前に混合し，濾過後使用．

③後染色液：0.1%サフラニン O 水溶液

操作

①固定：乾燥した塗抹標本を染色瓶に立て，ホルマリンを十分に浸した濾紙片をかぶせ，瓶の蓋をして 30 分以上おく（ホルマリン蒸気固定）．時間がきたら標本を取り出してホルマリン臭がなくなるまで蒸発させる．10%ホルマリン－エタノール液では 1 分間固定後，流水で十分に水洗し，メタノールでは 10 分間固定後，乾燥．

②直前に混合濾過した反応液を標本にのせ，少なくとも室温で 60 分間（または 56℃で 10 分間）おく．

③水道水で 10〜20 分間水洗後，蒸留水で洗う．

④後染色液で 30〜60 秒間染色後，流水水洗．後染色が強すぎると，鉄の青い色が黒ずんで見分けにくくなる．一方，過度に脱色しすぎると細胞の同定がむずかしくなる．

⑤水洗後，エタノールに数秒間浸して，過剰の後染色液を除くとよい．

⑥水洗後，乾燥して鏡検．

判定

可染鉄は，赤血球や赤芽球細胞質の中に淡色または濃色の青緑色顆粒状に染色される．通常は成熟赤芽球（多染性赤芽球および正染性赤芽球）を観察し，鉄芽球の陽性率を算出する．

結果の評価

①鉄顆粒を認める赤血球を**鉄赤血球**（シデロサイト：siderocyte），赤芽球を**鉄芽球**（シデロブラスト：sideroblast）とよび，主にヘモシデリンなどの非ヘモグロビン鉄が染まる．普通染色でみられる**パッペンハイマー小体は鉄赤血球の鉄顆粒に相当する**．

②鉄芽球のうち，核周の 1/3 以上に 5 個以上の鉄顆粒が分布するものを**環状（輪状）鉄芽球**（ringed sideroblast）といい，核周に沿って存在しているミトコンドリアに蓄積した非フェリチン鉄が染まったものである（**写真 7-9，図 7-8**）．

③健常者では，骨髄穿刺液中の成熟赤芽球の 20〜50%程度が鉄芽球である．健常者の鉄芽球に含まれる鉄顆粒は一般に小さく，色も淡いものが多く，数は多くない．正常では環状鉄芽球はみられない．

④骨髄に環状鉄芽球が認められる貧血を鉄芽球性貧血と総称し，先天性と後天性がある．後天性は MDS でしばしば出現し，WHO 分類では環状鉄芽球が赤芽球の 15%以上を占めていることを環状鉄芽球増加の判断基準とした．

 尿沈渣の鉄染色

発作性夜間ヘモグロビン尿症や不安定ヘモグロビン症のように血管内溶血が続くときには，尿沈渣にヘモシデリンが出現し，鉄染色で陽性になる．尿沈渣を塗抹標本にして鉄染色を施してもよいが，塗抹物が剥離しやすく失敗しやすい．尿を遠心して上清を捨て，残った沈渣とほぼ同量の鉄染色反応液を加え，ときどき振りながら 10 分間おく．もう一度遠心し，沈渣の 1 滴をスライドガラス上にとり，被いガラスをかけて鏡検する．上皮細胞の中に青染した鉄顆粒があれば陽性である．細胞外に顆粒としてみられることもある．

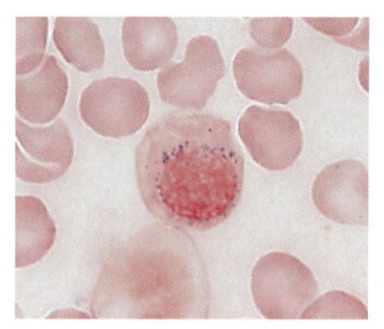

写真 7-9 鉄染色（環状鉄芽球）

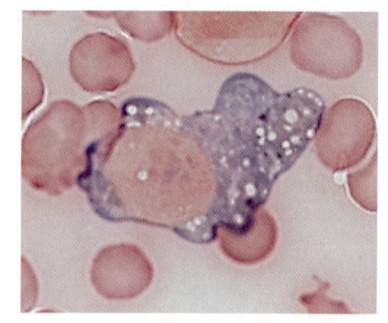

写真 7-10 鉄染色（マクロファージ）

種類	健常者の鉄芽球	環状鉄芽球	
パターン	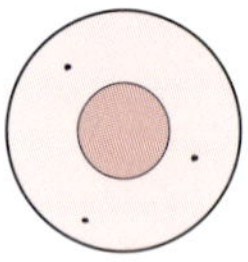	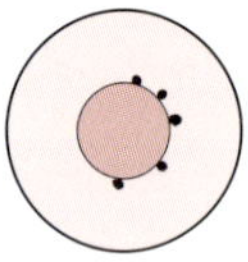	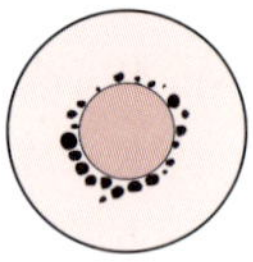
内容	細胞質内に微細鉄顆粒を認めるもの	核周の1/3以上にわたって鉄顆粒が5個以上分布する	

図 7-8 鉄芽球

⑤骨髄マクロファージではヘモシデリン鉄が染まり，この鉄顆粒は貯蔵鉄の指標となる（**写真 7-10**）．**鉄欠乏性貧血では鉄芽球が 10%以下に低下し（多くは鉄芽球を認めず），マクロファージ鉄は著減または消失する**．また鉄芽球性貧血では，環状鉄芽球の出現のほか，マクロファージ鉄増加がみられる．

⑥感染症などの炎症性疾患では血清鉄および鉄芽球は減少するが，マクロファージ鉄は増加する．

Ⅳ 末梢血液像の観察

1 血液薄層塗抹標本の鏡検法

1）顕微鏡について

（1）光源

　光源が組み込まれた顕微鏡では，光源の芯出しが正しく行われていることが大切である．染色標本をみるときは，芯出し調整後，コンデンサを下げること

 光源調整時の注意

計算板での血球計数のときは，開口絞りの調節の仕方が異なるので注意する．血球のスケッチをする場合は，顕微鏡像とスケッチ用紙面の明るさをほぼ等しくすると疲労が少ない．

なく，コンデンサの開口絞りは有効な範囲でなるべく開き，まぶしすぎない程度で明るい照明にする．

(2) レンズ

接眼レンズは通常，10倍，対物レンズは10倍，20倍，40倍，100倍を装着する．一般に100倍の対物レンズは液浸（油浸）系なので，油浸オイルとレンズペーパーも用意する．40倍の対物レンズには乾燥系と油浸系があるが，一般に血液形態観察には，乾燥系の未封入（ノーカバーガラス）標本用を用いる．

2）標本の肉眼的観察

①標本がきれいに塗抹できており，細胞観察に適した部位があるか，標本面に傷・はがれがないかを確認する．

②標本の色調は染色条件によって左右されるが，白血病などで有核細胞数が非常に多いとき，高グロブリン血症のあるとき，塗抹後長時間経った標本を染めたときは，全体に青みを帯びる．ヘパリンを加えた血液で標本をつくったときは血球周辺が赤紫色を帯びる．

③白血病などで白血球数が著増しているときは，小さい斑点状の模様がみられることがある．

3）細胞観察に適した部位と鏡検時の留意点（図7-9）

引き終わりに近い（引き終わりから約1/3）塗抹部位で，赤血球の分布が均一であり，隣接しているが重なり合わないか，赤血球2個の重なりが視野のほぼ50％以内，赤血球の立体構造がよくわかる部位を観察する．顕微鏡ス

> **染色標本の外観**
> 赤血球が重ならずに均等に分布しているところは，標本を光にかざして肉眼でみたときに虹色の模様がみえる部分に相当する．

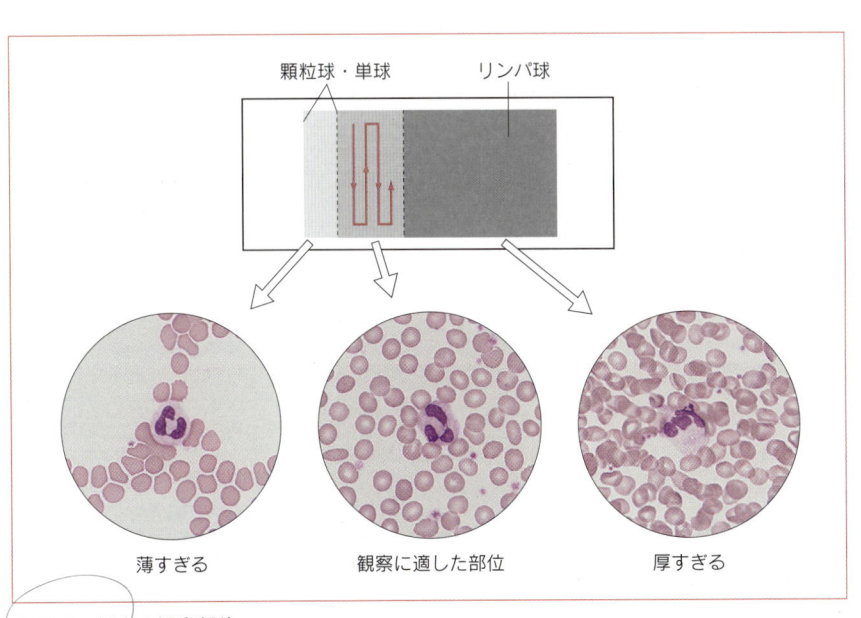

図7-9 標本の観察部位

テージへの標本の固定は常に引き終わりを一定の方向に向ける習慣をつける．**図 7-9** の赤い矢印のように観察する．横にずらすときは 1 視野分だけ横に移動させるようにし，同じところを 2 度見ないよう，なおかつ間を空けないようにする．鏡検によって血球数の増減をある程度判断できるようにするためには，塗抹標本所見と自動血球分析装置の成績を比べる経験を積む．慣れてくると，鏡検で貧血や赤血球増加の有無などがわかるようになる．

４）弱拡大で観察

①固定・染色の状態．
②各血球数の異常（増減）と分布状態（連銭形成・凝集など）．
③形態異常を示す血球（大型異型細胞など）やフィブリン析出の有無．

５）中・強拡大で観察

①標本の裏表を確かめ，表を上にしてステージに固定する．
②一般に白血球の分類などは中拡大（総合倍率 400 倍）で，**図 7-9** の赤い矢印の方向に観察する．
③異常細胞の分類など詳細な観察は強拡大（総合倍率 1,000 倍）で観察する．

６）鏡検後の対物レンズと標本の処理

　観察が終わったら，対物レンズの油浸オイルはエーテルとアルコールの混合液（7：3），石油ベンジン，高性能洗浄スプレー（ハイパークリーン EE-6310，オリンパス社）などで湿らせたレンズペーパーで，強くこすらずに拭き取る．非液浸系レンズに誤って油浸オイルを付着させてしまった場合はエタノールを用いる．標本面に付着した油浸オイルは，標本を染色瓶に入れたキシレンに浸すか，レンズペーパーをキシレンで十分に湿らせて標本面に傷をつけないように注意深く拭き取る．標本は標本箱などに入れて保管する．

2　血球観察・判定法

1）赤血球

　赤血球の観察では，数，分布状態，大きさ，形態，染色性（ヘモグロビン濃度）に留意する．

（1）数と分布状態

　赤血球増加症などでヘモグロビン濃度が著増していると，血液粘稠度が増加し血液塗抹標本は厚くなり赤血球の重なりが多くなる．一方，高度の貧血標本では塗抹標本は薄くなり，赤血球はまばらになる．分布の異常には，硬貨を積み重ねたように連なる**連銭形成**（写真 7-11）と，抗原抗体反応（寒冷凝集反応など）により起こる赤血球凝集（**写真 7-12**）などがある．連銭形成は赤血球が規則正しく連なるが，凝集塊は赤血球が不規則に集まる．

> 👤 schistocyte（破砕赤血球）
> ICSH（国際血液検査標準化協議会）は2012年にschistocyteを形態学的に分類したガイドラインを示した．schistocyteの計数は，血小板減少を伴う場合，赤血球の機械的溶血による血栓性微小血管症（TMA：thrombotic microangiopathy）の診断時に実施され，三日月状，ヘルメット細胞，有角赤血球，微小球状赤血球をschistocyteとよび，微小球状赤血球は他の形態とともに出現した場合にschistocyteに含むとした．

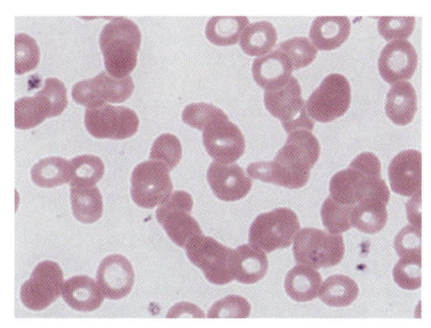
写真 7-11　赤血球の連銭形成

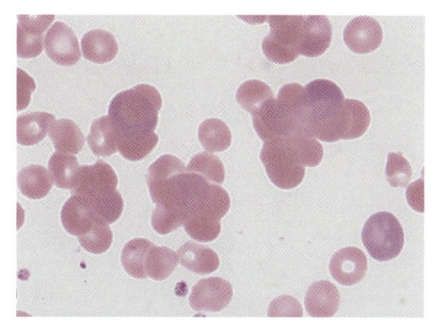
写真 7-12　赤血球の寒冷凝集

(2) 大きさ

正常の赤血球よりも小さく直径 6 μm 以下のもの（小球性）を小赤血球（microcyte），大きく直径が 9.5 μm 以上のもの（大球性）を大赤血球（macrocyte）という．悪性貧血などの巨赤芽球性貧血で出現し，直径が 12 μm 以上と大きく，やや楕円形で濃染するものを巨赤血球（megalocyte）とよぶ．正常標本に比べて赤血球の大きさが不均一なときは大小不同症（anisocytosis）といい，種々の貧血でみられる．

(3) 形態

健常者の標本上にも変形している赤血球を認めることはあるが，その程度が許容範囲を超えている場合を奇形赤血球症（poikilocytosis）とよぶ．一般に奇形赤血球（poikilocyte）が全赤血球の 3% 以上あれば奇形赤血球症とよぶ．奇形赤血球形態と主な出現例は**表 7-3** に示すとおりである．標本のつくり方が悪いと人工産物ができる．

(4) 染色性

正常の赤血球は中央部の約 1/3 が淡染し，これを**正色素性**（normochromic）という．中央の淡明部が 1/3 以上あれば**低色素性**（hypochromic），淡明部がみられない赤血球を**高色素性**（hyperchromic）という．青みが強い赤血球が多くみられる状態を**多染性**（polychromasia）という．**多染性赤血球**は骨髄から放出されて間もない幼若赤血球であり，灰青色で中央部の淡明部はみられず，成熟赤血球よりも大きい．成熟段階は超生体染色で観察される網赤血球にほぼ相当する．溶血性貧血などでみられる．

低色素性と正色素性の 2 種類の赤血球が混在している状態を**二相性**（dimorphic）といい，大きさも異なる．鉄芽球性貧血のとき，鉄欠乏性貧血の鉄剤治療後にみられる．

(5) 封入体

主なものは**表 7-4** に示すとおりである．赤血球に血小板が重なったものを封入体と間違えてはいけない．

表 7-3 赤血球形態異常

名称		特徴	主な出現例
①破砕赤血球 (schistocyte, schizocyte, red cell fragment)		赤血球が引きちぎれてできたもので ヘルメット形，三角形など種々の形 態を示し，分裂赤血球，断片化赤血 球ともよぶ	血栓性血小板減少性紫斑病（TTP）， 溶血性尿毒症症候群（HUS），心 臓の弁膜異常，播種性血管内凝固 （DIC）
②球状赤血球 (spherocyte)		球状，直径やや小，中央部は淡染せ ず濃くみえる	遺伝性球状赤血球症，自己免疫性溶 血性貧血
③楕円赤血球 (elliptocyte)		楕円状	遺伝性楕円赤血球症，鉄欠乏性貧血， 巨赤芽球性貧血
④標的赤血球 (target cell, codocyte)		中央部と辺縁部が濃染し，その中間 部が淡染する	サラセミア，異常ヘモグロビン症， 鉄欠乏性貧血，慢性肝炎，摘脾後
⑤低色素性赤血球 (anulocyte, ring form, pessary form)		中央の淡染部分が広い．低色素性の 程度が強く全体的に淡染	鉄欠乏性貧血，サラセミア
⑥口唇状赤血球 (stomatocyte)		中央の淡染部分が細長く口唇状にみ える．有口赤血球ともいう	遺伝性溶血性貧血，アルコール性肝 疾患
⑦涙滴赤血球 (teardrop cell, dacryocyte)		涙滴状	骨髄線維症，サラセミア，がんの骨 髄転移
⑧鎌状赤血球 (sickle cell, drepanocyte)		低酸素状態でヘモグロビンSが重 合結晶化し，赤血球が鎌状化する	鎌状赤血球症
⑨有棘赤血球 (acanthocyte)		不規則な一定長の突起（2〜20個） をもつ	先天性無β-リポ蛋白血症，アルコー ル性肝硬変，摘脾後，尿毒症
⑩ウニ状赤血球 (echinocyte, crenated cell)		規則的で突起の数は多い（20〜30 個）	尿毒症などでみられるが，大部分は 採血後の人工産物

表 7-4 赤血球の異常封入体

名称		特徴	主な出現例
①パッペンハイマー小体 (Pappenheimer body)		非ヘム鉄顆粒（フェリチン，ヘモシ デリン）が普通染色で染まったもの で濃青色の顆粒	鉄過剰状態，鉄芽球性貧血，骨髄異 形成症候群（MDS），摘脾後
②好塩基性斑点 (basophilic stippling)		好塩基性に染まる（青灰色）微細な 斑点	鉛中毒，悪性貧血，サラセミア，不 安定ヘモグロビン，MDS
③ハウエル・ジョリー小体 (Howell-Jolly body)		脱核のときに核（染色体）の一部が 残ったもの	摘脾後，悪性貧血，MDS，サラセ ミア
④有核赤血球 (nucleated red blood cell, NRBC)		循環末梢血液中にみられる有核赤血 球のことで，正染性赤芽球のほか多 染性，まれに好塩基性赤芽球が出現 することもある．正常では出現しな い	赤白血病（M6），溶血性貧血，悪性 貧血，骨髄線維症，がんの骨髄転移
⑤カボット輪（環） (Cabot ring)		赤紫色の細い線が円形，八の字状に 染まる．紡錘糸の一部が残存したも のと考えられている	摘脾後，悪性貧血など各種重症貧血
⑥シュフナー斑点 (Schüffner dots)		マラリアに感染したある時期の赤血 球にみられる赤色の斑点	三日熱マラリアで著明，四日熱マラ リアでは出現しない

2）血小板

血小板は，分布，凝集，数，形態などについて観察する．

（1）分布と凝集（aggregation）

毛細血管血など，抗凝固していない新鮮血液で作製した塗抹標本上では血小板は数個以上凝集しているのが普通であり，引き終わりや辺縁部には多数集合している．塗抹までに時間がかかると，その傾向は顕著になる．もしも凝集のみられないときは血小板無力症が疑われる．

抗凝固剤を加えた血液を用いた標本では，血小板は凝集することなく散在しているが，まれに抗凝固剤として EDTA 塩を用いたときに凝集することがある（**偽性血小板減少症**）．EDTA 塩以外，あるいは複数の抗凝固剤で血小板凝集を認める例もあり，鏡検情報が重要となる．

健常者検体では，血小板は赤血球 15 〜 30 個にほぼ 1 個の割合で分布している．

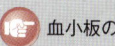

血小板の衛星現象

抗凝固剤として EDTA 塩を用いた血液で作製した塗抹標本で観察されることがある．白血球（おもに成熟好中球）の周囲に血小板が多数付着している現象．

（2）形態

健常検体では，円形ないし長楕円形で直径 2 〜 3 μm のものが大部分である．血小板の基質は淡い青色，中央部に微細なアズール顆粒が散在する．赤血球の直径（8 μm）よりも大きいものを**巨大血小板**（giant platelet）とよぶ．巨大血小板は，先天性疾患では**メイ・ヘグリン**（May-Hegglin）**異常**や**ベルナール・スーリエ**（Bernard-Soulier）**症候群**で高率に出現する．後天性では，一般に骨髄での血小板産生が亢進しているときに大型の血小板が増加する．顆粒の多寡，分布状態についても観察する．普通染色所見でのアズール顆粒に相当するα顆粒が欠乏している**α-ストレージ・プール病**などでは，**灰色血小板**（gray platelet）がみられる．

血小板の形態異常と病態は**表 7-5** に示すとおりである．血小板減少に伴い血小板が小さいか正常なら骨髄での造血障害が，血小板減少に伴い血小板が大きくなれば，末梢での血小板の破壊・消費に反応して血小板産生が亢進していることが示唆される．血小板が反応性に増加（感染症，炎症など）したときは，血小板の大きさは変化しないが，骨髄増殖性腫瘍では血小板は大型化し，巨大血小板が出現することもある．

表 7-5　血小板の形態異常と病態

異常形態	主な出現例	
	先天性	**後天性**
大きさ （巨大血小板）	メイ・ヘグリン異常 ベルナール・スーリエ症候群	骨髄疾患：骨髄増殖性腫瘍（慢性骨髄性白血病，本態性血小板血症，真性赤血球増加症，骨髄線維症），骨髄異形成症候群（MDS） 血小板崩壊：特発性血小板減少性紫斑病（ITP） その他：大量出血後
顆粒 （アズール顆粒減少）	α-ストレージ・プール病	骨髄疾患：骨髄増殖性腫瘍，MDS
凝集		偽性血小板減少症

(3) 巨核球の出現

　特発性血小板減少性紫斑病，慢性骨髄性白血病，骨髄線維症，真性赤血球増加症など骨髄巨核球が増殖する疾患では，末梢血液中に巨核球または巨核球の裸核や断片が現れることがある．

3) 白血球

　白血球の鏡検は，まず弱拡大でざっとみて数の多少を調べ，次に倍率を上げて白血球の種類を分類（白血球分画）するとともに，形態異常の有無を確認する．この際，染色条件により染まり方にかなり差が生じるので，各標本上で典型的な好中球やリンパ球について観察しながら個々の細胞判定の参考にする．

(1) 細胞の分布

　観察は血液塗抹標本の鏡検法（p.134）に準じて行うが，ウエッジ法で作製した塗抹標本上の細胞分布には**図7-9**に示すように，リンパ球は中央部分に，単球と顆粒球は辺縁部分と引き終わり部分に集まる傾向にある．塗抹するときに血液をスライドガラスと引きガラスの隙間に均等に分布させ，適切な手技で塗抹標本を作製することにより，これらの変動をできるかぎり小さくする．

(2) 白血球分類

　健常者の末梢血液中に出てくる白血球は好中球・好酸球・好塩基球・単球・リンパ球の5種類で（p.32），好中球はさらに杆状核球と分葉核球に分けることが多い．白血球の百分率を得るには，視野に現れる白血球を順次分類し，た

> **好中球形態**
>
> 好中球の直径は12〜15μm，核クロマチン構造は粗剛である．核が分葉せずに長く曲がったものを杆状核球，核が2個以上に分かれているものを分葉核球とよぶ．細胞質には淡い橙色の好中性特殊顆粒を認める．

表7-6　白血球分画報告書（例）

骨髄芽球（Mbl）	％
前骨髄球（Promy）	％
骨髄球（My）	％
後骨髄球（Met）	％
好中球（Ne）	％
杆状核球（St）	％
分葉核球（Seg）	％
好酸球（Eo）	％
好塩基球（Ba）	％
単球（Mo）	％
リンパ球（Ly）	％
反応性（異型）リンパ球	％
	％
	％
	％
有核赤血球（E-bl）	/100 WBC
備考：	

表7-7　わが国における年齢別白血球百分率の平均値

年齢	好中球	好酸球	好塩基球	単球	リンパ球
1〜3日	70.8%	2.3%	0.2%	6.8%	21.2%
4〜14日	39.6	3.9	0.2	5.0	52.6
1〜12月	23.9	2.9	0.23	5.0	70.0
1〜3歳	36.7	4.4	0.09	4.4	56.1
4〜6歳	46.7	4.7	0.06	4.5	43.9
7〜10歳	48.0	2.5	0.2	3.0	45.0
11〜15歳	51.9	4.3	0.4	4.4	39.0
16〜60歳	55.3	3.5	0.5	5.0	36.6
61歳以上	54.6	3.1	0.8	6.8	36.5

表7-8　成人白血球分画平均値

	好中球	好酸球	好塩基球	単球	リンパ球	形質細胞
平均値	53.5%	2.85%	0.73%	5.6%	37.3%	0.13%
標準偏差	9.2			2.4	8.9	
最低値	30.5	0	0	1.0	15.5	0
最高値	74.0	10.0	3.0	11.5	58.5	1.5

表7-9 白血球百分率の信頼限界（信頼度95%）

a / n	100	200	500	1,000
0	0〜4	0〜2	0〜1	0〜1
1	0〜6	0〜4	0〜3	0〜2
2	0〜8	0〜6	0〜4	1〜4
3	0〜9	1〜7	1〜5	2〜5
4	1〜10	1〜8	2〜7	2〜6
5	1〜12	2〜10	3〜8	3〜7
6	2〜13	3〜11	4〜9	4〜8
7	2〜14	3〜12	4〜10	5〜9
8	3〜16	4〜13	5〜11	6〜10
9	4〜17	5〜15	6〜12	7〜11
10	4〜18	6〜16	7〜14	8〜13

a / n	100	200	500	1,000
15	8〜24	10〜21	12〜19	12〜18
20	12〜30	14〜27	16〜24	17〜23
25	16〜35	19〜32	21〜30	22〜28
30	21〜40	23〜37	26〜35	27〜33
35	25〜46	28〜43	30〜40	32〜39
40	30〜51	33〜48	35〜45	36〜44
45	35〜56	38〜53	40〜50	41〜49
50	39〜61	42〜58	45〜55	46〜54

とえば「正」の字や「┼┼┼」などの記号で記入し，各白血球分画の合計数を記録する．左手に数取り器を持ち，記入するごとに押すと総数がわかる．白血球100〜200個，できれば200個を観察して百分率を出す．白血球数が著減あるいは著増しているときは50個またはそれ以下，あるいは500個以上観察する場合もある．日常検査では，コンピュータ端末から直接入力することが多い．報告用紙には，健常検体にみられる血球名以外に，骨髄芽球〜後骨髄球，反応性（異型）リンパ球，有核赤血球および異常細胞の記入欄を設けておく（表7-6）．

　健常者の白血球百分率の年齢別および成人の平均値は**表7-7，-8**に示すとおりである．ただし，白血球の種類ごとに数的な異常があるかどうかは，白血球を分類して得られた各白血球分画の出現率（白血球百分率）と総白血球数をもとにそれぞれの絶対数を算出し，年齢・性別・人種が等しい健常者の基準範囲と比較して判断する．

　白血球分類値の変動の幅には，標本作製時の人為的な誤差だけではなく，目視時の術者間差や限られた数の白血球について分類したための標本誤差が大きく影響する．観察する白血球の数は多ければ多いほど真の値に近くなる．**表7-9**（Rümke，1959年）に示すように，分類する白血球数（n）が少ないと相対的な誤差は大きく，出現率（a）の低い血球は高い血球よりも誤差が大きい．たとえば，真値が5%の血球について白血球分類を2回行った結果，白血球百分率が1%および12%のとき，200個分類のときは95%の確率で統計学的に有意な差があるといえるが，100個分類ではどちらともいえないことがわかる．**表7-9**は，白血球n個を計数したとき，ある白血球分画がa%あったとすると，その分画の真の%が表に示す数値幅に入る確率は約95%となる．白血球の%が50%以上のときは，100から減じた数（a）に相当する欄で，そ

れぞれの数を100から減じた数に置き換える.

(3) 有核赤血球の出現

有核赤血球がみられた場合には,白血球数には含めずに白血球100個を数える間に何個あったかを記録し,多数出現したときは次式により白血球数を補正する必要がある.

真の白血球数＝見かけの白血球数×100/(100＋有核赤血球数)

見かけの白血球数とは,計算板や自動血球計数機で計数された有核赤血球を含む有核細胞数を指す.また,もしも巨赤芽球（megaloblast）が出現したら,その旨報告する.

(4) 形態観察の要点

白血球の判定は,次の点に留意して行い,全体的な特徴をとらえるように心がける.

①細胞の大きさと形
②核：位置,形,色,染色質の構造,核膜,核小体の有無と性状（数・大きさ・形・色）,封入体の有無と性状.
③細胞質：**核-細胞質比（N：C 比）**,周辺の形,色,核周明庭の有無あるいは大小,顆粒の有無と性状（数・色・大きさ・形・分布）,空胞の有無,封入体（アウエル小体,ラッセル小体,デーレ小体など）の有無.

3　白血球自動分類

白血球自動分類の原理はパターン認識法とフロー方式に大別される.現在,広く利用されている自動血球分析装置の血球分類原理はフロー方式である.フロー方式では細胞が浮遊液の状態で流れている間に分析が完了する.フロー方式は血球計数と同時に白血球分類を行うことができ,処理速度は速く,分析精度は目視法よりも優れている.測定原理は電気抵抗法・粒子表面散乱光法・細胞化学染色法などを組み合わせて,得られる信号の解析値を組み合わせて特定の白血球種を2次元あるいは3次元的に定義し,そこに分布した粒子数から白血球比率を求める.フロー方式の血球分画図（スキャッタグラム,サイトグラム）の実例を**図7-10**に示す.

パターン認識法は,塗抹染色標本上の画像情報を光学的に検出し,得られた情報はあらかじめコンピュータに設定しておいたプログラムで解析して細胞を分類する.鏡検情報をもとに各種細胞の形態的特徴（細胞質：大きさ・染色性・顆粒の状態,核：大きさ・染色性・形状など）をコンピュータに認識させておき,その基準と比較して判別する.フロー方式に比べて処理速度が遅く,観察細胞数が少ないなどの欠点があるが,目視分類の教育・標準化に応用でき,画像情報を保存できるため細胞の確認がいつでも可能で,遠隔地との情報共有もできるなどの利点がある.

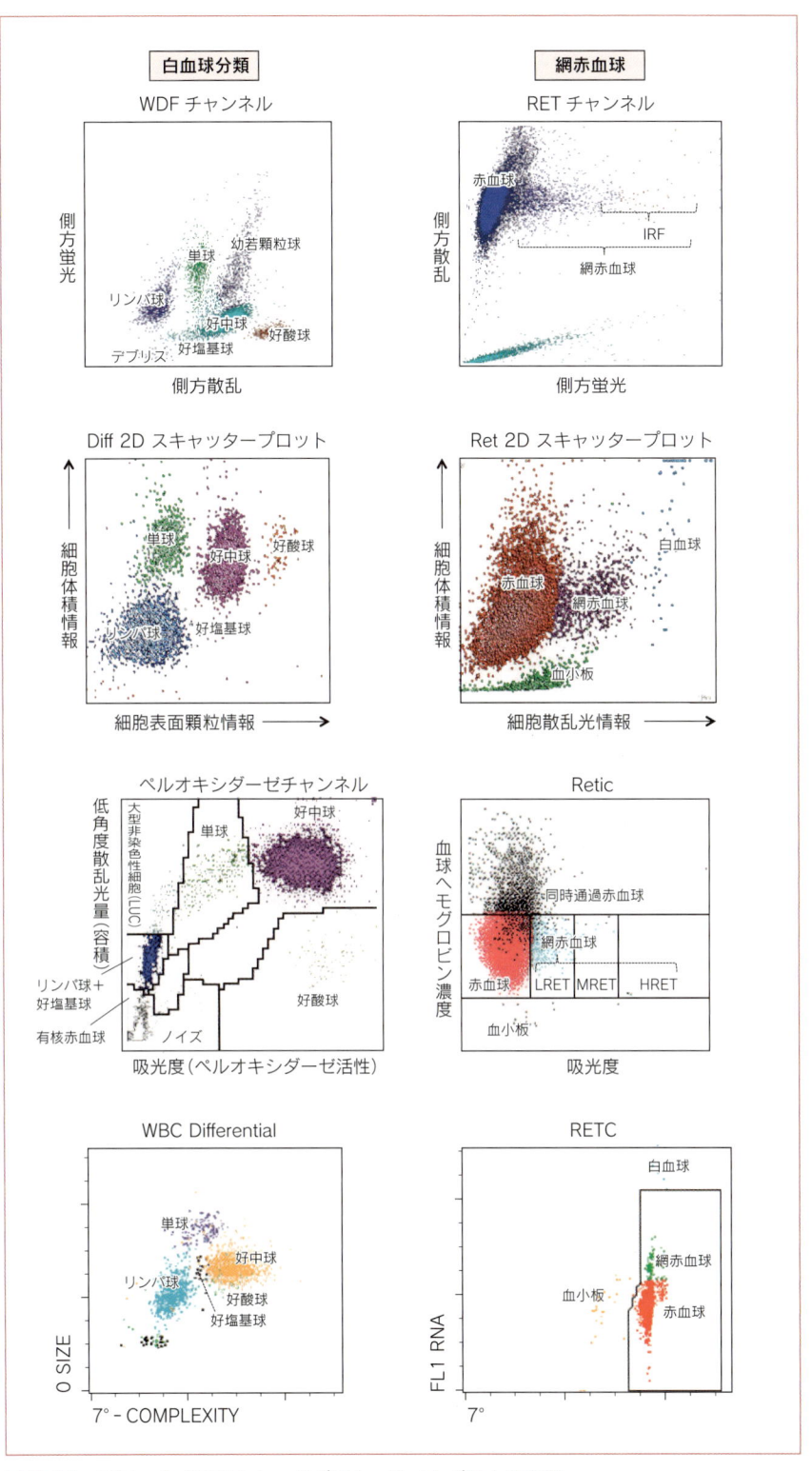

異常検体への対応

自動血球分析装置は正常白血球の識別能力は優れているが，異常検体の同定能力は劣るため，通常は血球数・形態などに異常がない場合は自動白血球分類値を報告し，血球数が異常低値・高値を示した検体，自動血球分析装置のスキャタグラムに異常を認めた検体，自動血球分析装置が各種異常メッセージ（フラグ）を表示した検体については目視法で再検する．

図7-10　フロー方式のスキャッタグラム，サイトグラムの実例
上から，シスメックス社（NXシリーズ），ベックマン・コールター社（UniCel DxHシリーズ），
シーメンス社（ADVIA2120i），アボット社（セルダインサファイア）．

Ⅴ 骨髄像の観察

1 骨髄塗抹標本の観察

1）肉眼

組織小塊の有無，脂肪の多寡，標本の色の観察などは肉眼にて行う．

2）弱拡大（総合倍率 100〜200 倍）

標本全体を観察し，染色性，観察に適した場所を確認し，細胞密度をみる．骨髄巨核球などの大型細胞は標本の引き終わりや辺縁部に集合する傾向にあるので（図7-11），それらの部位を観察して細胞密度を判断する．腫瘍細胞は骨髄転移した際に集塊を形成しやすいため，巨核球と同様に塗抹面の周辺部を中心に注意深く観察する．

3）強拡大（総合倍率 1,000 倍）

有核細胞を 500 〜 1,000 個分類して，骨髄有核細胞の百分率，**骨髄球系細胞と赤芽球系細胞の比（M/E：M-E 比）**を算出する．一般に，M は骨髄芽球，前骨髄球，骨髄球，後骨髄球，杆状核球，分葉核球，好酸球，好塩基球の合計，E は前赤芽球，好塩基性赤芽球，多染性赤芽球，正染性赤芽球の合計で，分裂像もどちらかに分類して合算する．

2 健常者の骨髄像

1）有核細胞数，巨核球数，骨髄像の基準範囲

表 7-10 に示すとおりである．骨髄像の基準範囲については，標本作製法や細胞の判定基準に差があるため，一定していない．したがって，それぞれの手技と判断により施設の基準範囲を求めておくことが望ましい．量的な変化の判断には，別に算定した有核細胞数を考慮に入れる必要がある．小児では，有核細胞数は成人より多いが，百分率には大差がないとされ，老人では有核細胞数が少なく，造血細胞系が減少しているといわれる．基準範囲は個体により相当な差がある．

2）M-E 比

骨髄球系細胞が多いか赤芽球系細胞が多いかを示す 1 つの指標として M-E

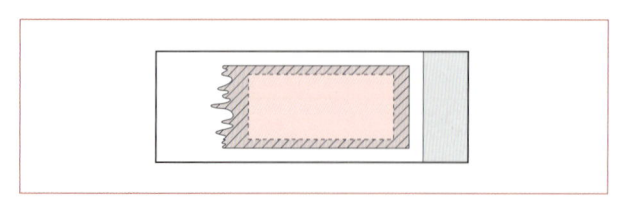

図 7-11　大型細胞やがん細胞の分布
斜線部分に集まる傾向を示す．

👆 **骨髄塗抹標本上の脂肪の状態**
有核細胞とともに脂肪の状態を観察する．脂肪が多く有核細胞の少ないときは骨髄低形成を，有核細胞と脂肪がともに少ないときは末梢血混入による影響を考慮する．

📔 **M-E 比**
骨髄球系細胞（myeloid）と赤芽球系細胞（erythroid）の比（ratio）を指す．M-E 比は報告者によって差があり，成人では2〜3：1（Bessis），3〜4：1（Glaserら），4：1（Weil）などである．これは穿刺手技にも関係するが，骨髄球系細胞の範囲をどこまでとするかにもよる．

表 7-10　健常成人骨髄像

			日野ら[1]	Wintrobe[2]
			平均値（偏差域）	平均値（95％信頼区間）
検査例数			17[*1]	12
有核細胞数（×10^4/μL）			18.5（10〜25）	
巨核球数（/μL）			130（50〜150）	
赤芽球（E）系	前赤芽球			0.6（0.1〜1.1）
	好塩基性赤芽球			1.4（0.4〜2.4）
	多染性赤芽球			21.6（13.1〜30.1）
	正染性赤芽球			2.0（0.3〜3.7）
	核分裂像		0.28（0〜0.5）	
	小計		19.70（14〜25）	25.6（15.0〜36.2）
顆粒球（M）系	骨髄芽球		0.72（0.4〜1.0）	0.9（0.1〜1.7）
	好中球系	前骨髄球		3.3（1.9〜4.7）
		骨髄球		12.7（8.5〜16.9）
		後骨髄球	44.47（40〜50）	15.9（7.1〜24.7）
		杵状核球		12.4（9.4〜15.4）
		分葉核球		7.4（3.8〜11.0）
	好酸球		3.07（1〜5）	3.1（1.1〜5.2）
	好塩基球		0.13（0〜0.4）	0.1[*2]
	小計		48.39（43〜55）	56.8（34.7〜78.8）
リンパ球（％）			22.15（15〜25）	16.9（8.6〜23.8）
形質細胞（％）			1.43（0.4〜2.6）	1.3（0〜3.5）
単球（％）			4.03（2.8〜5.4）	0.3（0〜0.6）
骨髄巨核球（％）			0.07	0.1
細網細胞（マクロファージ）			3.92（1.8〜6.4）	0.3（0〜0.8）
M-E 比（myeloid reythorid ratio）				2.3（1.1〜3.5）

[*1]：巨核球数のみ N=11.
[*2]：好塩基球および肥満細胞.
[1] 三輪史郎，渡辺陽之輔：血液細胞アトラス．第 5 版．p15, 文光堂，2004 を改変.
[2] Wintrobe's Clinical Hematology. 10th ed. p2743, Lippincott Williams & Wilkins, 1999 を改変.

比（myeloid–erythroid ratio：M/E）があり，基準範囲は 2 〜 3：1 である．M-E 比が高値のときは骨髄球系の過形成を示すという意味にとられがちであるが，赤芽球系が減少している場合もあることに注意しないといけない．M-E 比が低値のときも同様に注意する．

3）質的変化により診断的価値のある疾患

急性白血病，急性赤血病，骨髄異形成症候群，慢性白血病，血球貪食症候群，多発性骨髄腫，Waldenström のマクログロブリン血症，巨赤芽球性貧血，鉄芽球性貧血，がんの骨髄転移，蓄積病（Gaucher 病，Niemann-Pick 病，Hand-Schüller-Christian 病 な ど ），カ ラ ア ザ ー ル（kala-azar），

骨髄穿刺時の末梢血混入と骨髄像
骨髄穿刺時に末梢血液の混入が多ければ末梢血液成分（成熟顆粒球，リンパ球）が多く，対照的に骨髄成分（赤芽球，巨核球，未熟顆粒球，マクロファージ，形質細胞など）の比率が高ければ，末梢血液の混入が少なかったことが推察される．

Chédiak-Higashi 症候群などである．Hodgkin リンパ腫が骨髄に進展しているときには，Reed-Sternberg 細胞ないし Hodgkin 細胞が証明される．血小板減少性紫斑病の鑑別診断には，巨核球数および形態異常が参考になる．

4）その他

骨髄穿刺での採液不成功時（dry tap），骨髄線維症の診断，骨髄低形成の証明，急性白血病治療効果の判定，悪性リンパ腫の病期判定などには骨髄生検のほうが有用であり，悪性腫瘍の骨髄転移，粟粒結核，サルコイドーシス，ブルセラ症などにおいても同様である．

Ⅵ　その他の穿刺液標本の観察

1　リンパ節捺印（スタンプ）標本

リンパ節の病変は，感染症などによる反応性リンパ節炎と悪性リンパ腫や転移性腫瘍などの悪性腫瘍によるものに分けられる．これらの鑑別や悪性リンパ腫の病型診断には，リンパ節生検が不可欠である．生検は，問診による病歴の確認，身体診察，各種臨床検査結果を参考にして類似疾患を鑑別後に確定診断する際に行う．この際行われる検査として，病理組織検査，捺印標本（p.119参照）による細胞形態観察，フローサイトメトリによる細胞表面抗原の解析，染色体検査，遺伝子検査，電子顕微鏡観察などがある．これらのうち捺印標本観察の利点は，核構造，細胞質性状，アズール顆粒の状態などの詳細な観察が可能であり，迅速な結果が得られることである．

 リンパ節の生検材料

リンパ節の生検材料には他に穿刺吸引検体があり，得られる材料は少量であるため，塗抹法で標本を作製し，乾燥後に染色する．染色法，観察法は捺印標本に準じる．

1）観察方法

最初に，リンパ節捺印標本の全体を低倍率（総合倍率100倍）で鏡検する．低倍率では，リンパ節の正常構造（p.11参照）を念頭において，細胞の分布状態，大小不同，形態の多様性などに留意して観察する．同時に，転移性腫瘍や Hodgikin（ホジキン）リンパ腫でみられるような大型の異常細胞が出現しているかどうかを確認する．反応性リンパ節炎では小型リンパ球が高率に出現し，ほかに中〜大型リンパ球，組織球などが混在する．次に，高倍率（総合倍率400倍または1,000倍）にして個々の細胞を観察する．70%以上が非腫瘍性の小型リンパ球であれば反応性リンパ節炎，それ以下であれば中型，大型リンパ球形態や分布状態などに異常がないかどうかを詳細に確認する．非Hodgikin リンパ腫では，核に切れ込みのある細胞（cleaved cell），脳回状の核を有する細胞（convoluted cell）などの異常細胞がみられる．

リンパ節捺印標本の観察

リンパ節捺印標本の観察では，個々の細胞確認だけでは良性または悪性の鑑別がむずかしい場合があるので，細胞の出現率，分布状態などをみて総合的に判断する．鑑別が困難な場合は細胞表面抗原の解析が必要になる．また，捺印標本の観察結果だけでは正確な悪性リンパ腫の病型分類はできないので，他の検査結果も総合して診断する必要がある．

2　髄液標本

血液疾患において骨髄以外の穿刺液標本を鏡検する機会はまれではない．穿刺液試料には胸水，腹水，心嚢液，髄液（脳脊髄液，リコール，cerebrospinal fluid；CSF）などがあるが，血液疾患において検査頻度が高く，最も重要なのは髄液である．髄液中の白血病細胞の動態は，急性リンパ球性白血病などにおける完全寛解と再燃との指標として重視されている．

1）観察方法

穿刺液細胞沈渣の塗抹標本を作製後，メイ・ギムザ染色（p.121）して観察する．健常者の髄液中の細胞比率は，リンパ球 60〜70％，単球様細胞 20〜30％，多形核細胞 2〜3％であり，赤血球が出現することはない．腫瘍性細胞の出現を疑う場合は，核／細胞質（N/C）比が大きい，大小不同，不整な核型，明瞭な核小体，核小体数の増加，核クロマチン構造などに留意して観察する．

メイ・ギムザ染色：
May-Grünwald Giemsa
染色，May Giemsa 染色

Ⅶ 血液細胞抗原検査

造血器悪性腫瘍診断は，そのプロセスとして形態学的検査，免疫学的検査，染色体・遺伝子検査が実施され，これらの総合的判定による造血器悪性腫瘍の病型分類の一つである WHO 分類が主体となってきている．

形態学的検査はどこの施設でも実施でき，手軽で迅速性に優れている．一方，本検査は個人の力量に左右され，客観性に乏しい面がある．免疫学的検査は迅速，客観性，定量的ではあるが確定診断ではやや客観性に乏しいところがある．染色体・遺伝子検査は客観性，定量的でありかつ確定診断に優れているが迅速性に乏しいところがあるなど，それぞれの手法には一長一短がある．より迅速により正確に細胞診断ができ，ひいては病型診断が早期に確定し治療ができるようになることが重要である．

免疫学的検査は細胞の表面だけでなく細胞質内や核内の抗原を検出し，細胞の帰属や細胞の鑑別に必須となってきた．免疫学的検査を応用した血液細胞抗原検索は，末梢血リンパ球検査，造血器腫瘍の免疫学的病型分類や腫瘍細胞の帰属検索のために行われる．

その検索は，一般的には塗抹標本を使用して細胞抗原検索を行う方法と，目的細胞を浮遊させて検索するフローサイトメトリによる方法が行われている．

前者は試料中に対象細胞が低比率で出現しているような場合，一方，後者はある程度細胞が増加している場合に威力を発揮する．また，前者は特別な機器は必要ないが，後者ではフローサイトメータという機器が必要である．

1　免疫学的検査に使用される抗体の種類
1）抗体と CD 分類

造血器細胞，たとえば白血球，赤血球，血小板などの表面にはそれぞれ特異的な抗原受容体が，また，これらの細胞表面には必ずしも細胞特異的ではないが，細胞接着分子，サイトカイン受容体，補体受容体，Fc 受容体など種々の分子が存在している．そして，これらの分子はそれぞれの細胞でそれぞれの機

能を果たしている.

　近年, これらの分子に対する非常に多くのモノクローナル抗体が作製され, 国際ワークショップ (International Workshop on Human Leukocyte Differentiation Antigen) によってこれらを cluster として同じ仲間に整理し, それに統一的な番号をつけて分類したものが**CD 分類**である. 2010 年の第 9 回ワークショップで, CD 番号が 363 に達した〔The 9th International Conference on Human Leukocyte Differentiation Antigens (HLDA9)〕.

　CD 番号は当初, モノクローナル抗体の分類番号として用いられたが, やがて対応する抗原分子についても用いられるようになった.

　しかし抗体を選択する場合は, 同じ抗原に対する抗体, すなわち同じ CD 番号であっても抗体によっては反応性が異なる可能性があるので, 注意が必要である.

CD : cluster of differentiation

2　免疫組織化学染色

　塗抹標本での免疫組織化学染色は, 病理検査の分野では日常業務として行われている. 血液検査分野では, 病理検査で行われている方法を応用している.

　末梢血あるいは骨髄血塗抹標本で行われている**ABC-PO** (avidin biotin-peroxidase complex) **法**の原理を紹介する.

 免疫組織化学染色
実際の施行は「最新臨床検査学講座　病理学 / 病理検査学」も参照のこと.

1）ABC-PO 法

原理

　ABC-PO 法は, アビジンがビオチンに対して強い親和性があることを応用した方法である.

操作

① 塗抹標本の固定を行う.
② 塗抹標本上の細胞抗原に対する抗体（一次）を反応させる.
③ 一次抗体と反応するビオチンを結合させた抗体（二次）と反応させる.
④ あらかじめペルオキシダーゼ（PO）を標識しておいたビオチン・アビジン複合体を作製しておき, ビオチン化二次抗体と反応させる.
⑤ ペルオキシダーゼ染色を行い, 発色させる.
⑥ 後染色として普通染色か hematoxylin 染色を行う.

 ABC-PO 法のポイント
① 一次抗体は固定操作により反応しにくくなるものがあるので, 事前によく調べておくこと.
② 複合体の一部にアビジンの未反応基が残存しているので, これとビオチン化二次抗体とが反応する.
③ 細胞表面抗原が少なく PO の発色が弱い場合は, 後染色に注意する. PO 発色が弱い場合は hematoxylin での後染色が推奨される.
④ 本法はすでにキット化されているものがあるので, それを使うと便利である.

3　フローサイトメトリ（FCM）

原理

　フローサイトメトリとは, フローサイトメータ (flow cytometer) という機器を用いて測光を行い, 細胞単位で抗原量や細胞の機能を解析する手法の一つである.

　フローサイトメータは, 細胞の大きさや細胞の内部構造の情報を分析, 解析し, 特定の細胞集団が選別できる装置である. また, 選別した細胞集団にあ

FCM : flow cytometory

 フローサイトメータ
フローサイトメータについては「最新臨床検査学講座検査機器総論」も参照のこと.

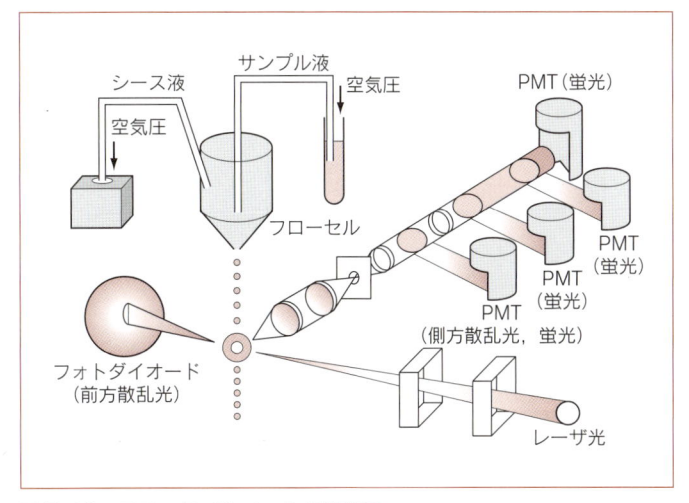

図 7-12　フローサイトメータの概略図

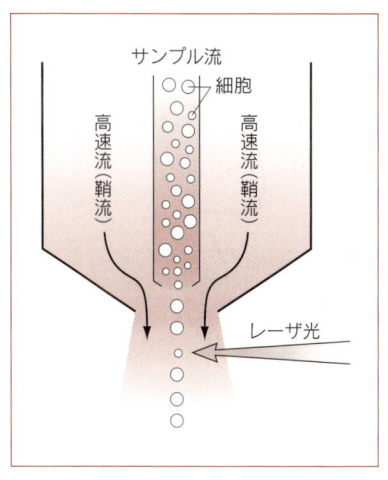

図 7-13　フローセル内の様子

らかじめある種の蛍光を標識した抗体と反応させたものについて蛍光量を分析し，種々の解析ができる装置である．

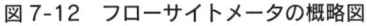

操作

①骨髄血，末梢血，リンパ節の細胞浮遊液を調製する．

②蛍光色素標識抗体を加えて反応させる．

③溶血剤を加え，赤血球を処理する．

④洗浄する．

⑤フローサイトメータで分析する．

解析

フローサイトメータは，簡単にたとえるならば蛍光顕微鏡をイメージすればよい．しかし，フローサイトメータは蛍光顕微鏡の数十倍の蛍光検出感度をもち，1秒間に数千個から数万個を測光，分析できる機器である．

図 7-12 にその概略を示す．細胞浮遊液（**図 7-12** のサンプル液）をフローセルのノズルの先端から細胞が1個ずつ遊離した状態にして流す．**図 7-13** のフローセルの中は鞘流が形成される．フローセルのノズルを通過した直後，細胞にレーザが照射されるシステムになっている．

細胞に蛍光物質が付着していなくてもレーザ光線が照射された細胞は，**前方散乱光**（FSC）で細胞の大きさを，**側方散乱光**（SSC）で細胞の内部構造の情報をとらえ，種々の細胞の特徴によりそれぞれの細胞を描出することができる．これを**サイトグラム**といい，**図 7-14** に健常人末梢血のサイトグラムを示した．

このサイトグラムで分析したい細胞集団を見極めてその細胞を囲み（**ゲーティング**：gating），種々の抗体について分析する．もし蛍光標識物質が付着した細胞が通過すれば，これにレーザ光がヒットし，標識された蛍光物質が蛍光を発する．この蛍光を検出し，コンピュータ解析したのち，スキャッ

FSC：foward scatter

SSC：side scatter

🔖 **ゲーティング（gating）**
分析したい細胞集団を囲みこむこと．FCM ではこの gating の技術がオペレーターの技量となる．目的外の細胞を囲むと誤った結果となり，診断を混乱させる原因となる．

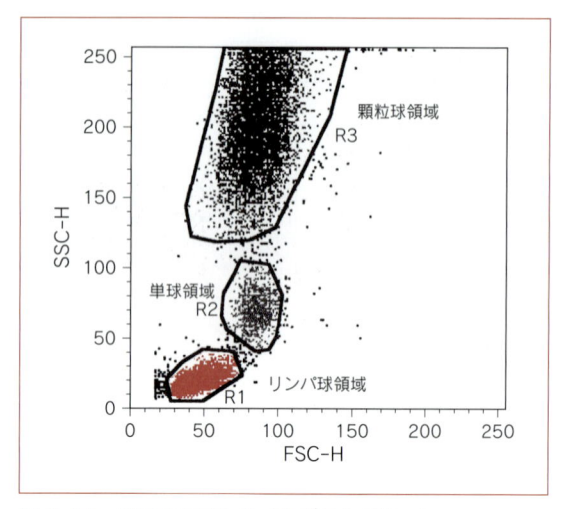

図7-14　健常人末梢血サイトグラムパターン

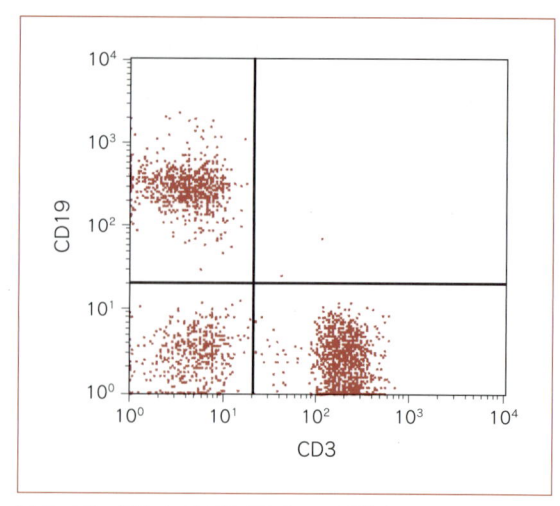

図7-15　健常人 CD19/CD3 の二重染色パターン

タグラムとして表示する．**図7-15** は健常者末梢血で，**図7-14** のリンパ球領域 R1 をゲーティング後，蛍光色素 FITC 標識 CD3（T 細胞）と蛍光色素 PE 標識 CD19（B 細胞）の 2 種類の抗体を使用し，解析した例である．

4　臨床的意義

　FCM は末梢血リンパ球サブセット検査や造血器腫瘍（白血病や悪性リンパ腫など）の**免疫学的分類**（immunophenotyping）に必須の検査手法の一つである．現在，臨床的に用いられている検査を**表7-11** に示した．

1）ウイルス感染症への応用

　HIV 感染による後天性免疫不全症候群（AIDS）における $CD3^+CD4^+$ 絶対数は診断や重症度の判定に，またその経過観察は治療方針・治療薬剤の選択に有用である．EB ウイルス感染による伝染性単核球症における $CD3^+CD8^+$ 細胞の増加とそれらに関連する解析は，悪性リンパ腫との鑑別診断に有用である．

2）造血器腫瘍診療への応用

　特に，FCM は形態学的に限界がある細胞の鑑別・分類に威力を発揮する．造血器腫瘍診療では，細胞表面抗原の解析による診断だけでなく予後判定や治療方針決定に有用である．造血器腫瘍診療における応用を**表7-12** に示した．

　表7-12 の③ 治療効果判定：MRD（**微小残存病変**）検出は，造血器悪性腫瘍治療後の必須検査となってきている．

　正常細胞が残存して白血病細胞の比率が高くない場合には，白血病細胞では白血球共通抗原である CD45 の抗原密度が正常単核球（リンパ球や単球）より低いことを利用して，CD45 と SSC の表示で白血病細胞を明確に分離してゲーティングし細胞抗原を分析することが可能である．これを，**CD45 ゲー**

FITC : fluorescein isothiocyanate

PE : phycoerythrin

イムノフェノタイピング（immunophenotyping）
造血器腫瘍細胞の起源や細胞系列を決定するための細胞抗原検索に，抗体を利用して抗原抗体反応により検出することからこのようによばれる．

HIV : human immunodeficiency virus

AIDS : acquired immunodeficiency syndrome

EBV : Epstein-Barr virus

MRD（微小残存病変）
minimal residual disease. 急性白血病の腫瘍細胞に対する化学療法で，末梢血や骨髄標本で白血病細胞が確認できず，一見，治癒したようにみえるが，全身にはまだ白血病細胞が残っている状態．

表7-11 臨床検査として広く用いられているフローサイトメトリ関連検査

① T/B 細胞比率

② CD4/CD8 細胞比率

③ 造血器悪性腫瘍の細胞抗原検査
・表面形質解析
・細胞内抗原解析
・phenotyping

④ その他（研究的なものを含む）
・細胞内酵素測定
・細胞内 Ca^{2+}，細胞内 pH 測定
・細胞内サイトカイン

表7-12 造血器腫瘍診療への応用

① 白血病・悪性リンパ腫の診断
② 主病巣以外への浸潤の診断
③ 治療効果判定：MRD（微小残存病変）の検出など
④ 造血幹細胞同定

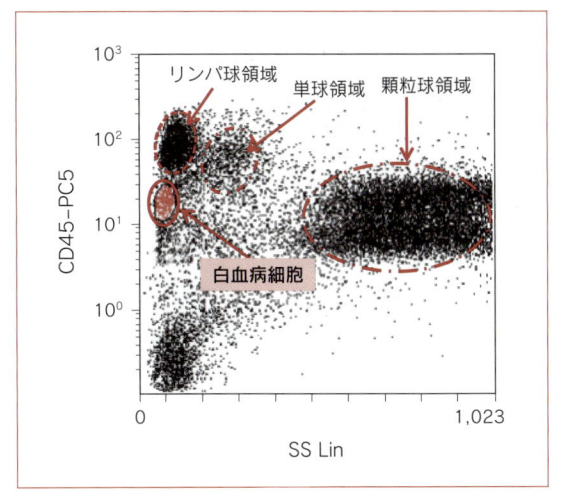

図 17-16 CD45 ゲーティング

ティング法とよび，図 17-16 に示した．

　図の芽球の部分に白血病細胞が描出され，この細胞集団が初診時の白血病細胞抗原と一致すれば，白血病の再発と診断できる．正常細胞には発現していない抗原が白血病細胞に発現していると，細胞4〜5万個に1個の割合で白血病細胞が出現していても認識可能である．その場合，わずかに残存する白血病細胞（MRD：微小残存病変）が検出され再発と診断でき，ただちに再発の治療が開始できるなど有用な検査法の一つである．

3）発作性夜間ヘモグロビン尿症（PNH，発作性夜間血色素尿症）

　PNH では従来から Ham 試験が行われていた．しかし，Ham 試験は血液採取量が多く，手技が煩雑，感度・特異度が低いなどから，現在では FCM による血球表面上の CD55 や CD59 抗原検出が主流となってきている．

　赤血球を測定対象にする場合，PNH 重症例や PNH 活動期では，溶血発作のため PNH 赤血球は少なくなっているので臨床所見と矛盾する結果となる．この場合，好中球表面の CD55，59 を同時に測定することが重要である．好中球には CD55，59 以外に補体制御蛋白が存在するため，赤血球よりも好中球の分析解析が臨床所見と矛盾しないので有用である．また，本抗原の有無は，再生不良性貧血での副腎皮質ステロイド薬選択などにも応用されている．

PNH：paroxysmal nocturnal hemoglobinuria

ミニ移植

造血器悪性腫瘍などの治療では，大量の抗がん薬投与や放射線照射で骨髄を破壊し，新しい造血幹細胞を移植する手法が主流であるが，骨髄を完全に破壊しなくても，移植された造血幹細胞の拒絶反応を防ぐ免疫抑制薬を使えば効果的に移植が可能となる移植のこと．

4）造血幹細胞移植における CD34 陽性細胞数算定

　造血器悪性腫瘍患者の幹細胞移植は，増加の傾向がみられる．ミニ移植の開発や末梢血幹細胞移植が実施できるようになったのが要因である．

移植に際しては CD34 陽性細胞の移植細胞数が必須の項目となる．移植する CD34 陽性細胞数が得られなければ移植は実施できない．また，この細胞数は移植定着の鍵となり，最重要項目の一つである．

第8章 血小板，凝固・線溶検査

I 血小板機能検査

血小板数の明らかな減少を伴わないのに，出血時間が延長しているなどの異常が認められた場合，血小板機能検査が実施される．その評価にあたっては，各種機能検査の結果を総合して判断する．また，血小板機能低下のみならず，各種血栓症や血小板機能亢進の検索にも使われる．

1 出血時間 (bleeding time)

血小板の量的・質的異常の検査および抗血小板治療のモニター検査として用いられる．

原理

皮膚に切創や穿刺創をつくり，湧出する血液を 30 秒ごとに濾紙に吸い取り，血滴が 1 mm 以下になるまでの時間を出血時間という．出血時間に関与する主な因子は，血小板数，血小板機能（粘着能・凝集能・放出能），毛細血

> **出血時間の検査法**
>
> 出血時間の検査は Milian, M.G.（1901 年）が始めた．現在，わが国では，簡便な Duke 法が広く使われているが，切創が一定にならないため再現性に問題がある．Ivy 法は欧米で広く用いられていて，Duke 法に比し感度が高く再現性がよいが，切創の大きさを一定にできないという問題がある．これを解消するために型板を用いる template Ivy 法や Simplate 法が開発されたが，皮膚の切創部に瘢痕が残るという問題点がある．

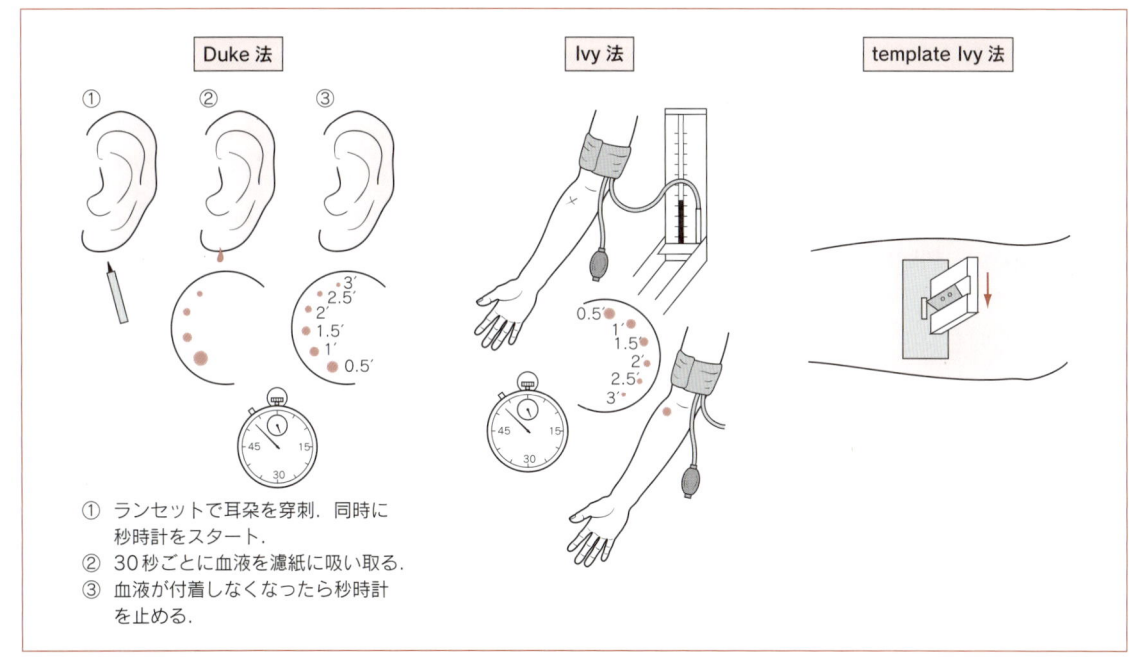

① ランセットで耳朶を穿刺．同時に秒時計をスタート．
② 30 秒ごとに血液を濾紙に吸い取る．
③ 血液が付着しなくなったら秒時計を止める．

図 8-1 出血時間の測定方法

管機能とその周囲組織の性状，各凝固因子，線溶系などである．このうち出血時間は，一次止血をつかさどる血小板の量的，質的異常を最も反映する．方法は Duke 法，Ivy 法，template Ivy 法，Simplate 法などがある（**図8-1**）．

1）Duke 法

準備

①皮膚穿刺針（ランセット）またはメス
②消毒用エタノール綿
③濾紙（円形または短冊形）
④ストップウォッチ
⑤ガーゼ

操作

①耳朶をエタノール綿で消毒し，乾くのを待って滅菌ずみのメスまたはランセットで一定の切創（深さ 3 mm，長さ 2 mm，最初の血斑の直径が 1 cm くらいを目安とする）をつくる．
②穿刺したらすぐ秒時計をスタートさせ，自然に湧出する血液を 30 秒ごとに濾紙に吸い取る（**図8-2**）．
③血液が濾紙につかなくなる（血斑の直径が 1 mm 以下）までの所要時間を出血時間とする．濾紙についた血液斑の数を数え，これを 2 で割ると出血時間を分単位で出すことができる．
④出血傾向があるのに基準範囲に入ることがあるため，基準範囲内という結果になっても疑わしい場合には，他方の耳で繰り返すか，他の方法で検査してみる．

基準範囲

1～3 分で，5 分以上を延長とする．5～10 分を軽度延長とし，10 分後の血液斑の大きさが最大時の半分程度を中等度延長，最大時と大差なければ高度延長とする．
性差はないが，加齢により短縮の傾向がある．
出血時間は，使用する穿刺器具などの測定条件の差も生じるため，検査室ごとに基準範囲を設定する必要がある．また軽症の von Willebrand 病の場合，

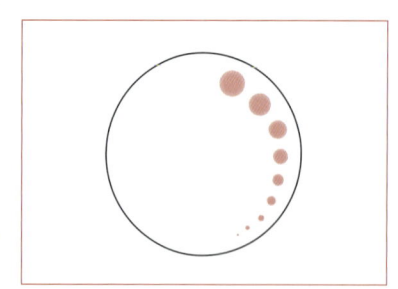

図 8-2　出血時間の測定
この例では出血斑が 9 個あるから，出血時間は 4.5 分である．

Duke 法のポイント

①薬，特にアスピリンを服用しているときには出血時間が延長することがあるので，少なくとも 7 日間はその服用を中止させておく．また，耳が冷えていると延長する傾向がある．
②幼児では足の母趾か "かかと" を使う．
③濾紙に吸い取るとき，血滴に軽く触れるようにする．拭き取ったり，皮膚をこすったりしてはいけない．形成された血小板血栓をはがしてしまう可能性がある．
④10 分経っても止血しないときは，10 分以上と判定して，そこで中止してよい．

出血時間が延長しないこともある.

2）Ivy 法

　Duke 法では毛細血管の収縮が関与すると考えられるため，Ivy 法は静脈圧を高めた部位で穿刺することで，この因子を除外した方法である．Duke 法より再現性がよい.

　準　備

　Duke 法で使用するものに加え，**血圧計**を用意する.

　操　作

①上腕にマンシェットを巻き，血圧計で約 40 mmHg の圧をかける.

②前腕の静脈圧が高くなってから約 30 秒後に肘窩の近くで前腕尺骨側，回内筋の上にあたるところ（約 5 cm 遠位部）を消毒し，Duke 法と同様に穿刺する.

③穿刺と同時に秒時計をスタートさせ，Duke 法同様，穿刺したときから30 秒ごとに濾紙で血液を吸い取り，出血時間を測定する.

　基準範囲

2〜5 分．10 分以上を明らかな延長とする.

切創の大きさが報告者によって異なるため，基準範囲もさまざまである.

3）template Ivy 法（型板 Ivy 法：template bleeding time）

　Mielke（1969 年）が template（型板）を用いることで切創を一定にし，再現性を高めた方法である.

　準　備

① template（55×25 mm のポリエチレン製型板で中央に 11×1 mm の溝がある），blade，blade handle（メス固定板）と measuring gauge（検定板）からなる．検定板は，blade handle に刃が装置されたかを検定する.

②その他は Ivy 法と同様である.

　操　作

① Ivy 法と同様に上腕にマンシェットを巻き，血圧計で 40 mmHg の圧を加える.

②前腕屈側を消毒し乾燥したのち，型板を当て，メス固定板に固定したメスを型板のスリットに沿って滑らす．（長さ 9 mm，深さ 1 mm の一定の切創ができる.）

③あとの操作は Ivy 法と同様である.

　基準範囲

3〜9 分．10 分以上を明らかな延長とする.

4）結果の解析と評価

　出血時間の延長で重要なのは**血小板の量的，質的異常**である．すなわち，血

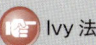

Ivy 法のポイント

検査前に，皮膚の切創部に瘢痕が残る場合があることを十分に説明する.

マンシェット：manchette．英語で tourniquet あるいは cuff

template Ivy 法のポイント

①穿刺は静脈の見えているところを避ける.
②尺骨側では瘢痕が残りやすい.
③傷跡には直角方向に絆創膏を貼って止める．瘢痕が残ることがあるので被検者に十分説明をする．出血時間が長いときやケロイドのできやすい人，また小児では瘢痕ができやすいため，水で湿した脱脂綿で血痂をそっと除去し，乾かしてから傷口を寄せ合わせて直角方向に絆創膏で止める.
④Simplate 法では，ディスポーザブルの器具を皮膚に当て，ボタンを押すと，バネの力によりメスが出てきて，長さ 5mm，深さ 1mm の切創をつくる.

表 8-1 出血時間延長を示す疾患

血小板数の減少	＜産生障害＞ 先天性：Fanconi 症候群，May-Hegglin 異常症 後天性：再生不良性貧血，多発性骨髄腫，急性白血病，抗がん薬の投与，放射線治療 ＜破壊や消費の亢進＞ 先天性：巨大血管腫，胎児赤芽球症 後天性：特発性血小板減少性紫斑病（ITP），全身性エリテマトーデス（SLE），播種性血管内凝固（DIC），溶血性尿毒症症候群（HUS）
血小板機能異常	＜先天性＞ 血小板無力症，Bernard-Soulier 症候群（BSS），von Willebrand 病（VWD），先天性無フィブリノゲン血症 ＜後天性＞ 尿毒症，慢性骨髄増殖性腫瘍，異常蛋白血症，薬剤性（アスピリン，チクロピジン，インドメタシンなど）
血管異常	アレルギー性紫斑病，遺伝性出血性毛細血管拡張症（Osler 病）

小板減少症や先天性血小板機能異常症では出血時間が延長する．慢性腎不全や尿毒症でも延長が認められる．また，薬剤（アスピリン）服用でも延長する．**表 8-1** に出血時間の延長する疾患を記した．

血小板機能が正常な場合，血小板数が 8 万 /μL 以上であれば出血時間の延長はみられない．また血小板数が 1〜10 万 /μL では血小板機能異常がない場合，template Ivy 法による出血時間と血小板数に逆相関が認められる（Harker ら）．血小板数減少がないにもかかわらず出血時間が延長する場合には，血小板機能異常や VWF 欠乏症，血管の異常などが考えられる．

2 毛細血管抵抗試験（capillary fragility test, capillary resistance test）

原理

皮膚の毛細血管に内圧を加え，あるいは外部から陰圧を加えて，毛細血管壁の抵抗性（脆弱性：fragility）や透過性を検査する方法である．

血管を原因とする出血性素因があっても，血管の変化が太いところにあったり，限局性であったりすると，この検査は陰性となる．ゆえに，陰性でも血管性の因子を除外することができない．

静脈を圧迫して皮膚の毛細血管に内圧を加えるのを**陽圧法**（positive pressure method），外部から皮膚に陰圧を加えるのを**陰圧法**（negative pressure method）という．

毛細血管抵抗試験は，毛細血管因子（脆弱性の増大，透過性の亢進）および血小板機能に関係している．

1）陽圧法（Rumpel-Leede phenomenon, Tourniquet test）

準備

①血圧計

②聴診器

③時計

操 作

①患者を仰向けに寝かせて，上腕に血圧計のマンシェットを巻き，血圧を測る.

②最高血圧と最低血圧との中間圧で5分間加圧する.

③時間がきたらマンシェットをはずし，2〜3分後に，前腕から手にかけて点状皮下出血が出ていないか観察する．**写真 8-1** はかなり強い陽性例である.

基準範囲

Leede は，「かなり多数の点状皮下出血が出た場合に陽性とする」という漠然とした表現を用いている.

岩波（1936 年）は 0.5〜1 mm 以下の溢血斑（いっけっぱん）が 4 個以下の場合を（−），5〜9 個を（＋），10〜19 個の場合を（＋＋），20 個以上の場合を（＋＋＋），前腕全般にわたる場合を（＋＋＋＋）とした.

Cartwright の判定基準と健常医学生についての成績を**表 8-2** に示し，わが国での岩波の基準とそれによる成績を添えた.

2）Wright-Lilienfeld の変法

Rumpel–Leede 法における判定が大まかなのに満足できず，Wright & Lilienfeld（1936 年）は判定法に工夫を加えた.

準 備

Rumpel–Leede 法と同じ.

操 作

①肘の折れ目（elbow crease）から遠位約 4 cm のところに直径 2.5 cm の円を描いておく（**写真 8-2**）.

② Rumpel–Leede 法と同様にして上腕に圧をかける.

③圧を去って 5 分後に円の中に現れた点状皮下出血（溢血斑）を肉眼で数える.

基準範囲

Wright & Lilienfeld によると，15 分間加圧で 10 個以下は正常，10〜20 個

陽圧法のポイント

①中間圧で 5 分間加圧するため，皮膚の静脈怒張やチアノーゼがみられ，しびれ感や感覚障害が生じて患者に負担がかかることがある．あらかじめこれらのことを十分説明する必要がある．特に高血圧の患者では中間圧が高くなるために患者に苦痛を伴う．血圧の高い場合，中間圧が 100mmHg 以上になっても 90〜100mmHg にとどめる.

②出血斑が全く出なかったときにも，細小動脈の攣縮が影響すると考えられるため，すぐには検査を反復しないほうがよい.

③マンシェットに接してそのすぐ遠位部に出る点状皮下出血は，健常者にもしばしばみられるから数えない.

Wright-Lilienfeld の変法のポイント

出血の分布は必ずしも均等でないため 2〜3 の円を描いておき，それらの平均値をとれば比較的正確な値が得られる.

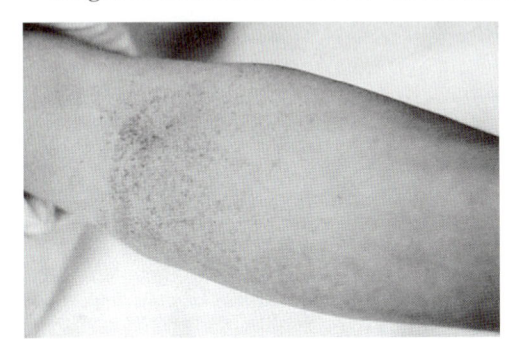

写真 8-1　Rumpel-Leede のうっ血試験陽性例

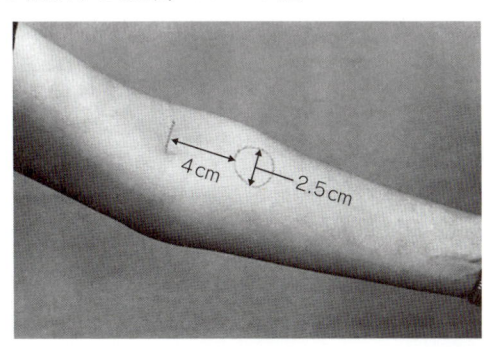

写真 8-2　Wright-Lilienfeld 法

表 8-2 Rumpel-Leede うっ血試験の判定基準

	Cartwright（1963 年）		岩波（1936 年）	
	判定基準	健常者 214 例の分布（%）	判定基準	健常者 103 例の分布（%）
－		66	0.5～1 mm 以上の点状出血 4 個以下	59
＋	前腕屈側に少数の点状皮下出血	27	〃 5～9 個	32
＋＋	前腕屈側に多数の点状皮下出血	6	〃 10～19 個	5
＋＋＋	前腕全体と手背に多発性の点状皮下出血	1	〃 20 個以上	4
＋＋＋＋	前腕全体と手背に融合性の点状皮下出血	0	〃 前腕前後全般にわたる	0

は境界値，20 個以上は明らかに異常である．

Kramar は 5 分加圧，径 3 cm の円内で 5 個以下を正常とした．

中沢は 8 分間加圧，20～30 分後に判定の条件で 10 個以下を正常，11～30 個を（＋），30 個以上を（＋＋），100 個以上を（＋＋＋）とした．

河合は 5 分間加圧，2 分後判定の条件で，成人男子では 5 個以上を異常，小児と成人女子では 10 個以上を異常とした．

3）陰圧法

準 備

①口径 20 mm の吸引鐘（ロートでも可）
②陰圧計（水流ポンプ，水銀圧力計，真空メータ，注射器などを利用）

操 作

①口径 20 mm のロートの縁にワセリンを塗って皮膚に密着させる．鎖骨下部か前腕屈側上部のどちらかを選ぶ．部位によって基準範囲が異なる．
②陰圧をかける時間は 1 分．
③ロートを除き，皮膚に生じた溢血斑を観察する．

基準範囲

10 個以下の場合を（－），10～30 個の場合を（±），30～60 個の場合を（＋），60 個以上を（＋＋）とする．

 陰圧法のポイント

①陰圧を毎回だんだん強くして，点状皮下出血がはじめて現れる圧を測定する方法と，一定の陰圧を加えて現れる点状皮下出血の数から判定する方法とがある．
②ロートの吸角の縁が当たっていたところは，機械的刺激により皮下出血が生ずることがあるため，測定に加えない．
③ロートが測定中にはずれることがあるため，検者はロートに手を添えておくとよい．

4）結果の解析と評価

毛細血管の異常と出血時間の延長が関係している．また，血小板機能異常や異常蛋白血症でも異常を示すが，血管性紫斑病では正常値を示すことがあるなど疾患特異性は高くない．

毛細血管抵抗が低下しているときには，次のような疾患が考えられる．

・**血管性**：単純性紫斑病，老人性紫斑病，アレルギー性紫斑病，遺伝性出血

性毛細血管拡張症（Osler 病），各種急性感染症（猩紅熱・麻疹・流行性感冒など），慢性腎炎，高血圧症，関節リウマチなど．

・**血小板性**：血小板減少症，血小板機能異常症，血小板無力症，Bernard-Soulier 症候群．

・**その他**：von Willebrand 病，異常蛋白血症．

3 血小板粘着能 （platelet adhesion）

原理

末梢血と静脈血，それぞれの血小板数の差から求める生体法（Bowie らの方法，1971 年）もあるが，一般的には Hellem 法（1960 年）または Salzman 法（1963 年），あるいはその変法が普及している．

コラーゲンを表面に付着させたプラスチックビーズを詰めた管に，クエン酸ナトリウム加静脈血（Hellem I 法）を一定の速度で通し，出てきた血液中の血小板数を元の血液中の血小板数と比較することにより粘着能を評価する．実際は粘着だけでなく，凝集（aggregation）も同時に進展しているので，**血小板停滞能**（platelet retention）ともいう．

準備

①滅菌 3.2 %クエン酸ナトリウム液，19 G 注射針と 5 mL 注射筒，EDTA 塩入り採血管 2 本

②コラーゲンビーズカラム（プラビーズカラム，アイエスケー社）：タイプ I 型コラーゲンを付着させたアクリル樹脂製ビーズを内径 2 mm のチューブに詰めたもの．ビーズ径の異なる 2 種類のものがある．

③2.5 mL 用プラスチックシリンジとシリンジポンプ（定時間吸排出装置）

④血小板数測定用試薬・器具一式

操作 （図 8-3）

①滅菌 3.2 %クエン酸ナトリウム液 0.5 mL を注射筒にとり，19 G の太めの採血針を用いて 4.5 mL の静脈血をゆっくり採取する．

②採血後，検査用に適当量を分注し，1 時間室温で放置する．

③測定前に 37 ℃で 5 分間加温し，2.5 mL 用プラスチックシリンジに 1.5 mL の血液を吸引してシリンジポンプにセットする．

④一定の速度（0.75 mL/ 分）でプラビーズカラム内を通過させ，EDTA 塩入り採血管に採取する．

⑤これを通過前の血液と同時に血小板数を測定し，次式により停滞率を計算して求める．

停滞率（粘着能）＝［(A−B)/A］×100（%）

　（A：カラム通過前の血小板数，B：カラム通過後の血小板数）

基準範囲

健常者の停滞率は 40〜80 %程度である．

血小板粘着能測定の注意点
① Salzman 変法と同様に静脈血を採血後，ただちにカラムを通過させる方法も可能であるが，臨床検査としてはクエン酸加血液を用いるほうが扱いやすい．シリンジポンプを用いて一定量の血液を一定の速度で通過させることが重要である．時間が長すぎると停滞率は，見かけ上，上昇する．
②採血後，3 時間以内に測定を終了するようにする．

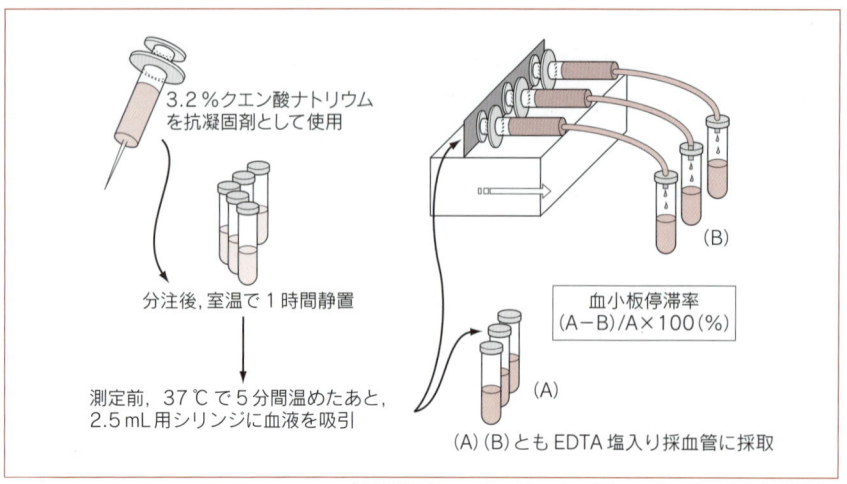

図8-3 血小板停滞率の測定法　　（金子誠ほか：コラーゲンビーズカラム法による血小板停滞率.
血栓止血誌，16(3)：319〜325，2005を改変）

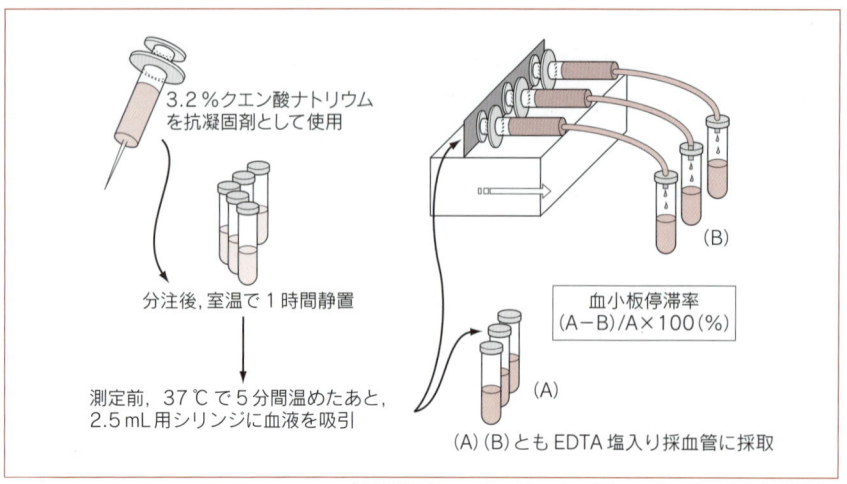 の内部ラベル：
- 3.2％クエン酸ナトリウム を抗凝固剤として使用
- 分注後，室温で1時間静置
- 測定前，37℃で5分間温めたあと，2.5 mL用シリンジに血液を吸引
- (B)
- (A)
- 血小板停滞率 (A−B)/A×100(％)
- (A)(B)ともEDTA塩入り採血管に採取

臨床的意義

von Willebrand 病，Bernard-Soulier（ベルナール・スーリエ）症候群，尿毒症，多発性骨髄腫などの異常蛋白血症，骨髄増殖性腫瘍その他で停滞率は低下する．一方，凝固能亢進状態，経口避妊薬使用時，運動時，糖尿病，摘脾後などで停滞率は上昇する．

4　血小板凝集能（platelet aggregation）

原理

富血小板血漿（PRP）を用いて**血小板凝集計**で透光度の変化を測定する方法（Born 法，1962 年）が一般的である．PRP をスターラで攪拌しながら凝集惹起物質を加えると凝集塊が形成され，透光度〔**乏血小板血漿**（PPP）を100％，PRP を0％とする〕が次第に増加していく．この時間的変化を自動的に記録し，凝集能を評価する．**凝集惹起物質**には，アデノシン二リン酸（ADP），エピネフリン，コラーゲン，リストセチンなどを用いる．

準備

①滅菌 3.2％クエン酸ナトリウム液および採血用具一式
②凝集惹起物質：通常用いられる凝集惹起物質の最終濃度は次のとおり．
ADP1〜4 μM，エピネフリン 0.2〜5 μM，コラーゲン 1〜5 μg/mL，リストセチン 1.2〜1.5 mg/mL.
③血小板凝集計：10 種類近くが市販されている．多くは2〜4 チャンネル同時測定でき，PRP，PPP の透光度のセッティングが自動化されている．従来からの透光度方式に加え，レーザ散乱光粒子計測法により血小板の小凝集塊（粒径9 μm 以上）を高感度に検出できる機種もある．また，電気的インピーダンス法により全血で測定できたり，凝集と同時に ATP 放出を測定できたりするものもある．操作は各取り扱い説明書に従って行うが，ここでは

ADP：adenosine 5'-diphosphate

リストセチン

放線菌が産生するグリコペプチド系抗菌薬．治療薬としては使われていないが，von Willebrand 病やBernard-Soulier 症候群の診断のために血小板凝集惹起物質として使われている．

透光度法について概略を説明する.

④PRP および PPP の作製法：20 G ないし 21 G の注射針をつけたプラスチック製ディスポーザブルシリンジを用いて静脈血を採取し，ただちに 3.2％クエン酸ナトリウムと血液を 1：9 の割合で混合する. 転倒混和後，クエン酸ナトリウム加静脈血を室温で 50×g（遠心器の回転半径にもよるが通常 500〜600 rpm）15 分間，または 150×g（1,000 rpm）10 分間遠沈して PRP を分離する. その後，残りの血液を 2,000×g で，30 分間遠心して PPP を得る. PRP 中の血小板数を測定し，血小板数が 20 万 /μL を超える場合は PPP で希釈して 20 万 /μL に調整して用いる.

操　作

①1 回の測定に用いる PRP の量は 200〜450μL と，使用する機種やキュベットによって異なる. PRP は凝集惹起物質の種類に合わせて用意し，PPP は透光度 100％の設定のために用いる.

②マグネチックスターラを入れたキュベットに PRP を入れ，血小板凝集計にセットする.

③透光度を PRP で 0％に，PPP で 100％に合わせたあと，記録計をスタートする（紙送り速度は通常 10 mm/min）.

④PRP 9 容に対し凝集惹起物質 1 容を加え，凝集を記録する. この際，気泡を立てないよう加えることが大切である.

⑤凝集の解離がみられるか，最大凝集に至ったら，記録計を止める.

基準範囲

加えた物質の種類と濃度に応じて**図 8-4** のような曲線が得られる. 正常なら，ADP やエピネフリンでは一次凝集（a）のあとに二次凝集（b）が起こるか，凝集解離（c）がみられる. 一方，コラーゲンやリストセチンでは解離を認めない. 特に，コラーゲン凝集ではコラーゲンと接触した血小板が形態変化（f：shape change）を起こし，内蔵する ADP を放出する. それによって凝集を起こすので，試薬添加から凝集開始までに 20〜90 秒前後の時間（e：lag time）がかかる. 健常者の PRP を同じ条件で検査したときの曲線と比較して結果を判断する.

臨床的意義

①凝集能低下：**図 8-5** に各種血小板機能異常症における血小板凝集能の結果を示した. 血小板無力症，骨髄増殖性腫瘍（特に本態性血小板血症），尿毒症などではコラーゲンや ADP による凝集が低下し，リストセチンでは正常に凝集する. von Willebrand 病（約 70％の患者）と Bernard-Soulier 症候群はコラーゲンや ADP では正常に凝集するが，リストセチンでは凝集しないのが特徴である. それらの PRP に正常血漿を加えると，von Willebrand 病ならリストセチンで凝集するようになる.

②動脈硬化症，虚血性脳血管障害，虚血性心疾患，糖尿病，脂質異常症など：1μM 程度の低濃度 ADP 添加で凝集解離像がみられず，一次凝集・二

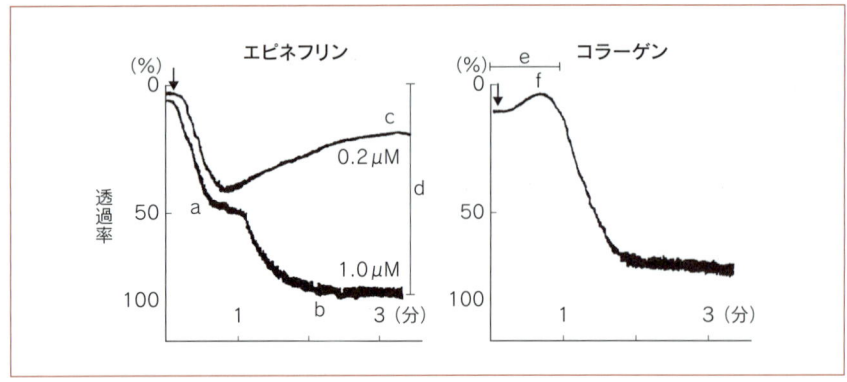

（尾崎由基男：Ⅲ　血管系および血小板機能検査. 臨床検査法提要改訂第 33 版. p340，金原出版）

図 8-4　血小板凝集曲線
a：一次凝集，b：二次凝集，c：凝集解離，d：最大凝集，e：lag time，f：shape change.

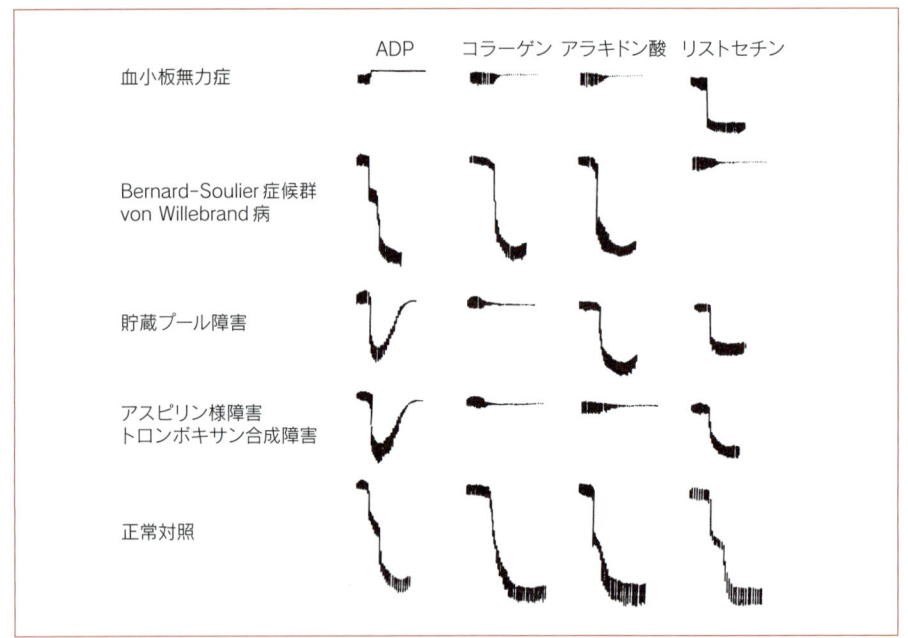

（Hardisty, R.M. & Caen, J.P. : Disorders of platelet function. In Bloom, A.L., Thomas, D.P.(eds) : Haemostasis and Thrombosis. p301, Churchill Livingstone, Edinburgh, London, Melbourne, New York, 1981 を改変）

図 8-5　各種血小板機能異常症と血小板凝集像

次凝集像，または二次凝集像のみがみられた場合，血小板機能亢進を疑う．攪拌のみで凝集がみられれば自然凝集，すなわち活性化血小板の存在を疑う．

5　血小板放出能（platelet release reaction）

血小板は種々の刺激に反応して，**濃染顆粒**から ADP や ATP あるいはセロトニンを，α顆粒からβ-トロンボグロブリン（β-TG）あるいは血小板第 4 因子（PF4）などを放出するので，これらを測定して放出能を評価する．

原 理

ATP 放出能はルシフェリン・ルシフェラーゼ法を用いて血小板凝集能と合わせて評価することができる.

セロトニン（5-hydroxy-tryptamine；5-HT）放出能は ^{14}C 標識 5-HT を血小板に能動的に取り込ませたのち，血小板凝集を観察し，放出された ^{14}C-5-HT を液体シンチレーションカウンタで測定する.

血小板特異蛋白であるβ-TG および PF4 は，サンドイッチ法を原理とした酵素抗体法（EIA）や競合反応を利用したラジオイムノアッセイ（RIA）で測定する.

1）血小板 ATP 放出能

操 作

① ATP による発光を検出できる装置を備えたルミ・アグリゴメーター（Chrono-Log 社）にスイッチを入れ，測定部を 37℃にする.

②PRP と PPP は血小板凝集能と同様に行い，調整する.

③ガラスキュベットに PPP を 500 μL とり，透過度を 100%に合わせる.

④別のガラスキュベットに PRP 400 μL をとり，ルシフェリン・ルシフェラーゼ試薬を 50 μL 加える．これを測定部にセットし，透過度を 0%に設定する.

⑤PRP の入ったキュベットに凝集惹起物質 50 μL を加えて，蓋をし，血小板凝集能と ATP 放出による発光を測定する.

⑥後に一定量の ATP を加え，それによる発光を定量し，刺激剤により放出された ATP 量を推測する.

基準範囲

凝集惹起物質としてコラーゲン 20〜50 μg/mL を加えた場合，血小板内の ATP の 20〜40%が放出される．健常者コントロールも同様に実施し，放出能を評価する.

2）β-トロンボグロブリン（β-TG）放出能（EIA 法）

EIA 法（アセラクロムβ-TG 測定キット，ロシュ・ダイアグノスティックス社）について概略を示す.

準 備

①血小板活性化を防ぐため，19 G 以上の太い注射針を使用する．2 本のシリンジを用意し，1 本目のシリンジで採取した血液 2 mL 程度は廃棄し，次のシリンジで 4.5 mL 採血する．ただちに，血小板活性化抑制剤の入った試験管に血液を移し，15 分以上氷冷する.

②2,000×g で 30 分間，4℃で遠沈し，乏血小板血漿（PPP）を分離する.

③被検 PPP を希釈緩衝液で 21 倍に希釈する.

④標準液を同様に 21 倍希釈し，2〜16 倍まで希釈系列を作成する.

⑤コントロールを21倍希釈，42倍希釈し，2濃度用意する．

操作

①抗体コーティングストリップの各穴に試料または標準液，コントロールを200μLずつ分注し，室温で1時間反応させる．

②各穴の内容液を吸引除去し，洗浄液で5回洗浄する．

③洗浄液を除去した後，各穴に酵素標識抗β-TG抗体液を200μLずつ分注し，室温で1時間反応させる．

④各穴の内容液を吸引除去し，洗浄液で5回洗浄する．

⑤洗浄液を除去した後，各穴に酵素基質液を200μLずつ分注し，室温で5分間反応させる．

⑦反応停止液（1M硫酸）を各穴に50μLずつ分注し，プレートを緩やかに揺動する．15分間放置後，450nmで吸光度を測定する．

⑧標準液の吸光度から検量線を作成し，試料のβ-TG濃度を求める．

基準範囲

β-TGは10〜50 ng/mL，またPF4は20 ng/mL以下である．加齢とともに上昇する傾向がみられる．

EIA法の注意点

β-TGやPF4は採血困難なため時間を要したり，穿刺を繰り返したりした際に著しい高値を示すことがあるので，注意が必要である．採血管にはテオフィリンやジピリダモールなど血小板の活性化を抑制する薬剤の入った特殊採血管を用意する．

3）臨床的意義

①貯蔵プール欠乏症（storage pool deficiency；SPD）や抗血小板薬（アスピリンなど）の服用者で放出能が低下する，

②β-TGやPF4は血小板放出能の亢進を反映し，DICや各種血栓症の診断および血栓形成準備状態の診断に有用であるが，両者は放出能よりむしろ生体内での血小板の活性化を示す指標として使われることが多い．

6 血餅収縮能（clot retraction）

原理

血液は凝固すると，一定時間後に血餅の収縮が起こる．その機序は血小板膜の糖蛋白GPⅡb/Ⅲaにフィブリンが結合し，血小板内の**収縮性蛋白**（actomyosin）を機能させ，血餅（フィブリン網）を収縮させることによる．通常，血液凝固完了後，一定時間後に血餅を取り出し，析出した血清量を測定して収縮能を評価する．臨床的な目的では定性法で十分なことが多いが，貧血などがあって血球量の影響を考慮するなら定量法を用いて，ヘマトクリット値から補正血餅収縮率を計算して求める．一方，PRPにトロンビンを添加してクロット形成後，一定時間後にフィブリン塊の収縮率をみる方法（Castaldi法，1966年）があり，この方法はヘマトクリット値の影響を受けない．

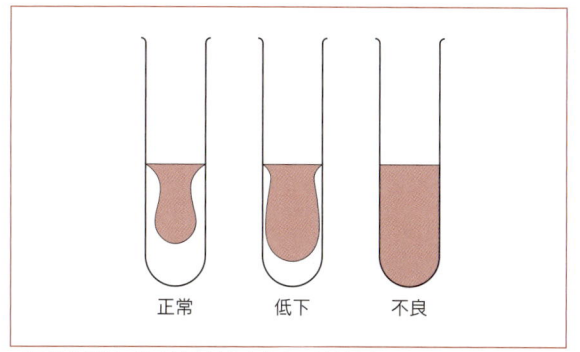

正常 　　低下 　　不良

（三輪史郎編：臨床検査技術全書3　血液検査. 465, 1972を改変）
図 8-6　血餅収縮能の検査（定性法）

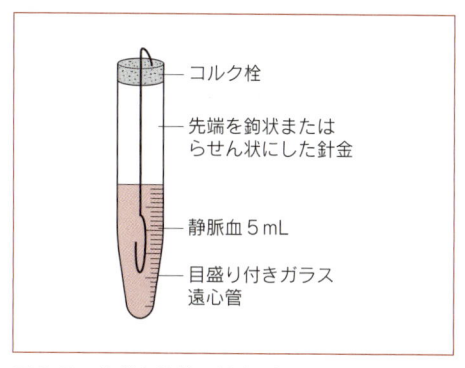

コルク栓

先端を鉤状または
らせん状にした針金

静脈血 5 mL

目盛り付きガラス
遠心管

図 8-7　血餅収縮能の検査（Tocantins 定量法）

1）定性法（Stefanini-Dameshek 法, 1962 年）

準備

①内径 10 mm ガラス小試験管

②, ③は下記の定量法と同じ

操作

①静脈血を約 3 mL 採取し, 2 mL をガラス小試験管に入れ, 血液凝固が完了したことを確認したら, そのまま 37℃恒温槽中におく.

②凝固完了後 1 時間になるまで待ち, 血餅収縮の有無を観察する.

③収縮していなければ, 細い竹棒などで試験管壁を 1 周させて血餅をはがし, さらに 1 時間放置し, 最終的には 2 時間目に観察する.

結果の評価

評価については**図 8-6** に示す.

> **定性法の注意点**
> 血液 1mL では観察しにくい心配がある. Wintrobe らのように 2 mL を使うほうが見やすい.

2）定量法（Tocantins 法, 1964 年）

準備

①目盛り付きガラス遠心管およびコルク栓またはゴム栓と一方をらせん状または鉤状にした針金

②5 mL 注射筒と 21 G 注射針, およびその他の採血用具一式

③37℃恒温槽

操作

①静脈血を 6 mL 採取し, 目盛り付きガラス遠心管に正確に 5 mL 入れる. 残りの静脈血でヘマトクリット値（Ht）を求めておく.

②遠心管の中に針金を入れ, らせん状または鉤状部分が血液中に入るよう, コルク栓で固定する（**図 8-7**）.

③遠心管を 37℃恒温槽に入れ, 凝固完了後, さらに 1 時間放置する.

④コルク栓と針金を静かに引き上げ, 血餅を分離する.

⑤ガラス遠心管内に残った析出血清量（S mL）を読み取る.

⑥次式より補正血餅収縮率を求める.

> **定量法の注意点**
> ①血餅を引き上げる際には, 血餅を管壁に押しつけないよう注意して取り出す.
> ②遠心管の中に多量の赤血球が残った場合は, 3,000 rpm で 10 分間遠心してから血清量を求める.

$$補正血餅収縮率＝(析出血清量 / 全血清量)×100$$
$$＝[S/5×(1−Ht/100)]×100$$

基準範囲

Tocantins 法の場合は 55〜97%．

3）臨床的意義

①血小板数が5万以下になると，血餅収縮は不良となり，血小板減少にほぼ
比例して低下する．

②血小板機能低下症では Glanzmann 血小板無力症のⅠ型のみ血餅収縮の欠如
ないし不良を示す．血小板無力症Ⅱ型や他の血小板機能異常症では，血餅収
縮は正常である．

③無フィブリノゲン血症や異常フィブリノゲン血症でも血餅収縮能は低下す
る．

Ⅱ 凝固検査

1 プロトロンビン時間（prothrombin time；PT）

原 理

被検血漿に組織トロンボプラスチン（TF：組織因子とリン脂質の複合体）
とカルシウムイオンを加えると，血漿中の第Ⅴ・Ⅶ・Ⅹ因子が活性化され，
プロトロンビンがトロンビンに転化する．さらに，そのトロンビンがフィブ
リノゲンをフィブリンに変える（図8-8）．試薬を加えてからフィブリン析
出までの時間を測定することにより外因系の異常が発見できる（図8-9）．
測定法には，凝固法のほか，合成基質を用いた酵素反応法もある．現在は自
動分析装置による測定法が一般的であるが，異常結果の確認，そして分析装
置の評価や不具合の場合には，用手法で行わなければならないため手技の習
熟が必要である．

準 備

①採血用具一式

② 10〜15 mL のプラスチック試験管

③内径8 mm のガラス小試験管

④ 100 μL および 200 μL 用マイクロピペット

⑤駒込ピペット

⑥ 37℃恒温槽

⑦小試験管立て

⑧ストップウォッチ

⑨ 3.2%（2水塩）または 3.8%（5水塩）クエン酸ナトリウム溶液

⑩組織トロンボプラスチン・カルシウム混液

⑪対照コントロール血漿：基準範囲内のものと異常値を示すものの2種類

> **プロトロンビン時間の開発**
> プロトロンビン時間は1935年に Quick が考案したもので，**Quick 一段法**とよぶ．プロトロンビンにトロンボプラスチンとカルシウムを加えることによりトロンビンが生成する反応で，Quick はプロトロンビンの量で凝固時間が左右すると考えたが，のちにこの反応系には第Ⅰ・Ⅴ・Ⅶ・Ⅹ因子が関与することが明らかになった．手技は簡易であり，凝固検査の基本的な手技となるため重要である．

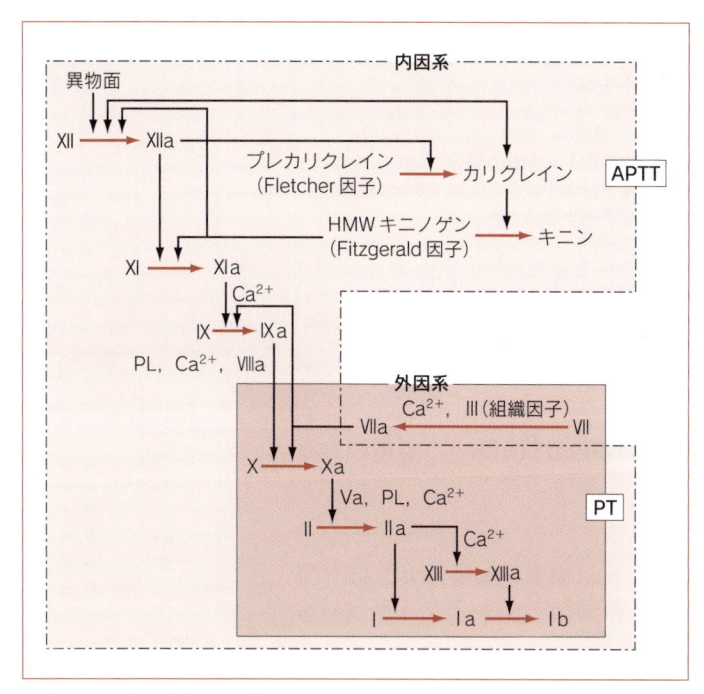

図 8-8 PT と APTT の関係

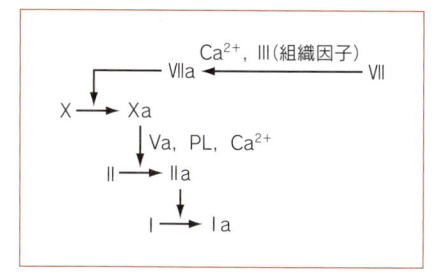

図 8-9 PT に関係する凝固因子

を用意する．なるべく長期間同一ロットのものが使用できるほうがよい．

操 作

（1）採血と血漿分離

①滅菌した 3.2％クエン酸ナトリウム溶液 0.5 mL（1 容）を注射器に吸っておき，泡を立てないように注意して，正中皮静脈から 4.5 mL（9 容）を採血する．

②混和後，泡を立てないように試験管に移す．

③ただちに 3,000 rpm，10 分遠心分離する．

④上清をプラスチック試験管に移し，被検血漿とする．

（2）測定方法

①ガラス試験管（内径 8 mm）をあらかじめ 37℃に保温しておき，そこに被検血漿を 100 μL 入れ，2〜3 分加温する．

②別に 37℃に加温しておいた組織トロンボプラスチン・カルシウム混液 200 μL をマイクロピペットで採取して被検血漿に添加し，ストップウォッチを始動させる．

③恒温槽内で試験管を数回振る．

④図 8-10 に示すように恒温槽より試験管を取り出し，1 秒に 1 回，試験管をゆっくり振って，フィブリンの析出を観察する．

⑤フィブリンの析出と同時にストップウォッチを止め，プロトロンビン時間とする．

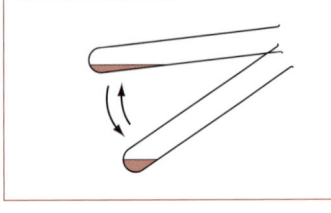

図8-10　フィブリン析出の判定方法
手首を動かして試験管の傾きを変え，液が試験管の中
ほどまで流れてくるようにする．

用いる組織トロンボプラスチン・カルシウム混液の力価によって異なるが，
基準範囲は 10〜13 秒とされている．正常対照と比較して 2 秒以上の延長が
あれば異常とする．

プロトロンビン時間の表記方法としては 4 種類の方法があり，各種の表記
法が用いられている．

① 時間（秒）で表す方法

凝固時間をそのまま表記したもので，必ず正常（標準）血漿（NP）の対照
値を併記する．施設間差や試薬間差が大きいが，10〜13 秒を示す試薬が多
い．

②プロトロンビン比（PR）

$$= \frac{被検プロトロンビン時間}{正常プロトロンビン時間}$$

で表す．基準範囲は 0.85〜1.15 で，播種性血管内凝固（DIC）の診断基準
として用いられている．

③プロトロンビン時間活性（PT 活性）

正常（標準）血漿（NP）の PT 活性を 100％としたときの被検者の PT 活性
を％で表す．

硫酸バリウム吸着血漿で希釈系列をつくり，プロトロンビン時間と濃度の検
量線から被検血漿の PT 活性を換算する．基準範囲は 80〜100％である．劇
症肝炎の診断基準に用いられている．

④国際標準化比（international normalized ratio；INR）

経口抗凝固剤（ワルファリン）のコントロールとして用いられる指標であ
る．国際標準品と比較換算して国際感度指数（international sensitivity
index；ISI）が使用する試薬に付与されており，プロトロンビン比（PR）
に乗じて求める．

$$INR = (PR)^{ISI}$$

基準範囲は 0.9〜1.1 であるが，ワルファリン投与中の患者では 2.0〜3.0 が
推奨されている．

PT 時間の延長を示す疾患は，①第 II・V・VII・X・I 因子の欠損症，②
フィブリノゲン活性の減少，③循環抗凝血素の存在，などが考えられる．代
表的なものを**表 8-3** に示した．異常となった場合には，他の検査との組み

表8-3　PTが延長する疾患

病態	疾患
第Ⅱ・Ⅴ・Ⅶ・Ⅹ因子活性減少	第Ⅱ・Ⅴ・Ⅶ・Ⅹの先天性欠乏症，異常症，抗体血症，肝疾患，ビタミンK欠乏症
フィブリノゲン活性減少	先天性無フィブリノゲン血漿，DICによる消費性減少

合わせ検査や，関連の凝固因子定量や循環抗凝血素の検索，肝機能検査などを行い総合的に判断する．APTTが正常であれば第Ⅶ因子の欠乏や異常，インヒビターの存在を考える．その後，第Ⅶ因子活性の測定やクロスミキシング試験（交差混合試験），ループスアンチコアグラント（LA）の検査を次に行う．またAPTTも延長している場合には共通系の凝固因子の異常やインヒビターの存在を考える．

PT時間の短縮はジギタリス中毒，バイパス療法などでみられる．また採血の際に組織因子が混入すると短縮するので，注意が必要である．

2 活性化部分トロンボプラスチン時間（activated partial thromboplastin time；APTT）

原 理

APTTは，部分トロンボプラスチン時間（PTT）において，被検血漿とガラス管やプラスチック管などが接触する際に第Ⅻ因子や第Ⅺ因子の活性化が不完全で測定時間が不安定になる欠点を除くために開発されたものである．被検血漿と接触因子活性化物質（カオリン，セライト，エラジン酸など）が加えられたAPTT試薬を混合し，あらかじめ加温しておく．そこに塩化カルシウムを加えてからフィブリンの析出までの時間を測定する．

内因系凝固の酵素反応を総合的に反映するもので，高分子キニノゲン（HMWK），プレカリクレイン，第Ⅻ・Ⅺ・Ⅸ・Ⅷ・Ⅹ・Ⅴ・Ⅱ・Ⅰ因子の量および質の低下を測定する．

準 備

①採血用具一式

②10～15 mLのプラスチック試験管

③内径8 mmのガラス小試験管

④100 μLおよび200 μL用マイクロピペット

⑤駒込ピペット

⑥37℃恒温槽

⑦小試験管立て

⑧ストップウォッチ

⑨APTT試薬：ウサギの脳や大豆から抽出したリン脂質や化学合成リン脂質にカオリンやエラジン酸，無水ケイ酸を添加したもの．APTT用試薬は市販品を用いる．

⑩ 25 mM CaCl₂ 溶液

操作

①37℃恒温槽中で被検血漿，APTT 試薬，塩化カルシウム溶液，測定用小試験管を 3〜5 分加温する．

②測定用小試験管に血漿 100 μL，APTT 試薬 100 μL を加えて軽く振盪し，37℃恒温槽に 3〜5 分，漬けておく．この間に接触因子は活性化される．

③時間がきたら，あらかじめ温めてあった塩化カルシウム溶液 100 μL を加えると同時に，ストップウォッチを始動する．

④軽く振って内容を混ぜ，37℃の恒温槽に戻す．

⑤約 20 秒したら恒温槽から取り出して 1 秒ごとに傾け，フィブリンが析出したと同時にストップウォッチを止める．

⑥2 回測定して平均値をとる．

基準範囲

使用する APTT 試薬により基準範囲に多少の差がある．

しかし，血漿カルシウム再加時間や PTT に比してずっと短くなると同時に，基準範囲の幅は狭く，再現性は比較的良好である．30〜40 秒が一般的な基準範囲であるが，正常対照と比較して 10 秒以上延長している場合，異常とする．原則として施設で基準範囲を設定する．

結果の解析と評価 （表 8-4）

延長する場合には先天性の内因系凝固因子の量的欠乏症と質的な異常症が考えられる．代表的なものとして第Ⅷ因子欠損症（**血友病 A**）および第Ⅸ因子欠損症（**血友病 B**）がある．その他，von Willebrand 病（出血時間延長を伴う）や第Ⅻ因子欠乏症・異常症などがある．後天性の凝固因子欠乏症の場合は，主な凝固因子産生場所である肝臓の障害で第Ⅱ・Ⅶ・Ⅸ・Ⅹ因子の減少が起こる．またクマリン系抗凝固剤投与時やビタミン K 欠乏症の場合には，ビタミン K 依存性凝固因子が障害されて不活性な **PIVKA** となって産生される．この場合も APTT は延長する．消費が亢進する播種性血管内凝固（DIC）や循環抗凝血素が存在するときも延長する．

一方，短縮する場合は，組織液の混入や，抗凝固剤のクエン酸ナトリウムの量に比較して血液量が多かった場合などが考えられる．高齢者や妊産婦で凝固因子が生理的に増加する場合もある．

3 カルシウム再加時間 （recalcification time）

原理

クエン酸ナトリウムを抗凝固剤として血液に加え，遠心して血漿を分離する．これに十分量のカルシウムイオン（25 mM CaCl₂）を加え，この瞬間からフィブリンが析出するまでの時間を測定する．

赤血球や白血球を除いた血液の凝固能を総括的にみる点で血液凝固時間に近いが，①血漿分離操作の間に血漿はガラス面に接触するため，ある程度接

操作時のポイント

①血漿と APTT 試薬の反応を 5 分以上行うと，第Ⅷ因子あるいは第Ⅴ因子の活性が低下することがある．

② APTT 試薬は，リン脂質の抽出方法や活性化剤の種類によって多様であり加温時間なども異なるため，仕様書で確認する必要がある．

③血小板の混入により，ループスアンチコアグラント（LA）の検出に影響するため血清分離方法に注意する．

④2 回測定して大きく異なる場合には再検査する．

PIVKA : protein induced by vitamin K absence or antagonists

表 8-4　APTT が異常を示す場合

異常	疾患
延長	**先天性** 血友病 A(第Ⅷ因子欠損症・異常症) 血友病 B(第Ⅸ因子欠損症・異常症) 第ⅩⅡ, ⅩⅠ, Ⅹ, Ⅴ, Ⅱ因子欠乏症・異常症 von Willebrand 病 プレカリクレイン欠乏症 高分子キニノゲン欠乏症 **後天性** 重症肝疾患 播種性血管内凝固（DIC） 線溶亢進 循環抗凝血素の存在 抗凝血薬投与時
短縮	組織液の混入, 凝固能の亢進

🔺 APTT 測定に際して

① APTT 延長の場合, 健常人血漿との混和試験を行う. 凝固因子の異常があれば補正されるが, 循環抗凝血素の存在では補正されない.
② APTT が延長していた場合に, 次に行う検査として次のものがある.
・フィブリノゲンが欠乏していると, 凝固は全く起こらない. 高度の減少では, 凝固したフィブリン量から推測することが可能であるが, 化学的に定量してみる.
・延長が凝固因子欠乏によるか循環抗凝血素によるかについては**クロスミキシング試験**（交差混合試験）を行う（「Ⅳ 凝固・線溶阻止因子の検査」参照）.

触因子の活性化が進行するため, 血液凝固時間に比べて時間はかなり短くなる, ②異常をみつけるのに血液凝固時間よりも鋭敏である, などの特徴がある.

カルシウム再加時間の測定は検査室において現在ほとんど行われなくなった検査法であるが, Quick のプロトロンビン時間測定法が開発されてから急激に発展を遂げた各種血液凝固検査の基礎はここにあり, そのほとんどが血漿にカルシウムイオンを加えて凝固するまでの時間を測るという操作を基本にしているため, 種々の用手法をマスターするには重要な検査法である.

4　トロンビン時間 (thrombin time；TT)

原理

血漿にトロンビン溶液を加えてから凝固するまでの時間を測定する. 血液凝固の第 3 相における異常を検出するのに用い, 主としてフィブリノゲンの量的減少や質的異常および抗トロンビン物質の存在を見出すために行う.

準備

①採血用具一式
② 10〜15 mL のプラスチック試験管
③内径 8 mm のガラス小試験管
④ 100 μL 用マイクロピペット
⑤駒込ピペット
⑥ 37℃恒温槽
⑦小試験管立て
⑧ストップウォッチ
⑨遠心器
⑩ 3.2%クエン酸ナトリウム溶液

⑪トロンビン溶液：対照正常血漿の凝固時間が15〜20秒（1〜5単位/mL）になるよう生理食塩液で希釈し，トロンビン力価を調整する．希釈したトロンビン溶液は，−20℃に保存すれば長期間使用できる．ただし，凍結と溶解は繰り返さない．

操作

①小試験管にマイクロピペットで被検血漿100 μL をとる．37℃の恒温槽で約3分間加温する．

②トロンビン希釈液100 μL を添加すると同時にストップウォッチを始動し，フィブリンの析出する凝固時間を測定する．

③この操作を対照用正常血漿，被検血漿について2〜3回測定して平均値をとる．

基準範囲

対照正常血漿と比較して，その差が2〜3秒以内．

結果の解析と評価

トロンビン時間に影響を与えるものとして，フィブリノゲンの量的，質的異常や抗トロンビン物質の存在が考えられる．

①**フィブリノゲンの減少および欠如**：50〜60 mg/dL 以下で延長を示し，10 mg/dL 以下では凝固しない．無フィブリノゲン血症，肝障害による産生障害，線溶亢進などがある．

②**フィブリノゲンの質的異常**：フィブリノゲン異常症や，肝硬変や肝がんなどで肝実質障害時の異常フィブリノゲン産生の場合．

③**抗トロンビン物質の存在**：ヘパリン療法中やショック，そしてまれに悪性腫瘍でのヘパリン様抗凝固因子の出現でトロンビン時間は延長する．また，FDP が過剰にあるときも延長する．

④**血漿蛋白質の異常**：多発性骨髄腫や関節リウマチ，SLE などの異常蛋白血症のときにフィブリンの重合が抑制されて延長する．

5　フィブリノゲン量（assay of fibrinogen）

原理

フィブリノゲンは，トロンビンが作用してフィブリンとなり，止血機構の中心的な役割を担うばかりか，急性炎症時に増加し，生体防御機構にも関与している．フィブリノゲンの測定には，凝血学的測定法や比濁法，沈殿法，免疫学的測定法などがある．

1）トロンビン時間法（Clauss 法）

一定量のトロンビンにおけるフィブリノゲンのフィブリンへの転化速度はフィブリノゲン濃度に依存することを利用した方法である．**抗トロンビン物質**（アンチトロンビン，ヘパリンコファクターⅡ）の影響を抑えるため過剰なトロンビンを添加して凝固時間を測定し，検量線よりフィブリノゲン濃度を求め

SLE：systemic lupus erythematosus. 全身性エリテマトーデス

トロンビン時間法のポイント

①抗トロンビン物質（ヘパリンや FDP の増量）の存在によりトロンビン時間は延長するため，フィブリノゲン量が低値に出る．ヘパリン療法中の患者の場合は別の測定法を行う．

②異常蛋白血症（多発性骨髄腫など）ではフィブリン重合が阻害されるため，延長する．

③自動分析装置には，フィブリノゲンがフィブリンに転化する際の濁度の変化を光学的にとらえる方法や，粘稠度の変化や電気抵抗の変化を利用する方法などがある．

る.

①フィブリノゲン量測定試薬
　・凝固剤（100 U/mL ウシトロンビン試薬）
　・フィブリノゲン標準液（基準血漿）
　・オーレンベロナール緩衝液（pH7.35）

①被検血漿をオーレンベロナール緩衝液で 10 倍希釈する．その希釈液を内径 8 mm のガラス試験管に 200 μL とり，トロンビン液 100 μL を加えて室温でトロンビン時間を測定する．
②検量線よりフィブリノゲン濃度を求める．
③検量線の作成：フィブリノゲン標準液をオーレンベロナール緩衝液で 5 倍，15 倍，40 倍に希釈する．各希釈液 200 μL を試験管に入れ，37℃の恒温槽で 2～5 分間加温する．そこに室温に置いたトロンビン液を 100 μL 添加し，トロンビン時間を測定する．両対数グラフの横軸にフィブリノゲン濃度，縦軸にトロンビン時間をとって検量線を作成する．

2）免疫学的測定法

(1) 一元放射免疫拡散法（single radial immunodiffusion；SRID）

抗ヒトフィブリノゲン抗体を含んだ寒天平板の穴に被検血漿を入れて一定時間後に観察すると，穴の周囲に沈降輪を認める．沈降輪の面積とフィブリノゲン抗原量との間に比例関係があるため，標準血漿の径から検量線をつくり，これと比較して定量する．

(2) ラテックス凝集法

抗フィブリノゲン抗体を吸着したラテックス粒子と被検血漿に含まれるフィブリノゲン抗原とが反応してラテックス粒子が凝集する．その凝集の程度を吸光度で測定することでフィブリノゲン量を求める方法である．

(3) レーザ免疫ネフェロメトリ（LINM）

抗フィブリノゲン血清と血漿中のフィブリノゲンとの複合物にレーザ光を照射すると，その光の散乱強度はフィブリノゲン量に比例する．

本法は感度良好で迅速に結果を得ることができるため，全自動測定器に利用されている．フィブリノゲン以外に FDP も一緒に測定される．

3）重量法

トロンビンや塩化カルシウムによって形成されたフィブリン塊の重量を測定する方法である．血漿にトロンビン（塩化カルシウム）を加え 37℃で放置後，ガラス棒を静かに回しながら凝固したフィブリンの全量をガラス棒に巻き付けて取り出し，濾紙上に移す．このフィブリン塊を蒸留水で洗浄したあと，アルコールとエーテルで脱水し，乾燥させる．その重量を化学天秤で測定する．

4）比濁法

血漿中のフィブリノゲンを 12％硫酸アンモニウムで塩析し，その濁度を吸光度から求める方法である．

5）結果の解析と評価

①フィブリノゲンの減少ないし欠乏
- **先天性**：無フィブリノゲン血症，低フィブリノゲン血症，異常フィブリノゲン血症など．
- **後天性**：DIC（消費亢進），線維素溶解の亢進，重症肝疾患（産生低下または異常フィブリノゲン産生），大量出血（消費亢進）など．

②フィブリノゲンの増加
- **生理的**：高齢，妊娠末期，避妊薬服用時，運動後など．
- **後天性**：感染症，悪性腫瘍，脳梗塞や心筋梗塞のあと，手術後，妊娠中毒症，ネフローゼ，糖尿病，膠原病，火傷後など．治療に関連しては，ヘパリン投与中止後，X 線治療後，血液製剤の大量または長期投与時など．

> 基準範囲
>
> 基準範囲は 200〜400 mg/dL．60 mg/dL 以下では出血傾向が，700 mg/dL 以上では血栓傾向が認められる．
> トロンビン時間法では 150〜350 mg/dL である．

6　複合凝固因子の検査

1）トロンボテスト（thrombotest；TT）

> 原 理

トロンボテストは，1959 年に Owren,P.A. が考案したもので，第Ⅱ・Ⅶ・Ⅹ因子の減少と PIVKA による阻害反応を特異的にとらえる検査法である．クマリン系の抗凝血薬はビタミン K 依存性の因子が産生するときにビタミン K に類似しているため拮抗して取り込まれ，正常な凝固因子ができず PIVKA が産生される．

内因性凝固系を活性化する血小板第3因子（リン脂質）と感度を下げたウシ脳由来の組織トロンボプラスチンを混合し，これに第Ⅱ・Ⅶ・Ⅹ因子を吸着除去したウシ血漿（フィブリノゲンとⅤ因子の補充）とカルシウムを含む試薬に被検血漿を添加して，凝固時間を測定する方法である．

> 準 備

①TT 専用試薬
②PT と同じ器具
③被検血漿：全血を用いる場合と血漿を用いる場合の2通りがある．

> 操 作

①内径 8 mm の小試験管に試薬 250 μL をとり，あらかじめ 37℃の恒温槽で加温する．

 全血の場合（準備③）

全血は，耳朶から採取した毛細管血液 50 μL を用いる方法と，クエン酸ナトリウム加血液をそのまま使う方法がある．

 検体採取の注意点

①採血時に穿刺による組織片や組織液の混入を防ぐ．絞り出したり，採血に時間がかかったりした検体は使用しない．
②検体は採取後すぐに検査する．冷蔵保存すると検体の活性化により値が上昇する．

②血液 50 μL をマイクロピペットでとり，小試験管に添加すると同時にストップウォッチを始動させ，37℃に保温する．

③約 20 秒間放置後，傾斜法にてフィブリン塊の析出した時点を凝固時間とする．

④試薬に添付されている検量線からトロンボテスト値（%）を求める．

基準範囲

基準範囲は 70〜130％である．抗凝固薬の治療コントロール域は TT％で 10〜25％，TT-INR で 0.00〜1.12 とされている．TT％が 40％以下の場合はビタミン K 凝固因子のどれかが低下していることを示している．

結果の解析と評価

トロンボテストは第Ⅱ・Ⅶ・Ⅹ因子の活性を反映し，先天性疾患ではこれらの因子の欠損症が，後天性疾患では新生児の一時性出血や重症肝障害，胆道閉塞などで低下する．また，心筋梗塞や脳梗塞，末梢血管閉塞症，心房細動を伴う心疾患，心臓手術の術後などで，ビタミン K 拮抗作用のあるクマリン系経口抗凝固薬（ワルファリン）を使用する場合に，治療量決定のモニターとして実施されている．

2）ヘパプラスチンテスト（hepaplastin test；HPT）

原理

トロンボテストと同じような原理であるが，TT は内因性凝固阻害物質である PIVKA に感受性であるため抗凝血療法やビタミン K 欠乏症，肝疾患などで PIVKA が生成されると，TT ではこれらの影響が加味されてしまう．それに対し HPT は非感受性であるため，肝臓で生成された第Ⅱ・Ⅶ・Ⅹ因子量を反映する．そのため肝機能検査に適している．TT と併用すれば PIVKA 様阻害因子を検出することができる．1969 年に Owren は，PT と TT の長所を生かしたノルモテストを開発し，わが国ではヘパプラスチンテストとして発売された．

準備

①ヘパプラスチン試薬：トロンボプラスチン試験のウシ脳トロンボプラスチンの代わりにウサギ脳トロンボプラスチンを用いるため，PIVKA の影響を受けない．

②検査材料：静脈血を用いる場合は，3.2％クエン酸ナトリウム 1 容と血液 9 容を混合し，ただちにプラスチック管またはシリコン処理したガラス管に移す．毛細管血の場合は，耳朶を穿刺し血液 10 μL をマイクロピペットでとり，ただちに測定する．

操作

①37℃恒温槽中で小試験管に調製試薬 250 μL をとり，加温しておく．

②検体 10 μL を調製試薬の入った試験管に加えると同時にストップウォッチを始動させる．ピペットは試薬と血液の混液で 1 回洗浄する．

ヘパプラスチンテストのポイント

①試薬量に対し検体量が少ないため，阻止因子（PIVKA）の影響を受けずに測定することができる．

②全血を用いる場合，貧血や多血症などの血液ではヘマトクリット補正を行う．添付の補正曲線を用いて補正する．

表 8-5　PT と APTT の凝固異常による疾患

PT / APTT	正常	異常
正常	血小板異常 第ⅩⅢ因子異常	先天性第Ⅶ因子欠損症 ビタミン K 欠乏症 第Ⅶ因子に対するインヒビター
異常	内因系凝固因子異常 von Willebrand 病 内因系凝固因子に対するインヒビター ループスアンチコアグラント 抗リン脂質抗体症候群 DIC	共通系凝固因子の異常 共通系凝固因子に対するインヒビター 大量出血 DIC（進行した場合）

③ 1 回振って試薬と血液を混和し，恒温槽に 20 秒間静置する．傾斜法にて凝固時間を測定する．

④添付されている検量線に凝固時間をあてはめて活性％を求める．

基準範囲

70〜130％．

結果の解析と評価

ヘパプラスチンテストは，トロンボテストと異なりウサギ脳組織トロンボプラスチンを用いており，PIVKA の影響がなく肝胆道疾患時の第Ⅱ・Ⅶ・Ⅹ因子を反映する．肝実質細胞の傷害とビタミン K の欠乏状態を反映するため，他の肝機能検査を併用することにより診断，予後の判定に有用である．また，新生児や乳児におけるビタミン K 欠乏性出血症として母乳栄養児のなかに頭蓋内出血を起こす例があり，そのスクリーニングとして用いられている．

7　凝固因子活性定量

スクリーニング検査として行った PT や APTT で異常が認められた場合は，確定診断のために，凝固因子活性や凝固因子量の測定を行う（**表 8-5**）．凝固因子欠乏症には，先天性欠乏症などの単独因子欠乏と肝疾患やビタミン K 欠乏などによる複合因子欠乏がある．

測定法として PT や APTT を用いた凝固法や発色性合成ペプチド基質を用いた測定法，そして因子抗原量を求めるための免疫学的測定法などがある．

1）第Ⅱ・Ⅴ・Ⅶ・Ⅹ因子活性測定

(1) 凝固法

原理

被検血漿に測定する因子の欠乏血漿を因子として加え，プロトロンビン時間法を用いて測定する．被検血漿中の凝固因子活性に依存して凝固時間が短縮するため，因子活性を測定することができる．

準 備

①凝固因子欠乏血漿

②組織トロンボプラスチン

③ 25 mM $CaCl_2$ 溶液

④健常人プール血漿または標準血漿：健常人プール血漿は多数の健常人からの血漿を−70℃で凍結保存し，これらをいっせいに解凍して混和し，小分けして再度−70℃で凍結保存する．

⑤ベロナール緩衝液またはイミダゾール緩衝液（pH7.3）

⑥内径 8 mm の小試験管

⑦マイクロピペット

⑧ストップウォッチ

⑨ 37℃恒温槽

操 作

①小試験管に緩衝液で 10 倍希釈した被検血漿を 100 μL 入れ，次に凝固因子欠乏血漿を 100 μL 加えて 37℃恒温槽で約 3 分間加温する．（たとえば，第Ⅱ因子の測定の場合は第Ⅱ因子欠乏血漿を用いる．）

②あらかじめ 37℃に加温しておいた PT 試薬（組織トロンボプラスチンと塩化カルシウム混液）200 μL を小試験管に加え，ストップウォッチを始動して凝固時間を測定する．

③検量線の作成：健常人プール血漿の 10 倍希釈液を 100％として，さらに 50，25，12.5，6.25，3.13％の希釈系列をつくる．これらを被検血漿と同様の方法で凝固時間を測定して，両対数グラフの縦軸に時間，横軸に凝固因子活性（％）をとって検量線を作成する．検量線から凝固因子活性を求める．

基準範囲

70〜130％．妊娠後期や運動後には各凝固因子活性は増加する．

結果の解析と評価

新生児では腸内細菌の未発達によるビタミン K 産生不足，母乳のビタミン K 含有量の少ないこと，肝機能が未発達などの理由から，第Ⅱ・Ⅶ・Ⅸ・Ⅹ因子の低値が認められることがある．そのため，新生児出血症（新生児メレナ）として知られる消化管出血や鼻出血を呈する．

これらの因子の低下は，まずビタミン K の摂取障害が考えられる．先天性胆道閉塞，総胆管拡張症などで胆汁の供給が悪いと，脂溶性ビタミンであるビタミン K の吸収が悪くなる．またビタミン K_2 は腸内細菌によって合成されるため，抗菌薬の大量投与や慢性下痢などでもビタミン K の減少が認められる．肝硬変などでの肝実質障害，DIC，それぞれの先天性欠乏症でも因子活性が低下する．

2）第 XII・XI・IX・VIII因子，プレカリクレイン，高分子キニノゲンの活性測定

(1) 凝固法

原 理

被検血漿に測定する凝固因子の欠乏血漿を加えて，APTT法を用いて測定する．延長した因子欠乏症のAPTTは被検血漿中の因子活性に依存して短縮することを利用して，因子活性を測定する．

準 備

① APTT試薬

②それぞれの因子欠乏血漿

③ 25 mM $CaCl_2$ 溶液

④健常人プール血漿

⑤ベロナール緩衝液（pH7.3）

操 作

①第XII因子測定の場合は，10倍希釈した被検血漿 100 μL に APTT試薬 100 μL を添加し，37℃・2分間加温する．その後，欠乏血漿 100 μL を添加し 37℃・8分間加温する．第XI因子測定の場合は，10倍希釈被検血漿 100 μL に APTT試薬 100 μL と欠乏血漿 100 μL を添加し，37℃・8分間加温する．第VIII，IX因子測定の場合は，10倍希釈被検血漿 100 μL に APTT試薬 100 μL と欠乏血漿 100 μL を添加し，37℃・5分間加温する．

②これに 25 mM $CaCl_2$ 溶液 100 μL を添加し，同時にストップウォッチを始動して凝固時間を測定する．

③検量線から凝固因子活性を求める（**図 8-11**）．

基準範囲

70〜130%．運動により第VIII・IX・XI・XII因子の活性が上昇する．

結果の解析と評価

血友病 A では第VIII因子，血友病 B では第IX因子の活性が低下している．DIC では第VIII，IX因子ともに低下する．第VIII，IX因子インヒビターや抗リン脂質抗体症候群，ループスアンチコアグラントが存在する場合，第VIII，IX，XI，XII因子の活性が低下する．

3）フォン ヴィレブランド因子（von Willebrand factor；VWF）の測定

　VWF は血漿中で第VIII因子と結合して複合体を形成しており，第VIII因子の担体として働いているほか，第VIII因子の活性を安定化させたり，血小板が粘着，凝集する一次止血において血小板と内皮細胞下組織を接着させたりする働きがある．また，フィブリンの架橋形成にも関与している．

　測定法には，多血小板血漿（PRP）を用いたリストセチン添加血小板凝集能の測定や，健常者洗浄血小板を用いたリストセチン・コファクター（RCoF）測定法がある．また，免疫学的測定法として一次元免疫電気泳動法（ローレル

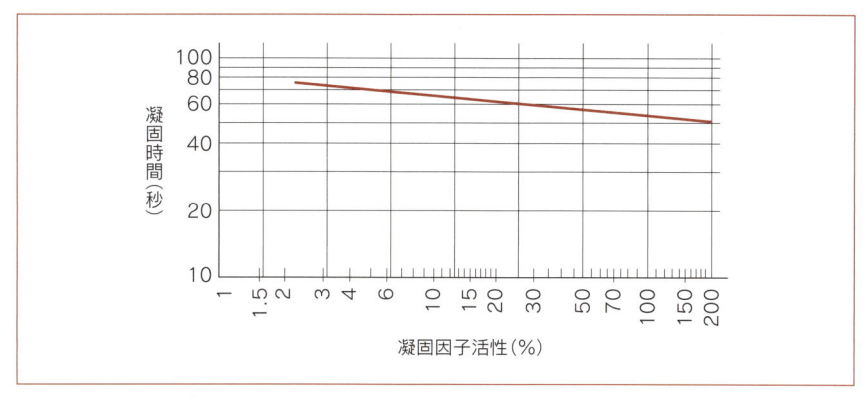

図 8-11　両対数グラフ用紙を用いた第Ⅷ因子検量線の例

法）や ELISA 法がある．さらにフォン ヴィレブランド病（VWD）の病型分類に SDS-アガロースゲル電気泳動法（SDS-PAGE）を用いてマルチマー構造を解析する．

(1) リストセチン・コファクター（RCoF）測定法

血小板は VWF の存在下でリストセチン（抗菌薬）を添加すると凝集を起こす．健常者洗浄血小板に被検血漿とリストセチンを添加し，凝集の有無を判定する．基準範囲は 70〜150%，VWD で低下する．ネフローゼや川崎病では高値を示す．

(2) 免疫学的測定法

一次元免疫電気泳動法（ローレル法）は，VWD と血友病 A との鑑別に用いられる．二次元交差免疫電気泳動法（CIE）では，VWF の質的異常を測定できる．また，SDS-アガロースゲル電気泳動法とウエスタンブロッティング法を用いて VWF のマルチマー構造の解析が行われている．

4）第XⅢ因子の検査（assay of factor XⅢ）

第XⅢ因子はフィブリナーゼともいわれ，尿素可溶性のフィブリン塊を架橋し尿素不溶性のフィブリンゲルに安定化させる．活性化第XⅢ因子はトランスグルタミナーゼ作用をもった SH 酵素である．

検査法には，免疫学的測定法と合成基質を用いた測定法，そしてフィブリン酸溶解試験などがある．

免疫学的測定法には一次元免疫電気泳動法（ローレル法）や抗ヒトXⅢ抗体を用いたラテックス凝集法がある．合成基質を用いた第XⅢ因子測定法は，活性化第XⅢ因子をクロットインヒビター（フィブリン重合阻害ペプチド）によりフィブリンの架橋を阻止し，グリシンエチルエステルをXⅢ基質に結合させることで NH_3 を遊離する．NH_3 は NADH を酸化させて NAD^+ となり，340 nm の減少から活性を求める方法である．

フィブリン酸溶解試験は，被検血漿にトロンビンとカルシウムを加えフィブリン塊を形成させたのち，モノクロロ酢酸を加えてフィブリンの可溶性をみる方法である．

結果の解析と評価

基準範囲は 70〜140% である．先天性第XⅢ因子欠乏症や後天的に第XⅢ因子の減少を示す疾患として，多発性骨髄腫，DIC，ある種の悪性腫瘍，重症肝硬変症，悪性貧血，多血症，無γ-グロブリン血症，鉛中毒，水銀中毒，抗XⅢ因子抗体の存在などがある．

Ⅲ 線溶検査

1 プラスミノゲン（plasminogen；PLG）

原理

プラスミノゲンは肝細胞で産生される糖蛋白質で，線維素溶解酵素のプラスミンの前駆物質として血中に存在し，プラスミノゲンアクチベータ（plasminogen activator；PA）によってプラスミンに活性化される．プラスミンは血中のフィブリノゲンやフィブリンを溶解するほか，プラスミンインヒビター（PI）と複合体（PIC）を形成し，活性が中和されマクロファージにより処理される（**図4-3**参照）．プラスミノゲン量を測定することは生体内での線溶活性を知るうえで重要である．血漿プラスミノゲンの測定法には，プラスミノゲンの抗原量を測定する免疫学的測定法と，プラスミノゲンが活性化されてできたプラスミンの活性を測る合成基質法がある．

操作

①免疫学的測定法

一元放射免疫拡散法（SRID）やロケット免疫電気泳動法（ローレル法），そしてラテックス粒子を用いた免疫比濁法などがある．

SRID法は，抗プラスミノゲン抗体を含有するアガロース平板に被検血漿を添加し，形成される沈降輪を測定して検量線よりプラスミノゲン量を測定する方法である．

ラテックス凝集免疫比濁法は，抗プラスミノゲン抗体を感作させたラテックス粒子と被検血漿を混合し，濁度の変化を近赤外領域（940 nm）で測定する方法である．

SRID：single radial immunodiffusion

②合成基質法

被検血漿にストレプトキナーゼ（SK）を添加するとプラスミノゲンが活性化されてプラスミンに変化する．そのプラスミンが合成基質を水解し，遊離する p-ニトロアニリンの吸光度を測定することでプラスミノゲン量を測定する．

基準範囲

ラテックス凝集免疫比濁法は 9.8〜14.6 mg/dL，合成基質法は 70〜150%．

結果の解析と評価　（表8-6）

①**先天性**：プラスミノゲンの酵素活性低下があり，線溶系の機能不全から血栓傾向を示す．

表8-6　プラスミノゲンの異常

| 低下する疾患 | プラスミノゲン産生の低下：先天性プラスミノゲン欠損症，肝硬変，肝がん
プラスミノゲン消費の増大：DIC，u-PA，t-PAなどの投与 |
| 上昇する疾患 | プラスミノゲン産生の亢進：妊娠末期，薬剤（糖尿病薬やホルモン剤）の長期投与 |

②**後天性**：肝障害による合成障害やDICでの消費亢進，血栓溶解剤のウロキナーゼ型プラスミノゲンアクチベータ（u-PA），組織型プラスミノゲンアクチベータ（t-PA）投与による分解亢進などがある．

2　フィブリノゲン／フィブリン分解産物 (fibrinogen and fibrin degradation products；FDP)

原 理

FDPは単一な蛋白質ではなく，フィブリノゲン由来のFgDPとフィブリン由来のFDP（D-ダイマー）が存在している（**図4-4**参照）．

現在，FDPの測定は，総FDPを測定する方法とD-ダイマーを測定する方法に分かれ，免疫学的測定法が用いられている．総FDPを測定する場合では，ポリクローナル抗体を使用すると検体中のフィブリノゲンとも交差反応を示すことになる．そのため，フィブリノゲンを除去した血清を検体として用いる．近年，モノクローナル抗体を使用した総FDPの測定が開発され，血漿を検体とすることも可能となり，広く普及している．測定法としてラテックス凝集反応による半定量法とラテックス凝集反応を光学的方法により定量するラテックス免疫比濁法とがある．

操 作

①ラテックス凝集法（latex agglutination test）（**図8-12**）

静脈血に抗プラスミン剤（アプロチニン）を加え，採血後のプラスミン活性化を抑えておいて血清を分離する（ヘパリン投与患者の血液は十分に凝固しないので，フィブリノゲンを直接フィブリンに変換する蛇毒の一種レプチラーゼを加えてフィブリンを析出させる）．希釈液で血清を5倍から160倍まで希釈する．感作ラテックス粒子浮遊液を加えてよく混ぜ，2分後に凝集の有無を観察する．FDPの感度をフィブリノゲン量として $0.5\,\mu g/mL$ に設定してあるので，これに血清の希釈倍数を掛けたものがFDPの量となる．

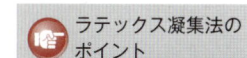

ラテックス凝集法のポイント
①関節リウマチ患者では，リウマトイド因子によって非特異的凝集が起こることがある．
②敗血症の場合，顆粒球エステラーゼによるFDP上昇が認められる．
③基準範囲は血中FDP10 $\mu g/mL$ 未満，尿中FDP $0.1\,\mu g/mL$ 以下である．

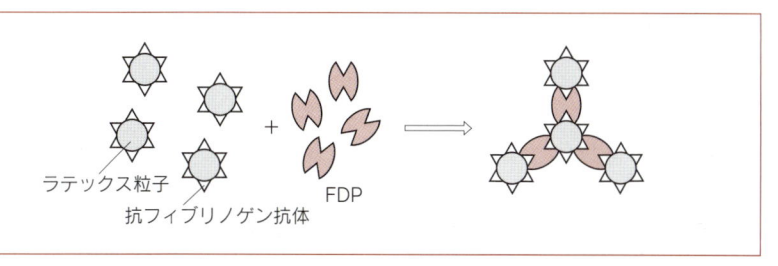

ラテックス粒子
抗フィブリノゲン抗体
FDP

図8-12　FDP測定のラテックス凝集反応

FDPと反応する抗体を感作したラテックス粒子を検体に加え生じた凝集塊に光を当て，濁度の変化を初速度法で測定する．抗E分画抗体を用いて近赤外領域の940 nmで測定する方法や，抗フィブリノゲン抗体，抗D分画抗体，抗E分画抗体を用いて585 nmで測定する方法などがある．

3 D-ダイマー（D-dimer）

原理

D-ダイマーはトロンビンと第XIII因子によって形成された安定化フィブリンのプラスミンによる分解産物で，二次線溶を反映するものである．安定化フィブリンがプラスミンにより分解されると，ポリマー構造の集合体であるX-オリゴマー（高分子XDP）が形成される．さらにこれからDD/E複合体やD-ダイマーおよびE分画が形成される．D-ダイマーを検出することで二次線溶の亢進を測定することができる．

高分子XDP：高分子 cross-linked fibrin degradation products

測定に用いられる抗体は，フィブリノゲンと交差反応を示さないため血清でも血漿でも測定が可能である．

測定法にはラテックス凝集法，ラテックス免疫比濁法，酵素免疫測定法（ELISA），蛍光酵素免疫測定法などがある．

操作

操作法はFDP測定と同じであるが，ヒトD-モノマーあるいはD-ダイマー分画に反応性の高いモノクローナル抗体を感作したラテックス粒子を用いる．EIA法は固相チューブやマイクロプレートを用いたサンドイッチ法である．また，蛍光免疫測定法では，2種のモノクローナル抗体を用いるサンドイッチ法で自動蛍光免疫装置を使用する．

基準範囲は，測定法，キット，測定機器によって異なるため使用説明書で確認する必要がある．

結果の解析と評価

総FDPの高値は線溶が亢進していることを示し，D-ダイマーが高値を示すのは安定化フィブリンが生成したこと，すなわち血栓の程度を反映し，二次線溶が亢進していることを示す．総FDPはDIC診断基準の項目となっており，またD-ダイマーは血栓性疾患や生体内の凝固亢進状態の指標となる．多臓器不全（MOF）を伴うDICではFDPとD-ダイマーがともに高値を示す．急性前骨髄球性白血病（APL）や血栓溶解のためにプラスミノゲンアクチベータが投与された場合など過剰な一次線溶が生じた場合では，FDPが高値であるがD-ダイマーは軽度高値となる．D-ダイマーが高値でFDPが基準範囲を示す場合は，ヒト抗マウス抗体（HAMA）陽性者やIgM高値などの非特異的反応が考えられる．この場合，希釈再検や抗フィブリノゲン抗体による吸収試験などを行う必要がある．

HAMA：human anti-mouse antibody

FDPやD-ダイマーが上昇する疾患を**表8-7**にまとめた．

表 8-7　FDP や D-ダイマーが上昇する疾患

DIC（播種性血管内凝固）
動脈瘤，心筋梗塞，脳梗塞，肺梗塞
深部静脈血栓症，閉塞性動脈硬化症
肝硬変，炎症性疾患，血栓性血小板減少性紫斑病
溶血性尿毒症症候群，血栓溶解療法（u-PA，t-PA の投与）
妊娠，激しい運動

Ⅳ 凝固・線溶阻止因子の検査

1　アンチトロンビン（antithrombin；AT）

概 要

AT は，生理的に最も重要な凝固抑制蛋白の一つで，トロンビン，活性化第 X 因子（Xa 因子）活性を阻害するセリンプロテアーゼインヒビターである（第 4 章 p.61）．AT は肝臓で産生され，肝機能障害ではその産生量が減少し血漿中濃度が低下する．また，播種性血管内凝固（DIC）では消耗性に血漿中濃度が低下する．一方，先天性 AT 欠損症では，深部静脈血栓症や肺塞栓症を多発する．臨床的には，DIC や血栓症の他，ヘパリンによる抗凝固療法，AT 補充療法を施行する場合に AT の測定が必要となる．

DIC : disseminated intravascular coagulation

原理・測定法

AT の測定には，抗凝固因子活性を測定する AT 活性測定法と，その抗原量（蛋白量）を測定する免疫学的測定法とがある．

1）AT 活性測定法

AT 活性測定法には，トロンビン阻害活性あるいは Xa 因子阻害活性を測定する方法があるが，ここでは Xa 因子阻害活性を測定する方法を記載する．被検血漿をヘパリンを含む緩衝液で希釈し，血漿 AT-ヘパリン複合体を形成させ，一定過剰量の Xa 因子を反応させると，**AT-ヘパリン-Xa 因子複合体**を形成し Xa 因子が不活性化される．残存 Xa 因子活性を特異性の高い発色性合成基質を用いて比色定量する（**図 8-13**）．血漿 AT 値が低い場合は，試薬中の添加 Xa 因子が多く残存し発色が強くなる．被検血漿中の AT 活性は，AT 標準品を用いて作成した検量線から求める．本測定は専用機器あるいは汎用分析装置を用いることができるが，測定条件はそれぞれの測定機器により異なる．

準備・試薬

①ヘパリンならびに Xa 因子を含む希釈緩衝液

②発色性合成基質液

操 作

①被検血漿をヘパリンおよび Xa 因子を含む緩衝液で希釈し，AT-ヘパリン-Xa 因子複合体を形成させる．

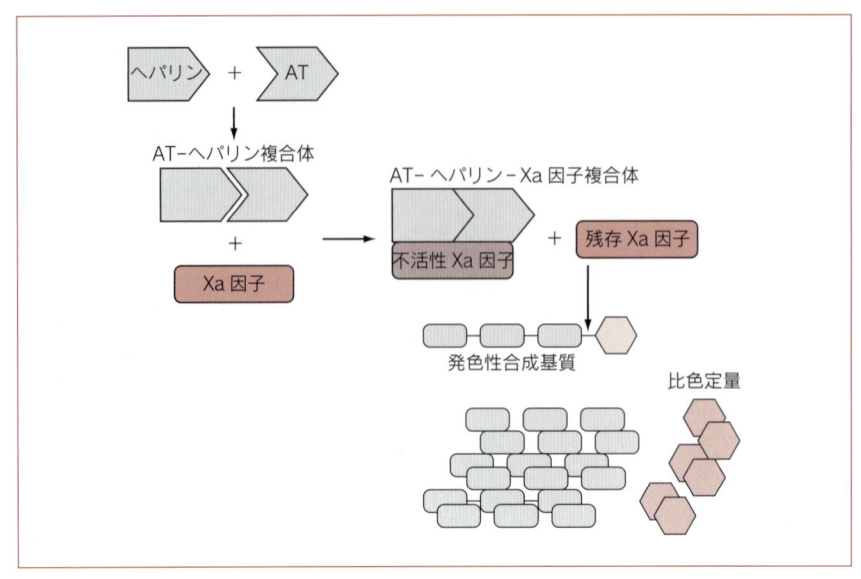

図 8-13　発色性合成基質による AT 活性測定法

②発色性合成基質液を添加する.

③残存 Xa 因子により発色性合成基質から遊離する p-ニトロアニリンを波長 405 nm で測定する（**図 8-14**）.

2）免疫学的測定法

　日常検査として用いられる免疫学的測定法には，自動分析装置を用いたラテックス凝集法や酵素免疫測定法（ELISA 法）などがあるが，ここでは ELISA 法による測定法について解説する.

　準備・試薬

最も一般的な測定試薬を用いた場合について記載するが，必要な測定試薬類は測定キットに付属されている.

①抗 AT 抗体固相化ウェル（96 ウェルマイクロプレートが用いられることが多い）

②酵素標識抗 AT 抗体液（ペルオキシダーゼが用いられることが多い）

③洗浄液

④酵素基質液

⑤反応停止液

　操　作

①抗 AT 抗体固相化ウェルに AT 標準液（通常，測定キットに添付されている）および被検血漿を添加，攪拌し，AT- 抗 AT 抗体複合体を形成させる.

②未反応液をアスピレータなどで吸引，除去し，洗浄液で十分洗浄する.

③酵素標識抗 AT 抗体液を添加し，攪拌後，静置する.

④過剰の酵素標識抗 AT 抗体液を吸引，除去し，洗浄液で十分洗浄する.

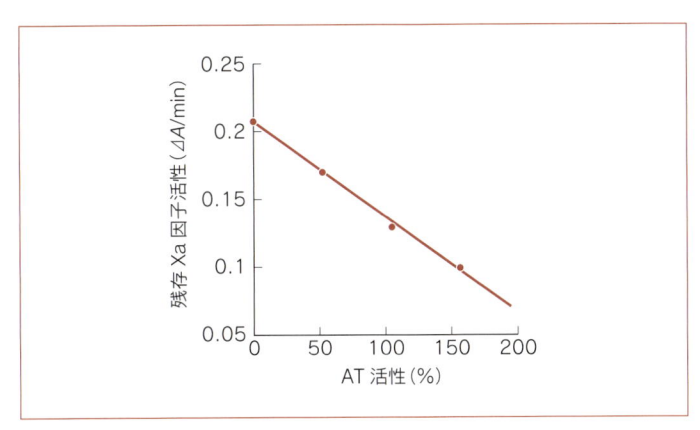

図 8-14　AT 活性測定検量線

⑤酵素基質液を添加し酵素反応を進行させ，適切な発色が認められたら反応停止液を添加する．

⑥マイクロプレートリーダーでそれぞれのウェルの吸光度を測定し，標準液の濃度と吸光度から被検血漿の AT 値を算出する．

3）結果の解析と評価

基準範囲

測定法によって異なるが，AT 活性測定法では 80～120% であり，免疫学的測定法では 250～350 μg/mL 程度である．AT 分子異常症では，免疫学的測定値に比較して AT 活性値が低値を示す場合がある．

臨床的意義

AT は生理的凝固阻止因子で，主として肝臓で産生されることから，肝硬変・慢性肝炎などの肝障害では血漿中濃度が低下する．また，DIC や重症感染症では消耗性に低下する．肝障害や DIC の認められない患者で AT 活性低値の場合は，先天性 AT 欠損症あるいは先天性 AT 分子異常症が疑われ，抗原量の測定が必要とされる．

2　プロテイン C（protein C；PC）

概要

血管内壁には PC，プロテイン S（protein S；PS），トロンボモジュリン（thrombomodulin；TM）などで構成される**プロテイン C 凝固制御系**が存在する（**図 4-2** 参照）．DIC や重症感染症など消耗性に血漿中 PC が低下する病態では，プロテイン C 凝固制御系が機能低下をきたし，血管内皮の抗血栓性は著しく低下する．一方，PC，PS，トロンボモジュリンの先天性欠損症は，いずれも高頻度に血栓症をきたす．

原理・測定

PC の測定法には，PC 活性測定法とその抗原量（蛋白量）を測定する免疫

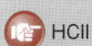 **AT 活性測定の注意点**

AT 活性は，抗トロンビン活性として測定されることが多かったが，血漿中にはヘパリンコファクターⅡ（heparin cofactorⅡ；HCⅡ）とよばれる抗トロンビン活性を有するセリンプロテアーゼインヒビターが存在している．測定酵素にトロンビンを用いた試薬は，血漿中に存在する HCⅡの影響で約 20～30% 高値となり，AT 欠損症や DIC の正確な診断に支障が生ずることがある．したがって，近年では HCⅡによって活性が阻害されない Xa 因子を測定酵素として用いた AT 活性測定試薬が用いられている．

HCII

HCII も生理的トロンビン阻害因子であるが，Xa 因子活性を阻害しない．HCII 活性はヘパリンのほかにデルマタン硫酸によって増強される．

先天性 AT 欠損症と先天性 AT 分子異常症

先天性 AT 欠損症は，抗原量および活性の両者が減少している場合（Ⅰ型：欠損症）と，抗原量は正常であるが活性が低下している場合（Ⅱ型：異常症）とに大別される．Ⅱ型はさらに，プロテアーゼとの反応部位の異常（Ⅱ型-反応部位異常），ヘパリン結合能の異常（Ⅱ型-ヘパリン結合部位異常），分子構造の異常（Ⅱ型-多面的効果の異常）に細分される．特に抗原量が正常で静脈血栓症の認められる場合には AT 活性を測定し，分子異常症の有無を診断することが必要であるが，確定診断には遺伝子検査が用いられる．

学的測定法とがある．PC 活性測定法は，蛇毒由来の PC 活性化剤を用いて被検血漿中の PC を活性化 PC（activated protein C；APC）にしたのち，特異的合成基質を用いてその活性を測定する発色性合成基質法と，PC を活性化した被検血漿を PC 欠乏血漿に加え，APC により分解された V/VIII因子活性の低下を活性化部分トロンボプラスチン時間（APTT）の延長として測定する凝固時間法とがある．特異的合成基質を用いた測定では専用機器あるいは汎用分析装置で測定できるが，測定条件はそれぞれの測定機器により異なる．

> **👉 プロテイン C 凝固制御系**
> トロンビン–トロンボモジュリン複合体による PC の活性化は，血管内皮細胞上の PC 受容体（endothelial protein C receptor；EPCR）の存在下に促進される．EPCR は血管内皮上に PC を濃縮する役割があると推定されている．

1）PC 活性測定法

(1) 発色性合成基質法

準備・試薬

①プロテイン C 活性化試薬（蛇毒由来 PC 活性化剤）

②発色性合成基質液

操 作

①被検血漿に蛇毒由来 PC 活性化剤を添加し，37℃で加温する．

② APC の生成した被検血漿に発色性合成基質を加え，遊離する p–ニトロアニリンを波長 405 nm で測定する．

③添付の PC 標準品あるいは健常者血漿の希釈系列から作成した検量線を用い，被検血漿の PC 活性を求める．

(2) 凝固時間法

基本的には発色性合成基質法と同様であるが，生成した APC を PC 欠乏血漿を用いて凝固時間法で測定する点が異なる．

準備・試薬

①プロテイン C 活性化試薬（蛇毒由来 PC 活性化剤）

②プロテイン C 欠乏血漿

③ APTT 試薬

④ 25 mM $CaCl_2$ 溶液

操 作

①被検血漿に蛇毒由来 PC 活性化剤を添加し，37℃で加温する．

②あらかじめ 37℃に加温したプロテイン C 欠乏血漿に，PC 活性化被検血漿を添加する．

③ APTT 試薬を加え加温したのち，25 mM $CaCl_2$ 溶液を添加し凝固時間を測定する．

通常の凝固因子活性測定では，目的とする凝固因子活性が低いほど凝固時間が延長するが，PC ではその活性が高いほど凝固時間が延長し，PC が低値の場合は APC の生成が少なく，凝固時間の延長の程度は弱い（**図 8-15**）．

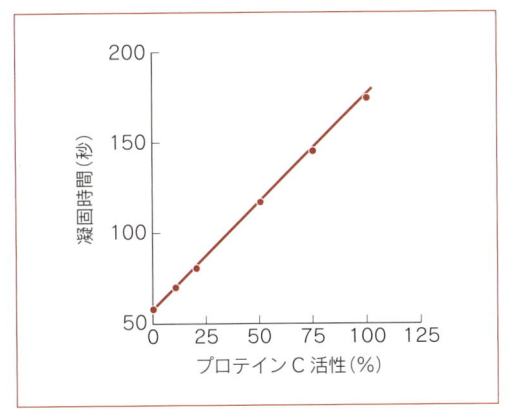

図 8-15　凝固時間法によるプロテイン C 活性測定
　　　　検量線

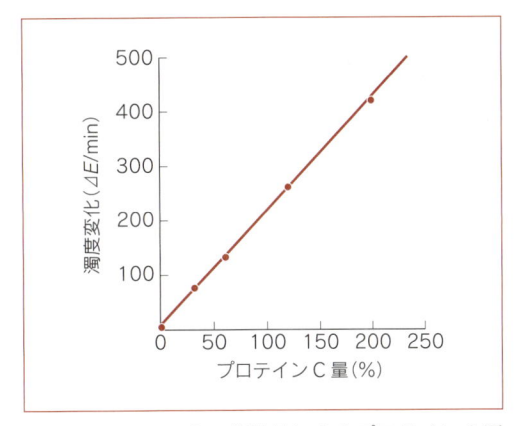

図 8-16　ラテックス凝集法によるプロテイン C 測
　　　　定検量線

2）免疫学的測定法（ラテックス凝集法）

　抗ヒト PC 抗体を感作したラテックスを用いた自動分析装置による測定法
が普及している．本法は，ELISA 法に比較して必要血漿量が微量であること，
短時間で測定ができることなどの利点を有しているが，専用あるいは汎用測定
装置を必要とする（**図 8-16**）．

　準備・試薬

①希釈緩衝液
②抗 PC 抗体感作ラテックス試薬

　操　作

①被検検体を希釈緩衝液で希釈する．
②抗 PC 抗体感作ラテックス試薬を添加し，濁度変化を経時的に測定する．
③既知濃度の標準品の濁度変化から作成した検量線を用い，被検血漿中の
PC 濃度を求める．

3）結果の解析と評価

　基準範囲

測定法によって異なるが，PC 活性測定法では，発色性合成基質法，凝固時
間法ともに 70〜130％であり，免疫学的測定法では 2.4〜4.0 µg/mL 程度
である．先天性 PC 分子異常症では，免疫学的測定値に比較して PC 活性値
が低値を示す場合がある．

　臨床的意義

①**先天性 PC 欠損症**：先天性 PC 欠損症は，PC 活性低下に比例して PC 抗
原量の低下している I 型（欠損症）と，活性低下にもかかわらず PC 抗原
量の正常な II 型（異常症）に分類されるが，これまでの報告は I 型が多い．
PC 欠損症，分子異常症が疑われる場合は遺伝子検査の実施が必要となる．
②**PC 低下症**
・ビタミン K 欠乏症：経口抗凝固薬であるワルファリンの服用，抗菌

プロテイン C 測定の注意点

多くの臨床検体では，活性値と抗原値はよい相関を示すことから，日常検査では免疫学的測定法が有用であるが，この場合は PIVKA-PC（protein-induced vitamin K absence or antagonist-protein C）も包含して測定することから，ワルファリン服用患者では PC 抗原値は PC 活性より高値を示す場合がある．また，先天性 PC 欠損症/PC 分子異常症が疑われる場合には，活性値の測定が必要である．

先天性 PC 欠損症

プロテイン C 欠損症の多くはヘテロ接合体で，日本人での発生頻度は欧米人と同程度の人口 10 万人あたり 1〜2 人で，その遺伝子異常はミスセンス変異が多い．まれにホモ接合体や複合型ヘテロ接合体が存在する．ヘテロ接合体患者は思春期から青年期にかけて，深部静脈血栓症・肺血栓塞栓症・腸間膜静脈血栓症などの静脈性血栓症を反復性に発症し，加齢に伴いその頻度が増加する．まれに認められるホモ接合体，および複合型ヘテロ接合体患者では，出生直後から皮膚壊死や電撃性紫斑病をきたすことが多い．

薬の長期服用，胆汁分泌異常によるビタミン K の吸収障害などでは PIVKA-PC が産生される．

・熱傷，常位胎盤早期剥離など広範な組織傷害や急性前骨髄球性白血病などでは血液凝固反応が著しく活性化され，DIC をきたし消耗性に PC が低下する．また肝臓は，PC の主要な産生臓器であることから，肝硬変・劇症肝炎などの肝障害では，その血中濃度は低下する．また，肝の未発達な乳幼児では低値を示す．

3　プロテイン S （protein S；PS）

概　要

PS は，血漿中では補体系制御因子である **C4b 結合蛋白質**（C4b-binding protein；C4BP）と乖離・会合の平衡状態にある．PS の 60% は C4BP との複合体型として存在し，40% が遊離型 PS として存在し，遊離型 PS のみが APC のコファクターとして機能する．臨床的には，遊離型 PS の測定が重要である．

原理，測定法

PS の測定法には APC に対する補酵素活性を測定する PS 活性測定法とその抗原量を測定する免疫学的測定法とがあるが，PS は酵素活性を有さないので発色性合成基質で測定することはできない．したがって PS 活性は，PS 欠乏血漿を用いて APC による凝固時間（APTT）の延長を促進する補酵素活性として測定する（**図 8-17**）．本測定法では，APC の生理的な基質である活性化第 V 因子（Va 因子）を添加し，APTT の凝固時間の延長として測定することができる．免疫学的測定法にはラテックス凝集法および ELISA 法が頻用されている．近年，PS と C4BP との高い親和性を利用した遊離型 PS 測定法が開発されているが，専用試薬，専用機器を必要とする．

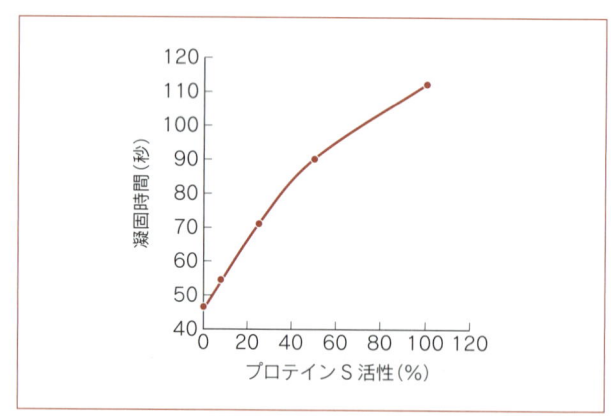

図 8-17　凝固時間法によるプロテイン S 活性測定検量線

> **C4BP**
>
> 補体系古典的経路の活性化により生じた C1s は，C4 に作用して C4a と C4b に分解・活性化する．C4b は，C2a と複合体を形成し，C3 を分解する C3 転換酵素の構成成分であるが，C4BP は，活性化された C4b に結合してその活性を阻害する機能調節蛋白質である．

> **血漿中の C4BP**
>
> 血漿中 C4BP は，7 個の α 鎖からなる分子と，7 個の α 鎖と 1 個の β 鎖からなる分子とがあり，β 鎖を有する C4BP が PS と結合しその活性を抑制する．

> **PS（プロテイン S）**
>
> PS は分子量 80,000 の一本鎖糖蛋白質で主に肝臓で合成され，分子の N 末端領域には γ-carboxyglutamic acid（Gla）残基を含む Gla ドメインをもつビタミン K 依存性因子である．
> 組織因子経路インヒビター（tissue factor pathway inhibitor；TFPI）による Xa 阻害活性を促進することからも，抗凝固因子と位置づけられている．

1) PS 活性測定法

準備・試薬

①PS 欠乏血漿

②APC 試薬

③Va 因子試薬

④検体希釈緩衝液

⑤25 mM CaCl$_2$ 溶液

操 作

①希釈検体，PS 欠乏血漿，APC 試薬，Va 因子試薬を混和し，37℃に加温する．

②25 mM の CaCl$_2$ 溶液を添加し，凝固時間を測定する．

③同様に標準血漿の凝固時間を測定し，その検量線から被検血漿の PS 活性を算出する．

2) 免疫学的測定法

　総 PS 抗原量および遊離型 PS 抗原量を測定するキットが市販されているが，ここでは遊離型 PS 抗原量の ELISA 法について記載する．この測定法では，抗原認識部位の異なる 2 種の抗遊離型 PS モノクローナル抗体を用いている．

準備・試薬

①抗遊離型 PS モノクローナル抗体固相化ウェル（96 ウェルマイクロプレートが用いられる）

②酵素標識抗遊離型 PS モノクローナル抗体液（①の抗体とは抗原認識部位が異なる）

③検体希釈液

④洗浄液

⑤酵素基質液

⑥反応停止液

操 作

①抗遊離型 PS 抗体固相化ウェルに PS 標準液（通常，測定キットに添付されている）および被検血漿を添加し，さらに酵素標識抗遊離型 PS 抗体液を添加する．

②未反応液をアスピレータなどで吸引，除去し，洗浄液で十分洗浄する．

③酵素基質液を添加し酵素反応を進行させ，適切な発色が確認されたら反応停止液を添加する．

④比色計でそれぞれのウェルの吸光度を測定し，標準液の濃度と吸光度から被検血漿の PS 値を算出する．

PS と C4BP の高い親和性を利用した測定法

ヒト C4BP を吸着させたラテックス粒子を血漿に加え，遊離型 PS を結合させた後，抗 PS モノクローナル抗体標識ラテックスを加え，PS-C4BP ラテックス複合体と抗 PS モノクローナル抗体標識ラテックスとを凝集させる．この凝集程度は検体中の遊離型 PS 濃度に比例することから，凝集により生じる濁度の変化から遊離型 PS の濃度を求めることができる．

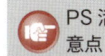**PS 活性測定法の注意点**

PS 活性測定を構成する試薬類の多くは生物試薬であることから，温度安定性が低い．したがって検査を実施する場合，試薬類は低温（氷水中）で保管し，短時間で検査を実施・終了することが望ましい．

3）結果の解析と評価

基準範囲

測定法によって異なるが，PS 活性測定法では 68〜160％程度であり，個人差がみられる．また，免疫学的測定法では，総 PS 量は 15〜30 μg/mL であり，遊離型 PS 量は 6〜13 μg/mL 程度である．

臨床的意義

①先天性 PS 欠損症：先天性 PS 欠損症も先天性血栓性素因の一つであるが，これまでにホモ接合体 PS 欠損症は発見されていない．ヘテロ接合体 PS 欠損症の頻度は，PC 欠損症や AT 欠損症より高い．PS 欠損症は，PC 欠損症と同様に青年期から壮年期にかけて高頻度に重篤な血栓症をきたし，その臨床症状は PC 欠損症に酷似している．

② PS 低下症：ビタミン K 欠乏症，DIC，肝機能障害で血漿中濃度が低下する．また，妊婦および経口避妊薬服用者では，PS（特に遊離型 PS）の低下により APC に対する補酵素活性が低下し，過凝固状態にあると考えられている．

4　トロンボモジュリン（thrombomodulin；TM）

概　要

TM は，血管内皮細胞上の**トロンビンレセプター**の一つで，プロテイン C 凝固抑制系を構成する（第 4 章 p.64 側注）．TM は，血管内皮が傷害されると活性化好中球由来の**エラスターゼ**などで分解され，可溶性 TM として血中に遊離される．血漿中 TM 濃度の増加は血管内皮細胞の損傷の程度を示し，SLE（全身性エリテマトーデス）などの膠原病の活動期や DIC の多臓器不全で高値を示すことから，血管内皮傷害の分子マーカーとして臨床応用されている．

原理・測定法

培養血管内皮細胞上の TM はトロンビン存在下のプロテイン C 活性化能として測定できるが，血漿中 TM 濃度の測定には通常，免疫学的測定法が用いられる．マイクロプレートや固相チューブを用いる複数の測定法が開発されているが，磁性粒子を用いた抗体化学発光酵素免疫測定法（CLEIA）について記載する．

準備・試薬

①抗ヒト TM モノクローナル抗体固相化磁性ラテックスビーズ液
②アルカリホスファターゼ(ALP)標識抗ヒト TM モノクローナル抗体液
③希釈緩衝液
④洗浄液
⑤酵素基質液
⑥反応停止液
⑦ TM 標準品

 プロテイン S 測定の注意点

他のビタミン K 依存性因子と同様に，ビタミン K 欠乏やワルファリン服用により PIVKA-PS が産生され，免疫学的測定法では活性測定値より高値を示す場合がある．また，PS 分子異常症では，免疫学的測定値に比較して PS 活性値が低値を示す場合がある．

 先天性 PS 欠損症

日本人には 196 番目のグルタミン酸がリジンに置換された遺伝子変異（**プロテイン S 徳島**：K196E）保有者が多くみられ，この変異保有者はプロテイン S 活性が低く静脈血栓塞栓症のリスクが高いことが報告されている．

 遺伝子組換えトロンボモジュリン製剤

2008年，遺伝子組換えトロンボモジュリン製剤（リコモジュリン）が，DICの治療薬として承認されている．

CLEIA：chemiluminescent enzyme immunoassay

①希釈した被検血漿を抗ヒトTMモノクローナル抗体固相化磁性ラテックスビーズ液に添加し，磁性ラテックス上で，TM-抗TM抗体複合体を形成させる．

②未反応液を除去，洗浄後，ALP標識抗ヒトTMモノクローナル抗体液を添加し，抗TM抗体-TM-酵素標識TM抗体複合体を形成させる．

③未反応液を除去，洗浄後，酵素基質液を添加し，酵素反応を進行させる．

④反応停止液を添加し，生成物を比色定量する．

⑤同時に測定したTM標準品の測定値から，被検血漿のTM濃度を算出する．

基準範囲

測定法によって異なるが，10〜25 ng/mL程度である．

臨床的意義

血漿中TMの増加は，血管内皮細胞の傷害の程度を表すと考えられる．膠原病（SLE・リウマチ熱）の活動期や，糖尿病の微小血管傷害，DIC，血栓性血小板減少性紫斑病など比較的広範囲な微小血管病変において血漿中TM濃度が増加する．それに対して，局所的な血栓症である深部静脈血栓症や肺塞栓症，心筋梗塞などでは増加しない．

5 プラスミンインヒビター（plasmin inhibitor；PI）

概要

PIは肝臓で産生され，プラスミン活性を特異的に阻害するセリンプロテアーゼインヒビターである．PIはプラスミンが生成されると，瞬時に**プラスミン-プラスミンインヒビター複合体**（plasmin–plasmin inhibitor complex；PIC）を形成し，プラスミン活性を抑制する（第4章p.62）．

原理・測定法

PIの測定法には，プラスミン阻害活性を測定する活性測定法と，その抗原量（蛋白量）を測定する免疫学的測定法がある．

1）プラスミン阻害活性測定法（合成基質法）

被検血漿に一定過剰量のプラスミンを加え，プラスミン-PI複合体を形成させる．これに，プラスミンに特異性の高い発色性合成基質を加え，残存プラスミン活性を測定する．血漿中PI値が低い場合は，試薬中のプラスミンが多く残存し発色が強くなる．PI標準品から作成した検量線を用い，被検血漿のPI活性値を求める．測定には専用器機あるいは汎用機器が使用できるが，測定条件はそれぞれ異なる．

準備・試薬

①プラスミンを含む緩衝液
②発色性合成基質液

TM濃度

遺伝子組換えトロンボモジュリンを投与された患者検体では，著明な高値を示すことがあるので注意を必要とする．

TM濃度測定の注意点

通常，クエン酸ナトリウム加血漿が用いられるが，TM濃度は血清を被検検体として測定することもできる．この場合，抗凝固剤による希釈がないことから，測定値ならびに基準範囲の評価に注意を要する．

プラスミン活性

生体内ではプラスミンの半減期はきわめて短いため，血漿中でプラスミン活性を検出することはできない．したがって，PIならびにPICを測定することによりプラスミンの生成を推定する．

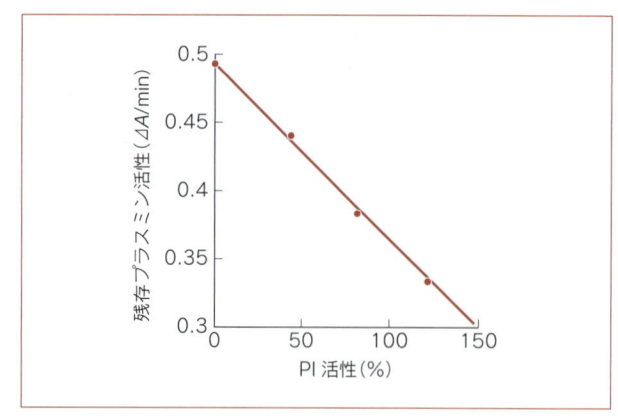

図8-18 プラスミン阻害活性測定検量線

③PI 標準品

操 作

①被検血漿をプラスミンを含む緩衝液で希釈し，プラスミン–PI 複合体を形成させる．

②発色性合成基質液を添加し，残存プラスミンによって発色性合成基質から遊離する p–ニトロアニリンを波長 405 nm で測定する．

③標準品を同様に測定し，検量線から被検血漿の PI 値を算出する（**図8-18**）．

基準範囲

プラスミン阻害活性測定法では 77〜120％である．免疫学的測定法では 60〜70 µg/mL 程度である．

2）臨床的意義

PI は主に肝臓で産生されるので，重症肝疾患（肝硬変，劇症肝炎など）では血漿中濃度が低下する．また，DIC，急性前骨髄球性白血病，悪性腫瘍などで消耗性に低下する．特に急性前骨髄球性白血病に発症した DIC では，PIC の増加と PI の低下が著しい．先天性 PI 欠損症は，常染色体劣性遺伝形式を示す比較的まれな疾患で，いったん止血されたあとに再び止血部位から出血が始まる"後出血"という特徴的な現象がみられる．

6 プラスミノゲンアクチベータインヒビター1 (plasminogen activator inhibitor-1；PAI-1)

概 要

PAI-1 は，主として血管内皮細胞で産生されるセリンプロテアーゼインヒビターの一つで，プラスミノゲンアクチベータの制御因子である（第4章 p.64）．

線溶反応は，血栓形成時に組織型プラスミノゲンアクチベータ（tissue

 プラスミン阻害活性測定法
プラスミン阻害活性測定法は，PI のもつ即時型プラスミン阻害活性を利用した測定法で，他のプロテアーゼインヒビターの影響をほとんど受けない．

 急性前骨髄球性白血病
初診時の急性前骨髄球性白血病などでは，フィブリン形成に依存しないプラスミノゲンの活性化が顕著であるため，TAT に比して PIC が高値となる場合がある．

plasminogen activator；t-PA）とプラスミノゲン（plasminogen；Plg）が血栓に結合し，濃縮された血栓上で進行する．しかし，この反応が過剰進行すると再出血する危険を有するため，t-PA による Plg の活性化は PAI-1 によって制御されている．PAI-1 が欠損すると出血傾向が，産生過剰になると血栓傾向が生ずると考えられる．

原理・測定法

PAI-1 測定法には，活性測定法と，抗原量（蛋白量）を測定する免疫学的測定法とがある．活性測定法は，一定過剰量の t-PA を被検血漿に添加し反応後，残存 t-PA 活性を測定する方法と，t-PA を固相化したマイクロプレートに被検血漿を添加し，生成した **t-PA/PAI-1 複合体**を抗 PAI-1 抗体を用いた ELISA 法で測定する方法とがある．しかし，血漿中 PAI-1 は，その多くが t-PA/PAI-1 複合体や非活性型（潜在型）で存在するなど，多様な存在形式を示すことから，実際には**総 PAI-1 抗原（t-PA/PAI-1 複合体，活性型 PAI-1 および潜在型 PAI-1）**をラテックス凝集法やマイクロプレートを用いた ELISA で測定する免疫学的測定法が多用されている．

1）免疫学的測定法（ラテックス凝集法）

準備・試薬

①希釈緩衝液
②抗 PAI-1 抗体感作ラテックス試薬
③ PAI-1 標準品

操 作

①被検検体を希釈緩衝液で希釈する．
②抗 PAI-1 抗体感作ラテックス試薬を添加し，濁度変化を経時的に測定し，既知濃度の標準品の濁度変化から作成した検量線を用い，被検血漿の PAI-1 濃度を求める．

基準範囲

50 ng/mL 以下．

臨床的意義

PAI-1 は線溶反応調節の重要な因子であり，その欠乏は出血傾向となり，過剰は血栓傾向となる．線溶活性が低下する病態の多くは高 PAI-1 血症であることが多く，血栓症のリスクと考えられる．臨床的には，重症感染症ではエンドトキシンが急性期蛋白として PAI-1 の産生を増加させ，さらに炎症性サイトカイン刺激によって PAI-1 の産生が著しく増加し，臨床症状を増悪させる．また，肥満・糖尿病・脂質異常症では高 PAI-1 血症を合併することが多く，これらの生活習慣病は血栓症発症のリスクとなっている．

PAI-1 欠損症

2011年，わが国で女性の PAI-1 欠損症が報告された．自然出血や出血傾向は認められないものの，傷口からの出血の止血困難があり，月経の過出血，創傷治癒の遷延化，妊娠時の絨毛膜下血腫，常位胎盤早期剥離が報告されている．

t-PA/PAI-1 複合体

抗 PAI-1 ならびに抗 t-PA モノクローナル抗体を用いた組織型プラスミノゲンアクチベータインヒビター複合体測定法が開発され，キット化されている．

免疫学的測定法の注意点

血漿 t-PA や PAI-1 濃度は生理的変動が大きく，病態によっては基準範囲の 100 倍に達することもあり，血栓溶解反応は大きく変化する．PAI-1 は血中半減期が短く，活性が不安定であることから，採血後に長時間室温に放置したり，凍結融解を繰り返すと急速に失活化する．また，血漿 PAI-1 濃度には日内変動がみられること，血小板の活性化に伴い放出されることから，PAI-1 測定のための採血は早朝安静空腹時とし，採血に時間をかけないことが必要である．採血後は，すみやかに遠心分離により血小板を除去し，ただちに測定を実施するか－80℃で保存する．

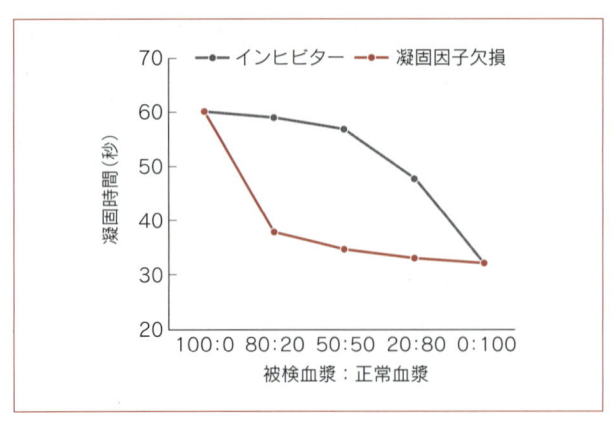

図8-19　クロスミキシング試験

7　クロスミキシング試験（交差混合試験）

概　要

原因不明に PT あるいは APTT が延長している場合，その原因が**凝固因子**の欠乏または低下によるものか，あるいは何らかの**インヒビター**の存在によるものかを判別するための**スクリーニング検査**である．その多くは APTT の延長で検出され，APTT クロスミキシング試験が頻用される．患者においては，凝固因子欠損と凝固因子インヒビターおよびループスアンチコアグラント（lupus anticoagulant；LA）とでは治療が全く異なるため，正確な検査が必要である．

準備・試薬

①正常標準血漿

② APTT 試薬

③ 25 mM CaCl$_2$ 溶液

操　作

①被検血漿と正常血漿をそれぞれ 100：0，80：20，50：50，20：80 および 0：100 の比で混合する．

②各混合血漿の APTT を測定する．

③それぞれの凝固時間をグラフにプロットし**図8-19**のような曲線を作成する．

臨床的意義

横軸に混合比，縦軸に凝固時間をプロットしグラフ化し，正常血漿から補充された凝固因子によって凝固時間が補正される程度を評価する．下に凸のパターンをとった場合には凝固因子の欠乏または低下を疑い，上に凸のパターンをとった場合には，何らかのインヒビターの存在を疑う．臨床的に頻度が高いのは，血友病 A 患者にみられる抗第Ⅷ因子抗体とループスアンチコアグラント（LA）である．内因系凝固因子欠損症では即時反応ならびに遅延反応ともに下に凸を示し，内因系凝固因子インヒビター（凝固因子抗体な

PT，APTT の延長

PT あるいは APTT を延長させるインヒビターには，抗第Ⅷ因子抗体など抗凝固因子抗体と，単一の凝固因子活性を低下させることなくリン脂質依存性の凝固時間を延長させる免疫グロブリン（ループスアンチコアグラント）がある．

クロスミキシング試験の注意点

クロスミキシング試験では，阻害反応の発現に時間を要する場合もあるので，即時反応で効果のみられなかった場合には，混合血漿を2時間程度インキュベートしたあと，測定を行うことも必要である（遅延反応）．この検査は，測定試薬の選択が判定に影響することや，必ずしも定型的なパターンを示さない場合もあることから，結果の解釈には注意を要する．

遅延反応

実際の検査においては，内因系凝固因子欠損およびループスアンチコアグラントは即時反応を示すことが多く，凝固因子に対するインヒビターは遅延反応（時間依存性）を示すことが多いことから，同一混合比の被検検体を2セット作成し，混合直後と37℃で2時間程度静置した場合の両者を測定することが多い．

ど）では，即時反応では弱いが遅延反応で明確な上に凸のパターンを示す場合がある．

8 凝固因子インヒビター

概 要

クロスミキシング試験で異常が検出され，凝固因子インヒビターの存在が疑われた場合，内因系凝固因子活性を測定し，凝固因子インヒビターの力価を測定する．血友病 A の場合が最も多く，補充療法の経過中に第Ⅷ因子製剤が免疫刺激となって抗第Ⅷ因子抗体（第Ⅷ因子インヒビター）が産生される．

原理・測定法

同種抗体や自己抗体として抗第Ⅷ因子抗体（第Ⅷ因子インヒビター）の存在が疑われる場合に抗第Ⅷ因子抗体価検査が実施されるが，ベセスダ法（Bethesda 法）が最もよく用いられる．正常血漿と種々に希釈した被検血漿を等量混合し，$37{}^\circ\mathrm{C}$ で加温後，混合液中の第Ⅷ因子活性を測定する．1 Bethesda 単位は，第Ⅷ因子活性を 50 ％失活させるインヒビター活性をいう．

準備・試薬

①第Ⅷ因子欠乏血漿
②健常人標準血漿
③ APTT 試薬
④ 25 mM $CaCl_2$ 溶液
⑤オーレンベロナール緩衝液

操 作

①表 8-8 に示すように 1，5，10，20，40，80 倍希釈した被検血漿と健常人標準血漿を等量混和し，$37{}^\circ\mathrm{C}$，2 時間加温後，残存第Ⅷ因子活性を測定する．残存第Ⅷ因子活性は，〔被検検体の第Ⅷ因子活性（％）/健常人標準血漿

表 8-8 Bethesda 法による第Ⅷ因子インヒビター測定の実際

検体希釈 （被検血漿：健常人プール血漿）	混合血漿中第Ⅷ因子 活性（％）	残存第Ⅷ因子 活性（％）	変換グラフからの Bethesda 単位×希釈率	Bethesda 単位
健常人プール原血漿	88	—	—	—
被検原血漿	<10	—	—	—
1：1	<10	—	—	—
1：5	20	23	2.1 × 6	12.6
1：10	28	32	1.63 × 11	17.9
1：20	47	53	0.93 × 21	19.5
1：40	66	75	0.5 × 41	20.5
1：80	77	93	—	—

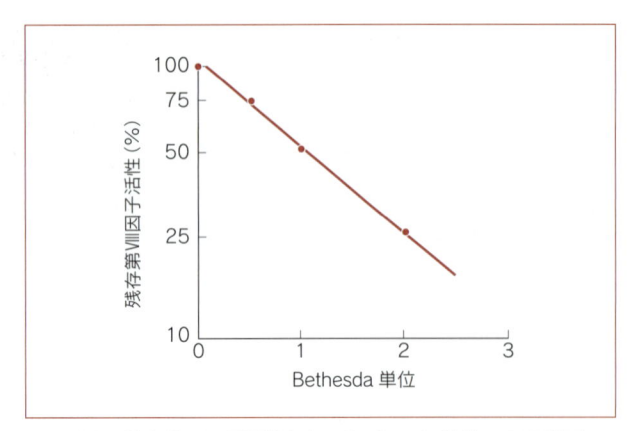

図8-20 残存第Ⅷ因子活性からのBethesda単位への変換図

第Ⅷ因子活性（％）〕×100 とする.

②Bethesda 単位算出のための希釈率は，残存第Ⅷ因子活性が 75〜25％になるようにする.

③得られた活性値を変換グラフ（**図8-20**）から読み取り，残存第Ⅷ因子活性が 50％に最も近似した値を読み取り Bethesda 単位とする.

基準範囲

検常人には検出されない.

臨床的意義

抗第Ⅷ因子抗体が発生した患者では，その後の止血管理が困難になり，治療法の変更が必要となることから，インヒビターの存在を早期に正確に検出することは，治療上きわめて重要である.

9 ループスアンチコアグラント（lupus anticoagulant；LA）

概要

LA は，単一の凝固因子活性を阻害せず，リン脂質依存性に凝固時間を延長させる免疫グロブリンで，代表的な抗リン脂質抗体の一つである.

原理・測定法

患者 APTT に延長が認められ，クロスミキシング試験（交差混合試験）の結果から，何らかのインヒビターの存在が疑われた場合，スクリーニング検査として実施される.被検血漿を低濃度ならびに高濃度リン脂質の存在下に，第 X 因子を直接活性化させる RVV 試薬（Russell's viper venom；RVV）を用いて，それぞれの凝固時間を測定しその比から LA の有無を検出する.

凝固因子インヒビター測定の注意点

第Ⅷ因子インヒビターを有する患者において，他の凝固因子（Ⅸ・Ⅺ・Ⅻ因子）活性を測定する場合，被検血漿中の抗第Ⅷ因子抗体が各欠乏血漿の第Ⅷ因子活性を阻害するため，各因子活性が見かけ上，低値に測定されることがあるので注意を必要とする.また，用いる標準血漿の第Ⅷ因子活性値がそれぞれ異なることや，標準となるインヒビターがないことも測定上の注意点である.

第Ⅷ因子インヒビターを有する場合

第Ⅷ因子インヒビター（抗第Ⅷ因子抗体）を有する患者では，製剤投与後のインヒビターの力価の増加の程度によって high responder と low responder の2種類に分類され，前者では第Ⅷ因子製剤投与後インヒビター価が著しく上昇するが，後者ではこのような反応は認められない.

また，第Ⅷ因子インヒビター（抗第Ⅷ因子抗体）のなかには第Ⅷ因子活性を中和しないインヒビターもあり，このような場合でも投与された第Ⅷ因子製剤の血中半減期が短縮するので注意を要する.実際に第Ⅷ因子インヒビターが検出された患者では，第Ⅷ因子製剤の投与で期待する十分な止血効果が得られなくなることがある.

LA の診断

LA の診断には，①スクリーニング検査でリン脂質依存性の凝固検査（PTT-LA, dRVVT など）が延長すること，②正常血漿とのクロスミキシング試験（交差混合試験）で補正されにくいこと，③単一の凝固因子に対するインヒビター（抗第Ⅷ因子抗体など）が存在しないこと，④ヘパリン投与などの凝固異常が除外されることが必要である.

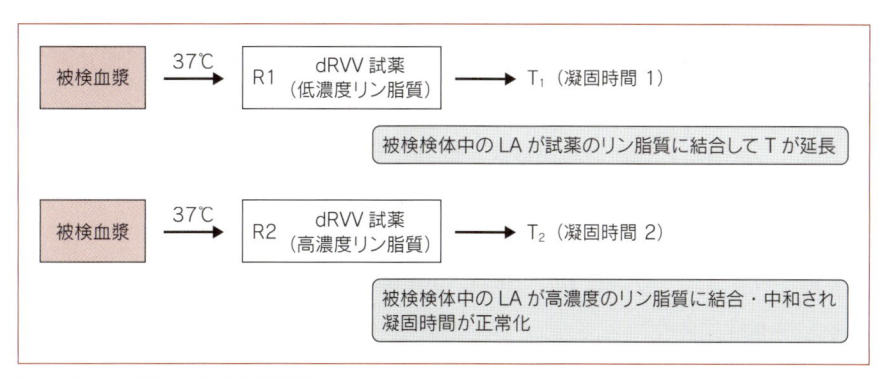

図 8-21　希釈ラッセル蛇毒試験

dRVVT 法は，試薬中に含まれるリン脂質の濃度が低い LA 試薬 R1 と高い LA 試薬 R2 を使用する．
LA は試薬中のリン脂質に結合して凝固反応を抑制するため，試薬 R1 での凝固時間（T_1）を延長する．
試薬 R2 は高濃度のリン脂質が LA を中和するため，凝固時間（T_2）が正常化する．
（カットオフ値は，各施設で設定することが必要）

1）希釈ラッセル蛇毒試験 (diluted Russell's viper venom test；dRVVT)

準備・試薬

①低濃度リン脂質を含む RVV 試薬

②高濃度リン脂質を含む RVV 試薬

③健常人標準血漿

操作

①被検血漿を 37℃に加温する．

②37℃に加温した低濃度リン脂質を含む RVV 試薬を添加し，凝固時間（T_1）を測定する．

③同様の操作で高濃度リン脂質を含む RVV 試薬を用いて，凝固時間（T_2）を測定する．

④T_1/T_2 比から LA の有無を判定する（**図 8-21**）．

10　抗リン脂質抗体 (anti-phospholipid antibodies；aPL)

概要

抗リン脂質抗体とはリン脂質あるいはリン脂質に結合した蛋白質に対する自己抗体の総称であり，近年は，リン脂質に結合し構造変化をきたした蛋白質に出現した新たな抗原エピトープを認識する自己抗体と考えられている．抗リン脂質抗体症候群（APS）に関連する aPL の代表的なものに，抗カルジオリピン抗体（anti cardiolipin antibody；aCL），抗 β_2 グリコプロテイン I（anti β_2 glycoprotein I；aβ_2 GPI），ループスアンチコアグラント（lupus anticoagulant；LA）があるが，定量検査として aβ_2 GPI の測定が多用される．aPL の測定は，抗リン脂質抗体症候群の診断に必須の検査である．

LA 陽性の場合

LA 陽性患者では APTT などの凝固時間が延長するが，出血症状ではなく，血栓症を起こすことに留意が必要である．

希釈ラッセル蛇毒試験の注意点

この検査はリン脂質に感受性が高いことから，検体ならびに正常血漿を凍結保存して測定する場合には，凍結融解によって残存血小板からリン脂質が溶出し，検査結果が偽陰性を示すことがあるので，血漿をフィルター処理し血小板を除去し保存することが必要である．また，用いる測定試薬によりそれぞれの凝固時間（T1 および T2）が異なるので，実際に使用する試薬を用いて基準範囲を設定する必要がある．

抗リン脂質抗体症候群 (anti-phospholipid antibody syndrome；APS)

臨床的には動・静脈の血栓症，血小板減少症，習慣性流産・死産・子宮内胎児死亡などをみることが多い．臨床検査では APTT の延長や血小板減少を伴うことが多い．本疾患における血栓形成は，身体のさまざまな部位が報告されているが，約 70%は下肢を中心とした静脈系の血栓症であり，再発しやすい特徴がある．

1）β₂glycoprotein I 依存性 aCL 抗体（aCL-β₂GPI）

APS の臨床症状に強く相関する抗カルジオリピン抗体（aCL）には，$\beta_2$glycoprotein 1（β_2GPI）依存性の抗体（タイプ A）と非依存性の抗体（タイプ B）とが存在する．前者はリン脂質依存性血液凝固反応を抑制するが，後者は抑制しない．両者は ELISA 法で測定される．SLE をはじめとする自己免疫性疾患ではタイプ A が多く認められ，感染症ではタイプ B が認められるが低力価で特異性に乏しい．免疫グロブリンクラスは IgG，IgM，IgA であるが，臨床症状と相関するのは，多くは IgG である．

原理・測定法

血清中の CL-β_2GPI 複合体に対する抗体を免疫学的に測定するマイクロプレートを用いた固相酵素免疫測定法（ELISA 法）が開発されている．固相化された CL にヒトβ_2GPI を添加し，**CL-β_2GPI 複合体**を形成させたあと，検体を反応させると，被検検体中の aCL-β_2GPI が結合する．酵素標識抗ヒト IgG モノクローナル抗体を反応させ，洗浄後，発色反応による吸光度から検体中の aCL-β_2GPI を定量する．

準備・試薬

①カルジオリピン固相化マイクロプレート
②β_2GPI 液
③標準液
④酵素標識抗体液
⑤酵素基質液
⑥反応停止液

操作

①カルジオリピン固相化マイクロプレートを洗浄液で処理したのち，β_2GPI 液を添加し，CL-β_2GPI 複合体を形成させる．
②希釈した被検検体および標準液を添加し，被検検体中の aCL-β_2GPI を結合させる．
③十分に洗浄後，酵素標識抗ヒト IgG 抗体液を添加する．
④十分に洗浄後，発色液を添加し，酵素反応を進行させる．
⑤反応停止液を加え，生成物を比色定量する．
⑥同時に測定した標準品の測定値から検体中の抗体価を算出する．

基準範囲

一般的には 3.5 U/mL 以下であるが，施設ごとに設定する必要がある．

臨床的意義

抗リン脂質抗体症候群は，リン脂質（主に CL-β_2GPI 複合体）に対する抗体ができることにより，血栓症や習慣性流産をきたす病態で，全身性エリテマトーデス（SLE）をはじめとする膠原病や自己免疫疾患に認められる場合が多いが，必ずしも SLE の診断基準を満たさない症例や SLE と関連がないと考えられる症例にも検出されることがある．

aCL-β_2GPI 測定の注意点
aCL 抗体には，CL に直接結合する aCL 抗体もあることから，β_2GPI 添加ウェルと同時にβ_2GPI 非添加のウェルでも測定を行い，β_2GPI 依存性の確認を必要とする場合がある．また，本検査は非特異的反応がみられることがあるので注意を要する．

11 ヘパリン

概 要

抗凝固療法としてヘパリン投与療法が施行される．ヘパリンによる抗凝固効果には個人差がみられ，過少投与では病態の改善がみられず，過剰投与では出血傾向となる．このような重大な副作用を防止する目的で，ヘパリン療法のモニターとして血漿中濃度が測定される．

原理・測定法

ヘパリンは，AT と複合体を形成し，AT によるトロンビンや Xa 活性阻害を著しく促進する．その作用を利用して血漿中ヘパリン濃度を測定できる．ヘパリンを含む被検血漿に過剰量の AT を加え，被検血漿中のヘパリンをすべて AT-ヘパリン複合体にする．これに一定過剰量の Xa を加えると，AT-ヘパリン複合体はその量に応じた Xa を阻害し，活性のない **AT-ヘパリン-Xa 因子複合体**を形成する．ここに Xa に特異的な発色性合成基質を添加すると残存 Xa によって基質が分解される．この残存 Xa 活性は血漿中のヘパリン濃度を反映するので，遊離 p-ニトロアニリンを測定することによりヘパリン濃度を求めることができる（**図 8-22**）．

準備・試薬

①Xa 因子発色性合成基質液
②AT 試薬
③Xa 因子試薬
④検体希釈緩衝液

操 作

①被検血漿に AT 試薬を含む希釈緩衝液を加え，あらかじめ 37℃に加温する．
②Xa 因子試薬を添加し，正確に 30 秒加温する．
③37℃に加温した Xa 因子発色性合成基質液を添加し，吸光度変化（$\Delta A/$min）を測定する．

 ヘパリンの作用

投与されたヘパリンは，血小板第 4 因子（platelet factor 4；PF4）や血清脂質と結合するなど複雑な体内動態を示す．ヘパリン療法は個人差が大きく出血傾向など重大な副作用をきたすことがあり，出血のリスクの予防には維持ヘパリン量のモニターが重要である．

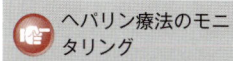 **ヘパリン療法のモニタリング**

日常診療では，ヘパリン療法の抗凝固活性のモニタリングに APTT が用いられることも多い．一般にヘパリン療法の APTT による治療域は，APTT の正常対照値の 1.5～2.5 倍の範囲にすることが推奨されている．しかし，使用する APTT 試薬によりヘパリンに対する反応性が異なり，APTT による治療域の設定には注意を必要とする．

ヘパリン測定の注意点

検量線作成のための注射用ヘパリンは，製造元・ロットによりその活性が異なることがあるので，実際に治療に用いるヘパリンで検量線を作成する．

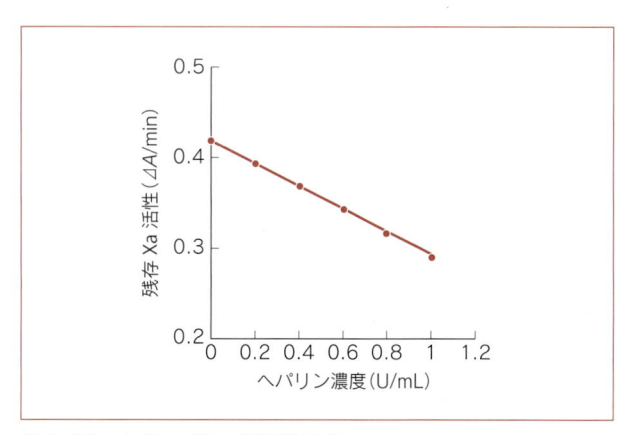

図 8-22　血漿ヘパリン測定検量線

④注射用ヘパリンの希釈系列を同様に測定し，その検量線から血漿ヘパリン濃度を算出する．

| 基準範囲 |

健常人血漿では検出されない．

| 臨床的意義 |

ヘパリンは，DICや血栓性疾患の治療あるいは外科的手術，人工心肺による体外循環，人工透析など臨床の場で多用されている．血漿中ヘパリン濃度の測定は，出血など医療事故を未然に防ぐうえでも，その重要性は高い．

Ⅴ 凝固・線溶系の分子マーカー

1 可溶性フィブリンモノマー複合体（SFMC）（図4-4参照）

| 概 要 |

種々の原因によって生体内で凝固活性化が起こると，トロンビンが生成され，フィブリノゲン $[(A\alpha B\beta\gamma)_2]$ は分解してフィブリノペプタイドA（FPA）およびB（FPB）を遊離してフィブリンモノマー（FM）となる．FMは重合して活性型XIII因子やCa^{2+}イオンの存在下で安定化フィブリンとなるが，一部はフィブリノゲンやFDP，フィブロネクチンなどと結合し，可溶性フィブリンモノマー複合体（SFMC）となって血中に存在するようになる．

FM : fibrin monomer

SFMC : soluble fibrin monomer complex

これまで，SFMCの存在は，血漿に硫酸プロタミンやエタノールなどを加えて**傍凝固**（paracoagulation）をみる方法や，FM感作赤血球凝集反応（FMテスト）で証明する方法が行われてきた．これらは比較的簡単に行え，ふるい分け試験には向いているものの，特異性に問題があると指摘されている．

近年，フィブリノゲン2分子とFM1分子が結合した可溶性フィブリン（SF）に対する3種類のモノクローナル抗体が開発され，自動分析装置による測定が可能となっている．しかしながら，3種類の抗体はそれぞれエピトープが異なり，測定値に差がでる症例も指摘されており，今後検討すべき課題となっている．

傍凝固（paracoagulation）
血液中に生じたトロンビンによりフィブリンが析出する現象を正常な凝固反応とすると，SFMCが塩基性蛋白である硫酸プロタミンあるいはエタノールなどによってフィブリン様物質を形成する現象を，それとは区別して傍凝固とよんでいる．

SF : soluble fibrin

1）硫酸プロタミン試験（Sanferippo法，1971年）

| 原 理 |

被検血漿中にSFMCが存在する場合，塩基性蛋白である硫酸プロタミンを添加するとフィブリン様物質を形成するので，これを肉眼的観察により検出する．

| 準 備 |

①3.2%クエン酸ナトリウム加血漿
②1%硫酸プロタミン（PS）：日本薬局方1%注射液を用いる．

操作

①クエン酸血漿1mLを小試験管にとり，1％PSを0.1mL加える．

②37℃で3分間加温し，フィブリン様物質の形成を肉眼的に判定する．

判定

健常者ではフィブリン様物質がみられない（陰性）が，羽毛状または糸状沈殿がみられたときは陽性とし，その程度により（＋）〜（4＋）と表現する．フィブリノゲンが増加している患者で均一無構造の沈殿をみることがあるが，この場合は陰性とする．

2）FMテスト（赤血球凝集反応）

原理

フィブリンモノマー（FM）を感作したヒト赤血球（O型Rh−）浮遊液は，被検血漿中にSFMCが存在すると赤血球表面のFMと複合体を形成して凝集するので，この凝集塊を肉眼的に判定する方法である．

準備

①FM試薬〔フィブリンモノマー感作赤血球（ロシュ・ダイアグノスティックス社）〕

②陽性および陰性コントロール

操作

①試験管に被検血漿または陽性，陰性コントロールをそれぞれ0.1mLずつ分注する．

②各試験管にFM試薬0.05mLを加える．

③試験管内容液を混和したのち，37℃で10分間加温する．

④試験管内容液を判定板上に移し，判定板の円内いっぱいに広げてから6分間振盪する．

⑤凝集の有無をコントロールと比較して判定する．

判定

顆粒のみ観察され，凝集がみられないものを陰性，はっきりした凝集が観察されるものを陽性とする．凝集の程度は血漿のSFMC濃度に依存し，FMが20μg/mL以上存在すると凝集がみられ，陽性となる．

安定化フィブリンの初期分解産物に対し弱く反応を示すが，フィブリノゲンおよびフィブリノゲン分解産物には反応を示さないとされている．

基準範囲

健常者は陰性である．

FMテストの注意点

①数時間以上放置した検体は反応性が弱くなることがあるので，採血後2時間以内に遠心し，測定する．②採血に長時間を要した検体や，採血針がうまく血管に入らず入れ直した検体は，組織液が混入し，凝固が亢進している可能性があるので使用しない．

3）可溶性フィブリン（SF）

原理

抗ヒトSFマウスモノクローナル抗体を結合したラテックス試薬と検体を緩衝液中で反応させると，SFを含む血漿では抗原抗体反応によりラテックス

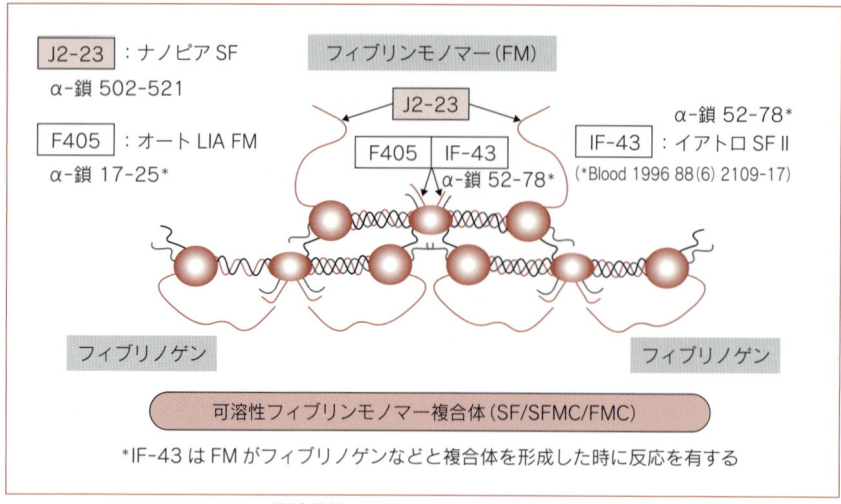

（朝倉英策：臨床に直結する血栓止血学. p60-63, 中外医学社, 2013）

図 8-23　3 種類の抗ヒト SF 抗体における認識部位の比較

が凝集し，抗原量に応じた濁りを生じる．その濁りを免疫比濁法により自動分析装置で定量する．

準 備

①抗ヒト SF マウスモノクローナル抗体結合ラテックス試薬

②SF 緩衝液

③被検血漿：クエン酸ナトリウム加血漿を使用する．血清は使用できない．また，凍結保存した血漿は融解時，37℃，30 分間以上加温してから使用する．

操 作（詳細は省略）

使用する試薬の添付文書および自動分析装置の操作法に従い，実施する．

判 定

①3 種類の抗ヒト SF モノクローナル抗体（F405 抗体，IF-43 抗体，J2-23 抗体）のエピトープはそれぞれ異なる（**図 8-23**）．F405 は FM の E ドメインα鎖 17-25 番で，Aα鎖にトロンビンが作用した際に出現する N 末端部位である．IF-43 はα鎖 52-78 番で，FM と D ドメインをもつ抗原が複合体を形成した際に出現する．また，J2-23 はα鎖 C 末端領域の 502-521 番を認識する．おおむね相関する結果が得られるものの，乖離するデータもあることが報告されている．結果の評価にあたっては，他の凝固線溶分子マーカーのデータと合わせて総合的に判断することが望ましい．

②測定可能範囲はオート LIA® FM（ロシュ・ダイアグノスティックス社）で 3〜150 μg/mL，イアトロ SF II（LSI メディエンス社）では 2〜80 μg/mL，ナノピア®SF（積水メディカル社）では 3〜100 μg/mL としている．抗原過剰によるプロゾーン現象が疑われる場合も含めて，測定可能範囲の上限を超えるような高濃度検体では，被検血漿を正常ヒト血漿あるいは SF 希

> **プロゾーン現象**
>
> 免疫反応において，抗体が抗原に対して過剰である場合，抗原抗体複合体による凝集や沈殿などの観察可能な反応が起こらなくなる現象．前地帯現象．

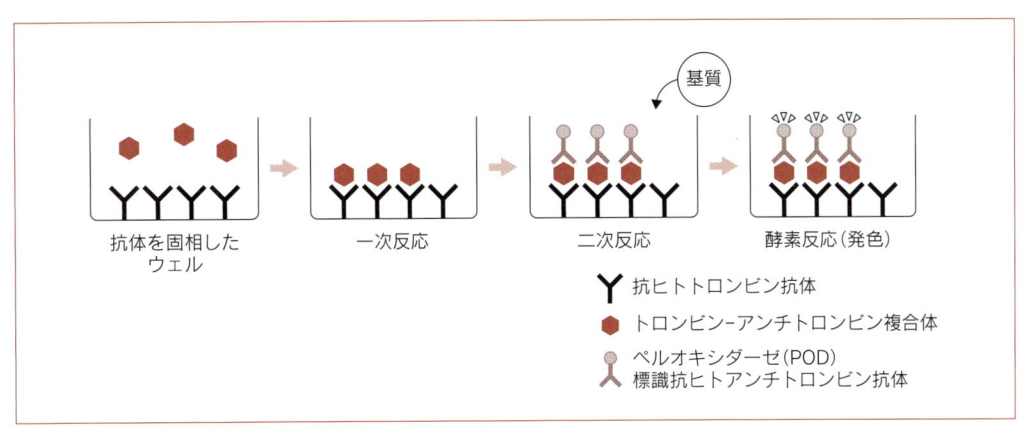

図 8-24　TAT の測定原理（2 抗体 ELISA 法）

釈液で適宜希釈して再測定することが望ましい.

③クエン酸血漿は採血後 2 時間以内に分離し，保存することが望ましい.
凍結保存も可能であるが，凍結融解の繰り返しは避け，2 カ月以内に測定する.

基準範囲

オート LIA FM は 6.1 μg/mL 以下，イアトロ SF II およびナノピア SF は 7 μg/mL 未満を陰性としている.

臨床的意義

DIC 診断基準（旧厚生省研究班 1988 年）の補助的検査項目の一つに採用されており，凝固亢進を反映する有用なマーカーである. DIC や血栓症，肝硬変，肝がん，劇症肝炎などで増加する.

DIC：disseminated intravascular coagulation，播種性血管内凝固

2　トロンビン-アンチトロンビン複合体（TAT）

概要

生体内でトロンビンが生成されると，すみやかにアンチトロンビン（AT）と結合し，TAT となり，凝固活性を失う. トロンビンの直接測定は困難であるが，TAT を測定することにより，生体内の凝固亢進状態や血栓準備状態を推測することができる.

TAT：thrombin-anti-thrombin complex

原理

測定には，捕捉抗体として抗ヒトトロンビン抗体（ウサギ），酵素標識抗体としてペルオキシダーゼ標識抗ヒトアンチトロンビン抗体（ウサギ）を用いた **2 抗体サンドイッチ法**を原理とする ELISA 法（エンザイグノスト®TAT micro，シーメンスヘルスケア・ダイアグノスティクス社）（**図 8-24**）や，時間分解蛍光物質（ユウロピウム）と磁性ラテックス粒子を用いた高感度分析法（LPIA–F·TAT テスト II，LSI メディエンス社）などがある.

ELISA：enzyme linked immunosorbent assay

操作

エンザイグノスト TAT micro キットの概略を示す.

①測定はすべて2重測定するため，アッセイに必要なウェル（穴）の数を決め，必要なストリップを用意する．すなわち，標準血漿用8穴，コントロール血漿用2穴，検体用各2穴ずつ用意する．各穴は抗ヒトトロンビン抗体が固相化されている．

②検体希釈液を50 μL ずつ各穴に入れる．

③TAT 標準血漿，TAT コントロール血漿および検体を50 L ずつ入れ，軽く振盪する．

④カバーシールでおおい，37℃で15±2分間，インキュベートする．

⑤各穴の反応液を吸引したあと，洗浄液を300 μL ずつ加え，再び吸引する．この操作をもう2回繰り返したあと，プレートを厚手のペーパータオルに軽く叩きつけて，残った洗浄液をすべて除去する．

⑥ペルオキシダーゼ（POD）標識抗ヒト AT 抗体液を，100 μL ずつ各穴に加える．

⑦新しいカバーシールでおおい，37℃で15±2分間，インキュベートする．

⑧各穴の反応液を吸引したのち，⑤と同様にして3回洗浄する．

⑨直前に調整した POD 基質溶液を100 μL ずつ各穴に加える．

⑩新しいカバーシールでおおい，遮光して20〜25℃で30±2分間，インキュベートする．

⑪反応停止液を各穴に100 μL ずつ加える．このとき，穴によって反応時間に差がないようにする．

⑫1時間以内に，精製水を盲検とし，492 nm の波長でマイクロプレートリーダを用いて吸光度を測定する．

 TAT 測定の注意点

①反応液をインキュベートする際は，そのつどプレートを新しいカバーシールでおおう．

②反応時間は各穴すべて同じになるよう注意する．

③すべての試薬は室温に戻してから使用する．プレートは室温に戻るまでアルミニウム袋から出さない．

④採血が困難な場合，凝固が活性化されてトロンビンが生じ，採血管内で TAT が上昇して偽高値を示す．真空採血管を使用する場合は，2本目以降に TAT 用の検体採取を行う．

判定

両対数グラフ用紙の横軸に TAT 標準血漿の濃度，縦軸に吸光度の平均値をとり，標準曲線を描く．TAT コントロール血漿および検体の吸光度の平均値を求め，標準曲線より TAT 濃度を読み取る．マイクロプレートリーダの解析ソフトを用いて濃度を求めることもできる．

基準範囲

4 ng/mL 未満である．生理的には妊娠後期や運動後に増加する．

臨床的意義

DIC 診断基準の補助検査項目に採用されている．

DIC，血栓症，心筋梗塞，敗血症，急性前骨髄球性白血病，多臓器不全など凝固亢進状態で増加する．

3　プロトロンビンフラグメント1＋2 (F1＋2, PF1＋2)

概要

プロトロンビンがリン脂質膜上でプロトロンビナーゼ複合体（Xa 因子・Va 因子・リン脂質・Ca^{2+}）により切断され，α-トロンビンとなる際に遊離される N 末端274個のアミノ酸からなるペプチド（フラグメント）が

F1＋2である．トロンビン生成をより直接的に反映する活動性の凝固系分子マーカーとして使われる．

F1＋2：prothrombin fragment 1＋2, PF1＋2

原理

捕捉抗体として抗ヒトF1＋2マウスモノクローナル抗体，標識抗体としてペルオキシダーゼ標識抗ヒトプロトロンビンマウスモノクローナル抗体を用いての2抗体サンドイッチELISA法（エンザイグノスト®F1＋2 monoclonal, シーメンスヘルスケア・ダイアグノスティクス社）で測定できる．

F1＋2測定の注意点
採血は，すみやかにスムーズに行うように注意する．

操作 （省略）

基準範囲

69〜229 pmol/L．生理的には加齢によって上昇する．

臨床的意義

DICや血栓症（心筋梗塞・脳梗塞を含む），肺塞栓症，敗血症などで高値を示し，経口抗凝血薬療法患者で低値を示すことがある．ワルファリンなどの抗凝固療法時のモニタリングの指標としても使用されている．

4 プラスミン-プラスミンインヒビター複合体 （PIC）

概要

生体内で線溶系が活性化され，プラスミンが生成されると血漿中に存在する生理的阻止物質のプラスミンインヒビターと結合してPICとなり，線溶活性を失う．プラスミンは血中の半減期がきわめて短いため，トロンビンと同様直接測定は困難で，PICを測定することにより線溶亢進を推測することが可能となる．プラスミン生成のマーカーとして有用である．

PIC：plasmin-plasmin inhibitor complex．慣用的にα_2-plasmin inhibitorともよばれる

原理 （図8-25）

測定は抗ヒトプラスミノゲン抗体および酵素標識抗ヒトプラスミンインヒビター抗体を用いた2抗体サンドイッチELISA法や抗ヒトPICモノクローナ

PIC測定の注意点
①採血時，駆血により増加することがあるので，注意する．
②アプロチニンやトランサミンを採血容器に加えて，線溶を抑制することを勧める．

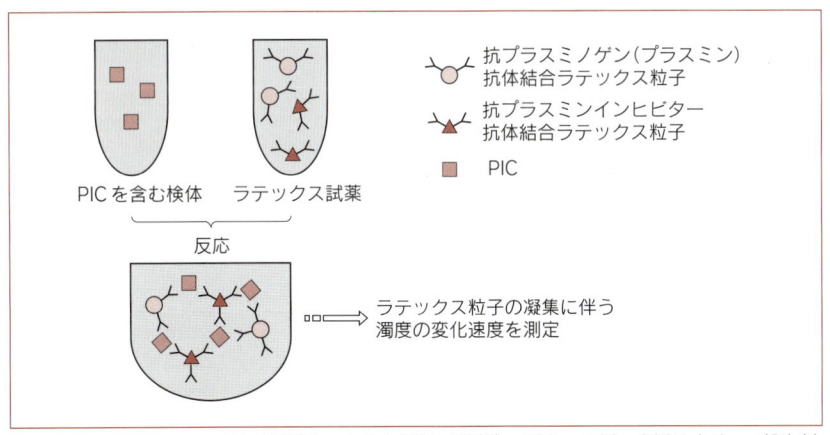

抗プラスミノゲン（プラスミン）抗体結合ラテックス粒子

抗プラスミンインヒビター抗体結合ラテックス粒子

PIC

PICを含む検体　ラテックス試薬

反応

ラテックス粒子の凝集に伴う濁度の変化速度を測定

（林 朋恵ほか：血栓と循環，12（4）：120〜123, 2004より，一部改変）

図8-25　ラテックス凝集比濁法によるPIC測定原理

ル抗体を用いたラテックス**近赤外比濁法（LPIA 法）**（エルピアエース PPI，LSI メディエンス社）により測定できる．

操作（省略）

基準範囲

$0.8\,\mu g/mL$ 未満．$1\,\mu g/mL$ 以上を増加とする．

臨床的意義

DIC や各種血栓症，虚血性疾患，慢性腎不全，膠原病，妊娠，血腫，激しい運動などで増加する．ウロキナーゼや組織型プラスミノゲンアクチベータ（t-PA）などの抗線溶剤投与後，著しく増加する．

TAT と PIC の同時測定により凝固亢進，線溶亢進のいずれが優位かを判定することができるので，DIC の病型分類に有用である．

5　t-PA/PAI-1 複合体（PAIC）

概要

血管内皮細胞から血中に放出された t-PA の大部分は，同じく血管内皮胞などから血中に放出されたプラスミノゲンアクチベータインヒビター（PAI）-1 と即時的に結合し，t-PA/PAI-1 複合体（PAIC）を形成して，その活性を失う．t-PA，PAI-1 ともに血管内皮細胞から放出されるため，線溶亢進のマーカーとしてよりもむしろ，血管内皮細胞機能を反映する分子マーカーとして注目されている．

原理

測定原理は，固相化された酵素標識抗ヒト t-PA ポリクローナル抗体とビーズに固相化されたマウス抗ヒト PAI-1 モノクローナル抗体によるサンドイッチ EIA 法（tPAI・C テスト「コクサイ」・F，シスメックス社）や LPIA 法（LPIA・tPAI テスト，LSI メディエンス社）がある．

操作（省略）

基準範囲

性差が認められ，男性は $17\,ng/mL$ 以下，女性は $12\,ng/mL$ 以下である．

臨床的意義

DIC，急性心筋梗塞，がん，全身性炎症反応症候群（SIRS），血栓症，敗血症，深部静脈血栓症，t-PA 製剤投与などで高値を示す．

☞ DIC の病型分類

DIC（播種性血管内凝固症候群）には凝固亢進型（線溶抑制型）と線溶亢進型がある．前者は血栓の多発により臓器障害が強く現れ，出血症状は比較的軽度とされている．一方後者は止血血栓が線溶活性化により溶解されやすく，出血症状が高度になりやすい．

PAIC : tissue plasminogen activator-plasminogen activator inhibitor-1 complex

☞ PAIC 測定の注意点

①日内変動が大きい（午前 8 時に高く，午後 8 時は午前の 50%程度）ので，経過を追う際は採血時間を一定にして評価することが望ましい．
②採血後，速やかに低温（4℃）で血漿を分離する．速やかに分離できない場合は氷水中に保存し，1 時間以内に血漿分離する．すぐに測定できない場合は凍結保存する．
③採血時，駆血帯で強く絞めすぎないよう注意する．

全身性炎症反応症候群（SIRS）
systemic inflammatory response syndrome．細菌感染や外傷，手術，出血性ショック，熱傷などの侵襲により免疫細胞から血中に放出された大量の炎症性サイトカインによる全身性の急性炎症反応で，致命的な多臓器不全を起こす前段階として，重要な概念である．

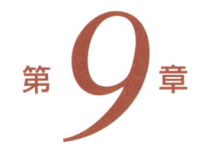

第9章 血液検査結果の評価

A｜赤血球系疾患

赤血球系の基準範囲（表9-A-1）

1）赤血球数（RBC）

成人男子における**赤血球数**は末梢血液 1 μL(mm³) につき約500万，成人女子では約450万で，年齢と性による差がかなり大きい（**表9-A-2**）．

採血の条件によってわずかに変動する．臥位では立位の場合よりも10%程度低く，静脈血では毛細血管血よりも15〜20%低い．採血時間・季節・気候・食事などによる影響は比較的少なく，同一個人では赤血球数の動揺は少ない．

妊娠後半には生理的にも赤血球数が少し低くなるが，その多くは循環血漿量の増加による相対的な低下である．水分摂取の制限，大量の発汗，高度の下痢や嘔吐などでは脱水が起こり，循環血漿量が減少して相対的に赤血球数が増える．

> **赤血球数の年齢，性差による変化**
> 出生直後は多く，小児では一時減少するが，このときには男女差はない．成人になるとまた増えて上記の値になり，男女間に差を生ずる．高齢者では減少し，再び男女差が少なくなる．

2）ヘモグロビン濃度（Hb）

成人男子の基準範囲は，末梢血液で13.7〜16.8 g/dL，女子では11.6〜14.8 g/dL とされる．年齢と性による差はかなり大きく，ほぼ赤血球数に平行する（**表9-A-2**）．生理的変動も赤血球数と同様である．

表 9-A-1　赤血球系の基準範囲

赤血球数（RBC）	男性：435万〜555万/μL 女性：386万〜492万/μL
ヘモグロビン濃度（Hb）	男性：13.7〜16.8 g/dL 女性：11.6〜14.8 g/dL
ヘマトクリット値（Ht）	男性：40.7〜50.1% 女性：35.1〜44.4%
平均赤血球容積（MCV）	83.6〜98.2 fL
平均赤血球ヘモグロビン量（MCH）	27.5〜33.2 pg
平均赤血球ヘモグロビン濃度（MCHC）	31.7〜35.3 g/dL（%）
網赤血球数	比率：0.5〜1.5%（5〜15‰） 絶対数：24,000〜84,000/μL

表 9-A-2　赤血球，白血球の基準範囲

年齢（歳）	赤血球数（万/μL）		ヘマトクリット（%）		ヘモグロビン（g/dL）		白血球数（/μL）	
	男	女	男	女	男	女	男	女
＜1	445〜509	435〜515	33.4〜37.4	32.6〜37.8	11.0〜13.2	10.9〜12.5	8,900〜12,500	8,800〜12,600
1	476〜570	473〜567	35.0〜40.6	35.1〜40.7	12.3〜14.7	12.2〜15.0	7,800〜13,000	8,000〜13,000
2〜5	456〜550	443〜559	35.2〜40.4	35.4〜41.4	12.3〜14.7	12.3〜15.0	6,900〜11,700	6,900〜11.700
6〜9	449〜555	452〜552	36.4〜41.8	36.6〜42.4	13.6〜15.2	12.7〜14.9	6,900〜11,100	6,500〜10,500
10〜19	476〜570	465〜533	40.5〜46.6	37.9〜43.1	13.6〜16.0	12.2〜14.0	5,900〜 9,100	7,100〜 8,100
20〜59	463〜535	441〜503	41.6〜47.4	37.1〜42.3	12.9〜14.7	11.5〜13.5	5,900〜 8,900	6,500〜 8,700
60〜69	408〜482	374〜452	39.2〜44.8	34.5〜40.7	12.3〜14.7	11.3〜13.1	5,200〜 7,600	4,600〜 7,200
70〜79	404〜472	364〜434	37.3〜44.5	34.0〜39.8	11.5〜13.3	10.9〜12.9	4,900〜 7,500	4,700〜 7,100
80〜89	365〜445	353〜429	34.4〜40.6	33.0〜39.0			4,700〜 6,900	4,900〜 6,900

平均値±2SD から求め，最低値〜最高値で表した．

（理科年表　2014 年版．丸善）

3）ヘマトクリット値（Ht，Hct）

遠心法によるヘマトクリット値は，検査方法，遠心機の性能，使用する抗凝固剤などにより異なるが，成人ではおおむね男性 45%，女性 40% ぐらいである．自動血球計数器のヘマトクリット値は，おおむね遠心法に合わせてある．

4）赤血球指数（赤血球恒数）

貧血が認められた場合には，**平均赤血球容積（MCV），平均赤血球ヘモグロビン量（MCH），平均赤血球ヘモグロビン濃度（MCHC）**をそれぞれ下に示す計算式で求め，MCV，MCHC に基づいて小球性低色素性貧血，正球性正色素性貧血，大球性正色素性貧血に分類して鑑別診断を進める．

$$MCV(fL) = Ht(\%)/RBC(10^6/\mu L) \times 10$$
$$MCH(pg) = Hb(g/dL)/RBC(10^6/\mu L) \times 10$$
$$MCHC(g/dL) = Hb(g/dL)/Ht(\%) \times 100$$

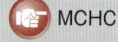 MCHC

一般に MCHC が 36 g/dL を超えることはない．36 g/dL 以上のときは測定ミスなどの可能性がある．

5）網赤血球数（Ret）

網赤血球数は比率でみると赤血球数の変動に伴って基準範囲が変わるので，赤血球数に網赤血球比率を掛けて絶対数で評価するとよい．

II　赤血球形態の異常

1　大きさの変化

正常の赤血球には多少の大小不同があるが，直径 6〜9.5 μm の範囲に収まる．これを正赤血球（normocyte）という．赤血球の直径を横軸に，それぞれの直径の赤血球の出現頻度を縦軸にして描いたグラフが **Price-Jones 曲線**

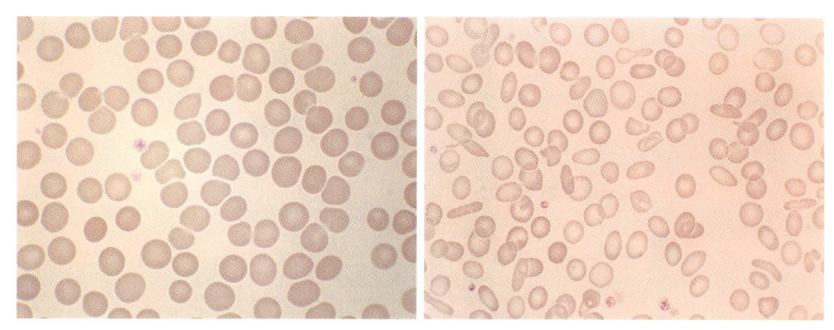

写真 9-A-1　赤血球大小不同
左：正常例，右：**赤血球大小不同症**．正常でも多少の大小不同はあるが著明ではない．

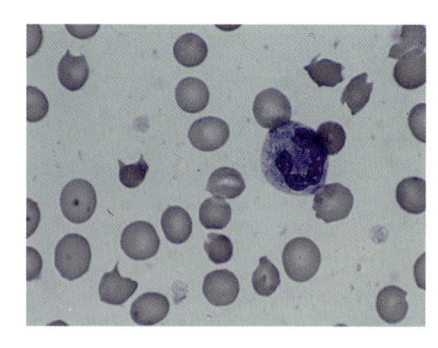

写真 9-A-2　破砕赤血球

である（**図 6-D-3** 参照）．その底辺の広がりが正常以上に大きくなった状態を赤血球の大小不同症（**anisocytosis**）という（**写真 9-A-1**）．

(1) 巨赤血球（megalocyte）

悪性貧血のときにみられる直径 12 μm 以上の大きな赤血球で，ときに楕円形を呈する．中央の陥凹がないか，または少ない．

(2) 大赤血球（macrocyte）

直径 9.5 μm 以上の赤血球をいう．

(3) 小赤血球（microcyte）

直径 6 μm 以下の赤血球をいう．

(4) 分裂赤血球（破砕赤血球，断片化赤血球）（schizocyte, schistocyte）

直径 2～3 μm の小さなもので，赤血球が血管内にできたフィブリン線維にひっかかったり，部分的貪食・加熱・外傷などにより断裂してできる（**写真 9-A-2**）．円形のものもあるが，不整形のものが多い．正常でもまれにみられるが（0.2％未満），0.5％以上あれば**赤血球破砕症候群**といい，細血管障害性溶血性貧血，播種性血管内凝固（DIC）などの存在が疑われる．

2　形の変化

形が変形した赤血球を一般に**変形赤血球**（**poikilocyte**：異形赤血球）と総称する．上述の分裂赤血球は，同時に変形赤血球であることが多い．それぞれの特有な形態に基づいて命名された変形赤血球がある（**表 7-3，-4** 参照）．

 分裂赤血球
摘脾後・重症熱傷後・行軍ヘモグロビン尿症・サラセミアなどでもみられることがある．

 赤血球形態の変化
塗抹染色標本では人為的操作が加わっているので，本来の変化は位相差顕微鏡でみるか，グルタルアルデヒドで固定した赤血球を観察するほうがよい．

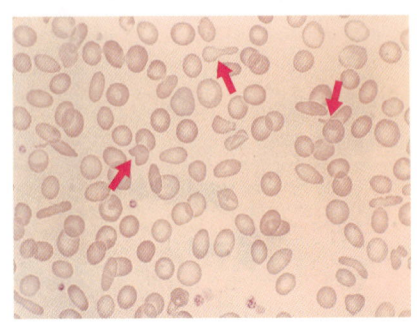

写真 9-A-3　変形赤血球症
矢印で示したのは不整形赤血球．左方に楕円赤血球がみられる．

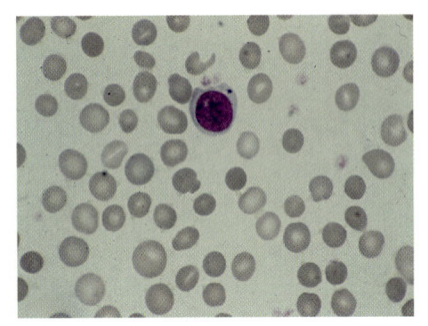

写真 9-A-4　遺伝性球状赤血球症

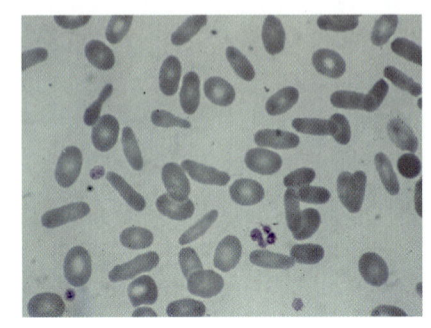

写真 9-A-5　遺伝性楕円赤血球症

可逆性のものもあるが，一般に不可逆性のものが多く，これらが増加した状態を**変形赤血球症**（poikilocytosis）という．変形赤血球症は，重症鉄欠乏性貧血，巨赤芽球性貧血，骨髄線維症，ある種の先天性溶血性貧血，骨髄異形成症候群（MDS）などのときに著明となる（**写真 9-A-3**）．

(1) 球状赤血球（spherocyte）

　厚さが増した赤血球で，多くは直径が小さく，容積は正常とあまり変わらないことが多い．塗抹標本では濃くみえ，中央の凹みがほとんど認められない．正常赤血球の直径：厚径比は約 3.4 であるが，球状赤血球では 2.4 以下である．

　低張食塩液に対する抵抗が弱い．球状赤血球は変形能が乏しく，脾臓で捕捉されてマクロファージによって破壊される．溶血性貧血や熱傷のときにも現れるが，遺伝性球状赤血球症（**写真 9-A-4**）や自己免疫性溶血性貧血のときには多数みられる．

(2) 楕円赤血球（elliptocyte）

　楕円形をした赤血球をいう（**写真 9-A-3**）．楕円度の低いものを卵円赤血球（ovalocyte）とよぶことがあり，正常でも 15％ぐらいまではみられる．25％以上にも及んだときは，遺伝性楕円赤血球症が考えられる（**写真 9-A-5**）．楕円赤血球症で溶血性貧血を起こすのは 10～15％程度であるが，この場合には球状・分裂など各種の変形赤血球を伴うことが多い．

(3) 口唇状赤血球（stomatocyte，有口赤血球）

　赤血球の中央が細長く白く抜けて口唇のようになっている赤血球をいう．正常でも標本上に部分的にみることがあるが，4％以下にすぎない．位相差顕微

 楕円赤血球

標本を作製するときに人工的に赤血球が楕円形になることもある．この場合には，長軸の方向がそろっており，また標本の一部に限られることから区別できる．

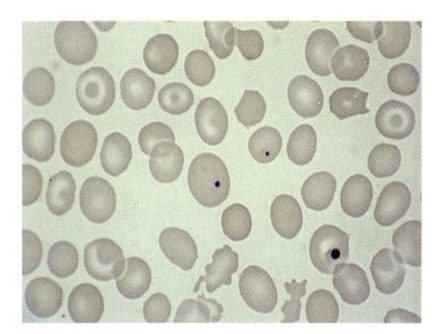

写真 9-A-6　標的赤血球

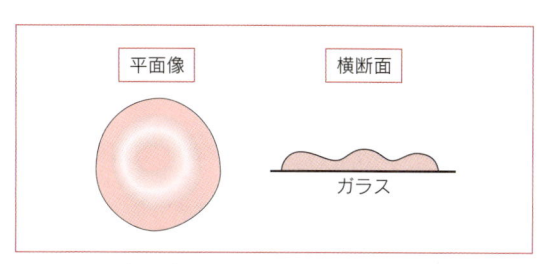

| 平面像 | 横断面 |

ガラス

図 9-A-1　標的赤血球の模式図

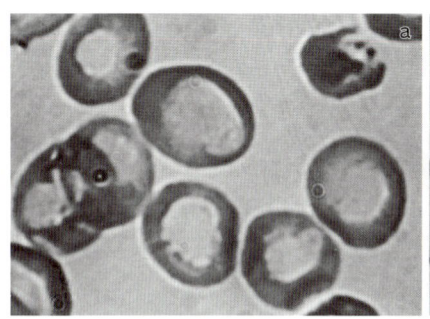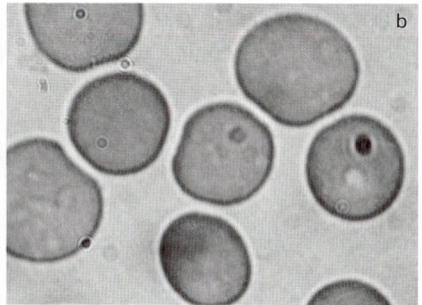

写真 9-A-7　環状赤血球（a）と菲薄赤血球（b）

鏡では円蓋状を呈し，走査電子顕微鏡でコップ形をしているものが，血液塗抹標本では口唇状にみえるとされる．遺伝性溶血性貧血・閉塞性黄疸・肝疾患・アルコール中毒・遺伝性球状赤血球症などでみられる．

（4）標的赤血球（target cell）

アーチェリーの標的のようにみえる赤血球である（**写真 9-A-6**）．赤血球の中心部が厚く，中間帯が薄くなっているためで，赤血球の内容に比べて膜の面積が大きすぎることが原因である（**図 9-A-1**）．

サラセミアで多数みられる．ほかにも鉄欠乏性貧血・溶血性貧血・閉塞性黄疸・肝疾患・摘脾後などにかなりの数がみられることがあり，鎌状赤血球貧血症・HbC 症・HbE 症でもみられる．

（5）環状赤血球（anulocyte）

赤血球中央が著しく凹み，周囲が環状に濃くなった赤血球である（**写真 9-A-7-a**）．赤血球の内容が少なくて膜の表面積が大きすぎるもので，鉄欠乏性貧血の血液塗抹標本の厚い部分にみられる．

（6）菲薄赤血球（leptocyte，扁平赤血球）

全体が一様に淡色となって厚さが薄く，ヘモグロビンの含有量が少ない赤血球をいう（**写真 9-A-7-b**）．鉄欠乏性貧血の血液塗抹標本の薄い部分にみられ，サラセミアや鉄芽球性貧血にも少数みられる．

扁平大赤血球（thin macrocyte）は，肝硬変症や閉塞性黄疸のときにみられるのが特徴で，サラセミアにも出現する．

 HbC 症

ヘモグロビン β 鎖の 6 番目のアミノ酸であるグルタミン酸がリジンに置換された異常ヘモグロビン症．

HbE 症

ヘモグロビン β 鎖の 26 番目のアミノ酸であるグルタミン酸がリジンに置換された異常ヘモグロビン症．

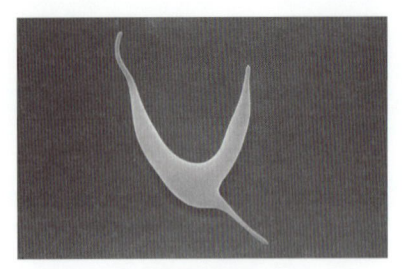

写真 9-A-8　鎌状赤血球

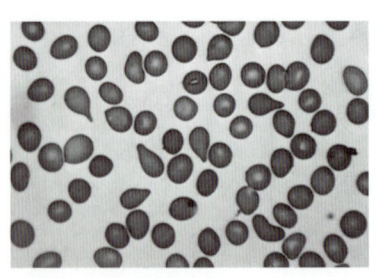

写真 9-A-9　涙滴赤血球

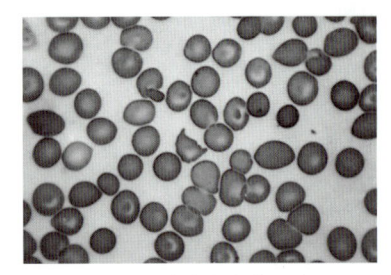

写真 9-A-10　有角赤血球
中央に 1 つみられる.

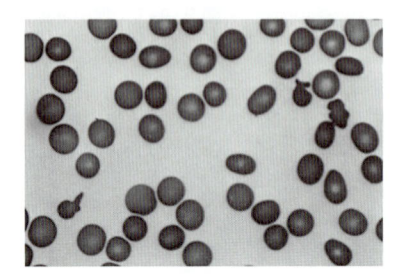

写真 9-A-11　有棘赤血球
右上・左下に 1 つずつみえる.

(7) えくぼ赤血球（dimple cell）

凹みが 3 つあるやや小さな赤血球で, 血液塗抹標本の厚い部分では, 赤血球の中央にあるヘモグロビンの帯の両側に淡い部分があるようにみえる. 溶血性貧血, 特に遺伝性球状赤血球症にみられる.

(8) 不整形赤血球

特有な形態に応じて命名されている.

①鎌状赤血球（drepanocyte, sickle cell）

鎌形もしくはこれに近い形をした赤血球（**写真 9-A-8**）をいい, アフリカ系黒色人種に発症する鎌状赤血球貧血症〔同種接合型ヘモグロビン S（HbS）症〕でみられる. 日本人にはない. HbS を含んだ赤血球が酸素欠乏の状態におかれると, 不安定な HbS は重合体をつくり, 赤血球が鎌状になる.

②涙滴赤血球（dacryocyte, teardrop cell）

涙がたれた滴のような形状を示す赤血球で, 骨髄線維症の患者にしばしばみられる（**写真 9-A-9**）.

③有角赤血球（keratocyte, horned cell）

ほぼ正常な大きさの赤血球に 1〜6 個の尖った突起をもつものである（**写真 9-A-10**）. 単純な形をとるときは**ヘルメット形赤血球**（helmet cell）という. 播種性血管内凝固（DIC）や不安定ヘモグロビン症などのときにみられる. フィブリン糸で赤血球膜の一部が切れたり, 赤血球の辺縁に生じた空胞が破れてできるものと考えられる.

④有棘赤血球（acanthocyte）

球状で正常赤血球より小さな赤血球の周囲に "分布も長さも不規則な" 突起

 涙滴赤血球

溶血性貧血, 悪性貧血, がんの骨髄転移, 骨髄異形成症候群（MDS）, サラセミア, 結核などでも認められることがある.

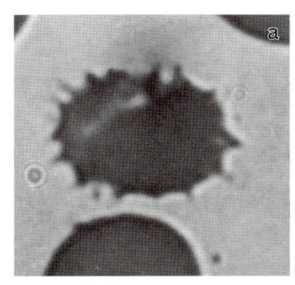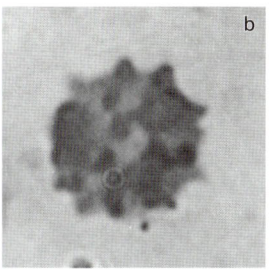

写真 9-A-12　ウニ状赤血球（a）と金平糖状赤血球（b）

が 2〜12 個出ているものをいう（**写真 9-A-11**）．突起の先はしばしば丸みを帯びている．赤血球膜のリポ蛋白組成異常のために収縮変形して生じた不可逆的変化である．

　元来は色素性網膜症を伴う遺伝性疾患の無 β-リポ蛋白血症の赤血球に対してつけられた名称であるが，肝硬変・肝炎・アルコール中毒・ピルビン酸キナーゼ欠乏症などでも認められる．

⑤ウニ状赤血球（echinocyte，いが状赤血球），金平糖状赤血球（crenated cell）

　赤血球の周囲に"規則的"に尖った短い突起が 10〜30 個みられる赤血球をウニ状赤血球という（**写真 9-A-12-a**）．

　金平糖状赤血球は，**写真 9-A-12-b** に示すようなもので，湿潤標本で人工的に生ずることが多い．

3　染色性の変化

　普通染色で，びまん性に青みをもって染まるものを**多染性赤血球**（poly-chromatophilic erythrocyte）という．赤芽球の細胞質にあった RNA が残って青く染め出されたもので，幼若な赤血球である．ニューメチレン青（new methylene blue）やブリリアントクレシル青（brilliant cresyl blue）で超生体染色をすると，この RNA が染まって網のようにみえ，網赤血球とよばれる．正常でも少数に軽度のものを認めるが，網赤血球の増加する溶血性貧血などで増加する．

4　赤血球内容の異常（赤血球封入体）

1）好塩基性斑点（basophilic stippling，punctate basophilia）

　普通染色で，正染性または多染性赤血球の中に小さな青い斑点がびまん性に散在するものをいう．血液塗抹標本を乾燥させる間にリボソームが集合して青染する．鉛中毒でしばしばみられる．

2）ハインツ小体（Heinz body）

　生鮮血液標本を位相差顕微鏡で観察すると，直径 $0.3〜3\,\mu m$ の光を強く屈折する小体としてみられ，赤血球の辺縁に 1〜2 個あることが多い．ブリリア

 好塩基性斑点

悪性貧血・MDS・遺伝性溶血性貧血（不安定ヘモグロビン症，サラセミア，ピリミジン-5'-ヌクレオチダーゼ欠乏症）などでも出現する．

 ハインツ小体

G6PD 欠乏症の溶血発作後，不安定ヘモグロビン症，サラセミアの一部，慢性腎疾患などにもみられ，摘脾後には著明になる．

ント緑（brilliant green）による超生体染色で特異的に染まるが，ブリリアントクレシル青やニューメチレン青でも網赤血球の顆粒状線状物質とは多少異なった色に染まる．普通染色では染め分けられないが，濃度の差により封入体として認められることがある．

ハインツ小体はヘモグロビンが酸化変性して沈殿したもので，有機および無機の酸化物質による中毒で現れる．

3）パッペンハイマー小体（Pappenheimer body）

普通染色で紫青色に染まる球菌様の小体で，鉄染色で陽性になる．不安定ヘモグロビン症などの溶血性貧血患者に摘脾を施したあとや，鉛中毒・肝硬変症・MDS・骨髄増殖性腫瘍などにみられる．

4）シュフナー斑点（Schüffner dots）

三日熱マラリア原虫が寄生した赤血球が，ある時期に細胞質内に示す淡紅色の斑点．三日熱マラリアの診断に参考となる．

5）赤芽球（erythroblast）

核をもつ赤血球である．骨髄には多数あるが，新生児以外で血液中に現れるのは異常である．白血病・MDS・骨髄線維症などでみられることがあるが，溶血性貧血の発作後にみられることもある．

6）シデロブラスト（sideroblast，鉄芽球）

骨髄穿刺液塗抹標本のベルリン青（Berlin blue）染色で，細胞質にフェリチン凝塊が青い顆粒として染め出される赤芽球をいう．健常者では，成熟しかけた赤芽球の30〜70%がこれに相当するが，顆粒は小さく，かつ数も少ない．

鉄欠乏以外の原因でヘモグロビン合成が障害された場合，多数の大きな鉄顆粒をもつシデロブラストをみることがある．そのうち，12個以上の鉄顆粒が核周の1/3以上にわたって輪状に配列したものを**環状（輪状）鉄芽球**（ringed sideroblast）という（**写真9-A-13**）．

7）ハウエル・ジョリー小体（Howell-Jolly body）

核と同じ色に染まる直径1〜2μmの円形物質で，赤血球または赤芽球に1個，ときには多数みられる（**写真9-A-14**）．核分裂のときに染色体の一部が核の本体に融合せずに残ったもので，摘脾後にしばしば認められる．

8）カボット輪（Cabot ring，カボット環）

赤血球の中に，丸い輪または8字形に白く抜けたり，逆に濃く染まったりするものをいう．核分裂のときの紡錘体の一部が残ったものとされ，赤芽球にも現れることがある．

シデロブラスト
鉄欠乏性貧血ではシデロブラストがみられないことが多く，マクロファージへの鉄沈着も認められず，診断の参考になる．細菌感染や関節リウマチなどでもシデロブラストを認めにくいことがあるが，マクロファージへの沈着はむしろ増加しており，区別できる．

環状鉄芽球
ミトコンドリアにおいて鉄がヘム合成に利用されるが，ヘム合成障害によって非フェリチン鉄が核周のミトコンドリアに沈着した状態である．骨髄で環状シデロブラストが多数に証明される貧血を鉄芽球性貧血（sideroblastic anemia）と総称する．

ハウエル・ジョリー小体
ジョリー小体は，赤血球が成熟して赤血球になる過程で核の一部が残ったものである．健康人でも認めうるが，ほとんどが脾臓で捕食されて，血中に残るのはごく少ない．

カボット輪
赤芽球異形成症（dyserythropoiesis）や悪性貧血でときにみられる．

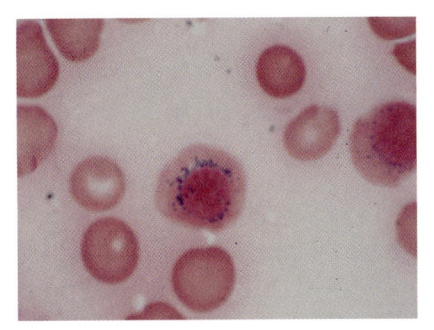

写真 9-A-13　環状鉄芽球

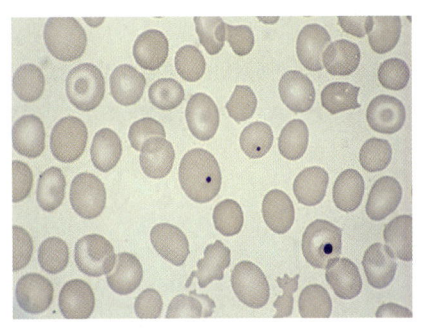

写真 9-A-14　ハウエル・ジョリー小体

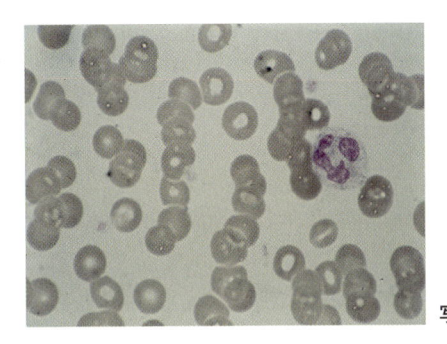

写真 9-A-15　連銭形成

5　連銭形成（rouleau formation）

　塗抹標本では，赤血球はばらばらになっている．これは，赤血球表面がマイナス荷電のため，互いに反発しているからである．このマイナス荷電を打ち消すような陽性荷電の物質が増えると赤血球のマイナス荷電が消去され，赤血球同士が結合し，コインを連ねたようになる．この現象を連銭形成という（**写真9-A-15**）．多発性骨髄腫や原発性マクログロブリン血症などでみられる．

Ⅲ　貧血（anemia）

　赤血球数，ヘモグロビン，ヘマトクリットが低値の場合，貧血と診断される．すなわち，血液単位容積あたりの赤血球数もしくはヘモグロビン濃度が基準範囲以下に低下した病態を貧血という．

　貧血の判定にはヘモグロビン濃度を主として使い，ヘモグロビン値が成人男性で 13 g/dL 未満，成人女性では 12 g/dL 未満，高齢者では 11 g/dL 未満を貧血と一般的にみなす．10 g/dL までは軽度貧血，8 g/dL までは中等度貧血，8 g/dL 以下は高度貧血と考える．

　貧血では，ヘモグロビンの低下に伴う酸素供給が不足することによる症状と，それを代償することによって起こる症状とがある．前者の症状として，皮膚蒼白・めまい・息切れ・倦怠感などがある．酸素不足に対しては心臓機能が亢進して脈拍数が増加し，動悸・耳鳴りなどがある．長期にわたって貧血が続くと代償不全になって心不全が起こり，浮腫などが生じる．このほか，貧血の

表 9-A-3 貧血の成因

赤血球の産生障害	造血幹細胞の異常	再生不良性貧血，赤芽球癆，骨髄異形成症候群	
	骨髄置換性病変	白血病，多発性骨髄腫，悪性リンパ腫浸潤，がんの骨髄転移，骨髄線維症	
	エリスロポエチン産生の低下	腎疾患	
	赤芽球の成熟障害	ヘモグロビン合成異常 ・ヘム合成の異常：鉄欠乏性貧血，鉄芽球性貧血，先天性無トランスフェリン血症，慢性感染症・炎症・腫瘍による二次性貧血 ・グロビン合成の異常：サラセミア DNA 合成異常 ・ビタミン B_{12} 欠乏，葉酸欠乏，骨髄異形成症候群	
赤血球の破壊亢進（溶血性貧血）	赤血球自身の異常による溶血	先天性：遺伝性球状赤血球症，遺伝性楕円赤血球症，解糖系酵素異常症，異常ヘモグロビン症など 後天性：発作性夜間ヘモグロビン尿症	
	赤血球外の異常による溶血	自己免疫性溶血性貧血，細血管障害性溶血性貧血など	
出血	消化管出血など		
分布異常	脾腫		

種類に応じて特有な症状がある．

　貧血をその成因から大別すると，①赤血球産生の不足，②赤血球の成熟障害，③赤血球破壊の亢進，④出血で大量の血液を失うこと，などに分類される（**表 9-A-3，図 9-A-2**）．

　臨床検査の面からみると，赤血球指数の MCV や MCHC から小球性低色素性貧血，正球性正色素性貧血，大球性正色素性貧血の 3 つに分類し，鑑別診断を進めることができる（**表 9-A-4，図 9-A-3**）．

1　小球性低色素性貧血（microcytic hypochromic anemia）

　貧血患者のなかで最も頻度が大きいのが小球性低色素性貧血で，ヘモグロビンの合成が障害されて貧血になる．その原因としては鉄欠乏性貧血が最も多い．MCV が小さく，MCHC も低値である．このほか，塗抹標本では赤血球が小さいだけでなく，菲薄赤血球・環状赤血球・標的赤血球などの所見をみることが多い．

1）鉄欠乏性貧血（iron deficiency anemia；IDA）

　定義・概念

　鉄が欠乏し，ヘモグロビン合成が障害されて発症する貧血で，貧血のうちで最も頻度が高く，特に女性に多い．

　病態生理

　体重 70 kg の人では体内におよそ 3.5 g の鉄があり，その約 2/3 はヘモグロビンに，残り 1/3 は筋肉のミオグロビンと肝臓・脾臓などに貯蔵鉄として

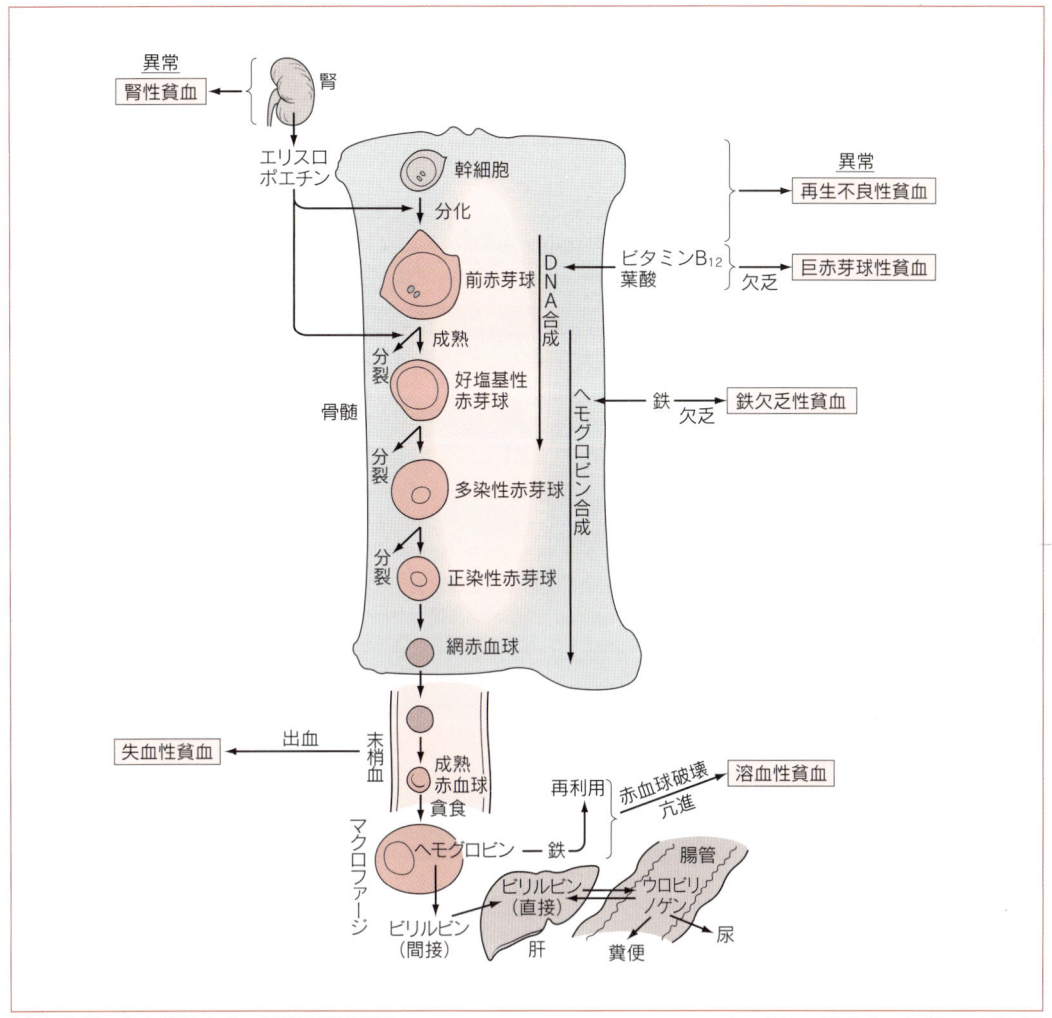

図 9-A-2　赤血球の生成・破壊過程と貧血

(medicina, 36(11)：1999, 一部改変)

表 9-A-4　赤血球指数による貧血の分類

小球性低色素性貧血 （MCV < 80, MCHC < 32）	正球性正色素性貧血 （MCV = 81〜99, MCHC = 32〜36）	大球性正色素性貧血 （MCV > 100, MCHC = 32〜36）
①鉄欠乏性貧血 ②感染・炎症・腫瘍に伴う貧血 ③鉄芽球性貧血 ④サラセミアなどのグロビン合成異常 ⑤無トランスフェリン血症	①溶血性貧血 ②骨髄の低形成 　再生不良性貧血 　赤芽球癆 ③二次性貧血 　腎性貧血 　内分泌疾患 ④骨髄への腫瘍浸潤 ⑤急性出血	①巨赤芽球性貧血 　ビタミン B_{12} 欠乏（悪性貧血, 胃全摘後など） 　葉酸欠乏および代謝異常 　DNA 合成の先天的あるいは薬剤による異常 ②網赤血球増加 　急性出血 　溶血性貧血 　各種貧血からの回復期

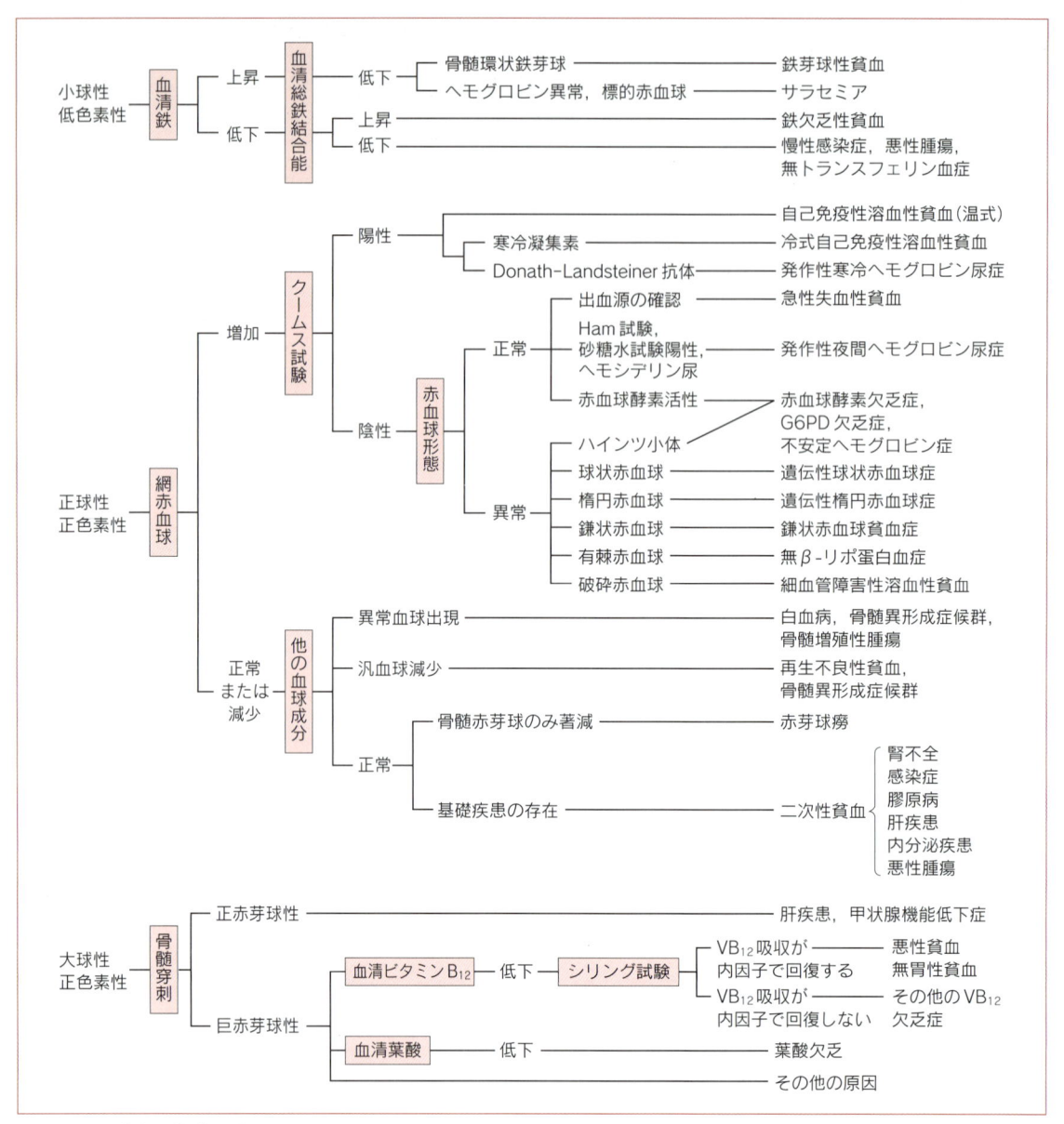

図 9-A-3　貧血の検査の進め方

蓄えられている（**図9-A-4**）．食事でおよそ1 mg の鉄が毎日吸収され，同じく約1 mg が便・尿・汗などから排泄されている（**図9-A-5**）．この鉄の動態に変化をきたす病態で鉄が欠乏する．それには，①鉄の摂取・吸収不足，②鉄の喪失（出血），③需要の亢進（成長期，妊娠）がある．女性では過多月経や子宮筋腫による慢性出血が，男女を問わず消化管がんや潰瘍などによる消化管出血が鉄欠乏の原因として多い（**表9-A-5**）．

臨床症状

鉄が欠乏しても，すぐに貧血になるわけではなく，当初は貯蔵鉄が利用され

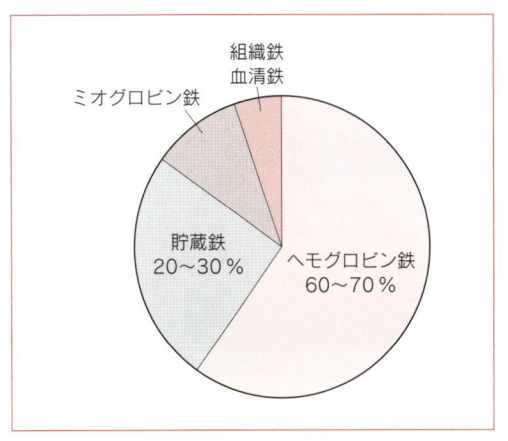

図 9-A-4　鉄の体内分布

表 9-A-5　鉄欠乏性貧血の成因

幼児期	低出生体重児 食事摂取不良
思春期	成長，月経などに伴う鉄需要の増加 病的出血（消化管出血，性器出血など）
成人	妊娠，出産，授乳 月経異常 食事摂取障害 病的出血（消化管出血，性器出血など）
高齢者	食事摂取不良 病的出血（消化管出血，性器出血など）

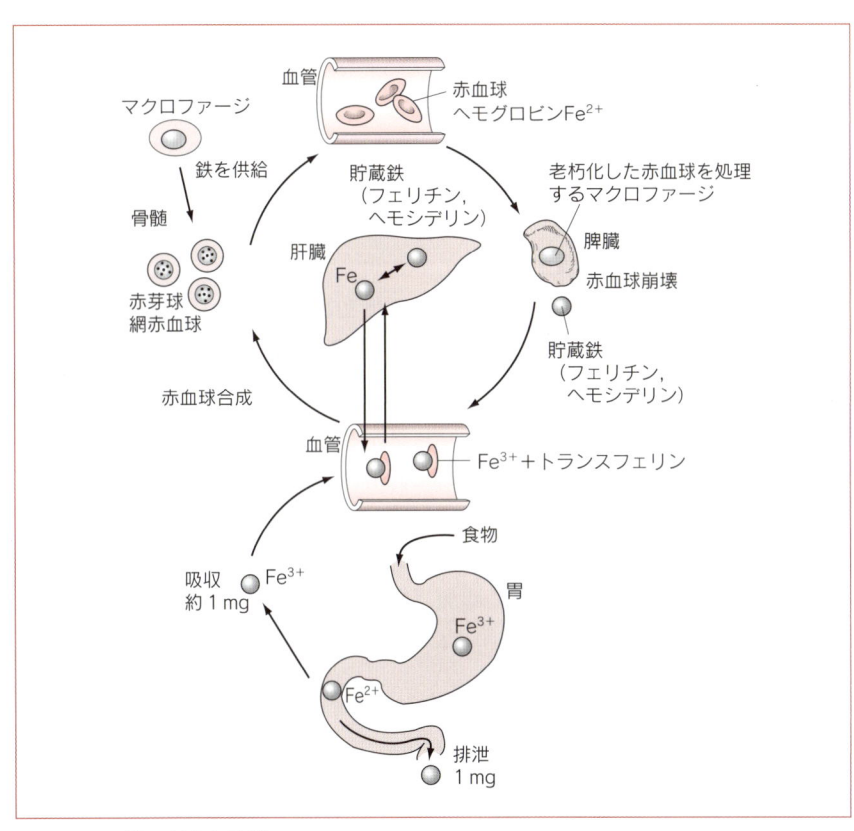

図 9-A-5　鉄の吸収と動態

る．貯蔵鉄が枯渇し，血清鉄も減少すると貧血になる（**図 2-13** 参照）．さ
らに鉄が欠乏すると，組織の鉄が不足し，スプーン状爪，舌炎・嚥下障害
（Plummer-Vinson 症候群）も出現する．なお，鉄欠乏性貧血患者では土や
氷を食べたくなることがあり，異食症という．

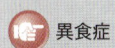 **異食症**

英語では pica という．
pica は鳥のカササギのこ
とで，カササギは雑食性
で，何でも食べる習性にち
なんで異食症に当てはめら
れた．

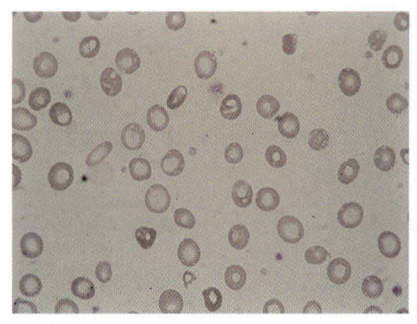

写真 9-A-16　鉄欠乏性貧血の末梢血液塗抹標本
赤血球大小不同，変形，菲薄赤血球を認める.

表 9-A-6　小球性低色素性貧血を示す疾患とその鑑別診断

	血清鉄	総鉄結合能	鉄飽和率	血清フェリチン	骨髄可染鉄
鉄欠乏性貧血	↓	↑	↓	↓	↓↓
慢性疾患に伴う貧血	↓	↓	→	→ or ↑	↑
鉄芽球性貧血	↑	→	↑	↑	↑
サラセミア	↓ or ↑	→	→	→	→

検査所見

血液検査で小球性低色素性貧血があり，血液塗抹標本では，赤血球の大小不同，奇形赤血球，菲薄赤血球などがみられる（**写真 9-A-16**）.

血液生化学検査では血清鉄の低値，総鉄結合能（TIBC）または不飽和鉄結合能（UIBC）の上昇がみられ，血清フェリチンが低下している（**表 9-A-6，図 2-14** 参照）. 骨髄穿刺検査では，小型で細胞質が少なく辺縁が不規則な赤芽球が多く，シデロブラストやヘモシデリンは消失ないし著減している.

治療

治療は，原因を解明して基礎疾患の治療を行うとともに，鉄剤を投与する. 一般に鉄剤投与開始後，約 1 週間で網赤血球数が著明に増加（網赤血球分利）し，次いでヘモグロビン値は次第に上昇する. 回復するには 1〜2 カ月を必要とする.

2）慢性炎症性疾患

関節リウマチ・結核・悪性腫瘍などの慢性炎症性疾患では，IL-6 や IL-1 ベータなどの炎症性サイトカインによって肝臓でのヘプシジン産生が高まり，これが小腸での鉄吸収を抑え，かつ貯蔵鉄の放出が抑制される. また，鉄結合蛋白が低下し，鉄の利用が障害されて鉄欠乏状態となる. 血液検査所見は鉄欠乏性貧血と同様であるが，血清鉄が減少しているのに総鉄結合能（不飽和鉄結合能）が減少しているのが特徴である（**図 2-14** 参照）.

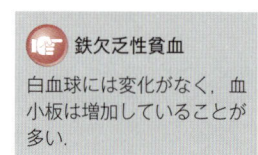

鉄欠乏性貧血
白血球には変化がなく，血小板は増加していることが多い.

慢性炎症性疾患に伴う貧血
鉄剤を投与しても改善されにくく，基礎疾患の治療が重要である.

3）鉄芽球性貧血（sideroblastic anemia）

慢性貧血があり，骨髄検査で環状鉄芽球が成熟赤芽球の 40～70％にも証明される病態を総称したものである（**写真 9-A-13** 参照）．血液塗抹標本をみると，正常に近い赤血球に混ざって低色素性赤血球があるので，二形態性（dimorphism）と表現される．MCV は大小一定しない．赤血球像は鉄欠乏性貧血に似た点があるのに，血清鉄値は正常か上昇，不飽和鉄結合能は低下している．診断は骨髄穿刺を行い，鉄染色で環状鉄芽球を確認する．

鉄芽球性貧血には，先天性と後天性のものとがある．

後天性のうち，原発性のものは 50 歳以上の人にみることが多く，MDS の 1 亜型とされる（p.268）．二次性のものは，感染症・尿毒症・関節リウマチ・SLE・結節性多発動脈炎・がん・粘液水腫などの疾患に伴ったり，抗結核薬（ピラジナミド，イソニアジドなど），クロラムフェニコール，アザチオプリン（免疫抑制薬）などの薬剤服用や，アルコール・鉛中毒でもみられる．

先天性鉄芽球性貧血
先天性のものには，伴性遺伝形式をとるものと常染色体性のものとがあるが，いずれもまれである．

SLE：全身性エリテマトーデス

4）サラセミア（thalassemia，タラセミア）

サラセミアは小球性低色素性貧血になる．ただし，ヘモグロビン異常が主体で，溶血性貧血を起こすことから，「溶血性貧血」の項（p.229）で解説する．

サラセミア
サラセミアではヘモグロビン合成に障害があり，小球性低色素性貧血になる．赤血球数はむしろ増加していることが多い．

5）無トランスフェリン血症

まれな常染色体劣性遺伝疾患である．検査所見は鉄欠乏性貧血に似るが，総鉄結合能が著明に低下しているのが特徴である．

2　正球性正色素性貧血（normocytic normochromic anemia）

造血幹細胞から分化，成熟して赤血球が生成される過程で，造血幹細胞の障害か，赤血球の崩壊が亢進することにより起きる．赤血球のヘモグロビン合成は正常に行われるので，産生される赤血球には大きさもヘモグロビン濃度にも異常はなく，MCV と MCHC は正常である．ただし，赤血球の形態には異常のあるものも含まれる．貧血のなかでは最も種類が多い．

1）造血幹細胞・前駆細胞の異常

造血幹細胞の分化・成熟が障害されたり，腫瘍細胞や線維化などによって骨髄が置換されると，成熟血球の生成が障害される．

このため，このタイプの貧血では，赤血球だけでなく，白血球や血小板にも異常があり，**汎血球減少**（pancytopenia）もしくは二血球減少（bicytopenia）になっていることが少なくない（**表 9-A-7**）．

(1) 再生不良性貧血（aplastic anemia）

定義・概念

骨髄の低形成によって末梢血液に汎血球減少症がみられる重症の貧血である．骨髄の造血髄が脂肪髄で置換されている．わが国では人口 10 万あたり

表 9-A-7　汎血球減少を起こす疾患・病態

再生不良性貧血	
骨髄を障害する疾患	骨髄線維症 がんの骨髄転移 白血病（赤白血病を含む） 骨髄異形成症候群 多発性骨髄腫 悪性リンパ腫
脾疾患	Banti 症候群 悪性リンパ腫 Gaucher 病，Niemann-Pick 病 Letterer-Siwe 病
感染症，炎症性疾患など	粟粒結核 重症敗血症，全身性真菌症 マラリア，カラアザール SLE（全身性エリテマトーデス） サルコイドーシス
ビタミン欠乏症	葉酸・B_{12} 欠乏症 B_6 欠乏症
発作性夜間ヘモグロビン尿症	
鉄芽球性貧血	
薬物・アルコール中毒	
放射線障害	

表 9-A-8　再生不良性貧血の分類

先天性	ファンコニ（Fanconi）貧血
後天性	二次性：薬剤，化学薬品，放射線，ウイルス感染など 特発性
特殊型	肝炎後再生不良性貧血 再生不良性貧血 -PNH 症候群

0.7〜1.0 人の罹患率で，年間に約 2,300 人の罹患数が推定されている．

分類

再生不良性貧血には，先天性のものと後天性のものがある（**表 9-A-8**）．

病態生理

先天性再生不良性貧血の代表はファンコニ（Fanconi）貧血で，常染色体劣性遺伝形式をとり，汎血球減少のほか，種々の奇形，変異原性物質に対する染色体の不安定性などが特徴である．

後天性再生不良性貧血には，原因が明らかな二次性のものと，原因が特定できない特発性のものがある．二次性には，薬剤（抗がん薬，クロロマイセチンなど），化学物質（ベンゾールなど），放射線などが造血幹細胞を傷害し，汎血球減少を起こす．特発性再生不良性貧血の原因は明確でないが，免疫学的機序によって造血幹細胞が傷害されているか，造血幹細胞自体に異常が生じていると考えられている．このタイプの再生不良性貧血が最も多く，問題になる．

特殊な再生不良性貧血として，肝炎後再生不良性貧血と再生不良性貧血 -PNH 症候群がある．前者は急性肝炎に罹患した 2〜3 カ月後に急速に重篤な汎血球減少をきたすもので，再生不良性貧血の 2〜5％を占める．肝炎ウイルスによる造血幹細胞の直接傷害，あるいはウイルス感染に対する免疫反

ファンコニ貧血

FA（ファンコニ貧血）遺伝子の異常を生じる DNA の修復機構に異常がある先天性疾患で，細胞がアポトーシスを起こしやすくなって汎血球減少を起こすとされる．末梢血リンパ球を PHA（phytohemagglutinin）で刺激し，その後ジエポキシブタン（diepoxybutane；DEB）などを添加すると，染色体に切断（breakage）が観察される特徴がある．

応が造血幹細胞を傷害することが想定されている．後者は再生不良性貧血の経過中に発作性夜間ヘモグロビン尿症（PNH）を併発したり移行する病態である．

PNH：paroxysmal nocturnal hemoglobinuria，発作性夜間ヘモグロビン尿症

臨床症状

再生不良性貧血では汎血球減少が起こり，赤血球減少による貧血症状，顆粒球減少のための易感染性，血小板減少による出血傾向が現れる．出血症状として，紫斑・鼻出血・消化管出血・脳出血などがある．

検査所見

末梢血液では，赤血球・白血球・血小板の3系統が減少する．貧血は正球性もしくは大球性正色素性貧血で，網赤血球の絶対数が減少する．白血球のうち特に好中球が減少し，リンパ球が相対的に増加する．血小板数も減少し，出血時間が延長する．凝固能には異常がなく，血球の形態も異常はない．骨髄は骨髄球系細胞・赤芽球系細胞・巨核球ともに減少し，脂肪組織に置換されている．

血清鉄は高値で，不飽和鉄結合能は低下し，鉄飽和率は高値である．フェロカイネティクスでは，血漿鉄消失時間（PIDT）は延長し，赤血球鉄利用率（RCU）は低下する（**図2-15，-16**参照）．

治療

原因のある二次性再生不良性貧血では原因を除去する．特発性再生不良性貧血では，骨髄の低形成度，血球減少度（顆粒球・血小板・網赤血球数）から重症・中等症・軽症に分類し，それぞれに応じて治療する．

軽症例には適宜補助療法を行いつつ経過を観察したり，蛋白同化ステロイド薬などを使用する．

(2) 赤芽球癆（pure red cell aplasia；PRCA，純赤血球無形成症）

定義・概念

骨髄の赤芽球および末梢血液の網赤血球が著減し，高度の正球性正色素性貧血をきたす疾患で，白血球数と血小板数には異常がない．

病態生理

先天性と後天性があり，後者はさらに急性と慢性に分けられる．急性の例は，ウイルス（parvovirus B19など）感染や薬剤が引き金となって発症する．慢性型は胸腺腫を伴ったり，免疫抑制療法の奏効する症例があることから，免疫学的機序による赤血球系造血の抑制が考えられている．

臨床症状

貧血による顔色不良・息切れ・動悸などがある．

検査所見

正球性正色素性貧血があり，網赤血球数が著減している．骨髄では赤芽球が著減している．

治療

シクロスポリンや副腎皮質ステロイド薬で免疫抑制療法を行う．胸腺腫のあ

再生不良性貧血の治療

重症ないし中等症では治療を行わないと出血や感染症で致命的になることがあり，造血幹細胞移植，免疫抑制療法〔抗リンパ球グロブリン（ALG），シクロスポリン，副腎皮質ステロイド薬など〕で治療する．また，貧血に対しては濃厚赤血球輸血，顆粒球減少による感染症には適切な抗菌薬投与，G-CSF（顆粒球コロニー刺激因子）投与，さらに血小板減少による出血傾向には血小板輸血といった補助療法を並行して行う．

表9-A-9 骨髄置換性貧血

造血器腫瘍	白血病，悪性リンパ腫，多発性骨髄腫など
骨髄がん腫症	がん細胞が骨髄に広く浸潤するもの
骨髄線維症	
リソソーム病（脂質蓄積病）	Gaucher病，Niemann-Pick病など
その他	粟粒結核など

る場合には胸腺を摘出する．

(3) 骨髄置換性病変による二次性貧血

二次性貧血の一種に骨髄置換性貧血がある．造血幹細胞自体には異常がないものの，骨髄が病的細胞や線維組織などに置き換えられる結果，造血幹細胞の増殖，分化，成熟が障害されて発症する（**表9-A-9**）．

骨髄での造血が慢性的に障害されると，脾臓や肝臓などで**髄外造血**（extramedullary hematopoiesis）が起こることがある．

正球性正色素性貧血になるが，白血球や血小板も減少し，汎血球減少を起こす．末梢血液に涙滴赤血球などの変形赤血球，巨大血小板，幼若白血球や赤芽球（leukoerythroblastosis：白赤芽球症）などが出現することがある．

2）赤血球の崩壊亢進による貧血（溶血性貧血：hemolytic anemia）

造血機能自体には障害がないが，赤血球の寿命が短縮して赤血球が壊れやすくなった（溶血）ために起こる貧血を総称したものである．

溶血が起こると骨髄での造血は代償性に亢進し，貧血の状態を補正しようとする．造血の亢進によって造血能が代償されれば貧血にはならない（代償性溶血性疾患：compensated hemolytic disorders）が，溶血の量・速度が代償を上回ると貧血になる．この病態を溶血性貧血という．赤血球の成熟そのものには異常がないので，基本的には正球性正色素性貧血になるが，造血亢進によって網赤血球が末梢血液中に増加し，軽度に大球性となる傾向がある．

溶血性貧血では，①溶血および貧血のための症状・検査所見と，②造血亢進を反映する症状・所見が認められる．前者には貧血・黄疸・脾腫があり，検査所見としては正球性正色素性貧血，間接ビリルビン高値，血清LD高値（LD1とLD2），血清ハプトグロビン低値，尿中ウロビリノゲン増加などがある．後者として，網赤血球増加，骨髄の赤芽球過形成などが認められる．

溶血が起きる場所は脾臓などが多く，血管外溶血とよばれる．一方，発作性夜間ヘモグロビン尿症や血液型不適合輸血では血管の中で溶血が起こり，血管内溶血という．この場合には，ヘモグロビン血症，メトヘムアルブミン血症，ヘモグロビン尿症，ヘモシデリン尿症，血清ヘモペキシン低下の所見がみられる．

溶血性貧血の頻度は比較的低いが，病因にはさまざまなものがある．大きく分けると赤血球自体に原因のあるものと，赤血球外に原因があるものに分類で

髄外造血

髄外造血は一種の胎生期への逆戻りで，胎児期に造血が行われた組織で造血が復活するものである．

ハプトグロビン

溶血によって赤血球外へ流出したヘモグロビンを処理する蛋白質で，血管外溶血でも血管内溶血でも低値になる．
血漿を電気泳動するとα_2グロブリン領域に認められる．3種類の型がある．βサブユニットを介してヘモグロビンのαサブユニットと1：1で結合し，複合体を形成する．複合体の半減期は約9分と短く，溶血のときに血漿中に出たヘモグロビンを素早く処理する．

表 9-A-10　溶血性貧血の分類

赤血球自体の異常 (PNH 以外 は 先 天 性)	赤血球膜の異常：球状赤血球症，楕円赤血球症，口唇状赤血球症，有棘赤血球症など		
	赤血球酵素の欠乏：ピルビン酸キナーゼ（PK），G6PD *などの欠乏		
	ヘモグロビンの合成異常：異常ヘモグロビン症の一部とサラセミア		
	発作性夜間ヘモグロビン尿症（PNH）*		
赤血球外の異常 (後天性)	免疫性 (抗体性)	温式自己抗体性	特発性（本態性）* 二次性：ウイルス感染症，悪性腫瘍，免疫不全，SLE などに伴うもの 薬剤性の一部（α- メチルドーパなど）
		冷式自己抗体性	寒冷凝集素病 発作性寒冷ヘモグロビン尿症（PCH）*
		不適合輸血*	
		新生児溶血性疾患	
	物理的原因	運動によるヘモグロビン尿症*	
		細血管症〔血栓性血小板減少性紫斑病（TTP），溶血性尿毒症症候群（HUS），播種性血管内凝固（DIC）〕*	
		心臓弁膜障害*：人工弁および弁膜症	
		熱傷*	
		放射線	
	化学的原因	化学薬品，薬剤性の一部	
	病原体	マラリア*，その他感染症	
	血液透析，尿毒症など		

*血管内溶血を示すもの，あるいは示すことがあるもの.

きる（**表 9-A-10**）．赤血球自体の異常が原因で起こる溶血性貧血のほとんどは先天性であるが，唯一の例外として発作性夜間ヘモグロビン尿症がある．赤血球外の異常で起きる溶血性貧血は後天性である．

　溶血性貧血を分類するには，病気の経過，家族歴，赤血球の形態，クームス（Coombs）試験（抗グロブリン試験），ヘモグロビン溶液の電気泳動法や熱変性試験などがスクリーニングとなり，精密検査としてはヘモグロビン解析や遺伝子検査などを行う（**図 9-A-6**）．

(1) 赤血球膜の先天性異常

①遺伝性球状赤血球症（hereditary spherocytosis；HS）

定義・概念

末梢血液中に球状赤血球が出現する常染色体優性遺伝による疾患で，先天性溶血性貧血の約 6〜7 割を占める．まれに劣性遺伝のものがある．

病態生理

赤血球の細胞骨格を形成するアンキリン，バンド 3，4.2 蛋白，β-スペクトリンなどの分子異常が原因である．これらの分子異常によって Na^+ イオンの透過性が亢進する．赤血球内に入ってくる Na^+ イオンを汲み出すために，Na^+，K^+-ATPase 活性が高まり，解糖能が活発になる．この際，赤血球細

クームス試験

抗赤血球抗体を検出する検査法で，赤血球に結合している不完全抗体を検出する直接クームス試験と，血清中に存在する不完全抗体を検出する間接クームス試験がある．自己免疫性溶血性貧血，不適合輸血，薬剤性溶血性貧血などで陽性となる．

球状赤血球

変形能を失った球状赤血球は脾臓で捕捉され，マクロファージによって溶血される．

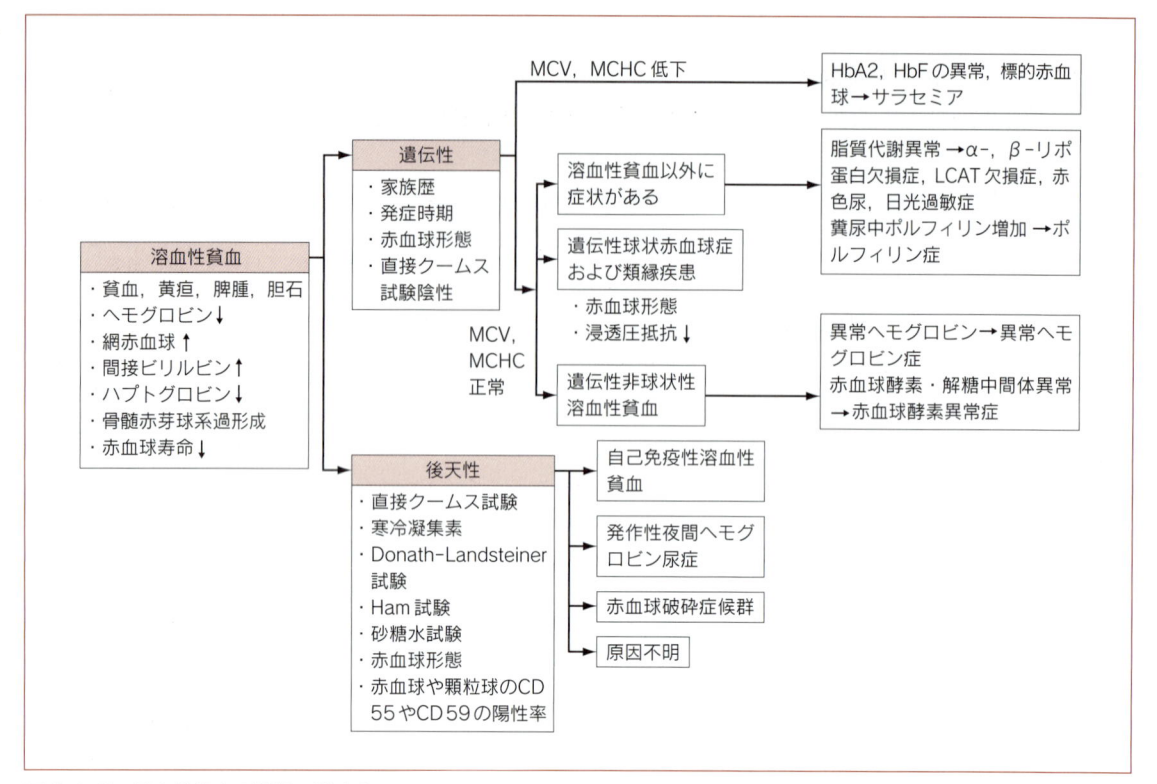

図 9-A-6　溶血性貧血の診断の進め方
LCAT：レシチンコレステロールアシルトランスフェラーゼ.

胞膜のリン脂質が消費され，赤血球の球状化が進み，変形能を失う．

臨床症状

主な症状は貧血・黄疸・脾腫である．小児期から発病するが，貧血の程度は症例ごとに異なる．胆石をしばしば認める．感染をきっかけにして低形成発作や溶血発作を起こすと，貧血が急に悪化する．

検査所見

種々の程度に正球性正色素性貧血があり，末梢血液塗抹標本に球状赤血球が認められる（**写真 9-A-4** 参照）．赤血球浸透圧抵抗が減弱し，特に 24 時間孵置血液で著明になる（p.105 参照）．なお，他の溶血性貧血と異なり，MCHC は 35〜37 g/dL とやや高めである．

治療

摘脾手術を行う．摘脾後に溶血は軽くなるが，球状赤血球は残る．

②遺伝性楕円赤血球症（hereditary elliptocytosis；HE）

常染色体優性遺伝性の溶血性貧血で，α-とβ-スペクトリン，4.1 蛋白，グリコフォリン C/D などの分子異常が原因である．血液検査では典型的な楕円赤血球があり，治療は溶血が強い患者に摘脾を行う（**写真 9-A-5** 参照）．

③その他の赤血球膜異常による溶血性貧血

遺伝性口唇状赤血球症，遺伝性熱変形赤血球症，β-リポ蛋白欠損症（有棘

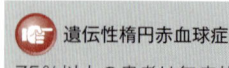

遺伝性楕円赤血球症
75％以上の患者は無症状であるが，10〜15％の患者で溶血性貧血を起こす.

赤血球症）などがある．

（2）赤血球の先天性酵素異常症

赤血球の機能を保つうえで重要な働きをする酵素の先天的異常で起きる溶血性貧血である．

頻度的にはグルコース-6-リン酸脱水素酵素（G6PD）異常症とピルビン酸キナーゼ（PK）異常症が多いが，このほか解糖系，五炭糖リン酸回路，グルタチオン代謝・合成系，ヌクレオチド代謝に関連した約16種類の酵素異常症がある．酵素遺伝子の変異によって発症する．いずれも，まれな疾患である．

①グルコース-6-リン酸脱水素酵素（glucose-6-phosphate dehydrogenase；G6PD）異常症

X連鎖性劣性遺伝をする疾患で，分子異常によって還元型グルタチオンが低下もしくは還元型グルタチオンを一定に保つことができず，赤血球を構成する諸蛋白質の酸化，特にヘモグロビンが酸化されてハインツ小体が形成され，溶血を起こす．

抗マラリア薬・サルファ薬・解熱薬などの薬剤を服用したり，感染症に罹患，あるいは糖尿病性アシドーシスなどがきっかけになって，コーラ様色調をしたヘモグロビン尿が出て黄疸と貧血が強くなる急性溶血発作が特徴である．

確定診断には赤血球G6PD活性の測定が必要であるが，簡便なスクリーニング検査がある．

②ピルビン酸キナーゼ（pyruvate kinase；PK）異常症

常染色体劣性遺伝をする疾患で，解糖系の異常によってATP産生が低下し，エネルギー代謝に障害をきたして溶血が起きる．貧血・黄疸・脾腫・胆石症があり，感染などで急性溶血発作が起こる．有棘赤血球を認めることがある．

診断には赤血球PK活性を測定する．貧血が高度で頻回の輸血が必要な患者では摘脾を行う．

（3）ヘモグロビン異常

ヘモグロビンの異常には，グロビン鎖の構造異常が原因である異常ヘモグロビン症と，グロビン鎖の産生低下によるサラセミアとがある．

①異常ヘモグロビン症（hemoglobinopathy）

定義・概念

ヘモグロビン構造遺伝子の異常により，アミノ酸配列が正常とは異なったペプチド鎖が産生される疾患である．世界でおよそ750種，わが国では約80種の変異型が発見されている（**表9-A-11**）．

病態生理

ヘモグロビンの構造に異常があっても多くは無症状であるが，溶血性貧血（鎌状赤血球貧血症，不安定ヘモグロビン症），酸素結合能異常（多血症をきたす異常ヘモグロビン症，メトヘモグロビン血症）などを起こすものがある．

臨床症状

・多くは症状がない．

G6PD 異常症
G6PD異常症は世界でもっとも多い遺伝性疾患とされる．アフリカ，地中海，南アジアなどに多い．G6PD異常症の人は熱帯熱マラリアに抵抗性があり，このためマラリア汚染地域に集積していると考えられる．

G6PD 異常症の治療
症状そのものは軽度で治療を必要としないことが多いが，原因となる薬剤を避けるなどして溶血発作を予防する．

異常ヘモグロビン症
日本人の3,000人に1人の割合で異常ヘモグロビン症があるとされるが，このうちの約20%を占める不安定ヘモグロビン症が臨床上は問題になる．

表 9-A-11　異常ヘモグロビン症の例

鎌状赤血球貧血症 (ヘテロ接合型)	HbS	β鎖	6 Glu → Val
不安定ヘモグロビン症 (溶血性貧血)	Hb Geneva Hb Hammersmith Hb Tochigi Hb Bristol Hb Mizuno Hb Köln	β鎖 β鎖 β鎖 β鎖 β鎖 β鎖	28 Leu → Pro 42 Phe → Ser 56-59 欠失 67 Val → Asp 68 Leu → Pro 98 Asn → Asp
低酸素親和性ヘモグロビン症 (チアノーゼ)	Hb Kansas Hb Yoshizuka	β鎖 β鎖	102 Asp → Thr 108 Asn → Asp
高酸素親和性ヘモグロビン症 (赤血球増加症)	Hb Rahere Hb Province Hb Chesapeake Hb San Diego Hb Hiroshima	α鎖 β鎖 β鎖 β鎖 β鎖	82 Lys → Thr 82 Lys → Asn 92 Arg → Leu 109 Val → Met 146 His → Asp
メトヘモグロビン血症 (チアノーゼ)	Hb M Boston Hb M Iwate Hb M Saskatoon Hb M Hyde Park	α鎖 α鎖 β鎖 β鎖	58 His → Tyr 87 His → Tyr 63 His → Tyr 92 His → Tyr

Glu：グルタミン酸, Val：バリン, Leu：ロイシン, Pro：プロリン, Phe：フェニルアラニン, Ser：セリン, Asp：アスパラギン酸, Asn：アスパラギン, Lys：リジン, Thr：トレオニン, Met：メチオニン, His：ヒスチジン, Tyr：チロシン.

- **鎌状赤血球貧血症**では，貧血，血管閉塞による多臓器障害，感染症が問題となる（**図 9-A-7**）.
- **不安定ヘモグロビン症**では，ヘモグロビン分子が不安定で分解しやすく，感染や薬剤服用によって溶血発作・黄疸・脾腫・暗赤色尿が誘発される.
- **低酸素親和性ヘモグロビン症**では，組織への酸素供給が不十分で，チアノーゼ・黄疸・貧血がみられる.
- **高酸素親和性ヘモグロビン症**では，異常ヘモグロビンと酸素との親和性が強く，組織で酸素を解離しにくいために低酸素症を招き，二次的に多血症をきたす.顔面・皮膚の紅潮，チアノーゼがみられる.
- **メトヘモグロビン血症**では，ヘムの鉄が 3 価になってメトヘモグロビンが増え，チアノーゼ，低酸素症が問題になる.

検査所見

末梢血液塗抹標本で異常のみられるものがある.鎌状赤血球貧血症では，鎌状赤血球（**写真 9-A-8** 参照），標的赤血球がみられる.不安定ヘモグロビン症では，ハインツ小体が形成される.確定診断には，電気泳動法などで異常ヘモグロビンを検出し，遺伝子解析で遺伝子変異を証明する.

治　療

無症状の場合には治療を必要としない.高度の貧血があるときは輸血する.溶血発作を誘発する感染や薬物を避けることが重要である.

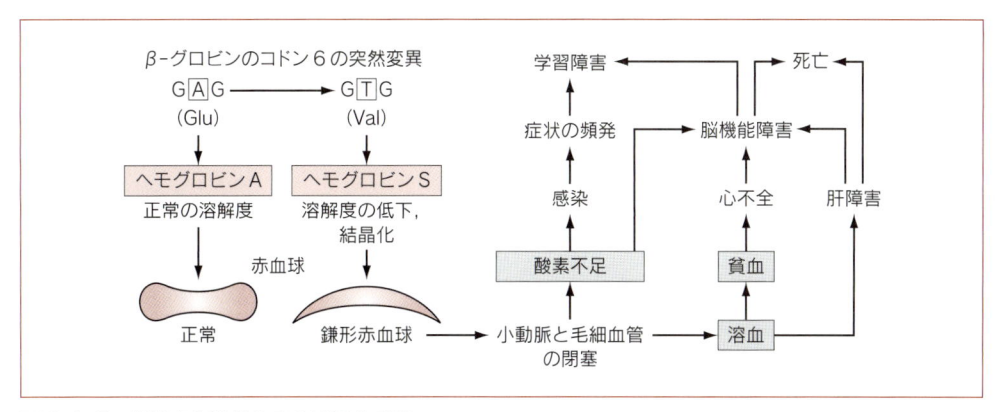

図 9-A-7　鎌状赤血球貧血症の原因と病態

表 9-A-12　サラセミア

病名	抑制サブユニット	異常成分	症状ほか
α-サラセミア	α鎖の産生低下および完全欠失	β_4(HbH) γ_4(Hb Bart's)	溶血性貧血，脾腫，黄疸，赤血球内に不溶性沈降物
β-サラセミア	β鎖の産生低下および完全欠失	$\alpha_2\gamma_2$(HbF) の増加（20〜90%）	貧血，脾腫，肝腫
γ-サラセミア	γ鎖の欠失	——	貧血
δ-サラセミア	δ鎖の産生低下および完全欠失	——	正常

②サラセミア（タラセミア，thalassemia）

定義・概念

遺伝性疾患で，ヘモグロビンのグロビン鎖に遺伝的な合成障害がある先天性溶血性貧血である．

病態生理

α鎖と非α鎖（β，γ，δ鎖など）の産生に不均衡が生じるためヘモグロビンの生成が障害され，小球性低色素性貧血になる．産生が低下するグロビン鎖により，α-サラセミア，β-サラセミア，その他がある（**表9-A-12**）．

臨床症状

臨床症状から，重症型・中等症型・軽症型に分けられる．

重症型では死産することがある．出生数カ月後から発熱，下痢などの消化器症状，皮膚色素沈着，肝脾腫，成長障害，高度の無効造血，溶血性貧血などが起こる．軽症型では，軽度または中等度の低色素性貧血を認めるが，臨床症状は軽い．

検査所見

末梢血液には赤血球大小不同，標的赤血球などの変形赤血球がみられる．血清鉄は正常か増加している．骨髄では赤芽球の過形成がある．診断には，ヘモグロビン解析を行い，グロビン鎖遺伝子を解析する．

サラセミア

1925年にCooleyとLeeによって記載され，当初はクーリー貧血とよばれた．地中海沿岸地域に多く，ギリシア語の海（サラッサ $\theta\alpha\lambda\alpha\sigma\sigma\alpha$＝thalassa）にちなんでサラセミア（地中海性貧血）とよばれるようになった．もっともサラセミアは地中海沿岸地域だけでなく，アフリカ全土，東南アジア，ヨーロッパ，北米，日本など，多くの地域でみられる．わが国でも3,000人に1人程度の割合にみられるとされるが，症状の軽いものが多い．

軽症型サラセミア

妊娠・感染・胆石症などを合併したときに，貧血・溶血症状が増悪することがある．

治療

特異的な治療法はなく，貧血の程度に応じて輸血や脾臓摘出を行う．

（4）赤血球膜の補体感受性亢進

①発作性夜間ヘモグロビン尿症（paroxysmal nocturnal hemoglobinuria；PNH，発作性夜間血色素尿症）

定義・概念

赤血球の補体感受性が亢進した病態で，特に睡眠中に発作性に溶血を起こす後天性の溶血性貧血である．

病態生理

補体溶血防御作用を有する崩壊促進因子 DAF（CD55）や補体膜攻撃阻害因子 CD59 などの補体制御因子が遺伝子変異によって欠損し，補体の活性化を制御できなくなり，赤血球膜に小孔を生じて赤血球内容物が漏れる．

臨床症状

血管内溶血が起こると尿中にヘモグロビンが排出され，暗赤褐色調のヘモグロビン尿が出る．多能性幹細胞レベルで異常があるために汎血球減少を起こし，貧血のほか，白血球減少による感染症，血小板減少による出血傾向も起こる．

また，補体による血小板の活性化や赤血球崩壊による ADP 放出によって血小板凝集が促進され，しばしば静脈血栓症を合併する．そのほか，尿細管へのヘモシデリン沈着によって腎障害を合併することもある．

検査所見

溶血発作を起こすと，尿検査でヘモグロビン尿，ヘモシデリン尿がみられる．好中球アルカリホスファターゼ（NAP）活性，赤血球コリンエステラーゼ活性が低下する．Ham 試験と砂糖水試験（ショ糖溶血試験）が陽性であることが特徴的な所見である．赤血球や顆粒球の DAF と CD59 の欠損を証明する．

治療

重症の貧血には白血球除去洗浄赤血球を輸血する．静脈血栓症には抗凝固療法を行う．

（5）免疫異常による溶血性貧血

赤血球に対する抗体により，免疫学的機序で溶血が起こるものである．

抗体には，①自分自身の赤血球と反応する自己抗体（autoantibody），②自己の赤血球とは反応しないが他人の赤血球と反応する同種抗体(isoantibody)，がある．

自己抗体による溶血性貧血には，①温式抗体（warm antibody）によるもの，②冷式抗体（cold antibody）によるもの，③温式抗体と冷式抗体の複合型，④薬剤によるもの，がある．一般に温式抗体によるものを単に自己免疫性溶血性貧血とよぶことが多い．冷式抗体によるものには，寒冷凝集素症と発作性寒冷ヘモグロビン尿症とがある．

発作性夜間ヘモグロビン尿症
PNH では PIG-A 遺伝子変異があり，補体制御因子である CD55（DAF；decay accelerating factor），CD59 などの糖蛋白を細胞膜につなぎとめる glycosyl-phosphatidylinositol（GPI；グリコシル・ホスファチジルイノシトール）の合成障害が起きている．この結果，血球膜の補体制御因子が欠損し，赤血球の補体感受性が亢進して血管内溶血を発症する．

発作性夜間ヘモグロビン尿症での溶血発作
低換気となって血液が酸性に傾く夜間や，過労・感染・手術・輸血などの際に血管内溶血が起こる．

発作性夜間ヘモグロビン尿症の治療薬
ヒト補体 C5 に高い親和性を示すモノクローナル抗体エクリズマブが，溶血の抑制，血栓症予防に有効な治療薬として用いられている．

①自己免疫性溶血性貧血（autoimmune hemolytic anemia；AHA，AIHA）

定義・概念

なんらかの原因で自己の赤血球膜抗原に対する抗体が産生され，抗原抗体反応により赤血球が傷害され，血管外あるいは血管内で溶血する疾患である．

病態生理

温式抗体のほとんどは IgG 型であるが，まれに IgM 型や IgA 型もある．抗体が結合した赤血球は脾臓などのマクロファージで捕捉され，貪食されて血管外溶血を起こす．

臨床症状

貧血・黄疸があり，肝脾腫もしばしばみられる．

検査所見

直接クームス（Coombs）試験が陽性である．

治療

副腎皮質ステロイド薬を投与する．免疫抑制薬を使用したり，摘脾を行うこともある．

②寒冷凝集素症（cold agglutinin disease；CAD）

寒冷にさらされたあとに溶血発作が起きてヘモグロビン尿を起こす病態である．

IgM 型の冷式抗体である寒冷凝集素が寒冷にさらされたときに赤血球を凝集させる．赤血球凝集塊は血流障害を起こし，手指や足趾の痛みと変色（肢端チアノーゼ）を起こす．

保温を保つようにする．

③発作性寒冷ヘモグロビン尿症（paroxysmal cold hemoglobinuria；PCH）

寒冷にさらされたあとに背部痛・腹痛・頭痛・発熱・レイノー現象などとともにヘモグロビン尿が出る病態である．

Donath–Landsteiner 試験で IgG 型の寒冷溶血素〔cold agglutinin（Donath–Landsteiner 抗体）〕を証明して診断する．

保温を保つようにする．

④薬剤による免疫性溶血性貧血

薬剤が溶血性貧血を引き起こすことがある．①薬剤がハプテンとして作用する（ペニシリン），②薬剤‐抗体複合体を形成する（キニジン，フェナセチンなど），③自己抗体を産生する（α‐メチルドーパ），④赤血球膜を修飾する（セフェム）機序がある．

⑤同種抗体による溶血性貧血

同種抗体によって起こる溶血性貧血には，輸血に伴うものと，新生児溶血性疾患がある．

輸血副作用としては，ABO 式血液型不適合輸血による即時型溶血副作用と，Kidd（Jk），Duffy（Fy），Rh，Kell（K）などに対する不規則抗体による遅発

自己免疫性溶血性貧血

原因不明で起こる本態性のものと，悪性リンパ腫や慢性リンパ性白血病など他の疾患に続発する二次性のものとがある．また，本症に特発性血小板減少性紫斑病（ITP）を合併することもあり，エバンス（Evans）症候群とよばれる．

寒冷凝集素症

本態性と，リンパ系腫瘍やマイコプラズマ肺炎などに伴う二次性がある．

発作性寒冷ヘモグロビン尿症

本態性のものと，ウイルス感染などによる二次性のものがある．

レイノー（Raynaud）現象

四肢末梢で発作的に虚血状態が起こり，皮膚が蒼白となってチアノーゼを生じる現象で，冷感や疼痛を訴える．血流が回復すると，充血し発赤する．この現象が原因不明で起こるものをレイノー病といい，閉塞性動脈疾患，膠原病，神経性障害などの基礎疾患があるものをレイノー症候群という．

性溶血副作用がある.

新生児溶血性疾患は，母親と胎児の血液型が異なる場合，第1子の妊娠中に胎児赤血球に対する同種抗体が産生され，産生された抗体が第2子以降の妊娠の際に胎盤を通過して胎児に移行して胎児赤血球と反応して溶血を起こす病態である.

(6) 物理的要因による溶血性貧血

①行軍ヘモグロビン尿症（march hemoglobinuria）

運動で足を強く踏みつける結果，足底の血管が圧迫されて血球が破壊され，血管内溶血を起こしてヘモグロビン尿を呈する病態である.

②細血管障害性溶血性貧血（microangiopathic hemolytic anemia，細血管症性溶血性貧血）

細小血管の異常によって多発性に微小血栓が形成され，赤血球が機械的な障害を受けて破砕され，溶血性貧血が起こる病態である.

原因として，血栓性血小板減少性紫斑病（TTP），溶血性尿毒症症候群（HUS），敗血症などによる播種性血管内凝固（DIC），がんの広範な転移，肺塞栓，悪性高血圧，結節性多発動脈炎などがある．血液塗抹標本で破砕赤血球（断片化赤血球）が観察される（**写真9-A-2**参照）.

3) 赤血球の喪失による貧血

消化管出血などで体外に大量の血液が喪失したり，巨大脾腫で脾臓に血液が大量に停滞して体内で赤血球分布異常があると，正球性正色素性貧血を起こす.

4) 二次性貧血〔secondary anemia，慢性疾患の貧血（anemia of chronic disorders；ACD）〕

他の疾患に伴って貧血を示すものを総称した病態である．慢性炎症・慢性感染症・慢性腎不全・肝疾患・膠原病・悪性腫瘍・甲状腺機能低下症・薬剤副作用・放射線障害などが原因になる．慢性炎症や感染症などで鉄利用障害があるときには小球性低色素性貧血となる.

3 大球性正色素性貧血（macrocytic normochromic anemia）

MCV が 100 fL 以上，MCHC が正常の貧血で，骨髄に巨赤芽球がみられる**巨赤芽球性貧血**と，肝疾患などに伴う巨赤芽球のみられない貧血とがある.

巨赤芽球性貧血は，DNA の合成に不可欠なビタミン B_{12} もしくは葉酸が欠乏し，核の成熟が障害されて起きる（**表9-A-13**）．すなわち，DNA の合成障害によって核の成熟は遅れるが，RNA と蛋白の合成は障害されないために細胞質の成熟は正常に進行し，核の成熟度と細胞質の成熟度にアンバランスが生じるものである（**核‐細胞質成熟乖離**：nuclear-cytoplasmic dissociation）．その結果，クロマチン構造が繊細で未熟な特徴を示す核と，成熟して拡大した細胞質を有する大型の巨赤芽球が出現する（**写真9-A-17**）.

新生児溶血性疾患
原因となる抗体は IgG 抗体で，大部分は Rh 血液型不適合による.

行軍ヘモグロビン尿症
剣道・空手・マラソンなど，足を地面に踏みつけるようなスポーツで起こりやすい.

TTP：thrombotic thrombocytopenic purpura

HUS：hemolytic-uremic syndrome

無効造血
巨赤芽球の多くは正常な赤血球へ成熟できずに骨髄内でアポトーシスを起こして崩壊し，貧血の原因になる（**無効造血**）．無効造血は顆粒球系や巨核球系にも起こり，汎血球減少を起こす.

表 9-A-13　巨赤芽球性貧血の成因による分類

ビタミンB$_{12}$の欠乏	摂取不足：完全菜食主義者
	吸収障害
	内因子欠乏：悪性貧血，胃全摘後
	小腸の異常：吸収不良症候群，小腸切除，Crohn 病
	細菌・寄生虫との競合：盲管症候群，日本海（広節）裂頭条虫症
	その他：トランスコバラミンⅡ欠損症
葉酸の欠乏	摂取不足：偏食，アルコール中毒
	需要の亢進：妊娠，造血の亢進，悪性腫瘍
	吸収障害：吸収不良症候群
	利用障害：薬剤（メトトレキサートなど），アルコール中毒
その他	薬剤：プリン代謝拮抗薬，ピリミジン代謝拮抗薬
	先天性代謝異常症：レッシュ・ナイハン症候群
	原因不明：赤白血病，骨髄異形成症候群，先天性赤血球異形成貧血（CDA）

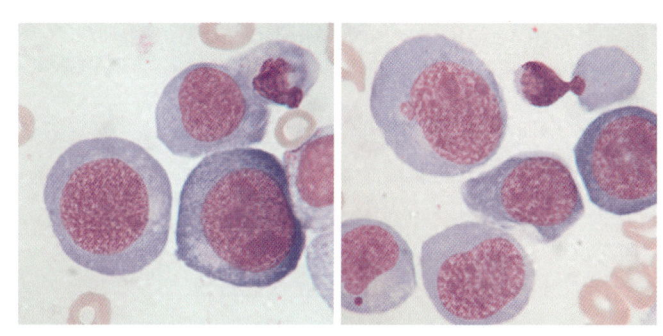

写真 9-A-17　巨赤芽球

　末梢血液では，大赤血球のほか，**好中球の核過分葉**（hypersegmentation）がみられる（**写真 9-A-18**）．骨髄では，巨赤芽球のほか，巨大後骨髄球（giant metamyelocyte）が認められる．

1）ビタミン B$_{12}$ 欠乏性貧血（vitamin B$_{12}$ deficiency anemia）

定義・概念

ビタミン B$_{12}$ が欠乏し，DNA 合成が障害されて発症する貧血である．

病態生理

ビタミンの摂取不足，吸収障害，トランスコバラミンⅡ欠損症などが原因でビタミン B$_{12}$ が不足する（**表 9-A-13**）．

わが国では，**内因子**に対する自己抗体によってビタミン B$_{12}$ の吸収が阻害される**悪性貧血**（pernicious anemia；PA）と，胃全摘後に内因子が分泌されなくなってビタミン B$_{12}$ の吸収が障害されて起きることがほとんどである．

悪性貧血は胃粘膜が萎縮して萎縮性胃炎となり，胃酸と内因子の分泌が低下している．さらに**抗内因子抗体**や**抗胃壁細胞抗体**が検出され，自己免疫疾患

ビタミン B$_{12}$ 欠乏

ビタミン B$_{12}$ は動物性食品にしか含まれていない．このため，完璧な菜食主義者の vegan では巨赤芽球性貧血が必発する．
腸管の手術後に起きる盲管症候群では小腸内で繁殖した細菌がビタミン B$_{12}$ を摂取し，また日本海（広節）裂頭条虫症では条虫がビタミン B$_{12}$ を摂取する結果，不足する．

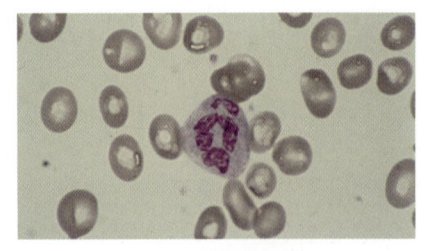

写真 9-A-18　好中球核過分葉

と考えられる．

胃全摘後では，肝臓など体内に貯蔵された約 2〜5 mg のビタミン B$_{12}$ が毎日約 3 μg 消費されるので，3〜5 年すると枯渇する．

臨床症状

貧血症状に加え，消化器症状（Hunter 舌炎），神経症状（四肢のしびれ，歩行障害，感覚異常，位置覚や振動覚の異常，視力障害など）が出現する．

検査所見

血液検査で大球性正色素性貧血があり，白血球数と血小板数も減少している．血液塗抹標本では，大赤血球，好中球核過分葉を認める（**写真 9-A-18**）．正常では 3%以下しかない 5 分葉以上に分葉した好中球が増えている．血液生化学検査では骨髄内での溶血を反映して，間接ビリルビン高値，LD 高値があり，ビタミン B$_{12}$ が低値である．悪性貧血では抗内因子抗体や抗胃壁細胞抗体が検出される．

骨髄穿刺検査では，骨髄は過形成で，赤芽球が増加し，巨赤芽球，巨大後骨髄球を認める．

シリング（Schilling）試験を行うと，悪性貧血ではビタミン B$_{12}$ の吸収障害が認められる．メチルマロン酸の尿中排泄量は増加し，L-バリンを負荷するとさらに増加する．

治療

悪性貧血および胃全摘患者ではビタミン B$_{12}$ を非経口的に一生涯にわたって投与する．ビタミン B$_{12}$ を注射するとすみやかに骨髄巨赤芽球は消失し，1〜2 日後には正常な赤芽球が出現して網赤血球が増加し（**網赤血球分利**），2 カ月後にはヘモグロビンはほぼ正常レベルになる．

2）葉酸欠乏性貧血（folic acid deficiency anemia）

定義・概念

葉酸の欠乏によって DNA 合成が障害され，大球性正色素性貧血になる．

病態生理

葉酸は体内貯蔵量に比べて 1 日必要量が多いので，摂取不足が続いたり，需要が亢進すると欠乏する．わが国では少ないが，アルコール中毒・妊娠の際に欠乏しやすい．肝硬変や不適切な人工栄養でも起こりうる．

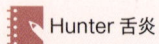

Hunter 舌炎

舌乳頭が萎縮し，舌が発赤して食べ物がしみる．

ビタミン B$_{12}$ 欠乏性貧血の神経症状

神経症状は，脊髄側索と後索の退行性変性によるもので，亜急性連合性脊髄変性症とよばれる．

臨床症状

ビタミン B_{12} 欠乏症と同じく貧血があるが，神経障害は出ない．

検査所見

ビタミン B_{12} 欠乏症と同様の血液検査所見があり，血清葉酸値が低下する．ヒスチジンを投与したあと，尿中にホルムイミノグルタミン酸（formimino-glutamic acid；FIGLU）の排出が増せば葉酸欠乏を診断する参考になる．

治 療

葉酸製剤を経口投与する．

3）先天性赤血球異形成貧血（congenital dyserythropoietic anemia；CDA）

赤芽球の核分裂異常が認められ，無効造血のために貧血をきたすまれな疾患で，Ⅰ〜Ⅳ型に分けられる．間接ビリルビンの増加があるのに，網赤血球は増えていない．

Ⅳ 赤血球増加症（多血症，erythrocytosis）

末梢血液中に赤血球が増えた病態を赤血球増加症という．一般に男性では赤血球数 600 万 /μL 以上，Hb18 g/dL 以上，Ht 55％以上，女性では赤血球550 万 /μL 以上，Hb16 g/dL 以上，Ht 50％以上の場合をさす．

血液検査で赤血球数が増えるのは，赤血球数そのものが増える場合と，赤血球数は正常であるが血漿量が減少している場合がある．前者は絶対的赤血球増加症，後者は相対的赤血球増加症である．

絶対的赤血球増加症は循環赤血球量が増えている病態で，男性では 36 mL/kg 以上，女性では 32 mL/kg 以上で定義される．絶対的赤血球増加症には，本態性に赤血球が増加する真性赤血球増加症と，心肺疾患などで低酸素状態に続発して起きる二次性赤血球増加症がある（**表 9-A-14，-15**）．

先天性赤血球異形成貧血の 4 型
Ⅰ型は赤芽球の核形が不整で巨赤芽球様構造を示す．Ⅱ型（HEMPAS）には多核の成熟赤芽球があり，Ham 試験が陽性になる．Ⅲ型は巨赤芽球を示す．Ⅰ型とⅢ型は大赤血球性貧血になる．Ⅳ型はⅡ型に似ているが Ham 試験は陰性である．

HEMPAS：hereditary erythroblastic multinuclearity with positive acidified serum test

表 9-A-14　赤血球増加症の分類

相対的赤血球増加症	血液の濃縮：高度の脱水（下痢，発汗，嘔吐，熱傷など） ストレス赤血球増加症
絶対的赤血球増加症	真性赤血球増加症 二次性赤血球増加症 　組織の低酸素状態によるもの：高地居住，心肺疾患，換気障害（過度肥満）， 　　異常ヘモグロビン症，メトヘモグロビン血症など 　エリスロポエチン産生異常：腎血管狭窄や腎囊胞など腎疾患 　エリスロポエチン産生腫瘍：腎がん，肝がん，小脳腫瘍など 先天性エリスロポエチンレセプター異常 　家族性赤血球増加症

表 9-A-15　赤血球増加症の鑑別診断

所見	真性赤血球増加症	二次性赤血球増加症	相対的赤血球増加症
循環赤血球量	増加	増加	正常
脾腫	(+)	(−)	(−)
動脈血酸素飽和度	正常	低下〜正常	正常
血小板数	増加	正常	正常
血中ヒスタミン	増加	正常	正常
血清ビタミンB_{12}	増加	正常	正常
ビタミンB_{12}結合能	増加	正常	正常
好中球アルカリホスファターゼ	増加	正常	正常
骨髄	3血球系統過形成	赤芽球過形成	正常
好塩基球	増加	正常	正常
顆粒球	増加	正常	正常
エリスロポエチン（血清，尿）	低下	増加	正常
血清鉄値	低下	正常	正常

1）相対的赤血球増加症（relative erythrocytosis）

　循環血漿量が減っているために相対的に赤血球数が増えている病態で，循環赤血球量は増えていない．

（1）血液濃縮

　高度の脱水状態で発生し，激しい下痢・嘔吐・発汗，あるいは水分の補給が不足している重症患者などにみられる．脱水を是正すると改善する．

（2）ストレス赤血球増加症（stress erythrocytosis）

　赤ら顔で肥満体型の中年男性に多く，喫煙者や飲酒者で，しばしば高血圧・脂質異常症・血栓性疾患などを伴う．

　原因として，血管内水分の分布異常，循環血漿量の異常，循環赤血球の血管内での偏りなどが推定されている．

　日常生活でのストレスを回避するように指導する．

2）二次性赤血球増加症（secondary erythrocytosis）

　原因になる病態ないし条件があって，反応性に循環赤血球量が増加した状態である．

（1）慢性の酸素欠乏に反応して起こるもの

　チベットや中南米などの高地では大気中の酸素分圧が低く，動脈血酸素分圧が65 mmHg未満になると組織の低酸素状態を介して内因性エリスロポエチン産生が増加する．この結果，反応性に循環赤血球量の増加が起きる．居住地の海抜高度が高いほどHb濃度が増加する．

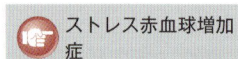

ストレス赤血球増加症
赤血球系以外に白血球系および血小板には異常がなく，骨髄所見にも異常を認めない．脾腫はなく，血清エリスロポエチン値は正常である．

ピックウィック症候群
極度の肥満者にみられる肺胞低換気症候群で，肥満，傾眠，痙攣，チアノーゼ，周期性呼吸，二次性赤血球増加症，右室肥大，右室不全の8徴候が特徴である．ディケンズの小説「ピックウィック・クラブ」に登場する肥満児のジョーにちなんで命名された．

チアノーゼを伴う先天性ないし後天性の心疾患や慢性閉塞性肺疾患では，動脈血酸素分圧が低く，慢性的な組織低酸素状態になる．高酸素親和性ヘモグロビン異常症では組織において酸素を解離しにくく，結果的に組織低酸素状態になる．また，メトヘモグロビン血症やスルフヘモグロビン血症では酸素との結合能が悪く，酸素運搬能が低下して組織低酸素状態になる．

これらの病態では，エリスロポエチン産生が増加して赤血球が増加する．基礎疾患の治療が重要になる．

(2) エリスロポエチンあるいは類似活性をもつ物質の増加によるもの

腎血管狭窄や嚢胞腎などの腎疾患，あるいは腎がん・肝がん・脳腫瘍などでエリスロポエチンが過剰に産生されると，赤血球増加症になる．

3）真性赤血球増加症（polycythemia vera；PV）

定義・概念

循環赤血球量が男性で 36 mL/kg 以上，女性で 32 mL/kg 以上に増加し，本態性に赤血球が増加している慢性疾患である．

病態生理

造血幹細胞の自律性増殖により，赤血球・白血球・血小板のいずれもが増えている．慢性骨髄性白血病・本態性血小板血症・原発性骨髄線維症とともに骨髄増殖性腫瘍の一つである（p. 267 参照）．

慢性骨髄性白血病と異なり，好中球アルカリホスファターゼ活性は上昇している．

臨床症状

赤血球の増加により，頭痛・めまい・耳鳴り・呼吸困難・倦怠感などを訴える．眼瞼結膜と眼球結膜は充血し，皮膚は紫がかった赤色となる．脾臓が腫大していることもある．

血液の粘度が高まり，血小板数も多いため，血栓症や出血を合併しやすい．

検査所見

赤血球数，Hb，Ht が増加し，白血球，血小板も多い．骨髄でも 3 血球系統の細胞が増加している．

血液生化学検査では，LD，尿酸，ビタミン B_{12} が高値である．赤血球造血の亢進を反映して血清鉄，フェリチンは低下し，総鉄結合能が上昇する．また，血清エリスロポエチンはフィードバックによって低下する．

治療

ヒドロキシウレアなどで抗腫瘍化学療法を行う．血栓症が発症するなどの危険性があるときには瀉血（しゃけつ）を行う．

急性白血病や，骨髄線維症に移行することがある．

JAK2 遺伝子

90 % 以上に点突然変異による JAK2 チロシンキナーゼ遺伝子の活性化が検出される．JAK2 はEPO，IL-2，G-CSF，TPO などの造血性サイトカインからのシグナル伝達に中心的役割を果たし，その恒常的な活性化が慢性増殖の原因となる．なお，JAK2 の働きを抑えるJAK 阻害剤（ルキソリチニブリン酸）が分子標的治療薬として検討されている．

本態性血小板血症（p. 278），原発性骨髄線維症（p. 267）でも，約半数にJAK2 遺伝子の変異がみられる．

瀉血

静脈に輸血針を刺して血液を流出させ，循環血液量を減らす治療法である．真性赤血球増加症のほか，鉄過剰症のヘモクロマトーシスでも体内鉄を除去する目的で行われることがある．

B 白血球系疾患

I 白血球数の基準範囲

白血球数は個人差が大きく，成人では，おおむね3.3〜8.6（$10^3/\mu$L）である．男女差はないが，年齢差があり，新生児では20,000/μL前後と多く，1歳未満児も成人よりは多い（**表9-A-2**参照）．高齢者では少ない．

白血球分画では，好中球がおよそ50〜70％（絶対数：2,000〜7,500/μL）と最も多い．好酸球は2〜5％（絶対数：40〜400/μL），好塩基球は0.2〜1％（絶対数：20〜100/μL），単球は3〜6％（絶対数：200〜800/μL）程度である．リンパ球は好中球に次いで多く，白血球の20〜40％（絶対数：1,500〜4,000/μL）である．乳児ではリンパ球が最も多く，70％にも及ぶ．成長とともに少なくなり，6歳くらいで成人と同様になる．

白血球数は末梢血液の循環プールにある白血球数を測定する．白血球はこのほかにほぼ等量の停滞プールがあり，運動その他の刺激で容易に循環プールへ動員される．このため白血球数は種々の条件で生理的変動がある（**表9-B-1**）．

表9-B-1　白血球数の生理的変動をきたす要因

新生児，幼児（リンパ球⬆）
月経時
妊娠（後期で⬆）
運動
季節（冬⬆）
ストレス，疼痛などによる精神的興奮
陣痛
寒冷曝露
麻酔
直射日光，紫外線曝露
発作性頻拍症，痙攣
過度の喫煙

II 白血球の形態異常と異常血球

1 白血球形態の異常

1）白血球の人工的変性

採血後に血液を放置しておくと白血球が変性し，形態が変わる．核の形態が変化し，細胞質に空胞を形成したりする．このような変化を異常所見と誤判定しないように注意すべきである．

 血液塗抹標本の作製
白血球の形態を観察するには，採血した直後の血液から標本を作製するようにする．

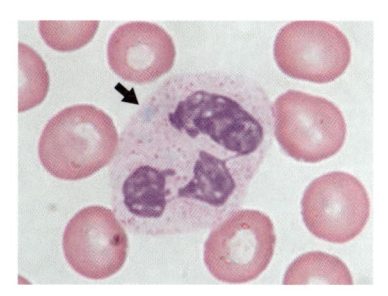

写真 9-B-1　Döhle 小体（矢印）

2）細胞質の空胞形成（vacuole formation）

　単球と形質細胞は正常でも空胞を認めることがあるが，その他の細胞に空胞をみるのは異常で，多くは細胞の変性を意味する．

3）Döhle（デーレ）小体（写真 9-B-1）

　好中球の細胞質にみられる直径 $1〜2\,\mu m$ で卵円形または紡錘形の好塩基性斑点をいう．細胞質の成熟が遅れて部分的にリボソーム（RNA）が残留した像で，重症感染症・熱傷などに認めるほか，妊娠や骨髄異形成症候群（MDS）でもみられることがある．

Jordans 異常

先天性の異常で顆粒球・単球・リンパ球などの細胞質に $1〜4\,\mu m$ 大の空胞のみられるものを Jordans 異常という．脂質が染色の過程で抜けたものである．

May-Hegglin 異常

先天性異常で Döhle 小体に類似した封入体を示す疾患に，May-Hegglin 異常などがある．血小板減少と巨大血小板を伴い，電子顕微鏡で観察すると封入体の構造が異なる．

4）中毒性顆粒（toxic granules）

　好中球の二次顆粒は比較的小さく，Giemsa 染色ではわかりにくい．ところが，炎症性疾患などの際に顆粒が大きく強く染まることがある．これを中毒性顆粒という．ペルオキシダーゼ反応が陽性なので，一次顆粒に由来することがわかる．

　中毒性顆粒は，デーレ小体や空胞のある好中球にしばしば共存する．

5）低顆粒性好中球（hypogranular neutrophil）

　Wright 染色などで染色しても好中球の顆粒がほとんど染まらないか，全く染まらない好中球をいう．急性白血病や骨髄異形成症候群でみられることがある．

6）Alder-Reilly（アルダーレイリイ）顆粒異常

　暗紫色に染まる粗大な顆粒を各種の白血球に認める遺伝性のまれな異常である．ヒアルロニダーゼなど酵素異常のために全身組織に酸性ムコ多糖体が沈着する病態の部分現象としてみられる．

7）Chédiak-Higashi（チェディアック - 東）異常（写真 9-B-2）

　常染色体劣性遺伝性の Chédiak-Higashi 症候群でみられる．巨大な顆粒が顆粒球・単球・リンパ球に認められ，好中球の走化性や殺菌能が低下してい

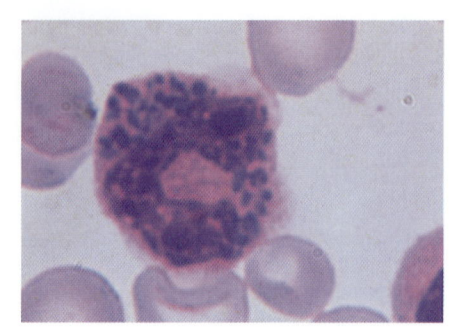

写真 9-B-2 Chédiak-Higashi 異常

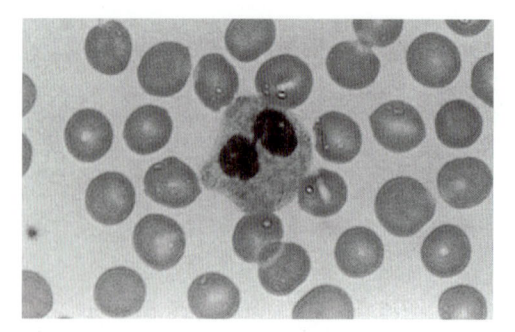

写真 9-B-3 Pelger-Huët 核異常

る.

8) Russell（ラッセル）小体

形質細胞の細胞質にみられる好酸性淡紅色に染まる丸い小体をいう. 青紫色の小体が充満しているものをブドウ細胞（grape cell）という. 多発性骨髄腫などの骨髄標本で認めることがある.

9) Pelger-Huët（ペルゲル・フエ）核異常

顆粒球，ことに好中球の核構造は正常に成熟するにもかかわらず，核の形が円形・鼻メガネ状・ダンベル状などの形態をしたもので，遺伝性の異常である（**写真 9-B-3**）. 機能に異常はない.

10) 輪状核球（neutrophil with ring-shape nucleus）

ドーナッツのように輪の形をした核をもつ好中球で，慢性骨髄性白血病や骨髄異形成症候群，まれに急性骨髄性白血病や急性アルコール中毒でみられることがある.

11) 好中球核過分葉（nuclear hypersegmentation of neutrophil）

好中球の核分葉数は通常は多くても5つまでであるが，分葉の多くなった好中球をいう（**写真 9-A-18** 参照）. 巨赤芽球性貧血のときにしばしばみられる.

12) Gumprecht（ゲンプレヒト）の核影（smudged cell, basket cell）

細胞が壊れ，核も壊れて丸く広がったもので，血液を塗抹するときに人工的にできたものと考えられる（**写真 9-B-4**）. 正常でも少数にみられるが，慢性リンパ性白血病などで多くみられる.

> **偽ベルゲル異常**
>
> 白血病・骨髄異形成症候群・中毒・感染症などのときに後天性にこれに似たものが出現するのを，偽ベルゲル異常（pseudo-Pelger anomaly）という.

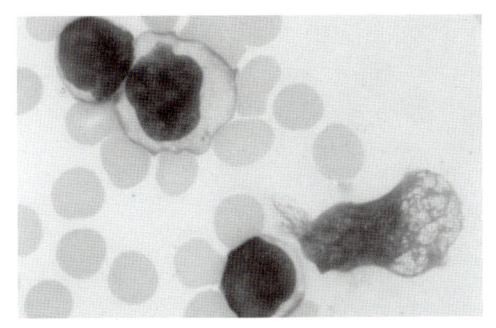

写真 9-B-4　Gumprecht の核影（慢性リンパ性白血病）

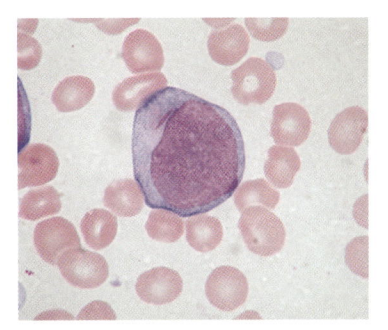

写真 9-B-5　白血病細胞（アウエル小体）

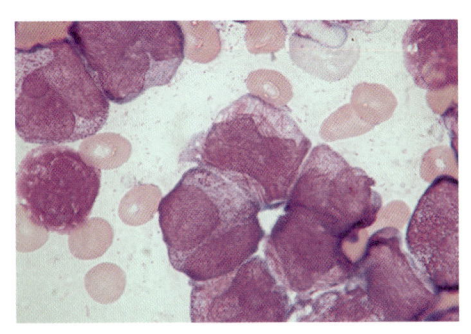

写真 9-B-6　fagot cell

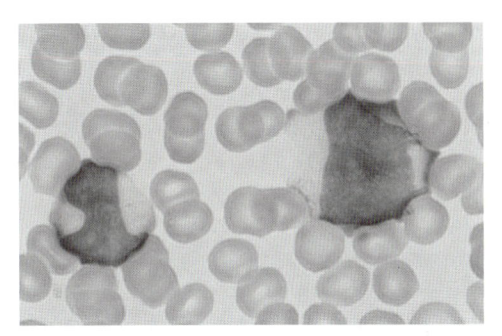

写真 9-B-7　異型リンパ球（伝染性単核球症）

2　異常血球

1）白血病細胞（leukemic cell）

　白血病のときにみられる病的細胞である．白血病の病型に応じて特有な白血病細胞が現れる．急性白血病で現れる白血病細胞は，一般に①細胞質が好塩基性，②核クロマチン網状構造は繊細，③多くは核小体をもつ，といった特徴がある．

　骨髄性の急性白血病において，白血病細胞の細胞質に紫赤色の針状構造物を認めることがある（**写真 9-B-5**）．これはアズール顆粒が集まって結晶になったもので，**アウエル小体**（**Auer rod, Auer body**）という．ペルオキシダーゼ反応は陽性で，白血病の診断的価値が高い．急性前骨髄球性白血病（FAB：M3）では多数のアウエル小体が束状になっていることがあり，このような細胞を **fagot**（faggot）**cell** とよぶ（**写真 9-B-6**）．

2）異型リンパ球（atypical lymphocyte）

　伝染性単核球症のときに多数出現する異常なリンパ球ないし単球様細胞をいう（**写真 9-B-7**）．

　伝染性単核球症では EB（Epstein-Barr）ウイルスが B リンパ球に感染し，活性化された T リンパ球が異型になる．EB ウイルス以外にも，サイトメガロウイルス，ヘルペスウイルス，ヒト免疫不全ウイルス（HIV）などの種々のウ

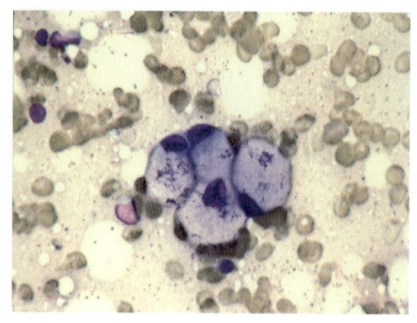

写真 9-B-8　骨髄にみられたがん細胞

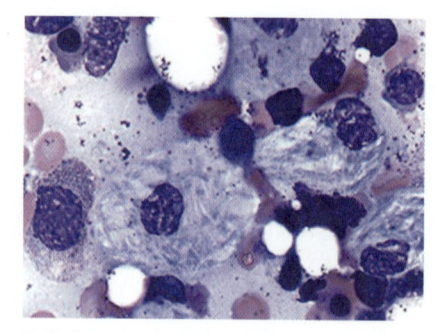

写真 9-B-9　Gaucher 細胞

イルスや，トキソプラズマ，リケッチアなどの感染でも認められることがある．

3　血球以外の細胞

　血球以外の細胞が末梢血液に出現することはきわめてまれであるが，骨髄標本でみられることがある．

1）がん細胞（cancer cell）

　がんが骨髄に転移（**骨髄がん腫症**）すると，血球よりも大きく，染色性の異なる細胞を認めることがある．多くはがん細胞が集塊をつくっている（**写真 9-B-8**）．

2）脂質蓄積病（lipid storage diseases）の細胞

　Gaucher（ゴーシェ）病，Niemann-Pick（ニーマン・ピック）病などの脂質蓄積病（リソソーム病）では，先天性の酵素欠陥により蓄積した脂質を貪食して特有な形態をしたマクロファージが骨髄や脾臓の標本に認められる．

（1）Gaucher（ゴーシェ）細胞

　直径 20〜80 μm の大きな細胞で，核は細胞質に比して小さく，ときには濃縮して，糸がからまっているようにみえることがある．細胞質にグルコシルセラミドが蓄えられ，青色の細胞質の間に層板状・スポンジ状・空胞状などの淡色部としてみられる（**写真 9-B-9**）．PAS 染色（＋＋＋），Sudan black B 染色（＋），非特異性エステラーゼ染色（＋），鉄染色（＋）である．

（2）Niemann-Pick（ニーマン・ピック）細胞

　蓄積した脂質が染色時に抜けて泡沫状の細胞質になる（**写真 9-B-10**）．初期の細胞は青色の斑点をつくって紺碧組織球に似た外観を呈する．細胞化学所見は Gaucher 細胞に同じ．

（3）ムコ多糖体症（mucopolysaccharidosis）

　顆粒球に Alder の顆粒異常を示すことがある．

（4）紺碧組織球（sea-blue histiocyte）

　家族性や薬物中毒などで二次性に生ずるものがある．健常者の骨髄に認めら

▶ Gaucher 病

β-グルコシダーゼ（グルコシルセラミダーゼ）が欠損した常染色体劣性遺伝性疾患で，グルコシルセラミド（グルコセレブロシド）が細網内皮系に広く蓄積し，肝脾腫が認められる．中枢神経障害の有無によって 3 型に分けられる．Ⅰ型では慢性に経過して神経障害もなく，脾腫のために血小板減少症で発見されることがある．

▶ Niemann-Pick 病

スフィンゴミエリンとコレステロールが臓器内に蓄積する常染色体劣性の遺伝性脂質代謝異常症である．リソソーム酵素の酸性スフィンゴミエリナーゼ異常によって発症する A 型，B 型と，外因性コレステロールのエステル化障害により生ずる C 型がある．

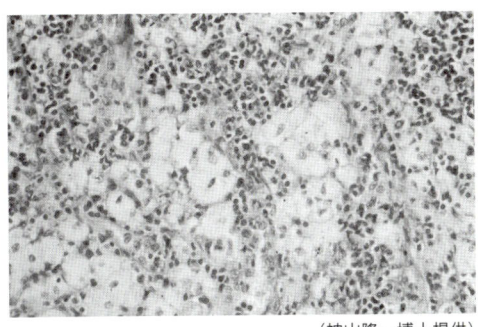

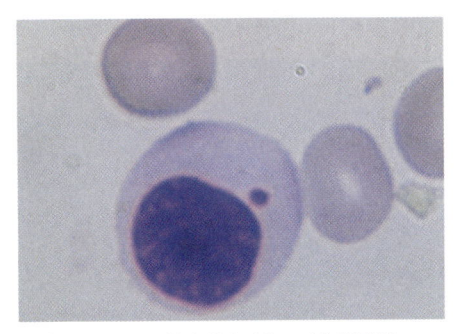

（神山隆一博士提供）

写真 9-B-10　Niemann-Pick 細胞（脾臓，H-E 染色）

写真 9-B-11　Chédiak-Higashi 症候群

れることもあり，非特異的である．セロイド（ceroid）などの蓄積により，細胞質内にきれいな紺碧色に染まる小塊が多数集まっている．

Ⅲ 白血球機能異常症

好中球の機能が先天性もしくは後天性に低下すると，貪食能や殺菌能が障害され，重症な感染症を起こす．特に先天性の場合には幼小児期から感染症を繰り返す．

1）慢性肉芽腫症（chronic granulomatous disease；CGD）

NADPH 酸化酵素複合体の機能欠損のために活性酸素が生成できず，好中球の殺菌能が低下する．カタラーゼ陽性で H_2O_2 非産生の細菌や真菌が生後まもなくから感染し，反復性の化膿性感染と感染巣の肉芽腫を形成する．

2）Chédiak-Higashi（チェディアック - 東）症候群

巨大な顆粒（p.239 参照，写真 9-B-11）が顆粒球・単球・リンパ球にみられる常染色体劣性遺伝性疾患で，顆粒分泌異常によって好中球の遊走能と殺菌能が障害され，感染症にかかりやすくなる．

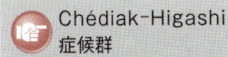
Chédiak-Higashi 症候群
血液細胞のほかにもメラノサイトに異常があり，部分的白皮症や日光過敏症もある．

3）遺伝性ミエロペルオキシダーゼ欠損症（hereditary myeloperoxidase deficiency）

ミエロペルオキシダーゼ遺伝子の変異によって顆粒球のミエロペルオキシダーゼ（MPO）が欠損し，H_2O_2 が産生されないために殺菌能が低下している．ただし，NADPH 酸化酵素による活性酸素産生には異常がなく，感染症にかかりやすいということはない．好中球のミエロペルオキシダーゼ染色では陰性になる．

4）怠けもの白血球症候群（lazy-leukocyte syndrome）

顆粒球の遊走能が低下し，骨髄から動員されにくいため好中球の割合が低い．

Ⅳ 白血球増加症（leukocytosis）

白血球数は個人差が大きいが，末梢血液で白血球数が 10,000/μL 以上の場合を一般に白血球増加症とする．ただし，年齢や生理的変動に注意する．

また，たとえば好酸球増加症では，白血球数自体は多くなくても好酸球だけが増えていたりするので，白血球数だけでなく，分画の増減にも留意しなくてはならない（**表9-B-2**）．増えている白血球のうち，どの分画が増加しているかによって原因が異なる．

> **白血球増加症**
>
> ときどき「白血球増多症」という表現を使う人がいる．しかし，増えると多くなるのは当然で，日本語としては美しくない．増加の方が正しい表記（広辞苑より）．

表9-B-2　白血球分画の異常

血球の種類	増加	減少
好中球	感染症，炎症 急性出血，溶血 副腎皮質ステロイド薬投与 慢性骨髄性白血病 真性赤血球増加症 悪性腫瘍（骨髄転移，G-CSF 産生腫瘍） 中毒，ストレス 摘脾後 心筋梗塞	ウイルス感染症 薬剤：抗がん薬，抗甲状腺薬，消炎鎮痛薬 中毒 放射線照射 再生不良性貧血，悪性貧血 急性白血病 周期性好中球減少症 膠原病（SLE） 脾腫
好酸球	アレルギー性疾患 寄生虫症 皮膚疾患（天疱瘡など） 放射線照射	感染症の初期（腸チフス） 再生不良性貧血，悪性貧血 顆粒球減少症 Cushing 症候群 ストレス
好塩基球	アレルギー性疾患 粘液水腫 慢性骨髄性白血病 真性赤血球増加症，骨髄線維症 本態性血小板血症 潰瘍性大腸炎	
単球	感染症 抗がん薬などによる骨髄抑制からの回復期 単球性白血病 マラリア，トリパノソーマ	重症敗血症 悪性貧血
リンパ球	ウイルス感染症 慢性リンパ性白血病 マクログロブリン血症 Graves 病，Addison 病	急性感染症の初期 悪性リンパ腫 再生不良性貧血 AIDS SLE

G-CSF：glanulocyte-colony stimulating factor，AIDS：後天性免疫不全症候群，SLE：全身性エリテマトーデス．

1）好中球増加症（neutrophilia）

白血球増加症は，好中球増加によることが最も多い．好中球が $7,500/\mu L$ 以上の場合を好中球増加症と定義する．

各種の感染症（特に化膿菌感染），心筋梗塞など組織の壊死，急性出血，急性溶血発作，手術，悪性腫瘍，中毒，副腎皮質ステロイド薬投与などが原因になる．重症感染症などでは好中球の核左方移動を伴うことがある．慢性骨髄性白血病，真性赤血球増加症などの慢性骨髄増殖性腫瘍でも好中球が増加する．

2）好酸球増加症（eosinophilia）

好酸球の絶対数が $500/\mu L$ 以上に増加している病態をいう．気管支喘息，薬物アレルギー，アレルギー性鼻炎，アトピー性皮膚炎などアレルギー疾患のほか，寄生虫症でも起きる．

3）好塩基球増加症（basophilia）

好塩基球は $20\sim80/\mu L$ と少ないが，慢性骨髄増殖性腫瘍（慢性骨髄性白血病など），アレルギー疾患，内分泌疾患（甲状腺機能低下症，糖尿病など），感染症などで増加する．

4）単球増加症（monocytosis）

単球の絶対数が $800/\mu L$ 以上の場合をいう．

慢性骨髄単球性白血病や急性単球性白血病では単球が腫瘍性に増える．好中球減少症や，無顆粒球症の回復期，悪性リンパ腫では反応性に単球が増加している．また，膠原病性血管炎，慢性感染症（結核，感染性心内膜炎など），炎症性腸疾患（潰瘍性大腸炎，Crohn病）などでもみられる．

5）リンパ球増加症（lymphocytosis）

成人ではリンパ球の絶対数が $4,000/\mu L$ 以上の場合をリンパ球増加症という．

一般にウイルス感染症でリンパ球が増加するが，細菌感染症でも百日咳では増加し，アレルギー性疾患でも増加する．

6）類白血病反応（leukemoid reaction）

白血病ではないのに，反応性に白血球が $50,000/\mu L$ 以上になったり，末梢血中に幼若な白血球（後骨髄球，骨髄球，場合によっては前骨髄球や骨髄芽球も）が出現する状態をいう．

重症感染症でみられることがあり，好中球にデーレ小体や中毒顆粒をしばしば認める．このほか，急性の溶血や出血からの回復期，がんの骨髄転移，骨髄線維症などでみられる．

慢性骨髄性白血病との鑑別が重要になるが，慢性骨髄性白血病と異なり，好

特発性好酸球増加症候群
好酸球が $1,500/\mu L$ 以上の高値で原因不明のまま6カ月以上続く病態を特発性好酸球増加症候群といい，心臓や神経も傷害されることがある．

好塩基球増加症
白血球数がそれほど多くなくても，好塩基球の増加から慢性骨髄性白血病が診断されることがある．

慢性リンパ性白血病
慢性リンパ性白血病は腫瘍性のリンパ球が著明に増加する．

中球アルカリホスファターゼ（NAP）活性は上昇し，Ph 染色体は陰性である．

Ⓥ 白血球減少症 （leukopenia）

白血球数が 3,000/μL 以下の場合を白血球減少症とする．重症疾患のこともあり，原因を明らかにすると同時に感染症に対する予防対策が必要である．

1）好中球減少症 （neutropenia）

好中球の絶対数が減少した状態で，1 カ月～10 歳では 1,500/μL 以下，10歳以降では 1,800/μL 以下になった場合をいう．

好中球減少が高度となり，500/μL 以下の病態を**無顆粒球症**（agranulocytosis）とする．高熱や口腔内潰瘍が出現し，敗血症などの重症感染症をきたして危険な状態である．

好中球減少症は，ウイルス性疾患，薬物副作用，中毒，放射線被曝，再生不良性貧血，悪性貧血，周期性好中球減少症，膠原病，脾腫などが原因になる（**表 9-B-2**）．白血病では白血病細胞が増加し，正常の好中球は減少する．

好中球は異物の貪食，殺菌などの作用があるため，好中球減少症では感染症を起こす危険性がある．一般には好中球が 1,000～1,800/μL あれば感染症の危険性は少ないが，500～1,000/μL では中等度の感染リスクがあり，500/μL以下では感染症を起こす危険性が高く，かつ重症化しやすい．

無顆粒球症は薬剤によって発症することが多い．薬剤が骨髄での好中球産生を障害する場合（抗がん薬など）と，ハプテンとなったり免疫複合体を形成して好中球をアレルギー性に破壊する場合とがある（**図 9-B-1**）．後者をきたす

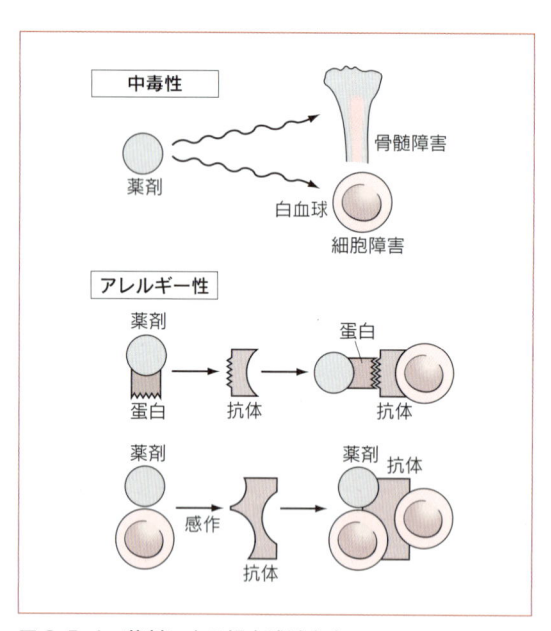

図 9-B-1 薬剤による好中球減少症

 Ph 染色体

1960 年，ペンシルベニア大学の Nowell とHungerford は，9 歳の慢性骨髄性白血病患者の染色体を観察していて，あまりにも短い染色体があることに気づき，フィラデルフィア染色体（Ph 染色体）と名付けた．当初は 21 番染色体か 22 番染色体の異常かの論争があったが，現在では 9 番染色体と 22番染色体の相互転座であることが確認されている．

 腸チフス

細菌感染症では通常好中球が増加するが，腸チフスでは減少する．

 無顆粒球症

薬物使用中に高熱や咽喉頭炎が生じた場合には，薬物による無顆粒球症を疑って検査しなければならない．

ハプテン

それ自体では免疫原性をもたないが，アルブミンなどの分子に共有結合すると抗原性を発揮する低分子量の化合物である．

薬物には解熱鎮痛薬・抗菌薬・向精神薬・抗甲状腺薬などさまざまな薬物がある.

2）好酸球減少症（eosinopenia）

好酸球の絶対数が $10/\mu L$ 以下の場合で，腸チフス初期，Cushing 症候群，副腎皮質ステロイド薬やエピネフリン投与で起こる.

3）リンパ球減少症（lymphocytopenia）

リンパ球の絶対数が $1,000/\mu L$ 以下の病態である.

先天的には原発性免疫不全症で起こり，後天性には再生不良性貧血，後天性免疫不全症候群（AIDS），細菌感染症（結核，腸チフス，敗血症など），悪性リンパ腫，膠原病，放射線障害，栄養不良などでみられる.

抗腫瘍薬や副腎皮質ステロイド薬などの投与でも起こる.

Ⅵ リンパ球の異常

1）伝染性単核球症（infectious mononucleosis）

Epstein-Barr（EB）ウイルスの経口感染による急性感染症で，発熱，咽頭扁桃炎，頸部リンパ節腫脹を主な症状とする予後良好な疾患である.肝脾腫を伴うこともある.

EB ウイルスは B リンパ球に感染し，反応性に CD8 陽性の異型 T リンパ球が出現する（**写真 9-B-12**）.

EB ウイルス感染の証明には，抗 EBV 関連抗体を検査する（**図 9-B-2**）.

血液生化学検査では軽度～中等度の肝機能異常を示すが，1 カ月以内に軽快する.

> **抗 EBV 関連抗体**
> EB ウイルス感染の急性期には抗 VCA-IgM 抗体と抗 EA-IgG 抗体が陽性で，抗 EBNA 抗体と抗 VCA-IgG 抗体の陽性は既往感染を意味する.

2）悪性リンパ腫（malignant lymphoma）

定義・概念

リンパ節や全身のリンパ組織に発生するリンパ系の悪性腫瘍である.わが国

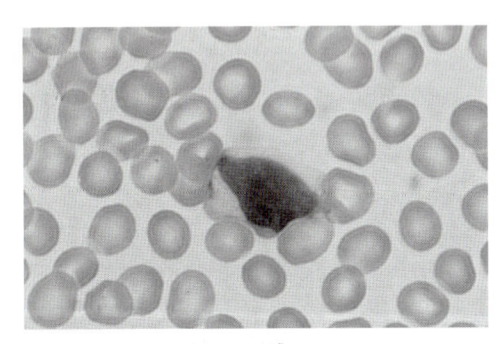

写真 9-B-12　異型リンパ球

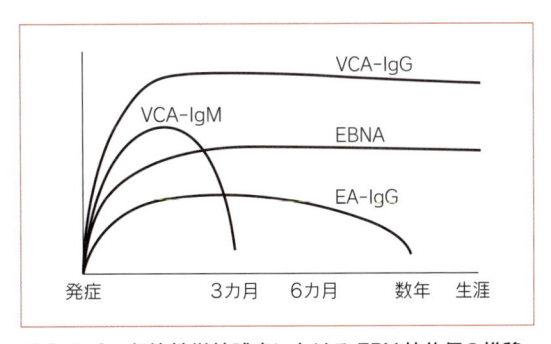

図 9-B-2　伝染性単核球症における EBV 抗体価の推移

における年間死亡率は人口 10 万人あたり約 4 人である．

病態生理

一部のリンパ腫では HTLV-1 や EB ウイルスの感染が原因となるが，ほとんどの症例では病因が不詳である．

分類

悪性リンパ腫は，腫瘍細胞である **Hodgkin（ホジキン）細胞**や **Reed-Sternberg（リード-シュテルンベルグ）細胞**が存在する **Hodgkin リンパ腫（HL）**と，それらが認められない**非 Hodgkin リンパ腫（NHL）**とに大別される．それぞれは病理組織所見ならびにリンパ腫細胞の表面マーカーによって細分類される（**表 9-B-3，表 9-C-8，-9参照**）．各病型によって経過と予後が異なるので，細分類が重要である．

臨床症状

リンパ節が腫脹し，特に頸部に初発することが多い．リンパ腫の広がりにより，発熱・全身倦怠感・体重減少・寝汗などがある．さらにリンパ腫病変が肝臓や肺などの臓器に浸潤すると，それぞれの臓器病変による症状が出現する．

病変の拡大に応じて，病期を I（病変が 1 カ所のリンパ節・リンパ組織に限局），II（横隔膜をはさんで上部か下部の一方に病変が限局），III（横隔膜の上下にまたがるリンパ節・リンパ組織に病変がある），IV（リンパ組織以外の臓器に病変がある）に分けられる．

病期が進むにつれ病変が進行し，予後は悪くなる．

 悪性リンパ腫の頻度
わが国では，約 1：10 の発症頻度で非 Hodgkin リンパ腫が圧倒的に多い．

検査所見

リンパ節の生検病理組織検査で確定診断を行う．末梢血液ではリンパ球減少，好酸球増加が，血液生化学検査では LD 高値，sIL-2R 高値がみられることがある．超音波検査，CT，MRI などの画像検査でリンパ腫病変の拡大が確認できる．

治療

限局した I 期病変には放射線照射療法が行われるが，病期が進んだり，病理組織所見で悪性度の高いタイプではアルキル化薬，アントラサイクリン系抗がん抗菌薬，ビンカアルカロイド，副腎皮質ステロイド薬，抗 CD20 モノクローナル抗体などを併用する化学療法が行われる．

経過・予後

病変が限局していれば治癒も可能であるが，病変が進行し，悪性度の高い症例では予後が不良である．死因としては，感染症や腫瘍量増加による腫瘍死が多い．

sIL-2R（可溶性 IL-2 受容体）
インターロイキン-2 に対する受容体の細胞外ドメイン部分が血清中に遊離したものである．非 Hodgkin リンパ腫や成人 T 細胞白血病などで高値となるため，経過観察に有用である．また，間質性肺炎，血球貪食症候群，全身性硬化症，関節リウマチ，全身性エリテマトーデスなどでも高値になる．

表 9-B-3 悪性リンパ腫の REAL 分類

B 細胞性	T 細胞性および暫定的 NK 細胞性
Ⅰ. 前駆 B 細胞性：前駆 B 細胞性リンパ芽球性白血病・リンパ腫 Ⅱ. 成熟 B 細胞性 　　1. B 細胞性慢性リンパ性白血病・前リンパ球性白血病・小リンパ球性白血病 　　2. リンパ形質細胞様リンパ腫・免疫細胞腫 　　3. マントル細胞リンパ腫 　　4. 濾胞中心細胞性リンパ腫，濾胞性 　　　　暫定的 grade：Ⅰ（小細胞型），Ⅱ（混合型），Ⅲ（大細胞型） 　　　　暫定的亜型：び漫性，小細胞型 　　5. 濾胞辺縁帯 B 細胞性リンパ腫 　　　　節外性（MALT 型＋/－単球様 B 細胞） 　　　　暫定的亜型：節性（＋/－単球様 B 細胞） 　　6. 暫定的：脾濾胞辺縁帯 B 細胞性リンパ腫 　　　　（＋/－絨毛細胞性リンパ腫） 　　7. 有毛細胞性白血病 　　8. 形質細胞腫・形質細胞性骨髄腫 　　9. び漫性大細胞型 B 細胞性リンパ腫 　　　　暫定的：原発性縦隔（胸腺）型 B 細胞性リンパ腫 　10. バーキット（Burkitt）リンパ腫 　11. 暫定的：バーキット様	Ⅰ. 前駆 T 細胞性：前駆 T リンパ芽球性リンパ腫 / 白血病 Ⅱ. 成熟 T 細胞，NK 細胞性 　　1. T 細胞性慢性リンパ性白血症 / 前リンパ球性白血病 　　2. 大顆粒リンパ球性白血病 　　　　T 細胞性 　　　　NK 細胞性 　　3. 菌状息肉症 / セザリー（Sézary）症候群 　　4. 末梢 T 細胞性リンパ腫，非特定 　　5. 血管免疫芽球型 T 細胞リンパ腫 　　6. 血管中心性リンパ腫 　　7. 腸管 T 細胞性リンパ腫（＋/－腸症合併） 　　8. 成人 T 細胞リンパ腫 / 白血病 　　9. 未分化大細胞リンパ腫，CD30＋，T および null 細胞性 　10. 暫定的：未分化大細胞リンパ腫，Hodgkin 様
	Hodgkin 病
	Ⅰ. リンパ球優勢型 Ⅱ. 結節硬化型 Ⅲ. 混合細胞型 Ⅳ. リンパ球減少型 Ⅴ. 暫定的：古典的 Hodgkin リンパ腫，リンパ球豊富型

C｜造血臓器の疾患

Ⅰ 造血器腫瘍の分類の概念

1）FAB 分類（French-American-British Classification）

最も一般的に使用されている**急性白血病**の分類である．

しかし，その後，この分類で該当しない病型のあることもわかり，電子顕微鏡所見や細胞表面マーカー所見をも合わせて細分類されるようになった．

2）WHO 分類

従来の FAB 分類は，主として腫瘍細胞の形態，細胞表面マーカーに基づく**白血病**および**骨髄異形成症候群**の分類である．細胞遺伝学・分子生物学の発展に伴って白血病は遺伝子変異に基づく病態であることが確認され，染色体異

> **FAB 分類**
> FAB 分類は，白血病の普通染色による形態学的特徴と特殊染色による細胞化学所見から主に分類する方法で，いつでもどこでも分類できる方法とされた．1976 年に提唱されて以来，数回の改訂を経ている．

表 9-C-1　骨髄系腫瘍とリンパ系腫瘍の WHO 分類

1. 骨髄増殖性腫瘍（myeloproliferative neoplasms: MPN）

2. 肥満細胞症（mastocytosis）

3. *PDGFRA*，*PDGFRB*，あるいは *FGGR1* の再構成か，*PCM1-JAK2* を伴い，好酸球増加を伴う骨髄系／リンパ系腫瘍（myeloid/lymphoid neoplasms with eosinophilia and rearrangement of *PDGFRA*, *PDGFRB*, or *FGGR1*, or with *PCM1-JAK2*）

4. 骨髄異形成／骨髄増殖性腫瘍（myelodysplastic/myeloproliferative neoplasms: MDS/MPN）

5. 骨髄異形成症候群（myelodysplastic syndromes: MDS）

6. 生殖細胞系素因を伴う骨髄系腫瘍（myeloid neoplasms with germ line predisposition）

7. 急性骨髄性白血病および関連腫瘍（acute myeloid leukemia: AML and related neoplasms）

8. 分化系統不明の急性白血病（acute leukemias of ambiguous lineage）

9. B リンパ芽球性白血病／リンパ腫（B-lymphoblastic leukemia/lymphoma）

10. T リンパ芽球性白血病／リンパ腫（T-lymphoblastic leukemia/lymphoma）

11. 暫定的病型：ナチュラルキラー（NK）細胞性リンパ芽球性白血病／リンパ腫（natural killer: NK cell lymphoblastic leukemia/lymphoma）

12. 成熟 B 細胞性腫瘍（mature B-cell neoplasms）

13. 成熟 T 細胞性およびナチュラルキラー細胞性腫瘍（mature T and NK neoplasms）

14. ホジキンリンパ腫（Hodgkin lymphoma）

15. 移植後リンパ増殖性疾患（posttransplant lymphoproliferative disorders: PTLD）

16. 組織球性および樹状細胞性腫瘍（histiocytic and dendritic cell neoplasms）

(Arber DA et al.: The 2016 revision to the World Health Organization classification of myeloid neoplasms and acute leukemia. *Blood*, 127(20): 2391-2405, 2016 および Swerdlow SH et al.: The 2016 revision of the World Health Organization classification of lymphoid neoplasms. *Blood*, 127(20): 2375-2390, 2016, 一部改変)

常・遺伝子変異の所見を取り入れた白血病，骨髄異形成症候群，悪性リンパ腫の新しい WHO 分類が提唱され，2008 年（第 4 版）の改訂に続き，最新の分子遺伝学的解析の知見を取り入れて，2016 年に改訂がなされた（**表 9-C-1**）.

WHO 分類では，造血器腫瘍を骨髄系腫瘍とリンパ系腫瘍に大別し，特異的な染色体・遺伝子異常をもつものを疾患単位として独立させている．また，芽球が 20%以上の病態をすべて白血病とし，FAB 分類の RAEB-T（後述）を廃止しているなどの特徴がある.

現時点では WHO 分類ですべての造血器腫瘍が分類されているわけではなく，一般には FAB 分類と WHO 分類が併用されている.

Ⅱ 白血病（leukemia）

白血病は白血球系細胞の悪性腫瘍性疾患で，腫瘍細胞の過剰増殖によって正常造血能が障害され，感染症や出血を起こしたり，腫瘍細胞が全身の臓器に浸潤して臓器を障害して，患者を死に至らす疾患である.

白血病は，増殖している白血病細胞のタイプ，増殖様式に応じて分類される（**表 9-C-2**）．まず，**急性**と**慢性型**に分類し，白血病細胞が骨髄球系かリンパ系かによって**骨髄性**と**リンパ性**に分けられる．ほかに，特殊な病型もある．そして，それぞれの病型は下記のように細分類されている.

わが国では，急性骨髄性白血病が約 70%，急性リンパ性白血病が約 20%，慢性骨髄性白血病が約 10%で，欧米に多い慢性リンパ性白血病は少ない．小児白血病は小児がんのなかで最も多い腫瘍である.

白血病を分類するには，白血病細胞の形態，細胞化学，表面マーカーなどや，染色体検査，遺伝子検査などを駆使して総合的に判定する（**表 9-C-3**，**図 9-C-1**）.

1 急性白血病（acute leukemia）

定義・概念・臨床症状

比較的急激に発病する．白血病細胞の増殖により正常造血能が抑制される結果，赤血球減少，顆粒球減少，血小板減少が起こる．このため，貧血，発熱と感染症様症状，出血傾向が現れる.

白血病細胞は芽球とよばれる未熟な血球で，骨髄で多くみられるが，末梢血液にも出現することがある.

表 9-C-2　白血病の分類

急性白血病	慢性白血病	特殊な白血病
急性骨髄性白血病	慢性骨髄性白血病	成人 T 細胞白血病
急性リンパ性白血病	慢性リンパ性白血病	ヘアリー細胞白血病（有毛細胞白血病）
急性混合型白血病		慢性好中球性白血病
		形質細胞性白血病

表 9-C-3　白血病の分類に行われる検査

末梢血液検査

骨髄検査：普通染色による形態観察

特殊染色：ペルオキシダーゼ染色，Sudan black B 染色，エステラーゼ染色，PAS 染色，鉄染色，
　　　　　好中球アルカリホスファターゼ染色など

細胞表面マーカー検査（CD 分類）

染色体分析

遺伝子解析

電子顕微鏡による形態観察

血液生化学検査：LD，尿酸，ライソザイム（ムラミダーゼ）など

免疫血清検査：抗 HTLV-1 抗体，免疫グロブリン定量

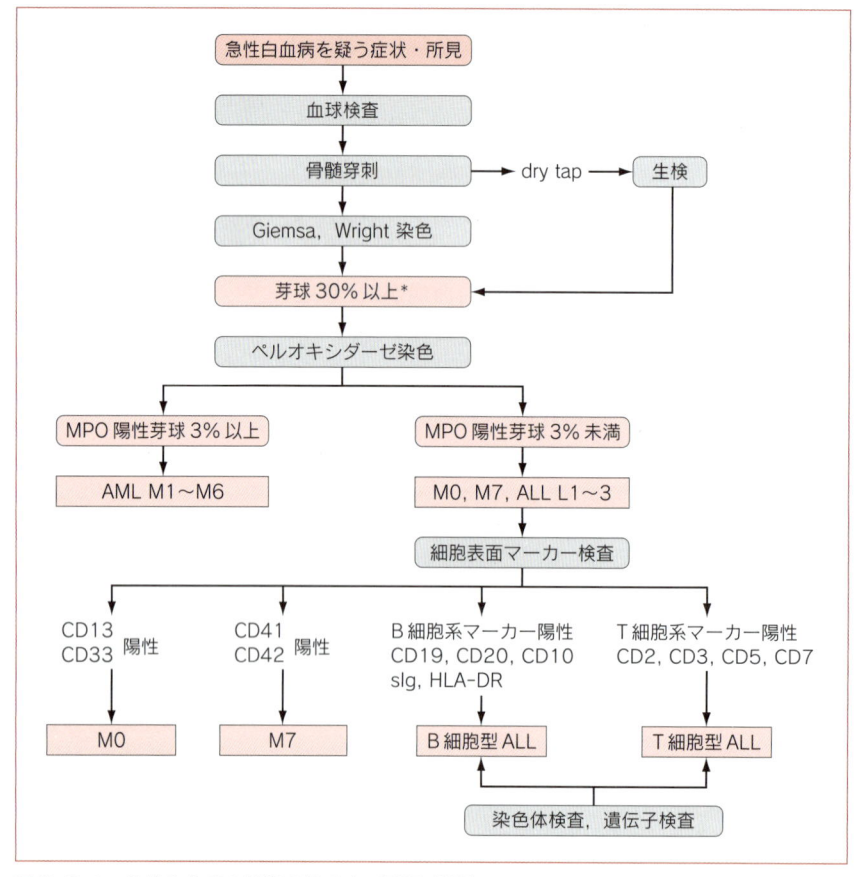

図 9-C-1　急性白血病の診断の進め方（FAB 分類）
*WHO 分類では芽球 20%以上を急性白血病としている．

検査所見

末梢血液では，赤血球・顆粒球・血小板が減少し，芽球を認めることがある．骨髄では通常，芽球が増加し，正常の血球が減少している．芽球の形態

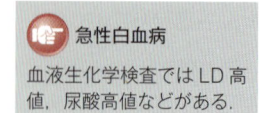

急性白血病
血液生化学検査では LD 高値，尿酸高値などがある．

表 9-C-4　急性白血病の FAB 分類とその解説

分類	解説または従来の名称	備考
L1	小リンパ芽球の均一性増殖	小児に多く，予後は比較的良好
L2	大小リンパ芽球の混在型	5 歳以下に少ない．M1 と鑑別を要する
L3	Burkitt リンパ腫型細胞（大型）の均一性増殖	細胞質は好塩基性で多数の空胞のある特異な形態により診断容易．頻度は低い
M0	骨髄芽球性白血病（最未分化型）	MPO 陰性で ALL と区別しがたい．骨髄球系のマーカー（CD13，CD33）が陽性であることを証明する
M1	骨髄芽球性白血病（未分化型）	無顆粒の芽球（I 型）と少数のアズール顆粒やアウエル小体のあるもの（II 型）を合わせて芽球とし，これらが主．最も多い型
M2	骨髄芽球性白血病（分化型）	定型的前骨髄球以降への分化を認める
M3	前骨髄球性白血病	特異な大型アズール顆粒が密集したり，束状アウエル小体（fagot）を含んだりする前骨髄球が多数あり，DIC を伴う傾向がある
M4	骨髄 - 単球性白血病	形態学のほかに，エステラーゼ染色やムラミダーゼの高値で単球の裏づけをとる必要がある
M5	単球性白血病	M5a（未熟型）と M5b（成熟型）があり，M4 同様に単球の裏づけが必要
M6	赤白血病，急性赤血病	赤芽球はしばしば PAS 染色陽性
M7	巨核芽球性白血病	MPO 陰性，ALL と紛らわしく特殊検査が必要

学的特徴，特殊染色所見，表面マーカー所見，染色体分析，遺伝子解析，電子顕微鏡的特徴から急性白血病は分類される．

分類

FAB 分類による急性白血病の分類を**表 9-C-4** に示す．基本的には，骨髄全有核細胞中の芽球比率が 30％以上（芽球の細胞質に顆粒のないタイプ I と，少数のアズール顆粒かアウエル小体をもつタイプ II）認められる病態を**急性白血病**とし，芽球の 3％以上がミエロペルオキシダーゼ（MPO）陽性であるものを**急性骨髄性白血病**，3％未満のものを**急性リンパ性白血病**とした．さらに細胞の成熟度，エステラーゼ染色などの特殊染色所見から，当初は急性骨髄性白血病を M1〜M6 の 6 型，急性リンパ性白血病を 3 型に分類した（**表 9-C-5**）．

しかし，その後，この分類で該当しない病型があることもわかり，電子顕微鏡所見や細胞表面マーカー所見も合わせ，急性骨髄性白血病は 8 型に細分類されるようになった．これは，ミエロペルオキシダーゼが陰性でも，CD13 や CD33 などの骨髄系マーカーが陽性である M0 や，電子顕微鏡で血小板ペルオキシダーゼ（PPO）が陽性あるいは CD41（GP II b/IIIa）陽性の M7 が加わったためである．

FAB 分類による急性白血病の診断プロセスを**図 9-C-2** に示す．以下に各病型の特徴を述べる．

表 9-C-5　白血病における細胞化学所見

細胞化学	M1	M2, M3	M4	M5	L1, 2, 3
MPO または Sudan black B	+	+++	++	−〜+	−
エステラーゼ					
AS（D）アセテート					
NaF（−）	+	++	+++	+++	−〜+
NaF（+）	+	++	+〜++	−〜+	−〜+
ブチレート	−	−〜+	+〜+++	+++	−〜+
クロロアセテート	+	+〜+++	+〜++	−〜+	
二重陽性像	−	−	+〜+++	−〜+	
PAS	−〜+	+	+〜++	+〜++	−〜+++
酸ホスファターゼ					−〜+++

−：＜ 3%，　+：3 〜 25%，　++：25 〜 50%，　+++：＞ 50%．

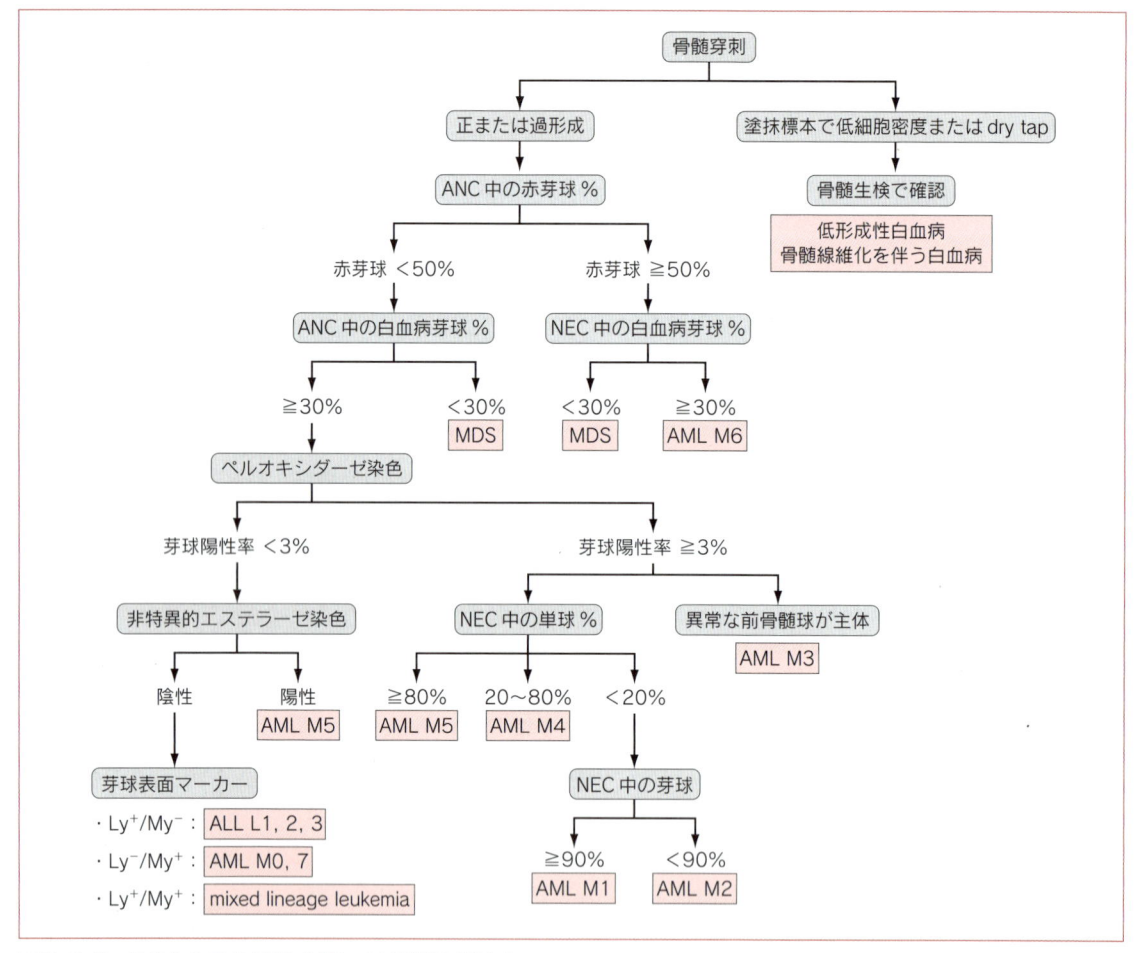

図 9-C-2　急性白血病の FAB 分類による診断の進め方
ANC ＝全骨髄有核細胞−（リンパ球＋形質細胞＋肥満細胞＋マクロファージ）．NEC ＝ ANC−赤芽球．
Ly/My：リンパ球マーカー / 骨髄系マーカー．

1）急性骨髄性白血病（AML）

(1) M0（急性最未分化型骨髄芽球性白血病）（写真9-C-1）

白血病細胞はミエロペルオキシダーゼが陰性であるが、モノクローナル抗体（CD13かCD33）を用いた骨髄系細胞表面マーカーが陽性で、未分化な骨髄性白血病である。AML全体の約2〜5％で、化学療法の効果が不良な難治性の白血病である。

(2) M1（急性未分化型骨髄芽球性白血病）（写真9-C-2）

タイプⅠとⅡの芽球がNECの90％以上を占め、芽球の3％以上はミエロペルオキシダーゼかSudan black B（SBB）が陽性である。AML全体の約20〜25％で、アウエル小体を約半数で観察する。

(3) M2（急性分化型骨髄芽球性白血病）（写真9-C-3）

芽球がNECの90％未満で、前骨髄球とそれ以降の成熟した顆粒球の合計が10％以上を占める白血病で、一定の成熟傾向を認める骨髄芽球性白血病である。アウエル小体を半数以上に認め、成熟した顆粒球には偽ペルゲル核などの形態異常がみられる。AML全体の20〜25％を占める。

M2のうち約20〜40％に染色体異常としてt(8;21)があり、*AML1*遺伝子と*MTG8*（*ETO*）遺伝子の再構成によるキメラ遺伝子がある。t(8;21)をもつ型は比較的予後がよい。

(4) M3（急性前骨髄球性白血病：acute promyelocytic leukemia；APL）（写真9-C-4）

白血病細胞のほとんどが前骨髄球様で、細胞質に粗大なアズール顆粒が多く、アウエル小体が複数あって**fagot cell**になっているものもある。核は大きな弯入がある。10％程度は光顕でアズール顆粒が明瞭には認められず、異型（M3V）とされる。播種性血管内凝固（DIC）を発症しやすい。

ほとんどの症例に染色体異常としてt(15;17)があり、*PML*遺伝子と*RARα*遺伝子のキメラ遺伝子がある。ビタミンA誘導体の全トランス型レチノイン酸（ATRA）を内服することによって白血病細胞の成熟抑制が解除され、成熟好中球にまで分化が誘導される。AML全体の10〜15％を占める。

(5) M4（急性骨髄単球性白血病：acute myelomonocytic leukemia；AMMoL）（写真9-C-5）

末梢血液の単球が5,000/μL以上で、骨髄での単球系細胞の割合がNECの20％以上80％未満の急性白血病である。末梢血液中の単球系が5,000/μL以下の場合でも、単球が20％以上で、非特異的エステラーゼ染色が陽性、もしくは血清・尿ムラミダーゼ（ライソザイム）の増加（基準範囲の3倍以上）が確認できれば診断される。骨髄像がM2に似ていても、末梢血中の単球系が5,000/μL以上ではM4と判定される。M4はAML全体の20〜25％を占める。

(6) M5（急性単球性白血病：acute monocytic leukemia；AMoL）（写真9-C-7）

単球系の細胞が増殖する白血病で、骨髄のNECの80％以上が単球系細胞である。全AMLの約5％程度である。単球の成熟度から2つの亜型に分けら

NEC

non-erythroid cells. ANC（全有核細胞；all nucleated cells）から赤芽球を除いた細胞.

全トランス型レチノイン酸（ATRA）

1988年に中国のM. E. Huangらが前骨髄球性白血病患者にビタミンA誘導体である全トランス型レチノイン酸（all-trans retinoic acid；ATRA）の経口投与が有効であることを報告した。ATRAは前骨髄球性白血病細胞を成熟顆粒球まで分化誘導し、効果をもたらすと考えられる.

M4Eo

M4のなかで、好酸球顆粒に好塩基球様顆粒の色調変化をみる異常な好酸球が骨髄で5％以上ある場合を、特にM4Eo（写真9-C-6）とする。M4Eoでは16番染色体の逆位を認めることが多い.

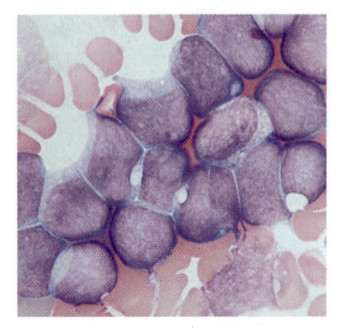

写真 9-C-1　M0（急性最未分化型骨髄芽球性白血病）

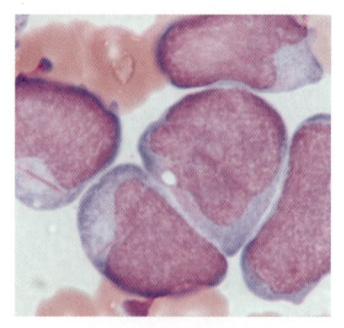

写真 9-C-2　M1（急性未分化型骨髄芽球性白血病）

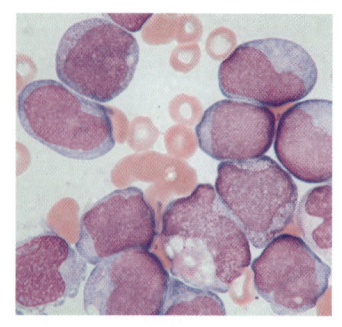

写真 9-C-3　M2（急性分化型骨髄芽球性白血病）

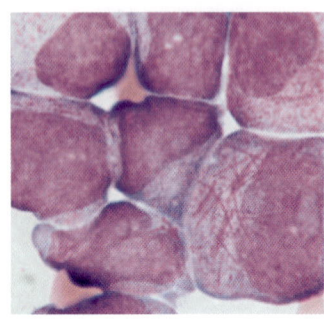

写真 9-C-4　M3（急性前骨髄球性白血病）

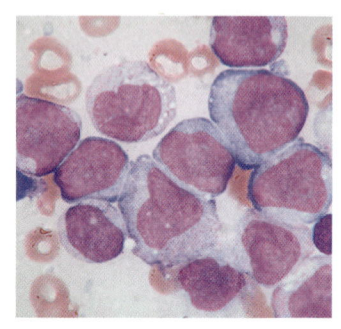

写真 9-C-5　M4（急性骨髄単球性白血病）

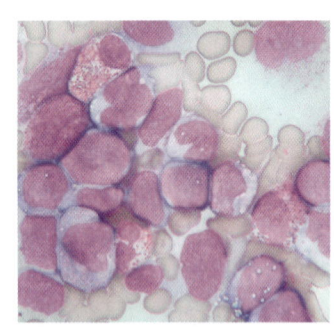

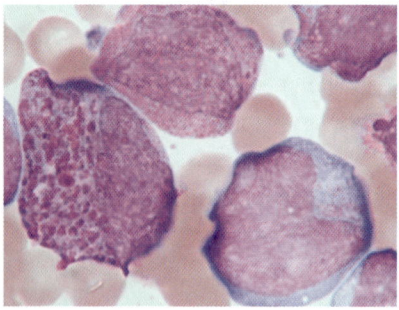

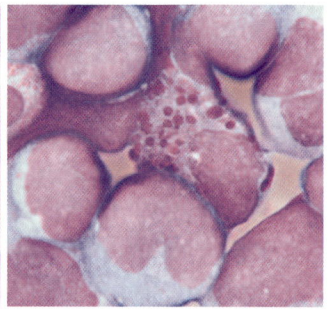

写真 9-C-6　M4Eo

れる.

　①**M5a（未熟型）**：未分化な単芽球が増加するタイプで，単球系細胞の80％以上が単芽球である.

　②**M5b（成熟型）**：成熟傾向のある単球が増殖の主体で，単芽球は単球系細胞の80％未満である. 皮膚，歯肉，中枢神経などの組織浸潤傾向が強い.

(7)　M6（赤白血病，erythroleukemia）（写真 9-C-8）

　顆粒球系と赤芽球系の両系統の白血病細胞が同一クローンから増殖する白血病で，赤芽球がANCの50％以上で，芽球がNECの30％以上を占める. 全

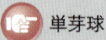 **単芽球**

単芽球は MPO が陰性のことが多いので，非特異的エステラーゼ反応陽性所見が重要である.

 赤白血病の赤芽球

赤芽球は巨赤芽球様変化などの形態異常があり，PAS 陽性のものが多い.

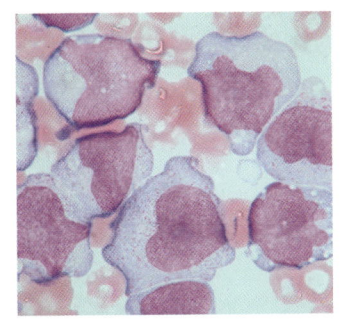
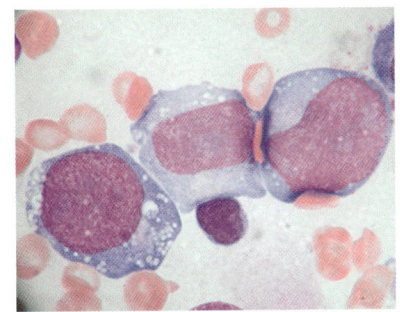
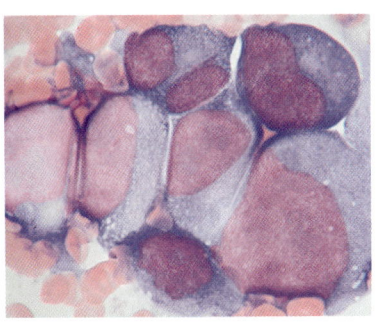

写真 9-C-7　M5（急性単球性白血病）

写真 9-C-8　M6（赤白血病）

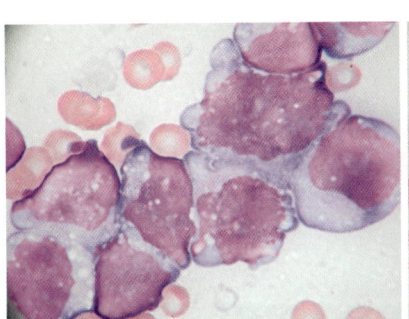
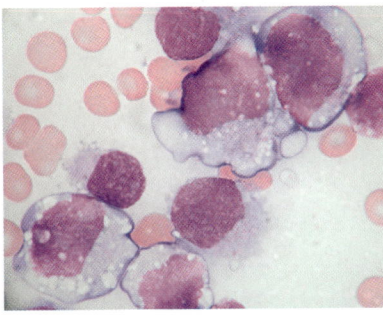
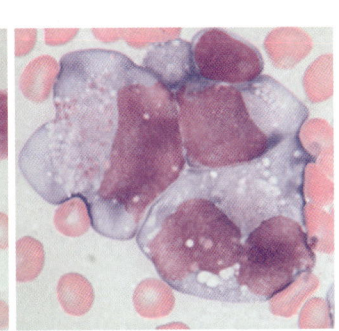

写真 9-C-9　M7（急性巨核芽球性白血病）

AML の 3～4％で，予後は不良である．

(8) M7（急性巨核芽球性白血病：acute megakaryoblastic leukemia）（写真 9-C-9）

　巨核芽球が ANC の 30％以上を占める白血病で，しばしば骨髄線維症を伴う．全 AML の 1～2％と少ないが，予後は不良である．

2）急性リンパ性白血病（acute lymphocytic leukemia；ALL）

　骨髄中の白血病芽球の 3％未満が MPO 陽性の白血病のうち，M0，M5a，M7 を除いたものである．リンパ芽球にアウエル小体はみられない．FAB 分類では白血病細胞の形態から L1，L2，L3 の 3 つに分類するが，ALL ではむしろ細胞表面マーカーによる分類の方が重要である．すなわち CD2，CD3 が陽性の T 細胞性 ALL と CD10，CD19 陽性の B 細胞性 ALL とに分類される．B 細胞性 ALL のほうが多い．

(1) L1（写真 9-C-10）

　円形の核を有し，核小体が不明瞭で N/C 比が大きい小型の芽球が 70％以上を占める ALL である．小児 ALL の 70～80％，成人 ALL の 20～40％が L1 である．

(2) L2（写真 9-C-11）

　核小体が明瞭で核に切れ込みなどのある N/C 比が小さな芽球が 50％以上を

巨核芽球

芽球は MPO 陰性で，電顕による血小板ペルオキシダーゼ陽性，モノクローナル抗体による血小板膜糖蛋白（CD41：GPⅡb，CD61：GPⅢa）や VWF の証明などが診断の有力な根拠になる．

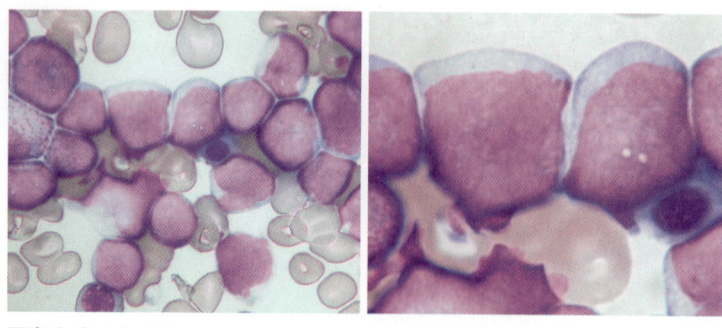

写真 9-C-10　L1

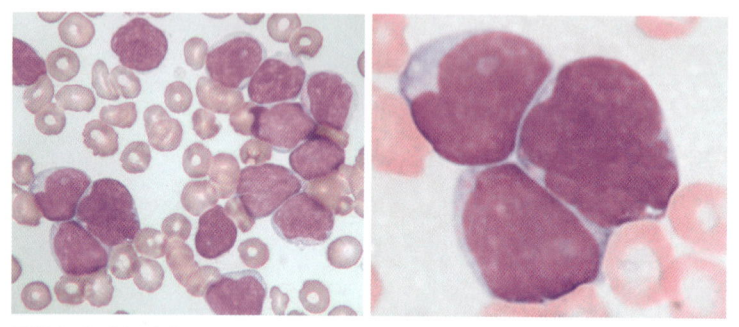

写真 9-C-11　L2

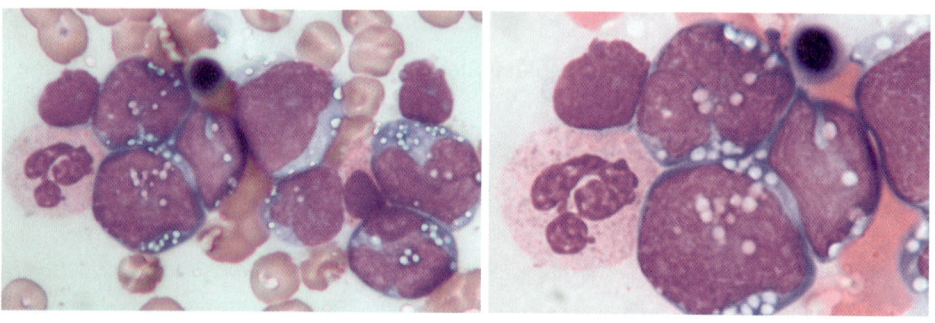

写真 9-C-12　L3

占める ALL である．小児 ALL の 20〜30％，成人 ALL の 60〜80％と小児では少なく成人に多い．

（3）L3（写真 9-C-12）

円形核をもつ大型のリンパ芽球で，胞体が広く濃青色に染まり，特徴的な大きな空胞を多数有する．全 ALL の 5％以下と比較的少ない．

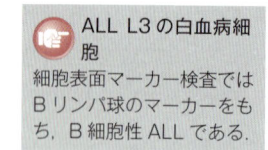

ALL L3 の白血病細胞
細胞表面マーカー検査ではB リンパ球のマーカーをもち，B 細胞性 ALL である．

3）FAB 分類に含まれない急性白血病

（1）急性混合形質型白血病（acute mixed leukemia, acute hybrid leukemia）

ほとんどの急性白血病患者の白血病細胞は，細胞表面マーカーで検索すると骨髄系（CD13，CD33 など）かリンパ系（B リンパ系：CD10，CD19 など，

Tリンパ系：CD2, CD3 など）のいずれかのマーカーしかもたない．しかし，一部の症例では骨髄系とリンパ系の両方の表面マーカーをもつことがあり，**急性混合形質型白血病**という．骨髄系芽球とリンパ系芽球が混在する二系列型急性白血病（acute bilineal leukemia）と，1個の芽球が両方の表面マーカーをもつ二重表現型急性白血病（acute biphenotypic leukemia）がある．

(2) 低形成性白血病（hypoplastic leukemia）

骨髄生検で細胞成分が 40％以下と骨髄低形成であるが，芽球が明らかに増えており，骨髄 ANC の 30％以上を占める．頻度は急性白血病の 5〜10％程度で，高齢者に多い．

(3) 二次性（治療関連）白血病（secondary leukemia, therapy-related leukemia）

アルキル化薬やトポイソメラーゼⅡ阻害薬など抗がん薬の投与後に発病する白血病で，治療後 3〜7 年して発症する．骨髄異形成症候群（MDS）を経て発症することもあり，二次性 AML/MDS として扱われることがある．予後は不良である．

4）WHO 分類による急性白血病

WHO 分類（2016 年版）による急性骨髄性白血病の分類を**表 9-C-6** に，分化系統不詳の白血病の分類を**表 9-C-7** に，そしてリンパ性白血病 / リンパ腫の分類を**表 9-C-8** に示す．また，成熟リンパ球，組織球，樹状細胞系腫瘍の分類を**表 9-C-9** に示す．

> **治療**
>
> 急性白血病の治療は，抗がん抗菌薬（塩酸イダルビシン：IDR），代謝拮抗薬（シタラビン：Ara-C），ビンカアルカロイド（ビンクリスチン：VCR），副腎皮質ステロイド薬などの抗がん薬を併用する多剤併用化学療法が主体をなす．
>
> これらの治療で，まず，末梢血液・骨髄・全身組織から白血病細胞が検出されなくなる状態（寛解という）に導入（寛解導入療法）する．寛解に導入されても体内に白血病細胞が残っている可能性があり，再発を防ぐ目的で化学療法を用いた地固め療法や維持療法を行う．
>
> なお，組織適合抗原（HLA）の適合者がいれば骨髄移植，末梢血幹細胞移植や臍帯血移植などの造血幹細胞移植を併用する．また，AML M3 では ATRA を用いた分化誘導療法が行われる．

> **経過・予後**
>
> 標準的な化学療法で約 70〜80％の患者が寛解に導入され，寛解に導入された患者の 10〜40％は長期生存（治癒）が期待できる．

 白血病化学療法

わが国では，急性白血病の臨床研究は日本成人白血病治療共同研究グループ（JALSG）が中心となって臨床研究を行い，化学療法のプロトコルを発表している．

 白血病の補助療法

白血病では合併症として貧血・感染症・出血が問題となり，それぞれに対応して赤血球濃厚液輸血，抗菌薬投与や G-CSF 投与，血小板輸血などを補助療法として適宜行う．感染予防のため無菌室に入室することもある．

 白血病の死因

白血病の主な死因は，感染症，出血，さらに白血病細胞が臓器を障害する白血病死である．

表 9-C-6　急性骨髄性白血病（acute myeloid leukemia: AML）および類縁疾患の WHO 分類（2016 年）

再現性のある遺伝子異常を伴う AML
　　t(8;21)(q22;q22.1);*RUNX1-RUNX1 T1* を伴う AML
　　inv(16)(p13.1;q22)または t(16;16)(p13.1;q22);*CBFB-MYH11* を伴う AML
　　PML-RARA を伴う AML
　　t(9;11)(p21.3;q23.3);*MLLT3-KMT2 A* を伴う AML
　　t(6;9)(p23;q34.1);*DEK-NUP214* を伴う AML
　　inv(3)(q21.3;q26.2)または t(3;3)(q21.3;q26.2);*GATA2,MECOM* を伴う AML
　　t(1;22)(p13.3;q13.3);*RBM15-MKL1* を伴う巨核芽球性 AML
　　暫定的病型：*BCL-ABL1* 陽性 AML
　　NPM1 変異を伴う AML
　　2 対立遺伝子の *CEBPA* 変異を伴う AML
　　暫定的病型：*RUNX1* 変異を伴う AML
骨髄異形成関連の変化を伴う AML
治療関連骨髄性腫瘍
AML，非特定（not otherwise specified: NOS）
　　低分化性 AML
　　成熟傾向のない AML
　　成熟傾向のある AML
　　急性骨髄単球性白血病
　　急性単芽球性／単球性白血病
　　純赤血病
　　急性巨核芽球性白血病
　　急性好塩基球性白血病
　　骨髄線維症を伴う急性汎骨髄症
骨髄肉腫
ダウン症候群関連骨髄増殖性疾患
　　一過性異常骨髄形成
　　ダウン症候群関連骨髄性白血病

(Arber DA, et al:　The 2016 revision to the World Health Organization classification of myeloid neoplasms and acute leukemia. *Blood*, 127（20）:2391-2405, 2016)

表 9-C-7　分化系統不明の白血病の WHO 分類（2016）

急性未分化白血病
t(9;22)(q34.1;q11.2);*BCR-ABL1* を伴う混合形質型急性白血病（mixed phenotype acute leukemia）
t(v;11 q23.3);*MLL* 再構成を伴う混合形質型急性白血病
B 細胞性／骨髄性混合形質非特定型白血病
T 細胞性／骨髄性混合形質非特定型白血病

(Arber DA, et al.: The 2016 revision to the World Health Organization classification of myeloid neoplasms and acute leukemia. *Blood*, 127(20):2391-2405, 2016)

表 9-C-8　リンパ性白血病／リンパ腫の WHO 分類

B リンパ芽球性白血病／リンパ腫
　　B リンパ芽球性白血病／リンパ腫（非特定型 NOS）
　　再現性のある遺伝子異常を伴う B リンパ芽球性白血病／リンパ腫
　　　　t(9;22)(q34.1;q11.2);*BCL-ABL1* を伴う B リンパ芽球性白血病／リンパ腫
　　　　t(v;11 q23.3);*KMT2A* 再構成を伴う B リンパ芽球性白血病／リンパ腫
　　　　t(12;21)(p13.2;q22.1);*ETV6-RUNX1* を伴う B リンパ芽球性白血病／リンパ腫
　　　　高二倍体染色体型を伴う B リンパ芽球性白血病／リンパ腫
　　　　低二倍体型染色体を伴う B リンパ芽球性白血病／リンパ腫
　　　　t(5;14)(q31.1;q32.3);*IL3-IGH* を伴う B リンパ芽球性白血病／リンパ腫
　　　　t(1;19)(q23;p13.1);*TCF3-PBX1* を伴う B リンパ芽球性白血病／リンパ腫
　　　　暫定的病型：*BCL-ABL1* 様 *BCL-ABL1*
　　　　暫定的病型：*iAMP21* を伴う *BCL-ABL1*
T リンパ芽球性白血病／リンパ腫
　　暫定的病型：早期 T 前駆細胞性リンパ芽球性白血病
　　暫定的病型：ナチュラルキラー（NK）細胞性リンパ芽球性白血病／リンパ腫

(Arber DA et al.: The 2016 revision to the World Health Organization classification of myeloid neoplasms and acute leukemia. *Blood*, 127（20）: 2391-2405,2016, 一部改変)

2　慢性白血病

1）慢性骨髄性白血病（chronic myelogenous leukemia；CML）

定義・概念

多能性造血幹細胞に形質転換が起こり，特に顆粒球系統が異常増殖する慢性疾患で，**慢性骨髄増殖性腫瘍**の一つである．

病態生理

9 番染色体と 22 番染色体が相互転座し，22 番染色体長腕にある *BCR* 遺伝子と 9 番染色体にある *ABL1* 遺伝子が融合する（**図 9-C-3, -4**）．生じた *BCR-ABL1* キメラ遺伝子は 8.7 kb の mRNA に翻訳され，210 kD のキメラ蛋白（p210）が産生される．このキメラ蛋白 p210 は強いチロシンキナーゼ活性を有し，これが細胞の過剰増殖を引き起こす．

フィラデルフィア染色体

t(9;22)(q34;q11) によって短くなった 22 番染色体をフィラデルフィア染色体（Ph 染色体）とよび，顆粒系細胞だけでなく，赤芽球や巨核球にも認められる．

臨床症状

初期にはほとんど症状がなく，健康診断や人間ドックで偶然に発見されたりする．白血病細胞が増えるにつれ，全身倦怠感や食欲不振，脾腫，肝腫が現れる．貧血や出血傾向は軽度であるが，感染症を合併することがある．

検査所見

初期には所見に乏しく，白血病細胞の増加に伴って異常所見が出現する（**図 9-C-5**）．

末梢血液では各成熟段階の好中球が増加し，好塩基球や好酸球も増加している（**写真 9-C-13**）．末梢血液の好中球アルカリホスファターゼ（NAP）活性の低下が特徴である．軽度の貧血と血小板増加を認めることがある．

骨髄は過形成で脂肪髄が減少し，M-E 比が大きくなっている．骨髄芽球から成熟好中球まで各成熟段階の顆粒球が増加し，「白血病裂孔がない」と表現される．好塩基球，好酸球も増加している．巨核球も増加し，クラスターをつくっていることがある．

NAP : neutrophil alkaline phosphatase

慢性骨髄性白血病の血液生化学所見

血液生化学検査では，LD 高値，尿酸高値，ビタミン B$_{12}$ 高値など，白血球の増加を反映する所見がある．

表 9-C-9　成熟リンパ球、組織球、樹状細胞系腫瘍の WHO 分類

成熟 B 細胞性腫瘍
慢性リンパ性白血病／小リンパ球性リンパ腫（CLL/SLL）
単クローン性 B 細胞リンパ球増殖症
B 細胞前リンパ球性白血病
脾辺縁帯リンパ腫
ヘアリー細胞白血病（有毛細胞白血病：HCL）
未分類脾 B 細胞性リンパ腫／白血病
　　脾びまん性赤脾洞小 B 細胞性リンパ腫
　　亜型ヘアリー細胞白血病
リンパ形質細胞性リンパ腫（LPL）
　　Waldenström マクログロブリン血症
IgM 型意義不明の単クローン性γグロブリン血症（MGUS）
μ重鎖病
γ重鎖病
α重鎖病
IgG ／ A 型意義不明の単クローン性γグロブリン血症（MGUS）
形質細胞性骨髄腫
孤立性骨形質細胞腫
骨外形質細胞腫
節外性粘膜関連リンパ組織辺縁帯リンパ腫（MALT リンパ腫）
節性辺縁帯リンパ腫
　　小児リンパ節性辺縁帯リンパ腫
濾胞性リンパ腫
　　胚中心限局型濾胞性腫瘍症（ISFN）
　　十二指腸型濾胞性リンパ腫
小児型濾胞性リンパ腫
IRF 再構成を伴う大細胞型 B 細胞リンパ腫
原発性皮膚濾胞中心リンパ腫
マントル細胞リンパ腫
　　マントル帯限局型マントル細胞性腫瘍症（ISMCN）
びまん性大細胞型 B 細胞リンパ腫、非特定（DLBCL, NOS）
　　胚中心 B 細胞型
　　活性化 B 細胞型
T 細胞／組織球豊富型大細胞型 B 細胞リンパ腫
中枢神経系原発性 DLBCL
下肢型原発性 DLBCL
EBV 陽性 DLBCL、非特定
EBV 陽性粘膜皮膚潰瘍
慢性炎症関連性 DLBCL
リンパ腫様肉芽腫症
原発性縦隔（胸腺）大細胞型 B 細胞リンパ腫
血管内大細胞型 B 細胞リンパ腫
ALK 陽性大細胞型 B 細胞リンパ腫
形質細胞芽球性リンパ腫
原発性滲出性リンパ腫
HHV8 陽性 DLBCL、非特定
Burkitt リンパ腫
11 q 異常を伴う Burkitt 様リンパ腫
MYC と BCL2 ／ BCL6 再構成を伴う高悪性度 B 細胞リンパ腫（HGBL）
高悪性度リンパ腫、非特定
DLBCL と古典的 Hodgkin リンパ腫の中間形態像を持つ分類不能 B 細胞リンパ腫

成熟 T ／ NK 細胞性腫瘍
T 細胞前リンパ球性白血病
T 細胞大顆粒リンパ球性白血病
NK 細胞慢性リンパ増殖異常症
アグレッシブ（攻撃）型 NK 細胞白血病
小児全身性 EBV 陽性 T 細胞リンパ腫
種痘様水疱症類似リンパ増殖異常症
成人 T 細胞白血病／リンパ腫（ATLL）
節外性鼻型 NK/T 細胞リンパ腫
腸症型 T 細胞リンパ腫
単形性上皮向性腸管 T 細胞リンパ腫
胃腸管インドレント（緩徐進行型）T 細胞リンパ増殖異常症
肝脾 T 細胞リンパ腫
皮下脂肪組織炎様 T 細胞リンパ腫
菌状息肉症
Sézary 症候群
原発性 CD30 陽性 T 細胞リンパ増殖異常症
　　リンパ腫様丘疹症
　　原発性皮膚未分化型大細胞リンパ腫
原発性皮膚γδ型 T 細胞リンパ腫
原発性皮膚 CD8 陽性進行性表皮向性細胞傷害性 T 細胞リンパ腫
原発性皮膚先端 CD8 陽性 T 細胞リンパ腫
原発性皮膚 CD4 陽性小／中細胞型 T 細胞リンパ増殖異常症
末梢性 T 細胞リンパ腫、非特定
血管免疫芽球性 T 細胞リンパ腫（AITL）
濾胞性 T 細胞リンパ腫（FTCL）
濾胞ヘルパー T 細胞型形質を有する節性末梢型 T 細胞リンパ腫
ALK 陽性未分化大細胞型リンパ腫
ALK 陰性未分化大細胞型リンパ腫
豊胸術関連未分化大細胞型リンパ腫

Hodgkin リンパ腫
結節性リンパ球優位型 Hodgkin リンパ腫
古典的 Hodgkin リンパ腫
　　結節硬化型
　　リンパ球豊富型
　　混合細胞型
　　リンパ球減少型

移植後リンパ増殖異常症（PTLD）
形質細胞過形成 PTLD
伝染性単核症 PTLD
赤色濾胞性過形成 PTLD
多形成性 PTLD
単形性（B 細胞性、T/NK 細胞性）
古典的 Hodgkin リンパ腫 PTLD

組織球および樹状細胞性腫瘍
組織球性肉腫
Langerhans 細胞組織球症（LCH）
Langerhans 細胞肉芽腫
不確定樹状細胞腫瘍
指状嵌入樹状細胞肉腫
濾胞樹状細胞肉腫
線維芽細胞様細網細胞腫瘍
播種性若年性黄色肉芽腫
Erdheim-Chester 病（ECD）

ALK：未分化リンパ腫キナーゼ，EBV：EB ウイルス．
(Swerdlow SH et al.: The 2016 revision of the World Health Organization classification of lymphoid neoplasms. *Blood*, 127(20): 2375-2390, 2016, 一部改変)

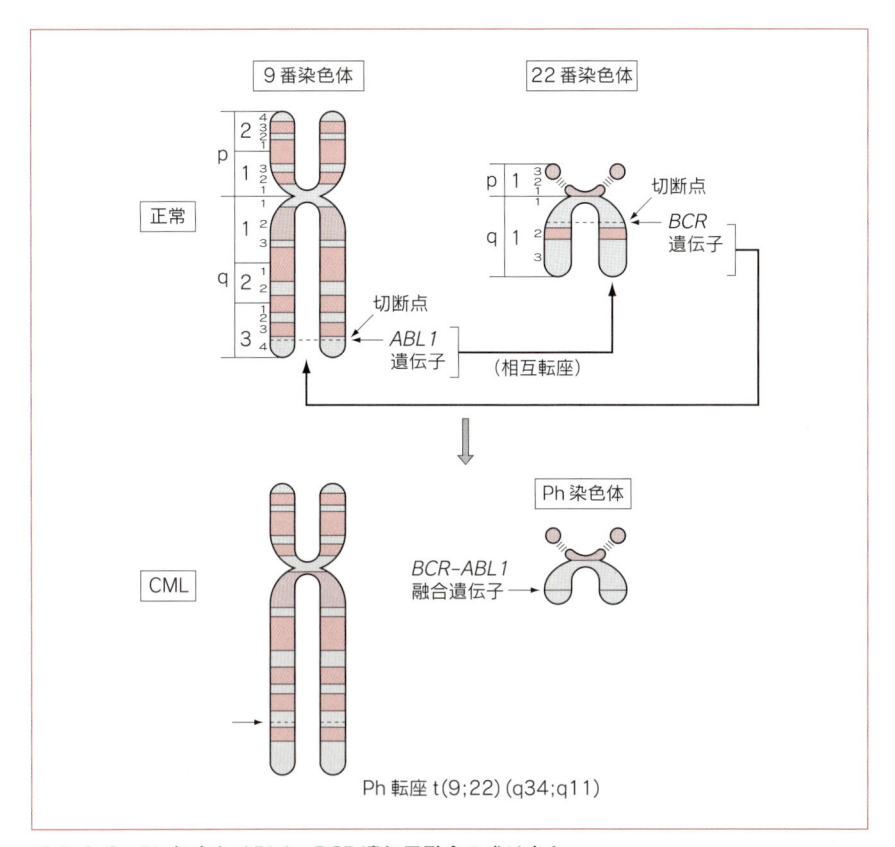

図 9-C-3　Ph 転座と *ABL1*，*BCR* 遺伝子融合の成り立ち
ABL1 は従来 *ABL* と表記されたが，1 番染色体上に相同遺伝子 *ABL2* がみつかっているので，*ABL1*
と表記されるようになっている.

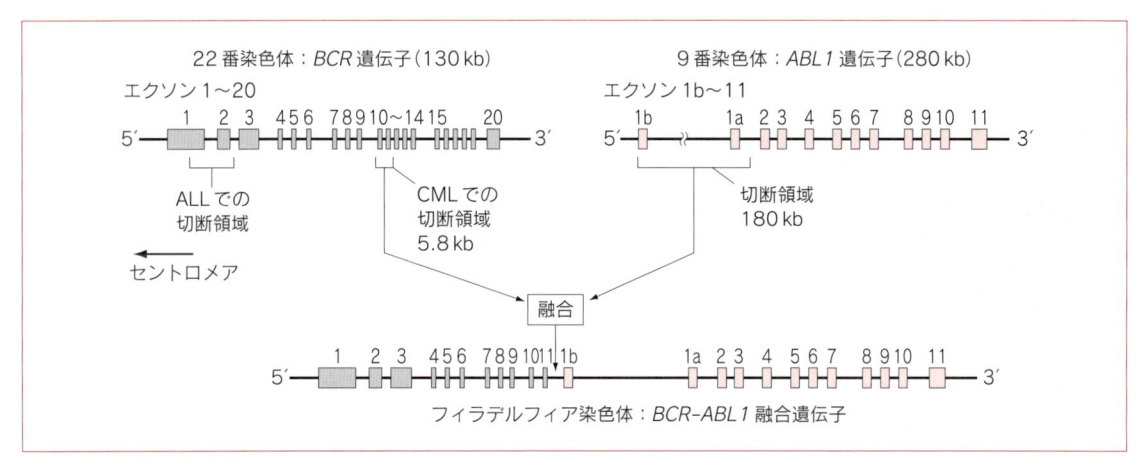

図 9-C-4　*BCR-ABL1* キメラ遺伝子の成立

診断に特徴的な検査として，染色体異常の t(9;22)(q34;q11)と，遺伝子検
査で **BCR-ABL1 キメラ遺伝子**の検出が重要である．多種の蛍光色素を用い
て 24 種の全染色体を特異的な色で識別する spectral karyotyping 法（SKY

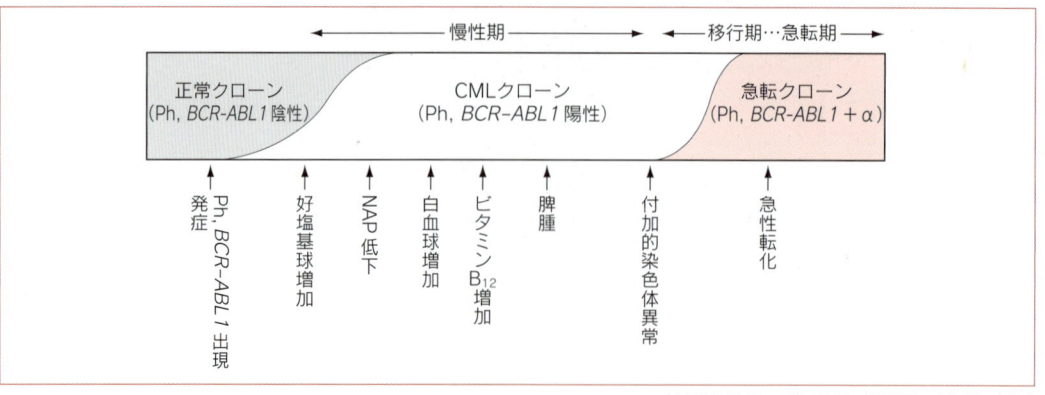

慢性期 → 移行期…急転期 →

正常クローン
(Ph, *BCR-ABL1* 陰性)

CMLクローン
(Ph, *BCR-ABL1* 陽性)

急転クローン
(Ph, *BCR-ABL1* ＋α)

Ph, *BCR-ABL1* 出現
発症

好塩基球増加

NAP 低下

白血球増加

ビタミンB$_{12}$増加

脾腫

付加的染色体異常

急性転化

図 9-C-5　CML における腫瘍細胞の増加と病態の関連　　（検査と技術，31（10）増刊号：2000 改変）

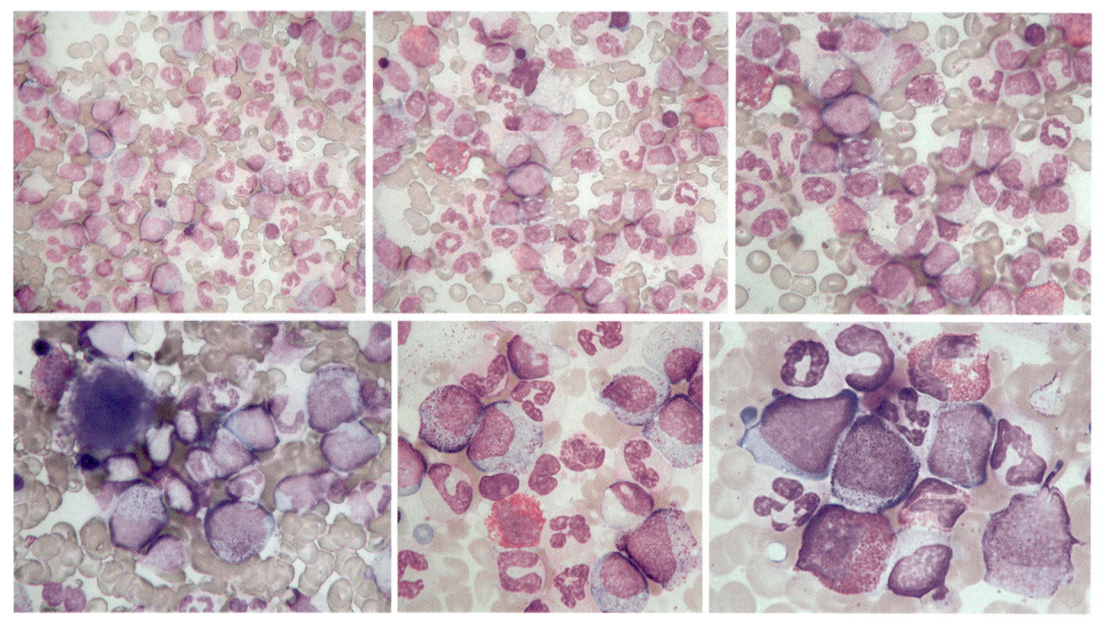

写真 9-C-13　慢性骨髄性白血病

法）では，9 番染色体と 22 番染色体に相互転座があることを容易に検出できる（**写真 9-C-14**）．

治　療

キメラ蛋白 p210 のチロシンキナーゼ活性が病態形成に関与していることから，チロシンキナーゼ活性阻害薬のイマチニブ，ニロチニブ，ダサチニブが使用され，効果がある．このほか，ヒドロキシウレアなどを使用することもある．適応があれば，造血幹細胞移植が行われる．

経過・予後

チロシンキナーゼ活性阻害薬の出現前は，通常 3〜6 年の慢性期を経て，移行期，さらに急性転化期に移行した．現在は *BCR-ABL1* 発現を抑えること

> **📔 イマチニブ**
>
> 疾患の発症に関係する特定の分子を標的とした治療薬を分子標的治療薬という．イマチニブは慢性骨髄性白血病の病態に直接関係する *BCR-ABL1* チロシンキナーゼを標的にした分子標的治療薬で，白血病の治療に画期的な展開をもたらした．

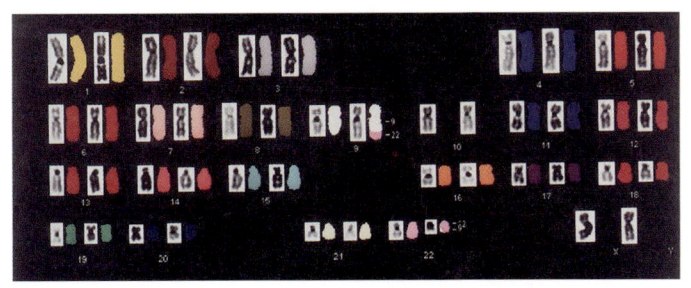

写真 9-C-14　SKY 法による慢性骨髄性白血病の染色体異常 t(9;22)の検出

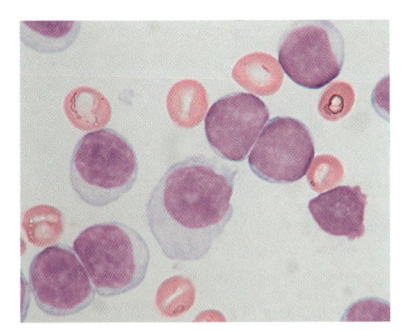

写真 9-C-15　慢性リンパ性白血病

で長期生存が可能となっている.

慢性期にはほとんど支障がなく日常生活を送れるが, 移行期になると白血球数が増加し, 貧血や血小板減少も現れ, 慢性期の治療に抵抗するようになる. 急性転化を起こすと, それまでの末梢血液, 骨髄所見とは異なり, 急性白血病のように芽球が増加し, 貧血や血小板減少も強くなる. 急性転化を起こすといかなる治療にも反応しにくく, 3〜6 カ月の経過で死亡する.

2）慢性リンパ性白血病（chronic lymphocytic leukemia；CLL）

　欧米では成人白血病の約 25％を占めるが, わが国での発症は少ない. 高齢者に多く, リンパ節腫脹, 脾腫がみられる. 末梢血液と骨髄には小リンパ球が著しく増加し, ほとんどは B リンパ球に由来する（**写真 9-C-15**）. WHO 分類では, 5,000/μL 以上の単クローン性リンパ球が 3 ヵ月以上持続することが診断基準とされる.

　比較的慢性に進行するので特に治療を行わずに経過を観察することも多いが, 白血病細胞が急速に増える場合には抗がん薬による化学療法や抗 CD20 モノクローナル抗体による治療を行う.

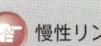 **慢性リンパ性白血病**

リンパ系腫瘍のため, 自己免疫性疾患（自己免疫性溶血性貧血, 特発性血小板減少性紫斑病, 好中球減少症）, 純赤血球形成不全, 低 γ-グロブリン血症などを合併しやすく, 感染症や二次発がんも起こしやすい.

慢性リンパ性白血病の治療

従来細胞の増殖を抑制するアルキル化薬が使われてきたが, 現在ではフルダラビンをはじめとするヌクレオシド類似の構造をもつ化学療法薬や, 抗 CD20 モノクローナル抗体オファツムマブなどが使用され, 治療効果が上げられている.

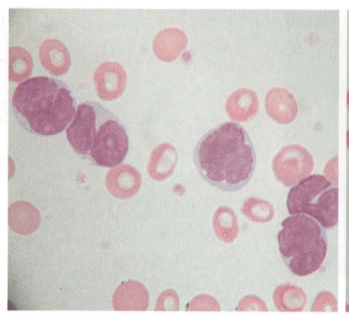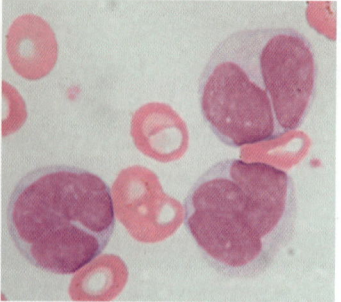

写真 9-C-16　成人 T 細胞白血病

3　特殊な白血病

1）成人 T 細胞白血病（adult T cell leukemia；ATL）

定義・概念

ヒト T 細胞白血病ウイルス 1 型（HTLV-1）感染によって引き起こされる白血病ないし悪性リンパ腫である．発病すると予後は不良である．

病態生理

母乳中の感染リンパ球などを介して HTLV-1 がヘルパー T リンパ球に感染し，腫瘍性の増殖をきたす．発症の様式から，①急性型，②リンパ腫型，③慢性型，④くすぶり型の 4 型に分かれる．

臨床症状

リンパ節腫脹，皮疹，肝脾腫，食欲不振，下痢，腹痛，発熱などがある．

検査所見

末梢血液に核の切れ込みや分葉の著しい**花弁状細胞**（**flower cell**）とよばれる ATL 細胞が出現する（**写真 9-C-16**）．ATL 細胞は表面マーカー検査で，CD2，CD3，CD4，CD25，HLA-DR 陽性で，CD8 が陰性である．骨髄にも ATL 細胞が浸潤するが，軽度のことが多い．リンパ節生検でも ATL 細胞を認める．

遺伝子検査で，HTLV-1 プロウイルスが単クローン性に血液またはリンパ節細胞に組み込まれていることが確定診断になる．

治療

急性型，リンパ腫型には抗がん薬による化学療法を行う．慢性型とくすぶり型は経過を観察するが，急性転化することがある．

2）ヘアリー細胞白血病（有毛細胞白血病：hairy cell leukemia；HCL）

CLL の特殊型で，細胞質の辺縁に多数の毛状突起がある有毛細胞が特徴の白血病細胞が増加する．位相差顕微鏡や電子顕微鏡で確認できる．この細胞は酒石酸抵抗性酸ホスファターゼ（TRAP）陽性で，CD19，CD20 陽性の B リンパ球である．*BRAF* 変異が多くの症例で認められる．汎血球減少や巨大脾腫

HTLV-1：human T-lymphotropic virus type 1

HTLV-1 感染

HTLV-1 感染者は日本の西南地方に多く，約 120 万人のキャリアがいると想定されるが，発症率は年 0.05％程度である．HTLV-1 感染には，母乳を介した母子感染（垂直感染），性行為による異性間感染と輸血による感染（水平感染）があり，予防により感染率が低下してきている．

成人 T 細胞白血病の血液生化学検査

血液生化学検査では，LD 高値，カルシウム高値がある．免疫血清検査では抗 HTLV-1 抗体が陽性で，可溶性インターロイキン-2 レセプター（sIL-2R）値が病勢に応じて高くなる．

表 9-C-10　骨髄増殖性腫瘍（myeloproleferative neoplasms）の
WHO 分類（2016）

慢性骨髄性白血病（*BCL-ABL1* 陽性）
慢性好中球性白血病
多血症
原発性骨髄線維症（PMF）
PMF：前線維期／早期
PMF：顕性化線維期
本態性血小板血症
慢性好酸球性白血病（他に特徴なし）
分類不能の MPN

（Arber DA, et al.: The 2016 revision to the World Health Organization classification of myeloid neoplasms and acute leukemia. *Blood*, 127(20):2391-2405, 2016）

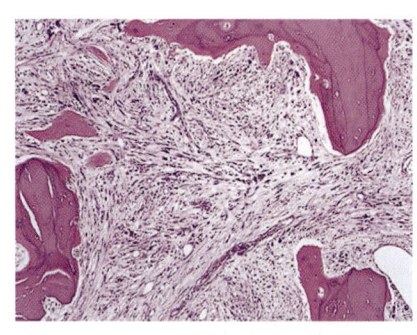

写真 9-C-17　骨髄線維症（骨髄生検）

がみられる．

Ⅲ　骨髄増殖性腫瘍（myeloproliferative neoplasms；MPN）

　多能性造血幹細胞の異常により，造血細胞が過剰に増殖する疾患である（**表9-C-10**）．通常は，**慢性骨髄性白血病**（p.261），**真性赤血球増加症**（p.237），**原発性骨髄線維症**，**本態性血小板血症**（p.278）が含まれ，これらは経過とともに相互に移行することが少なくない．ここでは，骨髄線維症について記述し，他の疾患はそれぞれの項を参照していただきたい．

1）骨髄線維症

定義・概念

骨髄に線維化が起こり，汎血球減少を起こす疾患である．

病態生理

骨髄で膠原線維が過剰に増殖して血球産生が障害され，髄外造血を伴う．

臨床症状

貧血・出血傾向があり，著明な脾腫を認める．

検査所見

末梢血液で汎血球減少があり，赤血球は涙滴状になる（**写真9-A-9** 参照）．また，末梢血液中に赤芽球や骨髄芽球がしばしば出現する（白赤芽球症：leukoerythroblastosis）．骨髄は穿刺液採取が不能で，生検で線維化を確認する（**写真9-C-17**）．

治　療

特異的な治療法はなく，成分輸血や感染対策などの対症療法を行う．

経過・予後

比較的慢性に経過するが，白血病へ移行したり，感染症や出血で死亡する．

骨髄線維症
原因が不詳の特発性（原発性）と，化学物質・放射線・多血症などに続発する二次性の骨髄線維症がある．

表 9-C-11　骨髄異形成症候群の FAB 分類

病型	末梢血所見	骨髄所見
refractory anemia（RA）	芽球＜1% 単球＜1,000/μL	芽球＜5%，環状鉄芽球＜15% 有核細胞
RA with ringed sideroblasts（RARS）	芽球＜1% 単球＜1,000/μL	芽球＜5%，環状鉄芽球≧15% 有核細胞
RA with excess of blasts（RAEB）	1%≦芽球＜5% 単球＜1,000/μL	5%≦芽球＜20%
chronic myelomonocytic leukemia（CMMoL）	芽球＜5% 単球≧1,000/μL	芽球≦20% しばしば前単球増加
RAEB in transformation（RAEB-T）	芽球≧5%または アウエル小体陽性	20%≦芽球＜30%または アウエル小体陽性

骨髄異形成症候群（myelodysplastic syndrome；MDS）

定義・概念

多能性造血幹細胞の異常によるクローン性の疾患で，通常の治療に反応しない不応性貧血，無効造血による汎血球減少，多彩な血球の形態異常（異形成：dyspoiesis）を特徴とする疾患である．中高年に多い．

病態生理

－5/5q－，－7，＋8，＋11，20q－などの染色体異常が約70%の症例にみられる．このことから，がん遺伝子やがん抑制遺伝子の変異が発病や病変の進展に関与すると考えられる．

分　類

末梢血液および骨髄における芽球の割合から，FAB 分類では，不応性貧血（RA），鉄芽球性貧血（RARS），芽球増加を伴う不応性貧血（RAEB），慢性骨髄単球性白血病（CMMoL），白血病移行期の不応性貧血（RAEB-T）の5型に分類した（**表 9-C-11**）．

しかし，RAEB-T は臨床的には急性白血病と同等に考えて対処すべきであるとの考えから，WHO 分類では従来の RAEB-T を急性白血病に分類した（**表 9-C-12**）．さらに CMMoL を骨髄異形成症候群から外して骨髄異形成/骨髄増殖性腫瘍（MDS/MPN）のカテゴリーに分類するなど，骨髄異形成症候群の分類も 2016 年の改訂によりいくつか改変されている（**図 9-C-6**）．

臨床症状

貧血・出血・感染症がしばしばみられる．

検査所見

末梢血液では汎血球減少があり，かつ血球の異形成がある．骨髄は過形成ないし正形成で，巨赤芽球様変化，微小巨核球（micromegakaryocyte），環状鉄芽球（**写真 9-A-13** 参照），奇形核好中球，好中球脱顆粒など，さまざまな血球の形態異常がみられる（**写真 9-C-18**）．

骨髄異形成症候群
急性白血病へ移行することが多く，前白血病状態と位置づけられる．

表 9-C-12 骨髄異形成／骨髄増殖性腫瘍（myelodysplastic/myeloproliferative neoplasms: MDS/MPN）および骨髄異形成症候群（myelodysplastic syndromes: MDS）の WHO 分類（2016 年版）

A. MDS/MPN
慢性骨髄単球性白血病
非定型慢性骨髄性白血病（*BCL-ABL1* 陰性）
若年性骨髄単球性白血病
環状鉄芽球および血小板増加症を伴う骨髄異形成／骨髄増殖性腫瘍（MDS/MPN-RS-T）
分類不能骨髄異形成／骨髄増殖性腫瘍
B. MDS
一系統の MDS
環状鉄芽球を伴う MDS
　一系統の異形成を伴う MDS
　多系統の異形成を伴う MDS
多系統の異形成を伴う MDS
芽球過剰を伴う MDS
単独 5q- を伴う MDS
分類不能の MDS
暫定的病型：小児の不応性血球減少症

(Arber DA, et al.: The 2016 revision to the World Health Organization classification of myeloid neoplasms and acute leukemia. Blood,127(20):2391-2405, 2016)

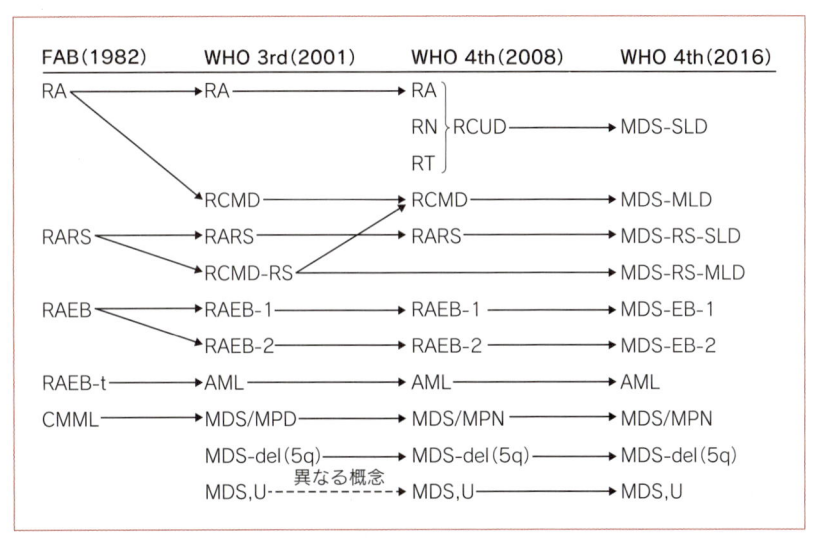

図 9-C-6　MDS の FAB 分類と WHO 分類の対比
RCUD：refractory cytopenia with unilineage dysplasia, RN：refractory neutropenia, RT：refractory thrombocytopenia, RCMD：refractory cytopenia with multilineage dysplasia, RCMD-RS：RCMD and ring sideroblasts, MDS-del（5q）：MDS with isolated del（5q）, MDS, U：MDS, unclassifiable, MDS-SLD：MDS with single lineage dysplasia, MDS-MLD：MDS with multilineage dysplasia, MDS-RS-SLD：MDS with ring sideroblasts and single lineage dysplasia, MDS-RS-MLD：MDS with ring sideroblasts and multilineage dysplasia, MDS-EB-1：MDS with excess blasts-1, MDS-EB-2：MDS with excess blasts-2.

（通山 薫：骨髄異形成症候群．臨床検査，61（7）：808, 2017）

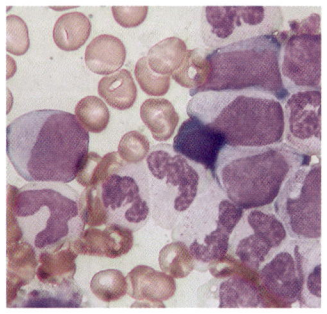

写真 9-C-18　骨髄異形成症候群

治 療

輸血や感染症対策など，対症療法が中心になる．病勢の進行に応じて，化学療法や造血幹細胞移植を行う．

経過・予後

骨髄に芽球比率が少ない症例では慢性に経過するが，芽球の多い症例では白血病に移行しやすく，予後は悪い．

V その他の造血器腫瘍

1）大顆粒リンパ球性白血病（large granular lymphocytic leukemia；LGL）

定義・概念

大顆粒をもつリンパ球が増加している病態で，CD3＋のT細胞が増殖しているT細胞大顆粒リンパ球性白血病と，CD3－のNK細胞が増えているNK細胞大顆粒リンパ球性白血病がある．

病態生理

T細胞大顆粒リンパ球性白血病は一部にHTLV感染の関与が考えられるが，多くはHTLV感染がみられない．T細胞受容体遺伝子の再構成がみられ，白血病細胞はCD3＋，CD8＋，CD16＋，CD57＋，CD4－，CD56－である．

NK細胞大顆粒リンパ球性白血病は，EBウイルス感染が発症に関与している．CD3－で，CD4＋，CD16＋，CD56＋，CD8－，CD57－である．T細胞受容体遺伝子の再構成はみられない．

臨床症状

T細胞型では，脾腫，感染症による微熱，盗汗，体重減少などがみられる．関節リウマチを併発する症例もある．

NK細胞型では，巨大脾腫が特徴的で，発熱，盗汗，体重減少，リンパ節腫脹などがある．

検査所見

末梢血液に大型顆粒をもつリンパ球が増加している．

T細胞型では好中球減少，赤芽球癆，自己免疫性溶血性貧血，血小板減少がみられる．白血病細胞は，骨髄，脾臓に浸潤している．リウマチ因子，抗核抗体，Coombs試験などが陽性の症例もある．

NK細胞型では，白血病細胞は著増し，5万/μL以上のこともある．好中球減少，貧血，血小板減少があり，凝固異常もしばしばみられる．

治 療

T細胞型は慢性の経過をたどるが，赤芽球癆を併発したり，好中球減少が強く出現する場合には，シクロスポリンやシクロホスファミドなどで治療する．

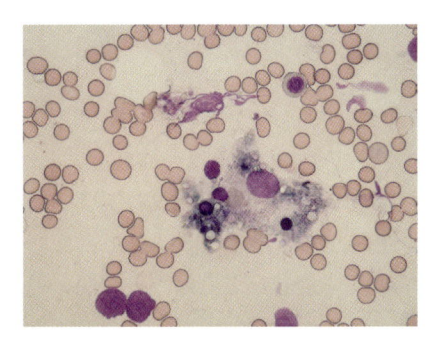

写真 9-C-19　血球貪食症候群

N 細胞型は急性に発症し，進行性に経過しやすい．有効な治療法はない．
慢性に経過するタイプもあり，この場合には経過を観察する．

2）血球貪食症候群（hemophagocytic syndrome；HPS）

定義・概念

サイトカインによって活性化されたマクロファージが，赤血球，赤芽球，白
血球，血小板などの血球を貪食し，汎血球減少症を起こす疾患である．増殖
したマクロファージは，肝脾腫やリンパ節腫脹を起こす．

病態生理

悪性リンパ腫やウイルス感染症などによってサイトカインが異常に産生さ
れ，そのサイトカインによって活性化されたマクロファージが自己の赤血
球，白血球，血小板を貪食する．

臨床症状

高熱，肝脾腫，リンパ節腫脹が認められる．

検査所見

血球減少，高ビリルビン血症，肝機能障害，高トリグリセリド血症，低
フィブリノゲン血症が認められ，LD，フェリチン，可溶性 IL-2 受容体α鎖
(CD25) が増加する．骨髄，脾臓，リンパ節に赤血球，白血球，血小板を貪
食したマクロファージを認める（**写真 9-C-19**）．

治　療

対症療法を行うとともに，血球貪食症候群を起こしている基礎疾患を治療す
る．予後不良のタイプでは，強力な化学療法や造血幹細胞移植を含む治療法
が必要になる．

D | M蛋白血症

　免疫グロブリンが単クローン性（monoclonal）に増加している疾患を総称してM蛋白血症という．多発性骨髄腫とマクログロブリン血症が代表である．

　悪性腫瘍でなくM蛋白血症がみられる病態を**良性単クローン性γ-グロブリン血症**（**BMG**あるいは**MGUS**）という．特発性のこともあるが，肝疾患や自己免疫疾患などに合併することもある．通常は良好な経過をとるが，多発性骨髄腫に移行することもあるので注意を要する．

良性単クローン性γ-グロブリン血症：benign monoclonal gammopathy；BMGあるいはmonoclonal gammopathy of undetermined significance；MGUS

1）多発性骨髄腫（multiple myeloma；MM）

定義・概念

　形質細胞が腫瘍化し，単クローン性の免疫グロブリン増加，骨髄での造血抑制，骨破壊を起こす疾患である．

病態生理

　原因は不詳である．骨髄腫細胞が骨髄で増殖するので，造血障害を起こし，さらに骨破壊をきたす．免疫グロブリン増加により腎障害や循環障害も起こる．さらに，正常の免疫グロブリンは産生が抑制され，液性免疫能が低下して感染症にかかりやすくなる．

　また，二次性アミロイドーシスを起こして腎不全や心不全を併発することもある．

臨床症状

　造血障害により貧血・感染症・出血傾向が起こり，骨破壊に伴う骨痛・病的骨折・腎障害も問題となる．

検査所見

　末梢血液では骨髄腫細胞の増加による汎血球減少があり，免疫グロブリン増加により**赤血球連銭形成**が認められる（**写真9-D-1**）．骨髄には骨髄腫細胞がみられ（**写真9-D-2**），正常の血球は減少している．

　尿検査では**Bence Jones（ベンス ジョーンズ）蛋白**が陽性になり，血液生化学検査ではLD高値，高カルシウム血症，尿素窒素（UN）とクレアチニ

赤血球連銭形成

免疫グロブリン，フィブリノゲンなど陽性荷電の蛋白質の増加で赤血球の陰性荷電が打ち消され，赤血球がコインを重ねたように接着する現象．

ベンス ジョーンズ蛋白
1947年ベンス ジョーンズによって発見された尿蛋白．尿を50〜60℃に温めると凝固して白濁し，90〜95℃で再び溶解する．免疫グロブリンの軽鎖（L鎖）であることがわかっている．

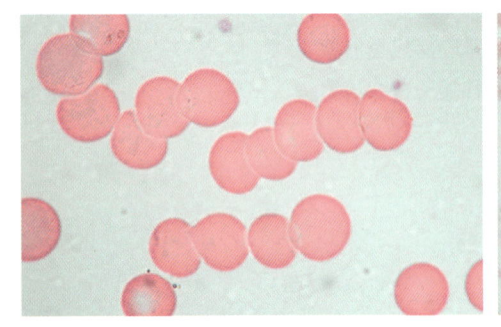

写真9-D-1　連銭形成（多発性骨髄腫）

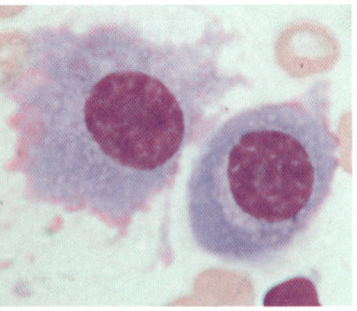

写真9-D-2　骨髄腫細胞（多発性骨髄腫）

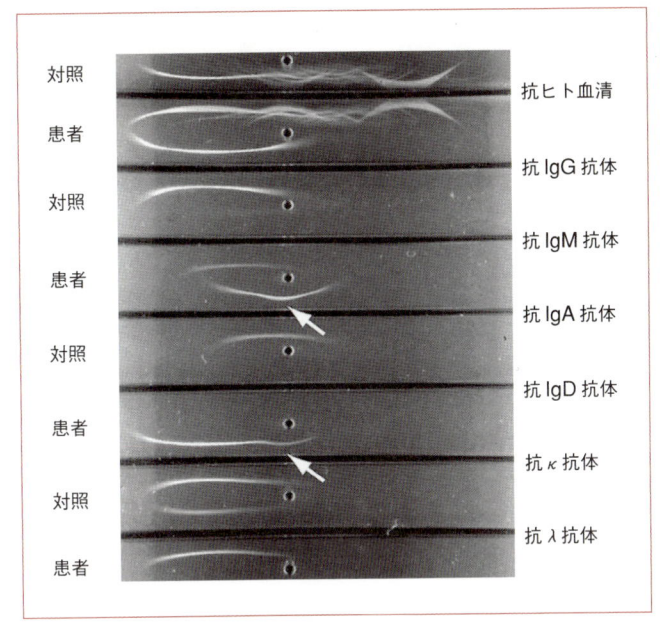

写真 9-D-3　血清蛋白免疫電気泳動
IgAκ型多発性骨髄腫. 矢印部に明瞭な M-bow を認める.

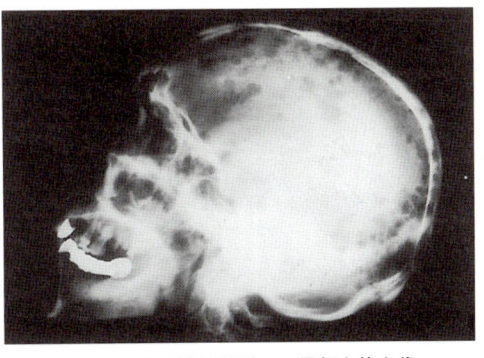

写真 9-D-4　多発性骨髄腫での骨打ち抜き像

ン上昇がある. 血清蛋白電気泳動検査で M ピークがみられ, 血清蛋白免疫電気泳動で M-bow が認められる（**写真 9-D-3**）. 骨 X 線写真では骨打ち抜き像が特徴的である（**写真 9-D-4**）.

治療

メルファランなどの抗がん薬や副腎皮質ステロイド薬を使用する化学療法や, サリドマイド, レナリドマイド, プロテアソームインヒビターのボルテゾミブが使用される. 自己末梢血幹細胞移植も可能なら行う.

無治療だと予後は不良で, 平均生存期間は 2〜3 年である. 主な死因は, 感染症・腎不全・出血である.

2）原発性マクログロブリン血症（Waldenström macroglobulinemia；WM）

定義・概念

IgM を産生する細胞が腫瘍化し, 単クローン性に IgM が増加する疾患である. 多発性骨髄腫の約 5％程度で, 50〜70 歳代に多い.

病態生理

腫瘍細胞は成熟 B リンパ球と形質細胞の中間に位置し（**図 9-D-1**）, 形態的にもリンパ球様もしくは形質細胞様である（**写真 9-D-5**）.

臨床症状

腫瘍細胞はリンパ節・肝臓・脾臓・骨髄などで増殖するので, リンパ節腫脹・肝脾腫がみられる. IgM が増加すると**過粘稠度症候群**（hyperviscosity syndrome）をきたし, 全身倦怠感・めまい・意識障害・うっ血性心不全・

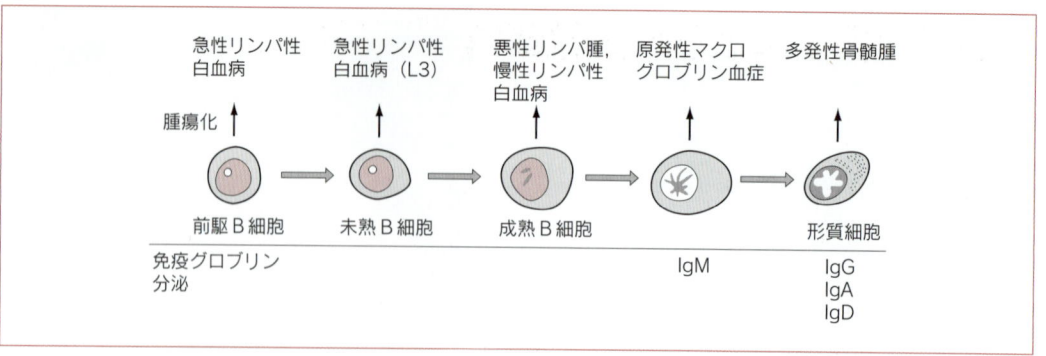

図 9-D-1 B 細胞の分化・成熟と B 細胞系腫瘍との関係

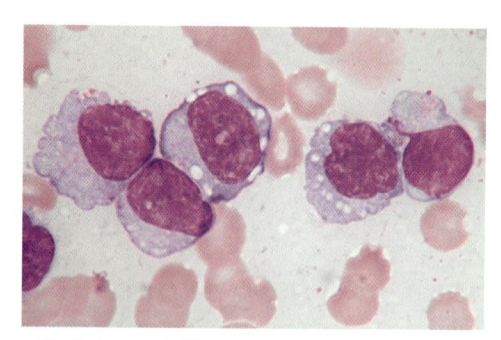

写真 9-D-5 原発性マクログロブリン血症

出血傾向・視力障害などが起こる.

検査所見

貧血があり，赤血球連銭形成がある．血小板がしばしば減少する．IgM が増加し，免疫血清電気泳動で IgM の M-bow を認める．骨髄ではリンパ球様，形質細胞様腫瘍細胞を認める．

治療

抗がん薬を用いて化学療法を行う．過粘稠度症候群には血漿交換を実施する．

 血漿交換

血液を体外に導いて血球と血漿に分離し，血漿は廃棄して，患者の血球と新たな血漿を補充して患者体内に戻して血液を浄化する治療法である．原発性マクログロブリン血症では過剰なIgM を除去して過粘稠度症候群を改善する．

E｜血小板の異常による出血性素因

Ⅰ 血小板減少

　血小板の働きは血液凝固や毛細血管の強さと密接な関係にあるので，血小板の数が減ったり機能が低下したりすると出血が起こりやすくなる．

　臨床的に出血傾向があれば，大部分，真の血小板減少であるが，出血傾向が全くない健常人でも血小板数値が 1 万 /μL 程度にまで低値に出ることがある．血小板が採血管の中で抗凝固薬の EDTA により人工的に凝集し，凝集の起こらなかった血小板のみを自動血球計数器が計数し，血小板が見かけ上，低値に出るためである．これを**偽性血小板減少**という．

　巨大血小板が出現する疾患でそれが血小板として算定されない場合も，偽性血小板減少が起こる．被検者に出血傾向がなく健康で EDTA 惹起性偽性血小板減少が疑われるときは，EDTA 加血を採血後ただちに計数する，塗抹標本で血小板凝集の有無を確認し，目視で血小板数を算定する，クエン酸ないしヘパリン加血で血小板数を算定するなどして確認しなければならない．抗凝固薬なしで採血後，ただちに計算板を用いて位相差顕微鏡で算定する方法が最も信頼性が高い．EDTA 惹起性偽性血小板減少であれば生体の止血には全く問題がなく，骨髄穿刺など不要な検査を行ってはならない．

　血小板減少をきたす原因には，血小板産生低下，破壊の亢進，体内分布の異常の 3 種があるが，原因を確定しておくことが必要である．止血困難が認められたときに血小板輸血を行ってよいかの指標にもなる．

　血小板減少が認められ，末梢血塗抹標本で破砕赤血球があれば，血栓性血小板減少性紫斑病（TTP），溶血性尿毒症症候群（HUS），DIC などの血栓性微小血管症（TMA，細血管障害性溶血性貧血ともいう）が疑われ，FDP 増加を伴えば DIC が疑われる．

　骨髄穿刺で巨核球以外に異常がなく，巨核球数が正常ないし増加していれば，消費または破壊の亢進あるいは分布の異常と診断される．脾腫があれば血小板の貯留と破壊が増加している可能性があり，platelet-associated IgG（PAIgG）が増加していたり抗核抗体が陽性なら，ITP が疑われる．薬剤が骨髄の巨核球や造血幹細胞を傷害したり，血小板の破壊亢進（キニジン，ジギトキシン，サルファ薬，リファンピシン，モルヒネなど），凝集亢進（ヘパリンなど）を起こして血小板減少をもたらすこともある．

1）特発性血小板減少性紫斑病（idiopathic thrombocytopenic purpura；ITP）

　原因となる疾患や薬物が認められず，血小板破壊が亢進して後天性に血小板減少（10 万 /μL 未満）をきたす疾患である．主に血小板膜糖蛋白 GPⅡb/Ⅲa または GPⅠb・トロンボポエチン受容体に対する抗血小板抗体が関与した自

TMA：thrombotic microangiopathy

ITP：特発性血小板減少性紫斑病（免疫性血小板減少症）

 血小板輸血の適応

TTP や HUS の際は，血小板輸血は血栓を誘発するため原則的に禁忌である．ITP では血小板輸血を行ってもすぐ血小板は破壊されるため，命にかかわるような脳出血や消化管出血の際に救命的に止血を試みる際のみに，γ-グロブリン大量療法との併用も考えて用いる．ITP では血小板数を上げるための血小板輸血を考えてはならない．DIC 合併時の止血には，血小板輸血や凍結血漿注を抗凝固療法との併用のもとに行う．

己免疫反応であり，**免疫性血小板減少症**（immune thrombocytopenia；ITP）とよばれるようになってきている．血小板に対する自己抗体が結合した血小板が主に脾臓で破壊され，血小板が減少する．自己抗体は骨髄巨核球にも結合し，血小板の産生障害も引き起こしていることもわかってきた．患者血小板に直接結合している IgG は**血小板関連 IgG**（platelet-associated IgG；PAIgG）とよばれ，本症に特異的ではないが，約 90％以上の症例で高値を示し，しばしば基準範囲の 10 倍以上になる．

慢性型では出血症状の認められる患者ないし血小板数 2 万 /μL 以下が治療の対象となる．副腎皮質ステロイドによる**免疫抑制療法**が第一選択薬となる．発症後 6 カ月以上経過しステロイド療法でもなお治療を要するほどの血小板減少が持続する場合は，脾臓摘出を考慮する．脾摘は血小板破壊と抗血小板抗体産生の場を除去するのが目的で，6 割程度に改善がみられる．

γ-グロブリン大量療法は，出血症状が強いときに即時性に血小板破壊を抑制して血小板を増加させ，有効性は高いが血小板増加は一過性である．難治性症例に対しては，分子標的治療薬としてトロンボポエチン受容体作動薬も使用されるようになり，血小板産生を刺激して血小板増加効果を期待する．

末梢血の血小板数は減少し，巨大な血小板が現れることも多い．赤血球や白血球には変化がないのが本来の姿であるが，出血が強いと貧血や白血球増加を示すことがある．**骨髄では巨核球数が正常または増加**しているのが特徴で，他の血小板減少症との鑑別点になる．出血時間は延長し，Rumpel-Leede 現象は陽性（毛細血管抵抗性の減弱）になる．

2）続発性血小板減少症（secondary thrombocytopenia）

急性白血病，骨髄異形成症候群，再生不良性貧血，肝硬変症，脾機能亢進症などの原病があって起こる．各種薬剤の副作用としてもみられる．

症状は特発性のものとおおむね変わらないが，原病の症状が加わる．骨髄穿刺液で巨核球が減っているのが普通で，この点が特発性のものと異なる．原病の究明と治療が大切である．

血小板輸血に関しては，抗 HLA 抗体出現による血小板輸血不応性を避けるためにも，出血症状がみられるときのみ必要最小限行う．血小板数は 5 万 /μL 以下に低下しなければ，出血傾向も出ないほど余裕がある．化学療法時などに予防的投与を行う場合も血小板数 1 万 /μL 以上を保つよう必要最小限行う．

3）血栓性血小板減少性紫斑病（thrombotic thrombocytopenic purpura；TTP）

後天的な抗体産生などにより von Willebrand 因子（VWF）切断酵素〔VWF cleaving enzyme, ADAMTS13〕活性が著減し，超高分子量 VWF マルチマーが出現して血小板凝集を起こし，細血管内微小血栓を生じて発症する（**図 9-E-1**）．溶血性貧血，血小板減少，精神神経症状，腎機能障害，発熱

 ITP：急性型と慢性型
従来，急性型と慢性型（12カ月以上継続）に分けられたが，病態に本質的差はなく，分類が見直されつつある．急性型は小児（2 〜 9 歳）に多く，男女差は少なく，発症前に感染症（特にウイルス感染）を有する例が多い．慢性型は 20 〜 40 歳の女性に多い．急性型は 80％以上の症例で 1 年以内に自然寛解し永続的治癒に至るが，慢性型の自然寛解はまれである．急性で出血症状が軽度の場合は，経過観察あるいは対症的治療を行う．

二次性 ITP
合併する疾患（SLE やHIV 感染など）や薬剤に起因する免疫性血小板減少は，原因が不明の一次性（primary）ITP に対して二次性（secondary）ITP とよばれる．ヘリコバクター・ピロリ（*Helicobacter pylori*）菌陽性の場合は二次性 ITP の一種だが，除菌療法を行うと，わが国では半数以上の例で持続する血小板増加がみられ，出血症状が軽度の場合には第一選択ともなる．

エバンス症候群（Evans syndrome）
自己免疫性溶血性貧血に血小板減少の加わったもので，血小板の減少も自己免疫で起こると考えられる．

ADAMTS：a disintegrin and metalloproteinase with thrombospondin type1 motifs

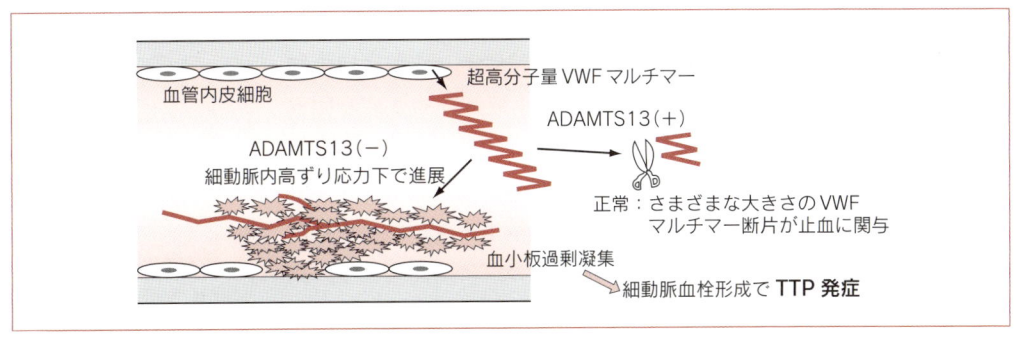

図 9-E-1　TTP における ADAMTS13 と血小板血栓の形成

の 5 徴が知られる．**溶血性尿毒症症候群（HUS）**は，類似の病態を示すが，ADAMTS13 の欠乏はなく，腎障害が強く，病原性大腸菌感染に起因する．TTP，HUS ともに，血小板減少と末梢血塗抹標本での破砕赤血球の出現が診断の参考になる．FDP，D–ダイマーの上昇はないか，あっても軽度にとどまる点が DIC とは異なる．治療は血漿交換が主体であるが，HUS では効きにくい．後天性 TTP は自己免疫性疾患なので，副腎皮質ステロイドによる免疫抑制療法も併用される．ADAMTS13 は肝臓の星細胞で産生される．

4）ヘパリン起因性血小板減少症（heparin-induced thrombocytopenia；HIT）

　HIT は抗凝固薬として用いられるヘパリンの重大な副作用で，血小板減少と動静脈血栓症を特徴とする．ヘパリンの副作用として出血がよく知られているが，血栓を防ぐために投与したヘパリンによって逆に血栓形成が惹起される病態を示すのが，HIT である．HIT はヘパリン投与患者の 0.5～5％に発症し，ヘパリン投与後 5 日目以降に投与前の 30％以上の血小板減少と，しばしば深部静脈血栓症や心筋梗塞などの血栓症を合併する．その原因は，ヘパリン中和物質である**血小板第 4 因子（platelet factor 4；PF4）とヘパリンの複合体に対する抗体（HIT 抗体）**の産生とそれに伴う血小板・血液凝固活性化である．HIT 抗体の免疫学的測定が一般臨床で行われている．

　HIT の治療では，ヘパリン投与をただちに中止，抗トロンビン薬アルガトロバンを代替抗凝固薬として使用する．

Ⅱ　血小板機能異常

　血小板数が正常でも出血時間の延長や出血傾向があれば，血小板機能異常が疑われる．血小板凝集能検査が可能なら，血小板凝集能低下があるか検査する．

　本症には先天性と後天性とがあるが，臨床的には後天性が圧倒的に多い．

先天性 TTP

まれな疾患で，Upshaw-Schulman 症候群といわれるが，ADAMTS13 活性が遺伝子異常により著減する．血漿補充が有効である．

先天性血小板減少症

血小板が大型になるものに，ベルナール・スーリエ（Bernard-Soulier）症候群（p.278），von Willebrand 病 2B 型（p.281）のほか，メイ・ヘグリン（May-Hegglin）異常（p.139，239）などのミオシン重鎖遺伝子異常によるものがある．血小板が正常大のものに先天性無巨核球性血小板減少症，小型のものにウィスコット・オールドリッチ（Wiskott-Aldrich）症候群などがある．

1）後天性血小板機能異常症

アスピリンなどの薬剤使用時，尿毒症，血漿蛋白質異常症，骨髄増殖性腫瘍，急性白血病，肝疾患などにみられる．しかし，血小板減少や血液凝固異常が合併しないかぎり，臨床的に問題になるほどの出血症状は出にくい．ただし，抜歯や手術など観血的処置を行う際は注意が必要である．

薬剤では，非ステロイド抗炎症薬が有名であるが，薬剤中止後，血小板機能異常が残る時間に違いがあり，手術や血小板凝集能検査の前には注意する．抗血栓薬のアスピリンやクロピドグレルによる血小板機能抑制は不可逆的で，薬剤を中止しても血小板寿命の期間（すなわち7〜12日間），血小板凝集能低下は残る．

血小板機能を阻害する薬物の摂取や種々の基礎疾患が除外され家族歴があれば，先天性が考えられる．

血小板機能異常患者の出血症状に対しては，血小板輸血で正常血小板を補う．

薬剤による血小板機能低下

アスピリン以外の非ステロイド抗炎症薬やジピリダモール，ベラプロストナトリウムなどの抗血小板薬による血小板機能低下は可逆的で，投与を中止すれば1日で血小板機能は回復する．アセトアミノフェンは血小板機能を障害しないので，血小板減少や凝固異常症患者の解熱・鎮痛に好んで用いられている．イブプロフェンも，血小板機能抑制が弱いため使用可能とされている．

2）先天性血小板機能異常症

(1)（グランツマン）血小板無力症〔(Glanzmann) thrombasthenia〕

常染色体劣性遺伝疾患．血小板膜糖蛋白のGPⅡb/Ⅲaが欠損し，凝集能に欠陥があるため血小板減少症に似た出血性素因をきたす．血餅の収縮が悪く，血液の直接塗抹標本に血小板の凝集がみられない．ADP，可溶性コラーゲン，エピネフリン，トロンビンの添加では血小板の凝集は起こらない．

(2) Bernard-Soulier（ベルナール・スーリエ）症候群

常染色体劣性遺伝疾患．血小板膜にGPIb/Ⅸ/Vが欠損し，径8μmまでの大きな血小板が出現し，血小板数は減少，顆粒は濃縮している．VWFを介しての血管内皮下への粘着が不可能で，出血性素因を示す．試験管内検査では**リストセチン**やトロンビンによる凝集が悪い．ADP，コラーゲン，エピネフリンによる凝集は正常．

(3) 血小板にα顆粒を欠くもの（gray platelet syndrome），濃染顆粒を欠くもの（Hermansky-Pudlak syndrome など），放出反応機構に欠陥のあるものなどが区別される．いずれも非常にまれである．

Ⅲ 血小板増加症（thrombocytosis）

外傷後・急性出血後などに一過性にみられ，ことに摘脾後には著明である．慢性にあるのは本態性血小板血症（essential thrombocythemia；ET），慢性骨髄性白血病，真性赤血球増加症などに伴うものが多い．ETは骨髄増殖性腫瘍の一つで，血小板が著しい増加を示し，血栓症の危険因子となることが多いが，血小板機能異常や後天性VWD（p.282側注）を併発して出血傾向を示すことがある．ETでも時に末梢血白血球の増加を認めるが，普通2万/μLを超えず，好中球が増加していることが多い．芽球は出現しない．

F | 凝固・線溶因子の異常

出血時間や血小板に異常がなく，凝固・線溶系の異常と考えられる出血性疾患では，PT，APTT，フィブリノゲン活性の成績から鑑別診断を進める（図4-7 参照）.

I 凝固因子欠損

APTT のみに異常（延長）を認める内因系凝固異常には，Ⅷ，Ⅸ，Ⅺ，Ⅻ，プレカリクレイン，高分子キニノゲンの各凝固因子欠損症（欠乏症と分子異常症を含む）があり，PT のみに異常（延長）を認める外因系凝固異常には，Ⅶ因子欠損症，PT 試薬中動物由来組織因子へのインヒビター（抗体）がある.VWD では，Ⅷ因子活性も低下するので APTT のみ延長することが多いが，基準範囲のこともある.

APTT と PT の両者に延長を認めるが，フィブリノゲン活性が正常なものは共通系の凝固因子，プロトロンビン，Ｖ，Ｘの各凝固因子欠損症やビタミンＫ欠乏症・抗凝固薬投与などの凝固因子複合欠損症で認められ，フィブリノゲン活性減少，APTT，PT 延長とすべてに異常があるときは，フィブリノゲン欠損症や凝固因子複合欠損症，線溶亢進が考えられる.

PT と APTT への感度の点から，ビタミンＫ欠乏症では PT の延長が APTT 延長より先に現れ，ヘパリン投与時は APTT の延長が PT 延長より先に現れる.

Ⅻ因子，プレカリクレイン，高分子キニノゲンの異常では APTT は延長するが出血症状は認められず，検査所見の異常として見出される.特に治療を必要としない.

凝固因子欠損が疑われる場合は，スクリーニング検査で欠損が疑われる因子活性を選択して検査する.たとえば，出血症状のある患者で APTT 延長のみがみられ，内因系因子欠損が疑われるなら，Ⅷ，Ⅸ，Ⅺ因子活性を測定してみる.同時に，活性のある因子の欠損によるものか，インヒビター（抗体）による低下であるかを調べるために，患者血漿と正常血漿を混和して延長した APTT が補正されるかを調べる**クロスミキシング（交差混合）試験** (p.194)を行う.一般的には 1 : 1 の混和で因子欠損の場合は正常値近くに補正されるが，インヒビターの場合は補正が十分行われないことで鑑別される.

因子欠損の原因としては，合成障害か DIC などの消費の亢進かを区別する必要もある.特定の凝固因子に対するインヒビターの存在が疑われる場合は，Bethesda 法 (p.195) によるインヒビター活性を測定し，治療の参考にする.

Ⅱ 線溶亢進

線溶系の亢進による出血傾向は、一般に FDP や PIC の増加で見出される。普通は、フィブリン形成後に二次的に起こる二次線溶が多いので、FDP の値に近い D-ダイマー含有フィブリン分解産物（D-ダイマー）の上昇がみられる。FDP の上昇に比較して D-ダイマーの上昇がみられない場合は、フィブリノゲンが分解されてしまう一次線溶が起こっていることを示す。一次線溶はまれな現象であるが、プラスミノゲンアクチベータ（PA）を多く含む臓器（子宮、卵巣、前立腺、副腎、腎、肺、甲状腺など）の手術や損傷、治療の目的で PA を投与している場合などに起こることがある。一次線溶と二次線溶（DIC）の鑑別診断のための両者の比較を**表 9-F-1** に示した。

線溶亢進がみられる場合は、まず DIC や血栓症の有無を検索する。DIC の診断には基礎疾患の存在と、D-ダイマーの上昇、血小板の減少が最も重要である。原因が不明の線溶亢進のときは、さらにプラスミンインヒビター（PI）ないしプラスミノゲンアクチベータインヒビター活性の低下がないか検査する。これらの線溶系因子の先天性異常はまれである。先天性 PI 欠損症でも、血管内凝固や PA の増加などの病的状態が起きないかぎりは FDP や PIC の上昇はみられない。

1 凝固障害各論

凝固因子欠損の原因を大きく分けると、①遺伝性因子欠損（**先天性**）、②凝固因子に対する抗体産生、ビタミン K 欠乏、広域抗菌薬の長期投与、肝疾患などによる**後天性**の病態、③治療の目的で抗凝固剤を使用しているとき、となる。

1) 血友病 A（hemophilia A、古典的血友病、先天性第Ⅷ因子欠損症）

先天的に第Ⅷ因子（FⅧ）の欠損している病態。第Ⅸ因子欠損症と区別するために血友病 A とよぶ。遺伝子変異により、第Ⅷ因子蛋白が産生ないし分泌

PIC：プラスミン-プラス
ミンインヒビター複合体

表 9-F-1　一次線溶と二次線溶の違い

項目	二次線溶	一次線溶
頻度	大部分	まれ
基礎疾患	あり	ときに合併
線溶の形	主としてフィブリン溶解	フィブリノゲン溶解
血小板数	減少～不変	不変
分裂赤血球	＋（約半数に）	－
D-ダイマー	＋	－
TAT, F1+2	＋	－
PIC	＋	＋

されなくなったり，活性のない異常な蛋白が分泌される（欠乏ないし分子異常）．第Ⅷ因子遺伝子がX染色体上にあって伴性劣性遺伝で規制されており，女性ではホモ接合体とならないと発症しないため，患者はほとんど男性である．しかし，症例の約1/3は，遺伝関係不明の孤発例である．わが国における先天性凝固因子欠損症の90％近くが血友病である．血友病Bと合わせて全国に約6,000人の患者がいると推定されている．家系，すなわち遺伝子異常の型により第Ⅷ因子活性欠乏の度合いに軽重があり，症状にも軽重がある．第Ⅷ因子活性が1％未満は重症，1〜5％は中等症，5＜，＜40％は軽症と分類される．

　一般に，頭蓋内出血を除いて新生児期に発症することはまれで，1歳以降の歩行開始時期の乳幼児期に関節内出血，皮下血腫，口腔内出血などで発症する．血友病の出血症状では点状出血斑がみられることはまれで，関節内出血が最も特徴的で頻度が高い．適切な凝固因子補充療法が行われないと関節の変形，拘縮をきたす．膝，足，肘関節の順に頻度が高いが，いずれの関節にも出現する．重篤な出血として，頭蓋内，頸部，脊髄，腹腔内出血があげられる．外傷時や抜歯後の止血困難で見出されることも多い．

　APTTが延長するが，出血時間は正常であることが多い．これは，小さな傷だと組織液が混入するので，外因系が作用して凝固が起こるためであろう．さらに第Ⅷ因子活性の低下を検査する．第Ⅷ因子に対する抗体の存在との鑑別には，血漿のクロスミキシング試験やインヒビター価測定を行う．

　出血症状がある場合はリコンビナントないし血漿由来の第Ⅷ因子製剤静注による補充療法を，出血部位や重症度に応じて12〜24時間ごとに行う．抜歯や外科手術を必要とする場合には，術前から術後にかけて第Ⅷ因子製剤を注射し，凝固活性が正常の30％以上に保たれるようにする．因子製剤の輸注を繰り返すと，患者の20〜30％（恒常的なものは半分程度）第Ⅷ因子に対する同種抗体を生じて効果が得られなくなる．抗体がある患者の出血に対しては，リコンビナント活性化第Ⅶ因子製剤ないし活性化プロトロンビン複合体製剤を用いたバイパス療法を行う．

2）血友病B（hemophilia B，先天性第Ⅸ因子欠損症）

　先天的に第Ⅸ因子の欠損している病態．遺伝型式や臨床症状は血友病Aとほとんど同じである．頻度は血友病Aの約1/5.

　出血時や手術時などの治療には第Ⅸ因子製剤補充を24時間ごとに行い，凝固活性を正常の30％以上に保つ．

3）von Willebrand病（VWD）

　VWFの生物活性が低下ないし欠如している病態（30％未満で診断が明らかだが，50％未満で診断されることもある）．血友病Aとの区別がむずかしかったので歴史的に概念の変遷が著しく，1985年ごろからやっと理解が深まった．

出血症状のある患者は血友病Bよりやや少ない．家系により，同一家系でも個人により，同一人でも経過により，臨床症状や検査成績が異なることがある．

<u>検査法</u>

① VWF：Ag の量，② **VWF 活性**，③ **リストセチン**による血小板凝集，④ VWF の重合度（SDS アガロースゲル電気泳動法），⑤第Ⅷ因子（FⅧ）活性，⑥出血時間，⑦ APTT，⑧血小板数などが診断と型鑑別に使われる．**APTT は，FⅧ活性低下に伴い延長**することが多い．

国際血栓止血学会では，検査成績により病型を次のように分類した．

- ・1 型：VWF に量的異常があり，出血症状のある VWD の 70% あまりを占め，しばしば常染色体優性遺伝する．VWF：Ag の量，VWF 活性，FⅧ活性は平行して減少し，VWF の Ag と活性は正常値の 3% 以上 30% 未満で，出血時間は延長することが多い．そのうち重症型（3 型）では上記諸値がほとんど欠如し，劣性遺伝する．
- ・2 型：VWF に質的異常があり，優性または劣性（2 N 型のみ）遺伝する．異常の種類に応じて，さらに 2 A（高分子・中間マルチマーの欠如）・2 B（GPIb への結合増強）・2 M（血小板への結合低下）・2 N（FⅧへの結合低下）の亜型に分ける．VWF：Ag の量は 30% 以上のことが多い．

<u>臨床症状</u>

鼻，口腔，性器，消化管などの粘膜からの出血が主で，点状皮下出血はあまりみられない．外傷後に出血傾向を示す．10〜20 歳以降に症状が軽快する傾向がみられる．

出血時は，VWF を含む血漿由来第Ⅷ因子製剤輸注を行う．1 型では，血管内皮細胞からの VWF の放出を惹起するデスモプレシンの静注も行われる．

4）第Ⅻ因子，プレカリクレイン，高分子キニノゲンの先天性欠損

いずれも常染色体劣性遺伝で，APTT が著明に延長するにもかかわらず，出血症状は起こらない．検査上の異常はあるが，治療は不要である．

5）その他の凝固因子欠損

第Ⅰ，Ⅱ，Ⅴ，Ⅶ，Ⅹ，Ⅺ，Ⅻ因子の先天性欠損はいずれもまれな常染色体劣性遺伝疾患であるが，症状の軽重はあるものの出血性素因となる．出血時は凝固因子製剤ないし凍結血漿の輸注を行う．

第Ⅻ因子欠損症では，PT，APTT，出血時間は基準範囲を示すので，特異的に第Ⅻ因子活性を測定しないと診断できない．

フィブリノゲンに分子異常のあるものは異常フィブリノゲン血症（dysfibrinogenemia）とよばれ，わが国にも少数の報告がある．無症状（50%）か出血傾向をみるものが多いが，血栓傾向をみるものもある．

後天性 von Wille-brand 病
骨髄増殖性腫瘍，Bリンパ球増殖性疾患，甲状腺機能低下症などで von Willebrand 病類似の病像を呈することがあり，**後天性 von Willebrand 病**（acquired VWD）とよばれる．VWF に対する自己抗体による VWF の活性抑制やクリアランスの増加，腫瘍細胞への付着，甲状腺機能低下に伴う VWF 合成障害などの機序が知られている．

6）ビタミンK欠乏症（vitamin K deficiency）

ビタミンKの必要量は1日1μg/kg体重以下で，食品からの摂取以外に腸内細菌がビタミンK_2をつくるので，通常ビタミンKの欠乏を起こすことはまずない．しかし，サルファ剤や広域抗菌薬を長期投与すると，腸内細菌が死滅してビタミンK欠乏になることがある．抗生物質がビタミンKに働く還元酵素を阻害して，ビタミンKの再利用を妨げ，ビタミンK欠乏になることもある．ことに外科手術後に多いので，術後はビタミンKの静注による補給が行われる．

このほか，閉塞性黄疸で胆汁が腸へ出ないと，脂溶性ビタミンであるKは吸収されにくい．慢性下痢症でも吸収されないことがある．

ビタミンKが欠乏するとビタミンK依存性凝固因子の活性が失われ，血液の凝固が障害されて出血傾向をきたす．検査ではまずPTの延長がみられ，欠乏が高度になるとAPTTも延長する．ビタミンKを投与すれば回復する．ビタミンKは，食物では納豆，緑色野菜，クロレラなどに多く含まれる．

ワルファリンなどの経口抗凝固剤を投与するとビタミンK欠乏に似た状態になり，静脈血栓症，心房細動，人工弁装着患者の抗血栓療法に用いられているが，過量投与による出血の副作用も問題となる．出血時には抗凝固剤の投与を中止したり，ビタミンKを投与すると回復する．

7）重症肝障害に伴う凝固障害

大部分の凝固因子が肝臓で合成されるので，肝硬変や劇症肝炎のように肝臓での蛋白質合成障害がある病態では，当然複数の凝固因子の欠乏が起こる．また，肝細胞がビタミンK依存性凝固因子を活性のある蛋白質にするので，肝実質障害が高度になるとこれらの因子活性が低下し，ビタミンK欠乏症と同様の結果になる．この場合にはビタミンKを投与しても効果がない．出血症状の治療には凍結血漿輸注などで，凝固因子補充を行う．肝硬変では，脾機能亢進により，血小板も含めた汎血球減少もみられる．

8）後天性フィブリノゲン欠乏症

フィブリノゲンの欠乏あるいは低下の多くは後天性に起こる．激しい急性肝障害による合成障害のほか，多くは，DICにおける消費亢進あるいは線溶亢進の一部としてみられる．

9）播種性血管内凝固（disseminated intravascular coagulation；DIC）

種々の原因により凝固系が活性化され，全身の主として細小血管（径300μm以下）内にフィブリン血栓を多発し，それに基づく虚血性臓器障害をきたす症候群である．血栓の形成に凝固因子や血小板が消費されてそれらが低下し，二次線溶亢進も加わり，しばしば出血傾向がみられる．凝固線溶反応と炎

新生児メレナ

生後2〜3日目に突然出血傾向が起こり，大量の腸出血により黒色便が排出されることがある（**新生児メレナ**：melena neonatorum）．自然にも回復するが，ひどいときには死亡する．脳内出血をきたすこともある．一般に，新生児，特に未熟児ではビタミンK依存性凝固因子が少なく，それが高度なときに生ずると考えられる．母乳で哺育されている児に多い．原因として，母体のビタミンK欠乏，新生児の肝機能不全，腸内細菌の欠如などが推定される．新生児には，予防的にビタミンKの投与が行われている．

症反応は密接に関連し，しばしば全身性凝固炎症反応異常の病態も呈し，白血球や血管内皮細胞の活性化と内皮細胞傷害も伴う．DIC には基礎疾患が必ず存在する．

　基礎疾患として，内科・外科・小児科領域では，重症感染症，固形がん，白血病，悪性リンパ腫などの造血器悪性腫瘍が重要である．組織因子（TF）などの凝固活性分子が血管内に発現，流入したり（**図 9-F-1**），血管内皮細胞の抗血栓性が傷害を受けることが，DIC 発症の原因になる．血液疾患で最も頻度が高いのは急性前骨髄球性白血病（M3）であるが，レチノイン酸による分化誘導療法の導入により，DIC による出血死が著減した．ウイルス感染や急性白血病，悪性リンパ腫などで血球貪食症候群を併発すると重症の DIC を併発する．その他，ショック，劇症肝炎，糖尿病昏睡，熱射病，高度の熱傷・火傷・脳挫傷や，産科領域における常位胎盤早期剥離，流産，羊水塞栓なども基礎疾患として重要である．

　大動脈瘤，大きな静脈血栓，Kasabach–Merritt（カサバッハ・メリット）症候群などでみられるのは，局所の血栓形成による消費性凝固障害で，DIC と似た検査所見を示すが，DIC とは病態が異なる．

臨床像

皮下出血斑あるいは粘膜出血などの出血症状，ショック，急性腎不全，血栓塞栓症がいろいろな組み合わせでみられ，皮膚・肺・腎・副腎・肝・中枢神経系などの臓器に障害をきたす．DIC の病態を**図 9-F-2** に示す．

検査所見

急性のものは**血小板の減少**，**FDP 上昇**，PT の延長，フィブリノゲン減少，赤沈の遅延などを示し，これらによっておよそ診断がつく．わが国では，検査法を含めた採点法による診断基準（1988 年改訂）が頻用されている．その要約を**表 9-F-2** に示す．FDP（**とりわけフィブリン分解産物を反映する D-ダイマー**）の上昇と血小板数の減少ないし減少傾向が最も重要な項目である．FDP は多くの場合 20 μg/mL 以上になる．TAT（p.67），PIC（p.67）の上昇も診断の補助となる．

急性期病態でみられる DIC の診断基準
急性期医療の現場では，全身性炎症反応症候群（SIRS；systemic inflammatory response syndrome）に伴って発症する DIC が多い．そのため，日本救急医学会は，SIRS のスコアを診断基準に含めた，外傷などの組織傷害や感染症など急性期病態でみられる DIC の診断基準（2007）を公表している．

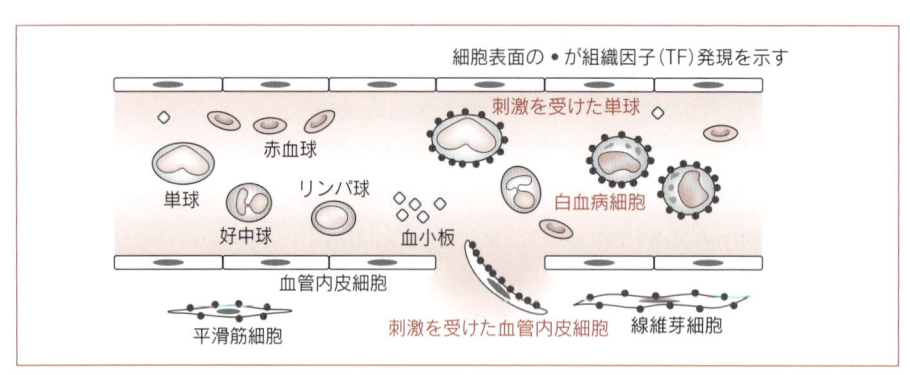

図 9-F-1　組織因子の発現
感染症では TNF などのサイトカイン刺激により，血管内皮，単球に TF が発現することがある．白血病細胞などの腫瘍細胞自体が TF を発現している場合がある．

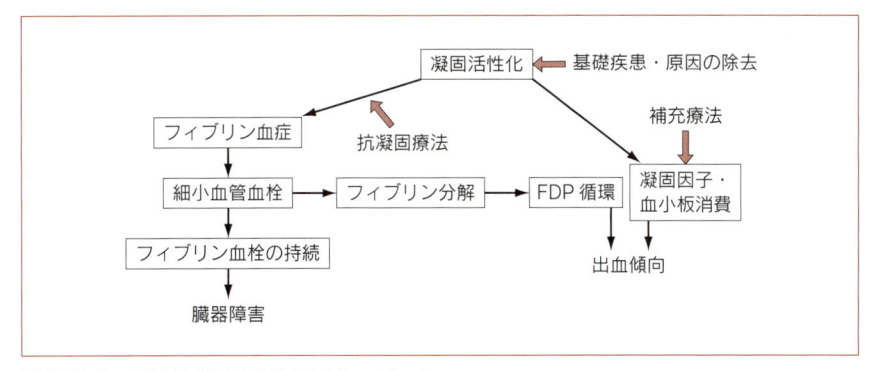

図 9-F-2　DIC 発症機序と治療のターゲット
赤矢印は治療手段を示す.

表 9-F-2　厚生省 DIC 研究班診断基準要約（1988 年）

得点	0	1	2	3
基礎疾患	なし	あり		
出血症状	なし	あり		
臓器症状	なし	あり		
FDP(μg/mL)	< 10	10 ≦　< 20	20 ≦　< 40	40 ≦
血小板 (万/μL)	> 12	12 ≧　> 8	8 ≧　> 5	5 ≧
フィブリノゲン (mg/dL)	> 150	150 ≧　> 100	100 ≧	
PT 時間比	< 1.25	1.25 ≦　< 1.67	1.67 ≦	
判定——7 点以上：DIC，6 点：DIC の疑い，5 点以下：DIC の可能性少ない				

・白血病その他で，骨髄巨核球減少が顕著で，高度の血小板減少をみる場合は，血小板数および出血症
　状の項は 0 点とし，判定の総点は 3 点ずつ低く設定する（4 点以上 DIC など）.
・本診断基準は，新生児，産科領域，劇症肝炎の DIC 診断には適用しない.

　血小板数とフィブリノゲンの減少が指標になっているが，感染症など原病に
よってもともと高値であることがあるため，減っているといっても基準範囲
または高値を示すことがある. この場合，低いほうへの変動が大きな意味を
もつ. 抗凝固因子の AT，プロテイン C もだいたい低値になる.

治　療

原疾患の治療が第一であるが，ヘパリン，合成プロテアーゼ阻害剤，可溶性
リコンビナントトロンボモジュリンなどの抗凝固療法も行われる. 血小板や
凍結血漿の補給も適宜行われる.

10）循環抗凝血素（循環抗凝固物質，circulating anticoagulants）

　後天的に病的に血液中に現れ，血液凝固検査を阻害する物質と定義される.
凝固のどの段階にもそれぞれ阻害物質のあることが報告されている. いずれか
の凝固因子に特異的に作用するものの多くはそれに対する抗体と考えられる.
このうち臨床的に重要なのは，**凝固因子インヒビター**で最も多い第Ⅷ因子抗体
と，ループスアンチコアグラント（抗リン脂質抗体の一種）である.

(1) 抗第Ⅷ因子抗体（第Ⅷ因子インヒビター）

同種抗体は血友病患者で一過性のものを含め約20〜30％にみられ，特に重症例に多く，補充療法に関連して生ずる．第Ⅷ因子（FⅧ）のもつFⅧ抗原（FⅧ：Ag）に対するIgG抗体である．正常血漿のFⅧ活性を50％に落とす量を1 Bethesda 単位とする（p.195 参照）．自己免疫性疾患患者，妊婦，悪性腫瘍患者，高齢者（多くは60〜70歳代）などでは自己抗体としての抗第Ⅷ因子抗体が発生することがあり，**後天性血友病**（A）ともよばれる．

いずれにしても，APTT 延長で見出し，FⅧ活性の低下を確認し，クロスミキシング試験（p.194）でAPTTの延長が補正されにくいこと，第Ⅷ因子インヒビター力価の測定で診断する．第Ⅷ因子インヒビターを有する患者では，先天性の血友病 A のみの患者と比べ，皮下・筋肉内出血が起こりやすくなり，全般的に難治性の出血傾向を生じる．自己抗体のインヒビターは副腎皮質ステロイドなどの**免疫抑制療法**によく反応して改善するが，先天性の血友病に合併した同種抗体のインヒビターは治療が困難で，出血時にはリコンビナントⅦa製剤・活性化プロトロンビン複合体製剤などを用いたバイパス療法が必要となることが多い．

(2) 抗リン脂質抗体症候群，ループスアンチコアグラント（lupus anticoagulant；LA）

検査所見からはリン脂質依存性凝固反応の延長を認める抗凝血素であるが，臨床的には動静脈血栓症，習慣性流産，軽度の血小板減少など，むしろ血栓性素因となる病像を一括して**抗リン脂質抗体症候群**（APS）とよぶことが提唱された（Harris ら，1985 年）．30％程度に動脈血栓症も起こすことが，大部分において静脈血栓症を発症する先天性血栓性素因と異なり，本症候群の血栓形成機序に関する研究は現在もさかんに行われている．当初，抗リン脂質抗体は，カルジオリピン（cardiolipin；CL）に対する抗体（aCL）やループスアンチコアグラントと考えられたが，aCL は CL そのものに対する抗体ではなく，CL と結合して変形し，免疫グロブリン結合部位を表出させたβ_2-glycoprotein I（β_2-GPI）に対する抗体などであることが確立している．

LA は**リン脂質依存性の血液凝固検査で凝固時間を延長させる免疫グロブリン**で，対応抗原として CL に結合して構造が変化したβ_2-GPI やホスファチジルセリンに結合して構造が変化したプロトロンビンなどがあげられる．LA ははじめ一部の SLE 患者に見出されたためこの名称を使うようになったが，他の自己免疫疾患，感染症，悪性腫瘍，薬物の影響などでも証明されることがある．APTT の延長がみられることが多いが，PT も延長させることがある．

11）プラスミンインヒビターや PAI-1 の先天性欠損症

きわめてまれな常染色体劣性遺伝疾患．線溶亢進により，注射針刺入部や手術創などの創部から止血後に再び出血し始める後出血のかたちをとる．出血時，抗線溶薬トラネキサム酸の投与が有効である．

第ⅩⅢ因子インヒビター
PT，APTT は正常範囲なので，ⅩⅢ因子活性，抗原量の測定が必要となる．

APS：antiphospholipid syndrome

後天性血栓性素因となる原因
リン脂質がらみの物質に対する抗体の血小板（トロンビンによる凝集増強）・血管内皮細胞（組織因子や接着因子の発現増強）・単球（組織因子発現）・血漿蛋白質に対する作用．抗β_2-GPI 抗体のβ_2-GPI が有する抗血栓作用に対する作用に分類されるが，研究結果に相違があり，病態は多様である．

PAI-1：プラスミノゲンアクチベータインヒビター-1

G │ 血管の異常：血管性紫斑病

　スクリーニング検査で異常がはっきりせず，紫斑の原因が凝固・線溶因子や血小板の異常ではなく，主に血管内皮あるいは血管内皮下組織の異常によるものが**血管性紫斑病**として包括される．原因疾患の主なものは**表4-2**を参照のこと．

　血管性紫斑病の診断は，以下のような紫斑の性状や随伴する特徴的臨床像からなされることが多い．血管壁の異常を証明する検査法には出血時間と毛細血管抵抗試験しかないが，これらは血小板機能とも関係しているので，特異性に欠ける．また，もし血管に異常があっても，これらの検査が必ず異常な成績を示すとは限らない．

　病変部位の組織学的検索も参考になる．血管性の紫斑では，一般に下肢や上肢伸側あるいは全身性に表在性，対称性に丘疹性紅斑を認め，時に水疱や潰瘍とともに疼痛，圧痛を伴うこともある．まれに関節内や腹腔内への出血を認める．

　アレルギー性紫斑病では腹痛・下血などの消化器症状，関節痛，蛋白尿（腎障害）などの随伴症状がしばしば診断の助けとなる．手術や外傷の既往があり，情緒不安定な傾向のある女性で，痛みや痒みを感じたあとに斑状出血が出るときは，自己赤血球感作症の可能性がある．アミロイドーシスでは眼の周りにできる出血斑が特徴的とされる．

1）アレルギー性紫斑病（allergic purpura）

　Schönlein–Henoch（シェーンライン・ヘノッホ）病，アナフィラキシー様紫斑病（anaphylactoid purpura）など各種の名称も用いられる．比較的まれであるが，治療の対象になるとの意味では，血管性出血性素因のなかで最も重要である．

　2〜20歳に多く，3〜7歳が中心になる．しかし成人にもみられる．紫斑としては，両下肢および殿部を中心とした隆起した出血斑（palpable purpura）が特徴的．細小血管のアレルギー性血管炎により，血管透過性が亢進し，組織への出血や滲出がみられる．紫斑部血管壁に好中球浸潤・フィブリノイド壊死・IgA沈着など血管炎を伴う点で他の紫斑と区別される．多少とも発熱することが多く，関節痛や関節炎を伴うことが多く（Schönlein病），同じ病変が腸の血管に起こると腹痛や下血をきたす（Henoch病）．これらは同じ病変であることがわかり，一括して扱われるようになった．しばしば腎糸球体にIgA免疫複合体が沈着して腎障害をきたし，血尿，蛋白尿がみられる．**毛細血管抵抗性の減弱（Rumpel-Leede現象陽性）**を除いて，止血検査所見は正常である．紫斑部皮膚生検で細動脈あるいは細静脈の血管壁に好中球浸潤を認める．紫斑病性腎炎患者の約半数で血清中のIgA高値やIgA免疫複合体が認められる．

> **免疫複合体**
> 抗原と抗体および補体の反応により形成される複合体．病因となる抗原は微生物，薬剤などの外来性抗原や内因性抗原などが考えられるが，不明なことも多い．組織に沈着し，局所で補体が活性化されると，炎症や組織障害を引き起こす．

腎炎の慢性化がなければ自然にも治癒する傾向があり，対症療法が中心であるが，重症例では副腎皮質ホルモンが用いられる．

2）老人性紫斑（病）と悪液質性紫斑病（senile and cachectic purpuras）

それぞれ，老人と，重い病気にかかって栄養状態のよくない人にみられる．皮下静脈周囲の組織がもろくなり，出血しやすく，比較的大きな紫斑を生ずる．患者の年齢や状態から判断できるが，出血性素因の原因になるものがほかにないことが必要条件である．

副腎皮質ホルモンや ACTH の長期大量投与，Cushing 症候群などで類似の紫斑を生ずることがあるのも，血管周囲の結合織が弱くなるためである．

先天性に結合織が弱い Marfan（マルファン）症候群，Ehlers-Danlos（エーレルス・ダンロー）症候群，弾性線維性偽性黄色腫などでも同じような機序により紫斑を生じやすい．

3）単純性紫斑（病）（purpura simplex）

女性，特に若い人によくみられる．皮膚，ことに下肢に紫斑を生ずるが，粘膜からの出血はなく，全身症状もない．いわゆる“あざのできやすい人”である．まれに遺伝性，家族性にみられることがあるが，この場合にも女性に多い．

Rumpel-Leede 現象が陽性になることを除けば，一般に検査成績は正常である．von Willebrand 病の軽症のものやアレルギー性や薬剤性の紫斑病などを除外する必要があるが，他の病気が除外できれば，特に治療の必要はない．

4）機械性紫斑（病）（mechanical purpura）

健康と思われる人にもみられることがある．皮膚を強くこすったあと，重い荷物を背負ったときに紐（ひも）の当たった場所などにみられる．心電計の電極の吸角を当てたところにもしばしばみられる．いきんだとき，強い咳の発作があったとき，全身痙攣を起こしたときなどに，上半身の皮下や結膜下に出血することもある．

5）感染症による紫斑

猩紅熱にみられることが多く，細菌の毒素による血管傷害と考えられる．髄膜炎菌などによる敗血症での激しい紫斑に対しては Waterhouse-Friderichsen（ウォーターハウス・フリードリヒセン）症候群という特別な名がついているが，これは DIC に属すると考えられる．

6）ビタミンC欠乏症（vitamin C deficiency）

壊血病（scurvy）の1症状として，毛囊周囲出血・浮腫性歯肉出血のほか

に，皮下や筋肉への深部出血が起こることがある．血管壁のコラーゲン生成にビタミン C が必要である．特に栄養が偏らないかぎり，わが国では現在ではあまりみることがない．幼児に起こるのを Barlow 病または Möller–Barlow（メラー・バロウ）病といい，骨膜下血腫をつくる傾向がある．

Rumpel–Leede 現象が陽性に出る．出血時間は時に少し延長することがある程度にすぎない．血小板減少あるいは機能不全のみられることもあるという．

7）遺伝性出血性末梢血管拡張症（Rendu-Osler-Weber 病）

主として常染色体性優性遺伝をするまれな病気で，顔面などに細小血管の拡張による小紅斑が多発する．方々の粘膜にも同様のものがあり，鼻出血・血尿・喀血・下血などをきたすことが多い．

8）高グロブリン血症による紫斑病（purpura in hyperglobulinemia）

血清中のグロブリンが増加した状態では，しばしば下肢などに紫斑を生ずる．この場合の出血傾向にはいろいろな因子が絡み合っているが，主にグロブリンが血小板の表面をおおって凝固因子との接触を抑えたり，フィブリンの重合を阻害する機序が考えられる．寒冷グロブリン血症あるいは寒冷フィブリノゲン血症の証明された症例もある．多発性骨髄腫，Waldenström のマクログロブリン血症，アミロイドーシスにみられる．

このような原病がないのに，多クローン性 γ-グロブリン増加があって紫斑を生ずるものを，特に高グロブリン血性紫斑病（hyperglobulinemic purpura of Waldenström）とよぶ．若い女性が主である．過労のあとなどにヒリヒリする感じを前駆症状として下肢に紫斑が多発し，あとに色素沈着を残す．繰り返し起こる傾向がある．赤沈の促進はあるが，全身状態は侵されず，予後は悪くない．しかし，のちに Sjögren 症候群，SLE，慢性リンパ性白血病などを発症した症例がある．一般に，高 γ-グロブリン血症があるときには骨髄に形質細胞が増えているものであるが，この病態のときにはそれがない．

9）自己感作（autosensitization）による紫斑病

精神的要因が主に引き金となって，局所的な疼痛に引き続いて有痛性の盛り上がった皮下出血斑を生ずる病態である．数は 1 つだけのことが多く，頭痛，めまい，胃腸症状などを伴うことがある．ほとんど女性にみられる．本人の全血 0.1 mL〔（赤血球）・赤血球膜・ヘモグロビン・DNA・白血球〕などを皮内に注射すると有痛性紫斑が誘発される症例がある．止血検査は正常である．自己血球に対する過敏反応による毛細血管透過性亢進が原因の出血と考えられる．

毛細管炎による皮膚病
Majocchi（マヨッキー）病，Schamberg（シャンバーグ）病など，病像によりいろいろなものが知られているがまれ．いずれも出血しやすく，良性ではあるが慢性で，治療に抵抗する．

H | 血栓性素因 (thrombophilia)

　近年，出血性素因のみならず，**凝固能亢進状態**（hypercoagulability）を主因とする血栓性素因が注目されている．血栓性素因があると**血栓症**（**thrombosis**）を起こしやすい（prothrombotic states）．

　19世紀後半，ドイツの病理学者Virchowが，血栓形成には，血液，血管，血流の三者の性状が大きく関与するという説を唱えた．この説は，現在までに明らかにされてきた血管壁，血小板・血液凝固因子とその制御因子，血流など血栓形成の複数の要因を見事にまとめている．健常であれば，血管内皮細胞は血液が滑らかに血管を流れるように，これまで述べてきたようなさまざまな抗血栓機序が機能している（**図9-H-1**）．血管壁の血管内膜損傷には手術・外傷，血管カテーテル挿入など直接的なもののほか動脈硬化性病変における傷害があり，血管内皮の抗血栓性の破綻と最も重要な凝固因子である組織因子の露呈・発現により血栓が起こりやすくなる．血流のうっ帯には長期臥床や妊娠・腹部腫瘍，長時間の座位などがある．

　血栓性素因とは，静脈や動脈に血栓を生じやすい傾向をいう．血栓症は，一般に血流，血液凝固・線溶，炎症，動脈硬化，血圧など多くの生物学的要因が関与しているが，血栓性素因という言葉はしばしば静脈血栓症について用いられている．特徴として，40歳以下の若年者でも起こる，繰り返し起こる，濃厚な家族歴がある，誘因なしに起こる，珍しい箇所にも起こる，などがある．日常止血系検査所見は必ずしも指標にならない．日本人の先天性血栓性素因としては，**プロテインS（PS）欠損症，プロテインC（PC）欠損症，アンチト**

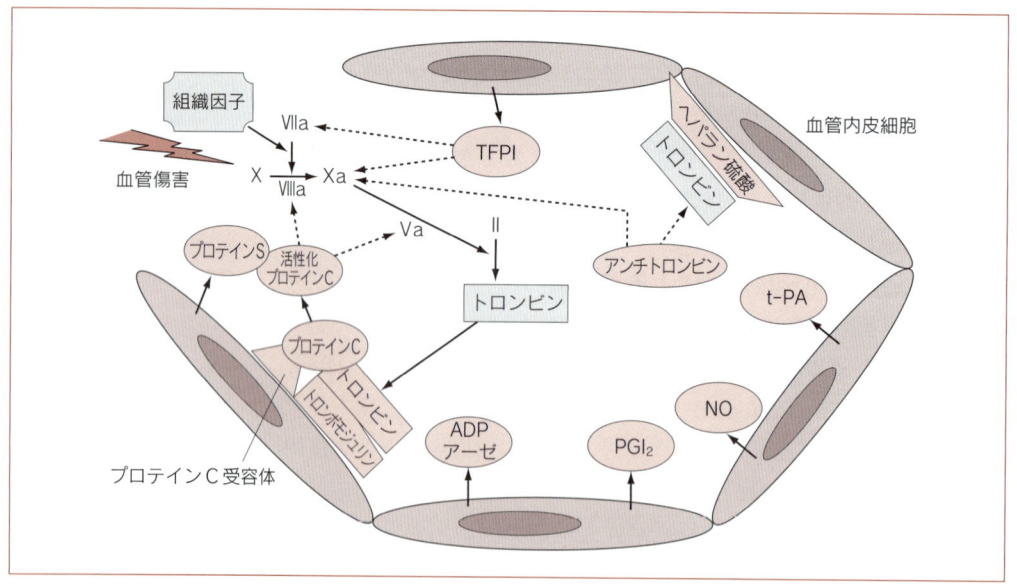

図9-H-1　血管内皮細胞の抗血栓性の維持
破線は抑制効果を示す．
TFPI：組織因子経路抑制因子，t-PA：組織型プラスミノゲンアクチベータ，PGI₂：プロスタサイクリン，NO：一酸化窒素．

表 9-H-1　深部静脈血栓症の危険因子（血栓形成の 3 要因による分類）

	先天性	後天性
血液凝固能亢進	アンチトロンビン欠損症（p.61 参照） プロテイン C 欠損症（p.61 参照） プロテイン S 欠損症（p.61 参照） V 因子 Leiden を有する活性化プロテイン C 抵抗性 　（p.61 側注参照）（日本人には認めない） 高ホモシステイン血症 プロトロンビン異常症 G20210 A（日本人には認めない） 高Ⅷ因子血症 フィブリノゲン異常症（まれ） プラスミノゲン欠損症 プロトロンビン分子異常によるアンチトロンビン抵抗性	**抗リン脂質抗体症候群**（ループスアンチコアグラント）（p.286 参照） 悪性腫瘍（特に腺がん）（Trousseau 症候群） ネフローゼ症候群 加齢 肥満 脂質異常症 糖尿病 骨髄増殖性腫瘍（真性赤血球増加症，血小板増多症） 一過性 　外科的手術および大きな外傷後 　妊娠と産褥 　経口避妊薬・女性ホルモン補充療法 　抗腫瘍薬 　免疫抑制薬（シクロスポリンなど） ヘパリン起因性血小板減少症（HIT） 発作性夜間ヘモグロビン尿症（PNH）
血流のうっ帯	鎌状赤血球症 Kasabach-Merritt 症候群（広範な血腫形成）	長期臥床や不動 ロングフライト血栓症（エコノミークラス症候群） 肥満 妊娠，骨盤内腫瘍 静脈瘤 心不全
静脈血管壁の損傷	Kasabach-Merritt 症候群	手術（特に整形外科，婦人科，脳外科，泌尿器科， 　心臓外科） 外傷，骨折 血管内留置物（中心静脈カテーテル，ペースメーカ， 　シャント） 血管炎 血管造影

ロンビン（**AT**）**欠損症**が代表的で，活性，抗原量測定が一般に行われる（各項目参照）．動脈血栓症は，ほとんどの場合，動脈内膜の変性性炎症性疾患を基盤とする動脈硬化が基盤にあり，その血栓性素因としての性格は明らかではない．一方，**深部静脈血栓症（DVT）**発症と動脈硬化が相関するという報告もあるが，動脈硬化が DVT を引き起こすというより，DVT と動脈硬化の病態の背景に共通の危険因子が関与していると考えやすい．

DVT：deep vein thrombosis

　現在までに明らかになっている DVT の危険因子の一覧を，Virchow が述べた血栓形成の 3 要因に分類して**表 9-H-1** にまとめた．DVT の予防や治療には，薬剤として抗凝固薬であるワルファリン，抗 Xa 薬の内服やヘパリン，抗 Xa 薬（p.72）の注射が用いられる．

参考文献

● 第5章

1）三村邦裕，鈴木敏惠，宿谷賢一，星　和夫：臨床検査学講座臨床検査総論．第3版，医歯薬出版，2001．

2）医歯薬出版編：これだけはやってはいけない臨床検査禁忌・注意マニュアル：*Medical Technology*，29（13）：1394〜1420，2002．

3）三輪史朗編：臨床検査技術全書　血液検査．33〜42，医学書院．1972．

4）渡辺清明：血液凝固検査．臨床病理，103：139〜142，1996．

5）Collection, Transport, and Processing of Blood Specimens for Testing Plasma-Based Coagulation Assays and Molecular Hemostasis Assays ; Approved Guideline-Fifth Edition CLSI (H21–A5), vol.28 No.5, 2008.

6）渡邊　卓編：標準採血法ガイドライン（GP4–A2）．日本臨床検査標準協議会，2011．

7）濱崎直孝，高木　康編：臨床検査の正しい仕方．宇宙堂八木書店，2008．

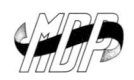

最新臨床検査学講座
血液検査学　　　　　　　　　　　　　　　　　ISBN978-4-263-22361-1

2016年 2 月10日　　第 1 版第 1 刷発行
2019年 1 月10日　　第 1 版第 5 刷（補訂）発行

著　者　奈 良 信 雄ほか

発行者　白 石 泰 夫

発行所　医歯薬出版株式会社

〒113-8612　東京都文京区本駒込 1-7-10
TEL　（03）5395-7620（編集）・7616（販売）
FAX　（03）5395-7603（編集）・8563（販売）
https://www.ishiyaku.co.jp/
郵便振替番号 00190-5-13816

乱丁，落丁の際はお取り替えいたします　　　　　印刷・あづま堂印刷／製本・皆川製本所